Mit freundlicher Unterstützung von

GE Healthcare

Klinische Radiologie
Fakten

UNI-MED

UNI-MED Verlag AG
Bremen - London - Boston

Professor Dr. med. habil. Dr. h. c. mult. Dirk Pickuth
Facharzt für Radiologie
Fellow of The Royal College of Radiologists (London)
Member of The British Institute of Radiology (London)

Chefarzt des Instituts für Diagnostische und Interventionelle Radiologie
Ärztlicher Direktor
CaritasKlinikum Saarbrücken St. Theresia
Akademisches Lehrkrankenhaus der Universität des Saarlandes
Rheinstraße 2
D - 66113 Saarbrücken

d.pickuth@caritasklinikum.de
www.caritasklinikum.de

Pickuth, Dirk:
Klinische Radiologie Fakten/Dirk Pickuth. -
5. Auflage - Bremen: UNI-MED, 2013
(Klinische Lehrbuchreihe)
ISBN 978-3-8374-1382-3

Printed in Europe

Die Erkenntnisse der Medizin unterliegen einem ständigen Wandel durch Forschung und klinische Erfahrungen. Die Autoren dieses Werkes haben große Sorgfalt darauf verwendet, dass die gemachten Angaben dem derzeitigen Wissensstand entsprechen. Das entbindet den Benutzer aber nicht von der Verpflichtung, seine Diagnostik und Therapie in eigener Verantwortung zu bestimmen.

Geschützte Warennamen (Warenzeichen) werden nicht besonders kenntlich gemacht. Aus dem Fehlen eines solchen Hinweises kann also nicht geschlossen werden, dass es sich um einen freien Warennamen handele.

Vorwort

KLINISCHE RADIOLOGIE FAKTEN ist das **Facharztrepetitorium** für Radiologie – eine **Faktensammlung** zu Klinik, radiologischer Diagnostik und Differentialdiagnostik.

KLINISCHE RADIOLOGIE FAKTEN ist ein Buch für den **täglichen Gebrauch**:

1. zum **Lernen** für die Weiterbildung

2. zum **Wiederholen** für die Facharztprüfung

3. zum **Nachschlagen** für die Facharzttätigkeit

KLINISCHE RADIOLOGIE FAKTEN konzentriert sich auf das, was bei der täglichen Arbeit **häufig** oder wegen der differentialdiagnostischen Bedeutung **wesentlich** ist: die **Quintessenz in Stichworten, Tabellen und Schemata**. Der Text ist in hohem Maße **komprimiert** und **kondensiert**; auf Unnötiges oder Überleitendes wird im Interesse einer **konzisen Darstellung** und einer **kompakten Information** bewusst verzichtet. Die **großzügige Textgestaltung** bietet die Möglichkeit, je nach Tätigkeitsschwerpunkt **persönliche Ergänzungen** vorzunehmen.

KLINISCHE RADIOLOGIE FAKTEN konzentriert praktisch das **gesamte Facharztwissen** in **einem Band**. Kein Wort zu viel – kein Wort zu wenig: **knapp**, aber **komplett**.

Auch die vierte Auflage dieses praxisorientierten **Facharztbuches** ist extrem schnell vergriffen gewesen. Für den Autor ist das eine erfreuliche Bestätigung des formalen, inhaltlichen und didaktischen Lehrbuchkonzepts. Allen Lesern herzlichen Dank! Die fünfte Auflage wurde erweitert, komplett überarbeitet und aktualisiert. Dabei fand die gesamte radiologische und auch klinische Literatur aus den deutschsprachigen Ländern und dem angloamerikanischen Raum Berücksichtigung: Die Radiologie ist eine klinische Disziplin, und ein guter Radiologe muss stets auch ein guter Kliniker sein.

Kenntnisse auf radiologischem Gebiet voraussetzend, beschränkt der Text erklärende und erläuternde Formulierungen und bevorzugt stattdessen die **assoziative und abstrahierte Darstellung** einer **riesigen Zahl radiologischer Fakten**.

Für zahlreiche Ideen und fachliche Meinungen möchte ich mich bei Kollegen und Freunden aus dem In- und Ausland bedanken.

Über Anregungen und Hinweise würde ich mich freuen; diese werden bei der nächsten Auflage gerne berücksichtigt.

Saarbrücken, im Frühjahr 2013

Professor Dr. med. habil. Dr. h. c. mult. Dirk Pickuth

Inhaltsverzeichnis

Abkürzungen

ÄP	Ätiopathogenese
DD	Differentialdiagnostik
DS	Diagnosesicherung
KO	Komplikationen
Angio	Angiographie
CT	Computertomographie
Mammo	Mammographie
MR	Magnetresonanztomographie
Röntgen	Radiographie
Sono	Sonographie

1. Grundlagen

Konventionelle Radiographie

SI-Einheiten in der Radiologie

- Energie: J (Joule) = Ws
- Spannung: V (Volt) = J/As
- Ladung: C (Coulomb) = As
- Magnetfluss: Wb (Weber) = Vs
- Magnetflussdichte: T (Tesla) = V/m^2
- Frequenz: Hz (Hertz) = Schwingung/s
- Aktivität: Bq (Becquerel) = Zerfall/s
- Ionendosis: C/kg (Coulomb/Kilogramm) = As/kg
- Energiedosis: Gy (Gray) = J/kg
- Äquivalentdosis: Sv (Sievert) = J/kg

Atomaufbau

- Atomhülle
  - Elektronen
  - negativ geladen
- Atomkern
  - Nukleonen: Protonen und Neutronen
  - positiv geladen
- Charakterisierung der Atome eines chemischen Elements
  - Ordnungszahl Z: Anzahl der Protonen
  - Massenzahl A: Anzahl der Protonen und Neutronen
  - Neutronenzahl N: Anzahl der Neutronen
- Isotop
  - Atome mit gleicher Protonenzahl, aber verschiedener Neutronenzahl
- Nuklid
  - eine durch eine bestimmte Protonen- und Neutronenzahl charakterisierte Atomsorte
- Ion
  - elektrisch geladenes Atom, bei dem die Elektronenzahl nicht gleich der Protonenzahl ist

Strahlungsarten

- Teilchenstrahlung
  - Korpuskularstrahlung
  - besitzen eine Masse, können eine Ladung tragen
  - Ausbreitungsgeschwindigkeit kleiner als Lichtgeschwindigkeit

- **elektromagnetische Wellenstrahlung**
  - Photonenstrahlung
  - besitzen keine Masse, tragen keine Ladung
  - Ausbreitungsgeschwindigkeit gleich Lichtgeschwindigkeit
  - Charakterisierung von Wellen
    - ◊ Wellenlänge: Abstand zwischen zwei Wellenbergen
    - ◊ Amplitude: Schwingungsweite
    - ◊ Frequenz: Anzahl Schwingungen pro Sekunde

Einteilung der Strahlungsarten

Strahlungsart	Direkt ionisierend (geladene Teilchen)	Indirekt ionisierend (ungeladene Teilchen)
Korpuskularstrahlung	Elektronen Protonen Deuteronen Alphateilchen Schwerionen	Neutronen
Photonenstrahlung		Röntgenstrahlung Gammastrahlung

Wechselwirkung von Strahlung mit Materie

- **bei der Wechselwirkung von Strahlung mit Materie wird Energie auf Atome übertragen, was zu Anregung oder Ionisation führt**
- **abhängig davon, ob die übertragene Energie zur Ionisation ausreicht, spricht man von ionisierender bzw. nichtionisierender Strahlung**
  - direkt ionisierende Strahlung: führt durch Zusammenstoß mit Elektronen zu Anregung und Ionisation
  - indirekt ionisierende Strahlung: wird durch Atome absorbiert oder gestreut, wobei geladene Korpuskeln entstehen, die zu Anregung und Ionisation führen
- **Arten der Wechselwirkung von Photonen mit Materie**
  - klassische Streuung
    - ◊ → gestreutes Photon (Richtungsänderung ohne Energieverlust)
    - ◊ vorwiegend bei niedrigen Photonenenergien
  - Photoeffekt
    - ◊ → Photoelektron
    - ◊ vorwiegend bei niedrigen bis mittleren Photonenenergien
    - ◊ abhängig vor allem von der Ordnungszahl
    - ◊ wichtiger Effekt in der Röntgendiagnostik
    - ◊ wichtig für den Bildkontrast

- Compton-Effekt
  - ◊ → gestreutes Photon, Compton-Elektron (Richtungsänderung mit Energieverlust)
  - ◊ vorwiegend bei mittleren bis hohen Photonenenergien
  - ◊ abhängig vor allem von der Ordnungszahl
  - ◊ wichtiger Effekt in der Röntgendiagnostik
  - ◊ wichtig für die Dichteunterschiede
- Paarbildung
  - ◊ → Elektron, Positron
  - ◊ ab 1 MeV
- Kernreaktionen
  - ◊ → Proton/Neutron
  - ◊ ab 2 MeV

- **Folgen der Wechselwirkung von Photonen mit Materie**
  - Strahlungsschwächung
  - Streustrahlung
- **Schwächungsgesetz**
  - $I = I_0 \cdot e^{-\mu \cdot d}$
    - ◊ I = Intensität der aus der Materie austretenden Strahlung
    - ◊ I_0 = Intensität der auf die Materie auftreffenden Strahlung
    - ◊ μ = linearer Schwächungskoeffizient
    - ◊ d = Dicke der Materie
- **Halbwertsdicke**
  - $x_{1/2} = \ln 2/\mu$
    - ◊ $x_{1/2}$ = Halbwertsdicke
    - ◊ μ = linearer Schwächungskoeffizient

Phasen der Wirkung von Strahlung

- **physikalische Phase**
  - Anregung, Ionisation
- **chemische Phase**
  - Radikalbildung, Radikalreaktion
- **biochemische Phase**
  - Enzymreaktionen, Reparaturprozesse
- **biologische Phase**
  - Zellproliferation, Mutation

Wirkung von Strahlung auf Zellen

- **Einflussfaktoren auf Strahlenwirkung**
  - Strahlenart
  - Energiedosis
  - zeitliche Dosisverteilung
  - räumliche Dosisverteilung

- Gewebeart
- Milieufaktoren

- **Abhängigkeit vom Zellzyklus**
  - Strahlensensibilität am größten in der M-Phase
  - Strahlensensibilität am zweitgrößten in der G_2-Phase und der frühen S-Phase
- **Wirkung auf Zellbestandteile**
  - Nukleinsäuren
    - ◊ Einzelstrangbruch
    - ◊ Doppelstrangbruch
    - ◊ DNA-Vernetzung
    - ◊ Basenschaden
    - ◊ Mehrfachschaden
  - Proteine
    - ◊ Proteinsynthesehemmung
    - ◊ Änderung der Sekundärstruktur bzw. Tertiärstruktur
    - ◊ Enzymhemmung
  - Zellorganellen
    - ◊ Zellmembranschädigung
- **Reparaturmechanismen auf Strahlenschäden**
  - Erholungsvorgänge auf physikalischer, chemischer, biochemischer und biologischer Ebene
  - Apoptose: programmierter Zelltod als wichtiges Reparatursystem bei irreparablen Schädigungen

Aufbau der Röntgenröhre

- **Generator**
  - Versorgung des Röntgenstrahlers mit Hochspannung und Strom
    - ◊ netzgeführte Generatoren (2-, 6- und 12-Puls-Generatoren)
    - ◊ Mittelfrequenzgeneratoren (Konvertergeneratoren, Multipulsgeneratoren)
  - Steuerungselektronik und Regelelektronik
  - Belichtungssteuerung
    - ◊ Belichtungsautomatik (Aufnahme)
    - ◊ automatische Dosisleistungsregelung (Durchleuchtung)
- **Röntgenröhre**
  - Kathode
  - Heizspirale
  - Wehnelt-Zylinder
    - ◊ Bündelung der Elektronenwolke
  - Anode
    - ◊ Drehanode
    - ◊ Festanode

  - Vakuum
- **Röhrenschutzgehäuse**
  - Strahlenaustrittsfenster
  - Tubus
  - Lichtvisier
    - ◊ Einstellung des Nutzstrahlenbündels
  - Filter
    - ◊ Aufhärtung der Strahlung
    - ◊ Homogenisierung der Strahlung
  - Tiefenblende
    - ◊ Absorption der Extrafokalstrahlung
    - ◊ Begrenzung der Nutzstrahlung
  - Messkammer
    - ◊ Bestimmung des Dosisflächenprodukts
- **Stativ**
- **Patiententisch**
- **Positionierungsvorrichtung**
- **Streustrahlenraster**
- **Belichtungsmesskammer**
- **Bildempfänger**
- **Schaltgerät**

Stromkreise der Röntgenröhre

- **Kathoden- bzw. Heizstrom (Niederspannung)**
- **Anoden- bzw. Röhrenstrom (Hochspannung)**
  - Regelung der Strahlenqualität durch Röhrenspannung
  - Regelung der Strahlenmenge durch Röhrenspannung und Röhrenstrom

Kennzeichen der Röntgenröhre

- **Spannung**
- **Brennfleck**
- **Brennfleckbelastbarkeit**
- **Anodenneigungswinkel**
- **Anodentellerdurchmesser**
- **Anodenumdrehungszahl**
- **Eigenfilter**

Entstehung der Röntgenstrahlung

- **Röntgenstrahlen entstehen durch Energieumwandlung**
- **schnelle Elektronen werden an der Anode abgebremst; dabei wird die kinetische Energie der Elektronen in Röntgenstrahlungsenergie verwandelt**
  - Anodenmaterial meistens Wolfram

  - Drehanode zur Erhöhung der Kurzzeitleistung
- **99 % der Energie werden als Wärmeenergie abgeleitet**
- **von den 1 % Röntgenstrahlung 10 % Nutzstrahlung, 90 % Streustrahlung**
- **Bremsstrahlung**
  - das Elektron wird im Feld des Atomkerns abgebremst
  - die kinetische Energiedifferenz wird in Form eines Photons (Bremsstrahlung) emittiert
  - kontinuierliches Spektrum der Bremsstrahlung abhängig von der Röhrenspannung
- **charakteristische Strahlung**
  - nach einer Anregung geht ein angeregtes Atom wieder in den Grundzustand über, indem das Elektron auf eine Schale geringerer Energie, also eine weiter innen liegende Schale, zurückkehrt
  - die Energiedifferenz gibt das Elektron in Form von Photonenstrahlung (charakteristische Strahlung) ab
  - diskontinuierliches Linienspektrum der charakteristischen Strahlung abhängig vom Anodenmaterial
- **durch Filterung wird vorzugsweise der niederenergetische Strahlungsanteil im Röhrenspektrum reduziert (Aufhärtung der Strahlung)**

Eigenschaften der Röntgenstrahlung

- Schwächungseffekt
- Lumineszenzeffekt
- biologischer Effekt
- photographischer Effekt
- Ionisationseffekt
- Halbleitereffekt

Durchdringungsfähigkeit der Röntgenstrahlung

- Einflussfaktoren
  - Röhrenspannung
  - Spannungsform (Welligkeit)
  - Strahlungsfilter

Absorption der Röntgenstrahlung

- Einflussfaktoren
  - Stoffdicke
  - Stoffdichte
  - Ordnungszahl
  - Photonenenergie

Nachweis der Röntgenstrahlung

Detektor	Messprinzip	Anwendungsbereich
Stabdosimeter	Ionisation von Gas	Strahlenschutz
Filmdosimeter	Filmschwärzung	Strahlenschutz
Thermolumineszenz-detektor	Anregung und Speicherung von Elektronen in Kristallen	Strahlenschutz

Hartstrahltechnik

- je kürzer die Wellenlänge, desto höher die Energie der Röntgenquanten bzw. die Durchdringungsfähigkeit (Härte) der Röntgenstrahlung
- Röhrenspannung > 100 kV
- z.B. Thoraxaufnahmen
- Auswirkungen der Hartstrahltechnik
  - Abnahme des Kontrasts: geringerer Photoeffekt
  - Abnahme der Strahlenexposition: geringere Dosisabsorption
  - Abnahme der Bewegungsunschärfe: kürzere Belichtungszeit

Weichstrahltechnik

- Röhrenspannung < 40 kV
- z.B. Mammographien
- Auswirkungen der Weichstrahltechnik
  - großer Massenschwächungskoeffizient
  - guter Weichteilkontrast
  - hohe Strahlenexposition

Brennfleck

- elektronischer
  - Bereich, in dem die Röntgenstrahlung entsteht
- thermischer
  - Bereich, der vom Elektronenstrahlbündel getroffen wird
- optischer
  - Senkrechtprojektion des elektronischen Brennflecks parallel zur Verbindungslinie Fokus-Objekt

Fokus

- Mittelpunkt des Brennflecks
  - große Abbildungsschärfe durch kleinen Fokus
  - große Röhrenleistung durch großen Fokus
- Strichfokusröhre, Doppelfokusröhre

- **Einflussfaktoren auf Fokusgröße**
  - Anodenneigungswinkel
  - Größe der Heizspirale
  - Wehnelt-Zylinder

Heel-Effekt

- die anodenseitige Dosisleistung im Strahlenkegel ist geringer (Anodenschatten) als die kathodenseitige
- bei Objekten mit ungleicher Dicke sollte das dickere Element kathodenseitig platziert werden
- der Heel-Effekt macht sich bei größerem Objekt-Film-Abstand und kleinerem Kassettenformat weniger bemerkbar

Filmkassette

- Vorderwand
- Vorderfolie
- Film
- Hinterfolie
- Filz oder Schaumstoff
- Hinterwand mit Bleieinlage

Kassettenformate

- 13/18
- 18/24
- 18/43
- 20/40
- 24/30
- 30/40
- 35/35
- 35/43
- 40/40

Verstärkungsfolie

- Verstärkungsfolien sind fluoreszierende Platten aus seltenen Erden
- sie werden in die Filmkassette eingeklebt und stehen in engem Kontakt mit dem Film
- sie absorbieren Röntgenstrahlung und emittieren Fluoreszenzlicht
- ihr Leuchtbild wird direkt auf den Film übertragen
- der Film wird zu 95 % durch Fluoreszenzlicht und nur zu 5 % durch Röntgenstrahlung geschwärzt
- Verstärkungsfolien verstärken die Wirksamkeit der Röntgenstrahlung am Röntgenfilm, tragen aber abhängig von der Folienstärke zur Bildunschärfe bei
- Verdopplung der Empfindlichkeitsklasse bedeutet Halbierung des Dosisbedarfs

- **Aufbau**
  - Schutzschicht
  - Leuchtschicht
  - Hintergrund
  - Klebeschicht
  - Unterlage
  - Rückschicht
- **Auswirkungen bei hoher Empfindlichkeitsklasse**
  - hohe Verstärkung
  - hohe Dosisreduzierung
  - kurze Schaltzeiten
  - schlechte Detailerkennbarkeit
  - starkes Quantenrauschen

Röntgenfilm

- **Röntgenfilme sind beidseits beschichtet (Ausnahme: Mammographie- und Zahnfilme)**
- **die Emulsionsschicht enthält kleine, statistisch in Gelatine verteilte Silberbromidkristalle**
- **sie entstehen bei der Produktion durch Reaktion von Silbernitrat mit Bromsalz in Gelatine**
- **in den AgBr-Kristallen sind die Silber- und Bromionen in Gitterstruktur angeordnet**
- **Aufbau**
  - Schutzschicht
  - Emulsionsschicht
  - Haftschicht
  - Trägerschicht
  - Haftschicht
  - Emulsionsschicht
  - Schutzschicht

Bildentstehung

- **Elektronenphase**
  - ein Bromion wird in ein Bromatom und ein Elektron gespalten; die abgespaltenen Elektronen wandern im Gitter, bis sie auf Reifekeime (Störstellen) treffen, wo sie festgehalten werden
- **Ionenphase**
  - die negativen Zentren, die durch die Elektronenansammlung an den Reifekeimen entstehen, ziehen die geladenen Silberionen an und entladen sie, so dass elementares Silber entsteht (Reduktion)

Bildentwicklung

- **die Bildentwicklung dient dazu, das latente Bild sichtbar zu machen**
- **die Entwicklungskeime unterbrechen die Gitterstruktur**
- **hier setzt der Entwickler an; in unmittelbarer Nachbarschaft erfolgt die Reduktion von Silber, dadurch entstehen sichtbare Silberkörner**
- **die Entwicklung verstärkt das latente Bild um das 1- bis 100millionenfache**
- **Entwicklungsvorgang**
  - alkalische Entwicklerlösung
    - Entwickler bestehen aus Reduktionsmitteln; es werden mindestens zwei Entwicklersubstanzen verwandt, z.B. Hydrochinon und Phenidon
  - saure Fixierlösung
    - bei der Fixierung werden die nicht belichteten Silberhalogenide aus der Emulsion gelöst; dadurch werden die Röntgenbilder haltbar gemacht
    - ungenügend fixierte Bilder dunkeln nach
    - verbleiben Filme zu lange im Fixierbad, bleichen sie aus
    - treffen Entwickler- und Fixierbad zusammen, kommt es zu dichroitischen Schleiern
  - Endwässerung
  - Trocknung

Optische Dichte

- **Messung der Schwärzung des Films als optische Dichte**
- **dekadischer Logarithmus des Verhältnisses der einstrahlenden Lichtintensität I_0 zur vom Film durchgelassenen Lichtintensität I_1**
- **optische Dichte optimal im Bereich von 0,8 bis 1,2**
- **optische Dichtekurve**
  - Grundschleier
    - Entwicklungsfähigkeit der Silberkörner, ohne dass diese vorher belichtet worden sind
  - Fußteil
    - Unterbelichtung (zu helle Aufnahme)
  - Mittelteil
    - optimale Belichtung
    - Anstieg der optischen Dichtekurve bestimmt den Mittelteil (mittlerer Gradient, Gradation)
    - je steiler die Steigung, desto größer der Kontrast, desto kleiner der Belichtungsspielraum
    - Standardröntgenfilm 2,5-3,2

  - Schulterteil
    - Überbelichtung (zu dunkle Aufnahme)
  - Solarisationsteil

Einflussfaktoren auf die Bildqualität

- Objekt
- Aufnahmeparameter
- Bildübertragungssystem

Objekt

- Dicke
- Dichte
- chemische Zusammensetzung
- Kontrastmittel
- Ausgleichsfilter

Aufnahmeparameter

- Bild zu dunkel: weniger mAs, weniger kV
- Bild zu hell: mehr mAs, mehr kV
- Bild grau: weniger kV
- Patient adipös: mehr kV, mehr mAs
- Erhöhung mAs: cave Bewegungsunschärfe und Strahlenexposition
- Erhöhung kV: cave Kontrast

Bildübertragungssystem

- Unschärfe
  - Bewegungsunschärfe
    - Patient
    - Röntgengerät
  - geometrische Unschärfe
    - Zunahme mit der Brennfleckgröße
    - Zunahme mit dem Objekt-Film-Abstand
    - Abnahme mit dem Fokus-Objekt-Abstand
  - Film- und Folienunschärfe
    - Größe der Körner in der Folie
    - Streueigenschaften der Schichten
    - Verteilung der Körner in der Schicht
  - es bestehen enge Beziehungen zwischen den einzelnen Unschärfeanteilen; die Unschärfeanteile sollten möglichst gleich groß sein; kein Unschärfeanteil sollte wesentlich stärker korrigiert werden als der andere

- **Kontrast**
  - Strahlenkontrast
    - ◊ Strahlenqualität
    - ◊ Patient
    - ◊ Streustrahlung
  - Filmkontrast
    - ◊ Filmtyp
    - ◊ Entwicklung
    - ◊ Schleier
- **Rauschen**
  - Folienrauschen
    - ◊ Strukturrauschen
    - ◊ Quantenrauschen
  - Filmkörnigkeit

Streustrahlung

- **Streustrahlung bewirkt Kontrastabnahme**
- **Verringerung der Streustrahlung**
  - Anwendung von Streustrahlenrastern
  - Einblendung der Strahlung
  - Kompression von Weichteilen
  - Vergrößerung des Objekt-Film-Abstands

Streustrahlenraster

- **Streustrahlenraster sind das wichtigste Mittel zur Verringerung der Streustrahlung**
- **Streustrahlenraster werden immer dann eingesetzt, wenn eine hohe Detailerkennbarkeit erforderlich ist**
- der Effekt des Rasters beruht auf seiner Richtwirkung; die unter anderem Winkel als die Primärstrahlung auftreffende Streustrahlung wird von den Rasterlamellen weitgehend absorbiert
- Streustrahlenraster werden zwischen Patient und Film angebracht; im Raster sind dünne, parallel verlaufende Bleilamellen (Linien) angeordnet; die meisten Raster sind fokussiert und bewegt; zwischen den Bleilamellen liegt ein Schachtmedium (je nach Rastertyp aus Aluminium, kohlenfaserverstärktem Kunststoff oder Hartpapier); Bleilamellen und Schachtmedium sind von einer dünnen Hülle als Schutz umschlossen
- Streustrahlenraster führen je nach Wirksamkeit zu einer Dosiserhöhung um den Faktor 2-5

- **Einflussfaktoren**
  - Schachtverhältnis
    - ◊ Verhältnis von Steghöhe zu Schachtbreite
  - Linienzahl
    - ◊ Anzahl der Absorberlamellen pro Zentimeter
  - Selektivität
    - ◊ Verhältnis von Primärstrahlendurchlässigkeit zu Streustrahlendurchlässigkeit
  - Rasterfokussierung
    - ◊ Übereinstimmung der Absorberlamellenneigung mit der Divergenz des Primärstrahlenkegels in einem bestimmten Abstand
  - Rasterfaktor
    - ◊ Beziehung zwischen den Belichtungszeiten von Aufnahmen mit Raster und ohne Raster
- **Dezentrierung des Rasters**
  - Zentralstrahl außerhalb des Rastermittelpunkts
- **Defokussierung des Rasters**
  - Abstand der Strahlenquelle vom Raster außerhalb der angegebenen Toleranzbreite
- **durch Dezentrierung und Defokussierung erhöht sich die Strahlenexposition des Patienten unnötig**

Schaukästen und Alternatoren

- **Helligkeit mindestens 2000 cd/m², hinter Röntgenfilm in mittleren Schwärzungsbereichen etwa 100 cd/m², mindestens 30 cd/m²**
- **zusätzliche Helligkeit durch Irisblende**
- **homogene Ausleuchtung, Lichtabfall zum Rand maximal 30 %**
- **Leuchtfarbe weiß**
- **eingeblendetes Betrachtungsfeld zur optimalen Kontrastwahrnehmung**

Projektionsgesetze

- **Zentralprojektion**
  - Röntgenstrahlen breiten sich von einem Punkt auf dem Brennfleck geradlinig aus, sie divergieren vom Brennfleck und durchstrahlen das zu untersuchende Objekt; beim Durchtritt durch das Objekt werden sie unterschiedlich geschwächt (Strahlenbild)
- **Senkrechtstrahl**
  - Senkrechte von der Strahlenquelle auf die Bildebene
- **Zentralstrahl**
  - Gerade von der Strahlenquelle durch die Mitte des Strahlenaustrittsfensters

- **Superposition**
  - im Strahlengang projizieren sich zwei oder mehrere Details auf die Bildebene, erst die Aufnahme in einer anderen Ebene ermöglicht ihre Unterscheidung
- **Hochkanteffekt**
  - auch dünne Details werden abgebildet, wenn sie mit ihrer längsten Ausdehnung im Strahlengang verlaufen
- **Vergrößerung**
  - ein Detail im Strahlengang wird umso größer abgebildet, je größer sein Abstand von der Bildebene ist
  - Vergrößerungsfaktor M = Fokus-Film-Abstand FFA/Fokus-Objekt-Abstand FOA
- **Isometrie**
  - Details, die in derselben Ebene parallel zur Bildebene liegen, werden in demselben Vergrößerungsmaßstab wiedergegeben
- **Parallaxe**
  - der Winkel, unter dem zwei Details vom Fokus aus gesehen werden
    - im Drehpunkt des Objekts bewegen sich Details bei der Drehung überhaupt nicht
    - Details hinter der Drehachse bewegen sich gleichsinnig mit
    - Details vor der Drehachse bewegen sich gegensinnig mit
- **Verzeichnung**
  - die räumliche Ausdehnung eines Details hat eine nicht formgetreue Abbildung zur Folge
    - der bildferne Anteil des Details wird stärker vergrößert als der bildnahe
    - durch die Zentralprojektion erfahren Details mit zunehmendem Abstand vom Senkrechtstrahl eine vermehrte Verzeichnung
- **Abstandsquadratgesetz**
  - die Dosis der von einer Strahlenquelle ausgehenden Strahlung verringert sich mit dem Quadrat ihrer Entfernung von der Quelle
  - Beispiel: Verdopplung des Abstandes führt zu Reduzierung der Dosisleistung auf ein Viertel
  - Voraussetzungen
    - punktförmige Strahlenquelle
    - Photonenstrahlung
    - keine Absorption zwischen Quelle und Aufpunkt

Digitale Radiographie

Digitales Radiographiesystem

- **bei der digitalen Radiographie ist die Bildinformation durch Zahlen repräsentiert**
- **dazu wird das Bild in einzelne Bildpunkte (Pixel) aufgeteilt und jedem Pixel ein Zahlenwert (Grauwert) zugeordnet**

- der Bereich optimaler Belichtung (Dynamikbereich) ist bei der digitalen Radiographie größer als bei der konventionellen Radiographie
- grundsätzlicher Aufbau
  - Bildaufnahme
  - Analogdigitalwandler
  - Bildverarbeitung
  - Digitalanalogwandler
  - Bildwiedergabe

Kennzeichen der digitalen Radiographie

- sofortige Verfügbarkeit
- schnelle Bildübertragung
- kein Bildverlust
- großer Dynamikbereich
- kaum Fehlbelichtungen
- vielfältige Bildnachbearbeitungsmöglichkeiten
- verlustfreie Kopierbarkeit
- raumsparende Speicherung
- computerassistierte Diagnoseverfahren
- höhere Arbeitsproduktivität

Bildbearbeitung bei der digitalen Radiographie

- Kontraständerung
- Helligkeitsänderung
- Dynamikkompression
- Kantenanhebung
- Rauschreduktion
- Ausschnittsvergrößerung
- Bildsubtraktion
- Bildaddition

Spezialapplikationen bei der digitalen Radiographie

- Dual energy-Radiographie
  - Akquisition einer Hoch-kV-Aufnahme und einer Niedrig-kV-Aufnahme in schneller Folge
  - Separierung von Knochenstrukturen und Weichteilstrukturen
- Volumen-Radiographie
  - Akquisition multipler Schichtaufnahmen in schneller Folge
  - Generierung einer Serie von Einzelschichten

Flachdetektoren

- Flachdetektorsysteme (Direct radiography, DR)
- Formen

- Flachdetektoren mit indirekter Konversion der Röntgenstrahlung in elektrische Ladung
  - Röntgenstrahlung → Szintillator (Umwandlung der Röntgenstrahlung in Lichtquanten) → Photodioden (Umwandlung des Lichts und Speicherung der elektrischen Ladung) → aktive Auslesematrix
- Flachdetektoren mit direkter Konversion der Röntgenstrahlung in elektrische Ladung
  - Röntgenstrahlung → Direktkonverter (Umwandlung der Röntgenstrahlung in Ladung, Transport der Ladung zur Elektrode mit Hilfe eines elektrischen Feldes) → Elektroden (Speicherung der elektrischen Ladung) → aktive Auslesematrix

- Vorteile
  - Bildqualität
  - Dosiseffizienz
  - Workflow

Speicherfolien

- **Speicherfoliensysteme (Computed radiography, CR)**
- **Röntgenstrahlung → Speicherfolie → Licht (Readout) → Photomultiplier oder Photodiode**
- **digitale Lumineszenzradiographie**
- **in der Röntgenkassette keine Film-Folien-Kombination, sondern eine Speicherfolie**
- **großer Belichtungsspielraum**

CCD-Systeme

- **Röntgenstrahlung → Szintillator → Licht → CCD-Chip (Charge coupled device)**

Tomographie

Röntgentomographie

- **bei der linearen Tomographie führen Röhre und Film koordinierte, gegenläufige Bewegungen durch, so dass die Bilddetails in der Schichtebene während der Bewegung immer auf dieselbe Stelle des Films projiziert werden**
- **die Schichttiefe am Patienten entspricht dem Abstand vom Aufnahmetisch**

Fluoroskopie

Bildverstärker-Fernseh-System

- Generator
  - bei DSA Mittelfrequenzgenerator mit großer Wärmespeicherkapazität, kurzen Belichtungszeiten und konstanter Dosisleistung

  - Durchleuchtungsbetrieb, Serienaufnahmebetrieb
  - gepulste Durchleuchtung, kontinuierliche Durchleuchtung
- **Röntgenröhre**
- **Patient**
- **Bildverstärker**
  - je größer der Bildverstärker, desto geringer die Auflösung, desto geringer die Dosis
- **Kamera**
- **Analogdigitalwandler**
- **Bildspeicher**
- **Bildprozessor**
- **Digitalanalogwandler**
- **Monitor**

Qualitätskriterien des Bildverstärkers

- **Quantenrauschen**
- **Quantenwirkungsgrad**
- **Signal-Rausch-Verhältnis**
- **Modulationsübertragungsfunktion**
- **Konversionsfaktor**
- **Bildübertragungskennlinie**

Durchleuchtungsgerät

- **Lagerungsplatte**
- **Zielgerät**
  - das Zielgerät besteht aus dem Bedienungsteil, dem Rahmen zur Aufnahme des Bildverstärkers und der Kasseteneinrichtung
  - das Zielgerät ist mit der hinter der Lagerungsplatte befindlichen Röntgenröhre fest verbunden, so dass der Zentralstrahl immer in die Mitte des Bildverstärkers fällt
- **Röntgenröhre**
  - Unter-Tisch-Durchleuchtungsgerät
  - Ober-Tisch-Durchleuchtungsgerät

Mammographie

Mammographie

- **konventionelle Mammographie**
  - Röhrenspannung etwa 25-35 kV
  - mit Mammographiegeräten werden durch weichere Strahlung (meistens Molybdänröhren mit Molybdänfilterung) kontrastreiche Bilder gewonnen

  - andere Anoden-Filter-Kombinationen (z.B. Wolfram-Molybdän, Molybdän-Rhodium, Wolfram-Rhodium, Rhodium-Rhodium) eignen sich insbesondere für die kontrastreiche und dosissparende Abbildung der röntgendichten und mastopathischen Brust
- **digitale Mammographie**
  - Teilschritte
    - ◊ Bildaufnahme
    - ◊ Bildverarbeitung (Übertragung, Speicherung)
    - ◊ Bildwiedergabe
  - individuelle Optimierung der einzelnen Schritte möglich
  - Kenngrößen
    - ◊ Dynamikbereich
    - ◊ effektive Quantenausnutzung
    - ◊ Pixelgröße
- **Vorteile der digitalen Mammographie gegenüber der konventionellen Mammographie**
  - niedrigere Strahlendosis
  - größerer Kontrastumfang
  - zahlreiche Bildoptimierungsmöglichkeiten
  - Tomosynthese
    - ◊ überlagerungsfreie Schichtaufnahmen der Mamma durch Einzelaufnahmen mit unterschiedlichem Projektionswinkel
    - ◊ besondere Vorteile in der Diagnostik der Mamma mit hoher Brustdrüsendichte
  - kontrastmittelverstärkte Mammographie
  - computerassistierte Diagnoseverfahren
  - besserer Workflow

Einstellkriterien

- cc-Aufnahmen
  - Darstellung der Mamille in Filmmitte im Profil
  - Erkennbarkeit des M. pectoralis
  - Darstellung von möglichst viel axillärem wie auch medialem Brustgewebe
  - keine Hautfalten oder Überlagerungen
  - möglichst symmetrische Aufnahmen
- obl-Aufnahmen
  - klare Darstellung der Inframammärfalte
  - Abbildung des M. pectoralis mindestens bis auf Mamillenhöhe
  - vollständige Darstellung der gesamten Brust
  - tangentiale Abbildung der Mamille
  - keine Hautfalten oder Überlagerungen
  - möglichst symmetrische Aufnahmen

Qualitätskriterien

- Erfassung des Brustparenchyms
- Beschriftung
- Belichtung
- Kompression
- Bewegungsunschärfe
- Filmverarbeitung
- Entwicklung
- Hautfalten
- Symmetrie der Aufnahmen

Bedeutung der Kompression bei der Mammographie

- Verkürzung der Belichtungszeit
- Verringerung der Streustrahlung
- Verringerung der Strahlenexposition
- Erfassung auch kleinster Herde
- Verbesserung des Kontrasts
- Verbesserung der Auflösung
- Verringerung der Bewegungsunschärfe

Minimierung der Unschärfe bei der Mammographie

- kurze Belichtungszeit
- starke Kompression
- großer Film-Fokus-Abstand
- kleiner Fokus
  - Vergrößerungsmammographie
- hochauflösende Folie

Angiographie

Digitale Subtraktionsangiographie

- Bilderzeugung durch Subtraktion des Maskenbildes vom Füllungsbild
- Ergebnis ist ein reines Gefäßbild
- Darstellung der verschiedenen Phasen der Kontrastmittelpassage möglich
- Verschiebetischangiographie für die Becken-Bein-Angiographie

Kennzeichen der digitalen Subtraktionsangiographie im Vergleich zur konventionellen Blattfilmangiographie

- Ortsauflösung niedriger
- Kontrastauflösung höher
- Artefaktanfälligkeit höher
- Kontrastmittelbedarf niedriger
- Real time
- Road map
- Bildnachverarbeitung
- Speicherungsmöglichkeit

Sonographie

Sonographie

- **Impuls-Echo-Verfahren**
- **Kristalle im Schallkopf sind Sender der Schallimpulse und Empfänger der Echos**
  - Zeitabstand zwischen Sendung und Empfang des Echos ist proportional zum Abstand zwischen Schallkopf und Reflektor
- **üblicher Frequenzbereich 2-15 MHz**
  - je niedriger die Frequenz, desto größer die Eindringtiefe
  - je höher die Frequenz, desto höher die Ortsauflösung
- **Schallwelleninteraktionen**
  - Transmission
  - Reflexion
  - Absorption
  - Brechung
  - Streuung
  - Divergenz
- **Schallfeld**
  - Nahfeld
  - Fokusbereich
  - Fernfeld
- **Auflösungsvermögen**
  - axial: hängt von der Wellenlänge ab
  - lateral: hängt von der Wellenlänge und der Schallfeldbreite ab
- **Abbildungsverfahren**
  - A-Mode: Amplitudenbild
  - B-Mode: Brightnessbild
  - M-Mode: Motionbild

- **Scanverfahren**
  - Sector array-Schallkopf
  - Phased array-Schallkopf
  - Convex array-Schallkopf
  - Linear array-Schallkopf
- **Signalverarbeitung**
  - Gesamtverstärkung
  - Tiefenausgleich
  - Dynamikumfang
  - Preprocessing
  - Postprocessing
- **Spezialtechniken**
  - 3D-Sonographie
    - Speicherung eines Volumenbildsatzes aus Einzelschnitten
  - 4D-Sonographie
    - Darstellung der dreidimensionalen Bilder in Echtzeit
  - Quantifizierungsmethoden
    - Rohdaten
    - Elastographie
    - Acoustic structure quantification
    - Grauwertanalysen
    - Kontrastmittelkinetiken
  - Panoramaverfahren
  - Ergonometrie

Artefakte

- **Schallschatten**
  - an einer akustischen Grenzfläche wird auf Grund des hohen Impedanzsprungs ein Großteil des Schallimpulses reflektiert, der Rest absorbiert; hinter einem hellen Schallreflex zeigt sich ein echofreier Bereich
- **Schallverstärkung**
  - der Ultraschall wird in liquiden oder semiliquiden Strukturen nur gering abgeschwächt; gegenüber dem benachbarten Gewebe gleicher Tiefe erscheint das hinter diesen Arealen liegende Gewebe schallverstärkt
- **Zystenrandschatten**
  - der Ultraschall wird bei tangentialem Auftreffen auf eine Zystenwand reflektiert und gebrochen
- **Spiegelartefakt**
  - Prozesse, die vor einer stark reflektierenden Grenzfläche liegen, werden hinter der Grenzfläche nochmals abgebildet; das virtuelle Bild entspricht in Struktur und Echogenität dem realen Bild

- **Wiederholungsartefakt**
  - der Schallimpuls kann zwischen stark reflektierenden Grenzflächen mehrmals hin- und herlaufen; die Echos werden nach zweifacher, dreifacher, vierfacher Laufzeit am Schallkopf teilweise aufgenommen, teilweise reflektiert und in zweifacher, dreifacher, vierfacher Entfernung wieder abgebildet
- **Schichtdickenartefakt**
  - diese Artefakte entstehen an gebogenen Grenzflächen zwischen liquiden und soliden Strukturen; sie imponieren als Saum feiner Echos innerhalb der ersten und letzten Millimeter des flüssigkeitsgefüllten Hohlraums

Dopplersonographie

- **Prinzip**
  - Berechnung der Frequenzverschiebung, d.h. der Differenz zwischen der Sendefrequenz und der von bewegten Objekten (Blut) reflektierten Frequenz
  - Nachweis von Strömungsgeschwindigkeit und Strömungsrichtung des Blutes
  - verwertbare Dopplerwinkel zwischen Schallstrahl und Gefäßachse zwischen 10° und 60°
- **Dopplerspektrum**
  - Vmax, Vmode, Vmin
  - positiver Fluss (auf Schallkopf zu, oberhalb der Nulllinie), negativer Fluss (von Schallkopf weg, unterhalb der Nulllinie)
  - Arterien normalerweise rot (Flussrichtung zum Schallkopf hin), Venen blau (Flussrichtung vom Schallkopf weg) dargestellt
  - Low resistance vessel (ausschließlich Vorwärtsfluss), High resistance vessel (meistens frühdiastolischer Rückfluss, geringer enddiastolischer Vorwärtsfluss)
  - Messung hoher Flussgeschwindigkeit erfordert niedrige Sendefrequenz
  - Resistenzindex
    - Indikator für den Gefäßwiderstand distal der Messstelle
    - Resistenzindex auch bestimmt durch Blutviskosität, Gefäßdurchmesser, Gefäßelastizität, Flussgeschwindigkeit, Herzrhythmus
    - Anwendung: fetale Gefäße, Karotiden, parenchymatöse Organe
  - Pulsatilitätsindex
    - Indikator für den Gefäßwiderstand distal der Messstelle und die Gefäßelastizität
    - Pulsatilitätsindex auch bestimmt durch Blutviskosität, Gefäßdurchmesser, Flussgeschwindigkeit, Herzrhythmus
    - Anwendung: fetale Gefäße, Karotiden, parenchymatöse Organe

- **Methoden**
  - gepulster Doppler (PW)
    - ◊ ein Piezoelement (alternierend als Sender und Empfänger)
    - ◊ Pulsabgabe gepulst
    - ◊ Messmittel für maximale Strömungsgeschwindigkeit, zeitlichen Strömungsverlauf, Flussvolumina, Resistenzindex und Pulsatilitätsindex
  - kontinuierlicher Doppler (CW)
    - ◊ zwei Piezoelemente (eines als Sender, eines als Empfänger)
    - ◊ Pulsabgabe kontinuierlich
    - ◊ Messmittel wie Pulsdoppler, jedoch ohne Limitation durch Aliasing, aber auch ohne exakte Positioniermöglichkeit in axialer Richtung
  - farbkodierter Doppler (Farbdoppler)
    - ◊ Übersichtsverfahren zu Fluss, Flussrichtung, Hämodynamik, Perfusion und Perfusionsmuster
    - ◊ Hilfsmittel für die korrekte Positionierung des Pulsdopplers und für dessen richtige Winkelkorrektur
  - intensitätskodierter Doppler (Powerdoppler)
    - ◊ Übersichtsverfahren wie Farbdoppler, jedoch ohne Kodierung der Geschwindigkeit; exzellenter visueller Nachweis sehr geringer Flüsse; relativ geringe Winkelabhängigkeit
    - ◊ Vorteile für die Perfusionsmustererkennung bei Tumoren

Vaskularsonographie

- **farbkodierte Dopplersonographie**
- **B flow-Technik**
  - Variante der Dopplersignalauslesung zur Artefaktreduktion der Duplexsonographie
- **Tissue harmonic imaging**
- **Spatial compounding-Technik**
- **Speckle reduction imaging**
  - Echoverarbeitungsmethoden zur Kontrastverbesserung und zur Hervorhebung der Gefäßstrukturen
- **kontrastverstärkte Sonographie**
  - Vascular recognition imaging
  - Contrast harmonic imaging

Computertomographie

Computertomograph

- **Aufbau**
  - Lagerungstisch

- Gantry
  - ◊ Lichtvisier
  - ◊ Röntgenröhre
  - ◊ Detektorsystem
  - ◊ Generator
- Rechner
- Bedienpult
  - ◊ Steuerungseinheit
  - ◊ Auswerteeinheit
- Bildwiedergabeeinrichtungen
- Speicher

- **Applikationen**
  - Inkremental-CT: Röhrenrotation und Tischvorschub diskontinuierlich
  - Spiral-CT: Röhrenrotation und Tischvorschub kontinuierlich
  - Mehrschicht-Spiral-CT: mehrere Detektorzeilen
  - HR-CT: dünne Schichten, hochauflösende Bildmatrix
  - Niedrigdosis-CT: reduzierte Strahlenexposition
  - Elektronenstrahl-CT: kurze Scanzeit, keine Bewegungsartefakte, schlechte Bildqualität
  - Flachdetektor-CT: C-Bogen-System, für interventionelle und intraoperative Bildgebung (Planung, Navigation, Durchführung, Überwachung)
  - Dual source-CT: zwei Messsysteme an der Gantry, ultraschnelle Bildakquisition für Untersuchungen des Herzens, unterschiedliche Röntgenspektren zur Charakterisierung von Geweben
- **Spezialapplikationen**
  - Angio-CT
    - ◊ Detektion von Stenosen und Okklusionen
  - Perfusions-CT
    - ◊ Messung der Hirnperfusion
    - ◊ Beurteilung der Kontrastmitteldynamik in Geweben
    - ◊ Evaluation der Tumorangiogenese
  - Dual energy-CT
    - ◊ Identifikation von Kalzium, Harnsäure und Cholesterin
    - ◊ Quantifizierung des Jodkontrasts
  - interventionelle CT
    - ◊ Feinnadelpunktion
    - ◊ Stanzbiopsie
    - ◊ Drainage
    - ◊ Neurolyse
    - ◊ Thermoablation
    - ◊ Vertebroplastie

- quantitative CT
  - Knochendichtemessung
  - Lungendichtemessung
  - Koronarkalkmessung
- virtuelle Endoskopie
  - virtuelle Bronchoskopie
  - virtuelle Koloskopie
  - virtuelle Angiographie

- **Prinzipien**
  - je größer die Röhrenspannung, desto geringer das Rauschen
  - je größer das Stromzeitprodukt, desto geringer das Rauschen
  - je größer die Schichtdicke, desto geringer das Rauschen
  - je größer die Schichtdicke, desto stärker die Partialvolumeneffekte
  - Hounsfield-Einheit
    - errechnet sich aus dem linearen Schwächungskoeffizienten μ und ist ein Maß für die Dichte
    - Bezugsgröße ist Wasser (0 HE)
    - Luft - 1000 HE, Fett - 100 bis 0 HE, Kompakta + 1000 HE
- **Pitchfaktor**
  - Verhältnis von Tischvorschub pro Röhrenrotation zu Strahlbreite (Gesamtkollimation)

Kennzeichen der Spiral-CT im Vergleich zur Inkremental-CT

- **lückenlose Volumendarstellung**
- **weniger Atemartefakte**
- **kürzere Untersuchungszeit**
- **beliebige Rekonstruktionsmöglichkeiten**
- **optimale Kontrastmittelausnutzung**

Kennzeichen der Mehrschicht-Spiral-CT im Vergleich zur Einschicht-Spiral-CT

- **Prinzip**
  - simultane Akquisition mehrerer (z.B. 4, 8, 16 etc.) Schichten durch mehrzeilige Detektorsysteme
  - je weiter außen die Detektorzeile liegt, desto größer wird der Fächeröffnungswinkel, um den die Messstrahlen gegen eine auf der z-Achse senkrecht stehende Ebene geneigt sind
  - Divergenz des Strahlenbündels, Zunahme der Schichtverschmierung
  - enge Schichtkollimation bei hohem Pitch liefert bessere Resultate als weite Schichtkollimation bei niedrigem Pitch

- **Detektorkonstruktionsprinzipien**
  - Adaptive array-Detektor
    - Prinzip: Detektorelemente unterschiedlicher Größe
  - Matrix array-Detektor
    - Prinzip: Detektorelemente gleicher Größe
- **Vorteil**
  - größeres Untersuchungsvolumen bei gegebener Untersuchungsdauer ("Large volume")
  - kürzere Untersuchungsdauer bei gegebenem Untersuchungsvolumen ("Rapid acquisition")
  - Verbesserung der axialen Auflösung durch Verringerung der kollimierten Schichtdicke, hochwertige Ausgangsdatensätze für dreidimensionale Bildnachverarbeitung ("High resolution")
  - bessere Röhrennutzung
  - geringerer Kontrastmittelbedarf
  - höhere Effizienz

Bilddarstellung

- **zweidimensionale Darstellung**
  - multiplanare Reformatierungen (Multiplanar reformations)
  - gekrümmte Reformatierungen (Curved reformations)
- **dreidimensionale Darstellung**
  - Maximumintensitätsprojektion (Maximum intensity projection)
  - Minimumintensitätsprojektion (Minimum intensity projection)
  - Oberflächendarstellung (Shaded surface display)
  - Volumendarstellung (Perspective volume rendering)
  - Doppelkontrasteffekt (Tissue transition projection)

Artefakte

- **verfahrensbedingt**
  - Aufhärtungsartefakte
    - Abhilfe: geeignete Patientenlagerung, geeignete Gantrykippung
  - Partialvolumenartefakte
    - Abhilfe: dünne Schichten
- **patientenbedingt**
  - Bewegungsartefakte
    - Abhilfe: Fixierung, kurze Scanzeiten, Sedierung
  - Metallartefakte
    - Abhilfe: geänderte Gantryneigung
- **gerätebedingt**
  - Ringartefakte
    - Abhilfe: Kalibrierung, Wartung
  - Rekonstruktionsartefakte
    - Abhilfe: Kalibrierung, Wartung

Einfluss der Scanparameter auf die Patientendosis

Scanparameter	Auswirkung auf die Patientendosis
Röhrenspannung	Höhere Röhrenspannung führt zu höherer Quantenausbeute und höherer Durchdringungsfähigkeit, was bei ansonsten konstanten Parametern ein geringeres Rauschen, aber auch eine höhere Strahlenexposition zur Folge hat
Stromzeitprodukt	Zunahme der Strahlenexposition mit dem Stromzeitprodukt
Aufnahmevolumen	Zunahme der Strahlenexposition mit dem Aufnahmevolumen
Pitch	Zunahme der Strahlenexposition mit der Verringerung des Pitch
Kontrastmittelphasen	Zunahme der Strahlenexposition mit der Anzahl der Kontrastmittelphasen

Magnetresonanztomographie

Magnetresonanztomograph

- **Magnet**
  - Grundfeld
  - supraleitender Magnet mit hoher Feldstärke und hoher Homogenität
- **Shimsystem**
  - Homogenität
  - Shimspulen, mit denen Zusatzfelder zur Optimierung der Grundfeldhomogenität erzeugt werden
- **Gradientensystem**
  - Ortsauflösung
  - Ortskodierung mit Magnetfeldgradienten, die geschaltet werden
    - während der Pulsanregung: Schichtselektion
    - zwischen Pulsanregung und Signaldetektion: Phasenkodierung (1. Schritt der Ortskodierung)
    - während der Signaldetektion: Frequenzkodierung (2. Schritt der Ortskodierung)
- **Hochfrequenzsystem**
  - Pulsanregung
  - Sendeverstärker, Empfangsverstärker, Hochfrequenzspulen
- **Rechner**
  - Steuerung
  - Speicherung auf Festplatte als Zwischenspeicher, im PACS als Dauerspeicher

Kontraindikationen

- **Herzschrittmacher**
  - Ausnahme: MR-taugliche Herzschrittmacher ("MR conditional")
    - ◊ Beachtung der Einschränkungen
    - ◊ Limitierung von Feldstärke, maximaler Gradientenanstiegsgeschwindigkeit, spezifischer Absorptionsrate und Sequenzen
    - ◊ Umprogrammierung und Kontrolle des Herzschrittmachers vor und nach der Untersuchung
- **Defibrillatoren**
- **Kochleaimplantate**
  - einzelne Ausnahmen unter besonderen Bedingungen
- **Metallsplitter**
  - Lokalisation zum Beispiel am Auge, im Gehirn, am Herzen, an Gefäßen etc.
- **ferromagnetische Gefäßclips**
- **temporäre Kavafilter**
- **erstes Trimenon**
  - relative Kontraindikation
- **implantierte Insulinpumpen**

Metallimplantate

- **Allgemeinrisiken**
  - potentielle Dislokation
  - Erwärmung des Implantates
  - störende Suszeptibilitätsartefakte
- **Dislokationsrisiko**
  - Aneurysmaclips, Hämostaseclips, Biopsienadeln, Gefäßklemmen, Zahnimplantate
- **problematische Implantate**
  - Fixateur externe, ältere Implantate
- **unproblematische Implantate**
  - aktuelle AO/Synthes-Implantate aus Stahl oder Titan, bei anderen Implantaten Kontaktierung des Herstellers
- **Suszeptibilitätsartefaktrisiko**
  - Titanimplantate mit geringeren Artefakten als Stahlimplantate

Terminologie

- **2D-Messung**
  - Anregung schichtselektiv (jede Schicht einzeln)
  - Messzeit 2D = Repetitionszeit x Matrix x Akquisitionen
- **3D-Messung**
  - Anregung volumenselektiv (alle Schichten gleichzeitig)
  - 3D-Volumen heißt auch Slab, einzelne Schichten des Volumens heißen auch Partitionen

  - Messzeit 3D = Messzeit 2D x Schichten = Repetitionszeit x Matrix x Akquisitionen x Schichten
  - Anwendung, wenn ein guter Kontrast bei höchster Auflösung in allen drei Raumrichtungen gefordert ist, z.B. um Partialvolumeneffekte zu reduzieren, bei der MRA oder um Sekundärrekonstruktionen anzufertigen
  - Vorteil
    - Vergrößerung der Schichtzahl verbessert zugleich das Signal-Rausch-Verhältnis, denn das Signal des gesamten Volumens wird dadurch öfter gemessen
    - keine Minderung der Bildqualität durch teilweise Sättigung der Nachbarschichten, denn gesamtes Volumen wird angeregt
    - Sekundärrekonstruktionen möglich; je dünner die Schichten, desto besser die Auflösung
- **ADC-Wert**
  - Apparent diffusion coefficient
  - Verringerung des ADC-Wertes bei Diffusionsrestriktion
- **ARC**
  - Autocalibrating reconstruction for Cartesian imaging
  - Parallelbildgebungstechnik
- **ASSET**
  - Array spatial sensitivity encoding technique
  - Parallelbildgebungstechnik
- **Bandbreite**
  - Frequenzspektrum pro Pixel in Hz/Pixel
  - bei 3 T im Vergleich zu 1,5 T doppelte Frequenz bzw. halbe Wellenlänge der Signale
  - Erhöhung der Bandbreite
    - Abnahme von Chemical shift-Artefakten
    - Abnahme von Suszeptibilitätsartefakten
    - Abnahme des SNR
  - Verringerung der Bandbreite
    - Abnahme des Rauschens
    - Zunahme des SNR
- **Black blood-Technik**
  - zwei 180°-Pulse (erst nicht schichtselektiv, dann schichtselektiv) als Vorpulse
  - häufig bei FSE, ggf. zusätzlich STIR
- **BOLD**
  - Blood oxygenation level dependent
  - Indikator für Gewebeoxygenierung

- Methode beruht auf der Tatsache, dass Desoxyhämoglobin paramagnetische Eigenschaften hat, während oxygeniertes Hämoglobin diamagnetisch ist

- **BRAVO**
  - Brain volume imaging
  - IR-Kontrast
- **CHESS**
  - Chemical shift selective saturation
  - frequenzselektive Fettsuppression
- **CISS**
  - Constructive interference steady state
- **CLEAR**
  - Constant level appearance
  - Ausgleich der Bildintensität bei Phased array-Spulen durch Korrektur mit einem Referenzscan
- **CUBE**
  - hochauflösende isotrope Volumenbildgebung im Submillimeterbereich mit der Möglichkeit beliebiger lückenloser Reformatierung
- **DESS**
  - Double echo steady state
- **diffusionsgewichtete MRT**
  - Messung der mikroskopischen Zufallsbewegung von Wassermolekülen
- **DIXON**
  - Fett-Wasser-Trennung
- **Doppelecho**
  - kurzes Echo (PD), langes Echo (T2)
- **DRIVE**
  - Driven equilibrium
  - 90°-Rücksetzpuls am Ende eines FSE-Echozugs
- **DTI**
  - Diffusion tensor imaging
  - Erweiterung der diffusionsgewichteten MRT
  - Messung des Ausmaßes und der Richtung der Diffusion von Wassermolekülen entlang den Axonen
  - erhaltene Parameter wie mittlere Diffusivität und fraktionelle Anisotropie als gute Marker für die axonale Integrität
  - Erstellung von fraktionellen Anisotropiekarten, Eigenvektoren und dreidimensionalen Traktographien
- **DWI**
  - Diffusion weighted imaging
  - Kombination mit dem ADC-Wert

  - Einsatzmöglichkeiten: Schlaganfalldiagnostik, Tumordiagnostik, Tumorcharakterisierung, Tumorstaging, Therapiemonitoring (onkologische Erkrankungen, inflammatorische Erkrankungen)
  - Karzinome mit erhöhter Zelldichte, konsekutiv Einschränkung der freien Teilchenbeweglichkeit, daher in der DWI typische Diffusionsrestriktion, mit dem ADC-Wert quantitative Messung
    - physiologisch hohe Signalintensität von Strukturen des Nervensystems (Hirnparenchym, periphere Nerven, Rückenmark), Gastrointestinalsystems (Speicheldrüsen, Gallenblase, Gallengang, Pankreasgang, Darminhalt), Lymphsystems (Tonsillen, Milz, Lymphknoten) und Urogenitalsystems (Nieren, Nebennieren, Prostata, Hoden, Penis, Endometrium, Ovarien)
  - Ganzkörper-DWI-MRT (MR-PETographie) wegen fehlender Strahlenexposition und geringerer Kosten als exzellente Alternative zur PET-CT
    - ADC-Wert (Apparent diffusion coefficient) bei der Ganzkörper-DWI-MRT als Korrelat zum SUV-Wert (Standardized uptake value) bei der PET-CT
- **DWIBS**
  - Diffusion weighted whole body imaging with background body signal suppression
  - Methode der MR-PETographie
- **EPI**
  - Echo planar imaging
  - multiple GE nach einer Anregung, oft alle Rohdaten nach einem Anregungspuls in einem Auslesezyklus (Echotrain)
  - durch kurze Messzeit für 3D-Messungen geeignet
  - Vorteil
    - extrem kurze Messzeit (< 50 ms pro Bild)
    - geringer Einfluss von Bewegungsartefakten
    - Quantifizierung physiologischer Parameter (Hirnfunktionsbildgebung, Diffusionsbildgebung, Perfusionsbildgebung)
  - Nachteil
    - starker Einfluss von Feldinhomogenitäten
    - starker Einfluss von Suszeptibilitätsartefakten
    - im allgemeinen geringe Auflösung
  - T2 shine through
    - T2-Wichtung kann im Kontrast des Diffusionsbildes durchscheinen
- **FIESTA**
  - Fast imaging employing steady state acquisition
  - GE-Sequenz in SSFP-Technik, die Bilder mit starkem T2-Kontrast erzeugt
  - FIESTA-C mit speziellem Algorithmus zur Phasenkompensation, um Artefakte durch lokale Inhomogenitäten zu unterdrücken

- **FISP**
  - Fast imaging with steady precession
  - bei True FISP gleichzeitige Messung von Free induction decay (mit T2* abklingendes Signal) und Spinecho
- **FLAIR**
  - Fluid attenuated inversion recovery
  - vorgeschalteter 180°-Inversionspuls (lange TI-Zeit) zur relaxationszeitabhängigen Liquorsuppression
  - sensitiver Nachweis von Hirnläsionen (White matter lesions) und frischen Blutungen (Subarachnoidalblutung, Myeloneinblutung)
- **FLASH**
  - Fast low angle shot
  - GE-Sequenz
- **Frequenz**
  - Anzahl der Schwingungen pro Zeit
- **FRFSE**
  - Fast recovery fast spin echo
- **FSE**
  - Fast spin echo
  - Zusammenlegen vieler Spinechos unterschiedlicher Echozeit in einem Rohdatensatz (Echozug)
  - Messzeit FSE = Messzeit SE/Turbofaktor = (Repetitionszeit x Matrix x Akquisitionen)/Turbofaktor
  - Turbofaktor als Anzahl der Echos (Anzahl der 180°-Pulse), die pro Anregung in einen Rohdatensatz geschrieben werden (bei T1 und PD 3-5, bei T2 bis 128)
  - in der Mitte des Rohdatensatzes gelegene Echos bestimmen die Stärke des T2-Kontrasts und TE_{eff}, in der Peripherie gelegene Echos die Detailauflösung
  - durch kurze Messzeit für 3D-Messungen geeignet
  - Kontraste ähnlich SE
  - Vorteil
    - kürzere Messzeit
    - besseres Signal-Rausch-Verhältnis oder höhere Auflösung bei gleicher Messzeit
    - weniger Suszeptibilitätsartefakte
  - Nachteil
    - starkes Fettsignal
    - weniger Schichten pro TR
- **funktionelle MRT**
  - Registrierung der lokalen Änderung der Gehirndurchblutung nach gezielter Stimulation, hieraus Lokalisierung von Gehirnfunktionen

- **Ganzkörper-MRA**
  - rollende Tischplattform
  - kontrastverstärkte MRA
  - Einsatzmöglichkeiten: Atherosklerose, periphere arterielle Verschlusskrankheit
- **Ganzkörper-MRT**
  - meistens koronare T1-FSE und koronare STIR
  - ggf. auch DWI axial
  - onkologische Einsatzmöglichkeiten: Knochenmetastasen, Plasmozytom, Primärtumorsuche
  - nichtonkologische Einsatzmöglichkeiten: Myositiden, Kinder, Gesundheitsscreening
- **GE**
  - Gradient echo
  - Echosignal wird ohne 180°-Puls erzeugt
  - neben TR und TE werden noch Größe und Dauer des HF-Anregungspulses für die Steuerung der Kontraste genutzt
  - im Unterschied zu SE Winkel des Anregungspulses kleiner als 90° (5°-60°)
  - bei kleinen Anregungspulswinkeln Signalstärke T1-unabhängig, bei großen Anregungspulswinkeln Signalstärke T1-abhängig
  - bei kurzem TE wenig T2*-Einfluss, bei langem TE viel T2*-Einfluss
  - Wichtungen
    - T1-Wichtung: TR kurz, TE lang, Anregungspuls mittel bis groß
    - T2*-Wichtung: TR lang, TE lang, Anregungspuls klein
    - PD-Wichtung: TR kurz, TE kurz, Anregungspuls sehr klein
    - wobei TR kurz < 0,2 s, TE kurz < 15 ms, Anregungspuls klein < 20°
  - Vorteil
    - kurze Messzeit
    - wenig Bewegungsartefakte
    - Sensitivität gegenüber Suszeptibilitätsartefakten (Nachweis von Blutungen, Verkalkungen)
    - 3D-Messungen höchster Auflösung
  - Nachteil
    - nur T2*-Kontrast (kein 180°-Rephasierungspuls)
    - Suszeptibilitätsartefakte
- **Gradienten**
  - sind Magnetfelder, die dem Hauptfeld in allen drei Raumrichtungen überlagert werden können
  - sind Magnetfelder mit linearem Anstieg oder Abfall entlang der jeweiligen Raumachse
  - werden kurzfristig ein- und ausgeschaltet
  - können unterschiedliche Amplituden haben

  - bewirken eine ortsabhängige Resonanzfrequenz
  - Stärke der Gradienten
    - Gradient strength (maximale Gradientenstärke) (mT/m)
    - Rise time (Zeit bis zum maximalen Anstieg der Gradientenstärke) (s)
    - Slew rate (maximale Gradientenstärke/Rise time) (T/m/s)
  - Zunahme der Geräusche durch Gradientenschaltungen bei geringerer Schichtdicke, kleinerem FOV, kürzerem TR, kürzerem TE
- **GRAPPA**
  - Generalized autocalibrating partially parallel acquisitions
  - Parallelbildgebungstechnik
- **GRASE**
  - Gradient and spin echo
  - Aufnahme von Spinechos und Gradientenechos in einem Messdurchgang
  - kürzere Messzeit als bei FSE
  - 3D-Messungen mit wirklichem T2-Kontrast
  - Kontraste ähnlich SE
- **GRASS**
  - Gradient recalled acquisition in the steady state
  - GE-Sequenz
  - Kontrast ist Verhältnis von T1 zu T2
- **GRE**
  - Gradient recalled echo
  - GE-Sequenz
  - T2*-Kontrast
- **Halfscan**
  - Datensatz mit asymmetrisch gefülltem K-Raum
- **HASTE**
  - Half Fourier single shot turbo spin echo
  - sehr schnelle FSE, bei der eine 90°-Anregung ausreicht, um alle Rohdatenzeilen für ein Bild zu erhalten (sehr langer Echozug)
  - TR - wie bei allen Single shot-Sequenzen mit einer Akquisition - “unendlich” lang
- **Hochfeld-MR**
  - 3 T, 7 T und höher
- **IDEAL**
  - Iterative decomposition of water and fat with echo asymmetry and least squares estimation
  - Fett-Wasser-Signal-Trennung
  - Fettbild, Wasserbild, In phase-Bild, Opposed phase-Bild
- **INHANCE**
  - kontrastmittelfreie MRA, hochauflösende Gefäßdarstellung, ausgeprägte Hintergrundsuppression, kurze Messzeit

- **In phase-GE-Sequenzen**
  - Addition des Signals von Wasser- und Fettprotonen
- **iPAT**
  - Integrated parallel acquisition techniques
  - Parallelbildgebungstechnik
- **IR**
  - Inversion recovery
  - SE mit vorgeschaltetem 180°-Inversionspuls
  - durch lange Messzeit nicht für 3D-Messungen geeignet
- **K-Raum**
  - Rohdatenmatrix, in welche die detektierten und digitalisierten Daten geschrieben werden
  - anschließende Fouriertransformation weist die Signale dem Ortsraum zu
  - Informationen zu Grobstruktur und Kontrast des Objekts im Zentrum des k-Raums
    - ◊ Determinierung von SNR und CNR im Zentrum des k-Raums
  - Informationen zu Feinstruktur und Schärfe des Objekts in der Peripherie des k-Raums
  - Messzeit abhängig von der Zeit zur Füllung des k-Raums
- **LAVA**
  - Liver acquisition with volume acceleration
  - 3D-GE mit Fettsuppression und Interpolation in allen drei Raumrichtungen
- **MERGE**
  - Multi echo recombined gradient echo
  - Kombination von frühen Echos mit hohem Signal-Rausch-Verhältnis und späten Echos mit hohem Kontrast
- **molekulare Bildgebung**
  - In vivo-Diagnostik komplexer pathologischer Prozesse durch die Erkennung einzigartiger biologischer Signaturen auf subzellulärer Ebene
  - Darstellung von Zielstrukturen für Medikamente, Messung der Konzentration von Medikamenten im Tumorgewebe, Erfassung der Hemmung der Zielstrukturen
  - Anwendungsbeispiele: Atherosklerose, vulnerable Plaques, intrakardiale Thromben, Angiogenese, aber auch Tumortherapie
- **MRCP**
  - Magnetresonanzcholangiopankreatikographie
  - ggf. nach Stimulation mit Sekretin
- **MTC**
  - Magnetization transfer contrast
  - durch zusätzlichen Puls wird an Makromoleküle gebundenes Wasser abgesättigt

  - geringe Messzeitverlängerung
  - bessere Nachweisbarkeit von Gefäßstrukturen, kontrastmittelanreichernden Prozessen und Knorpelläsionen durch Unterdrückung des Hintergrundsignals
  - MRA ist wichtiger Anwendungsbereich
- **Opposed phase-GE-Sequenzen**
  - Differenz des Signals von Wasser- und Fettprotonen
- **PD**
  - Proton density
  - TR > 2000 ms, TE < 20 ms
  - Gewebe mit hoher PD hell, Gewebe mit geringer PD dunkel
- **PEAR**
  - Phase encoded artifact reduction
  - Atemartefaktreduktion durch Real time-Anpassung der Phasenkodierung an die Atemlage
- **perfusionsgewichtete MRT**
  - aus der Stärke der Signalabsenkung nach Gadoliniumgabe (First pass) Bestimmung der relativen Konzentration des Kontrastmittels im Gehirn, hieraus Bestimmung des relativen zerebralen Blutvolumens und hieraus, über die relative mittlere Transitzeit, Bestimmung der zerebralen Perfusion
- **Phase**
  - Abstand des Nulldurchgangs zweier Schwingungen
- **PRESTO**
  - Principles of echo shifting with a train of observations
  - 3D-EPI mit TE > TR für BOLD-Kontrast
- **PROPELLER**
  - Periodically rotated overlapping parallel lines with enhanced reconstruction
  - die Datenaufnahme basiert auf der FSE-Sequenz
  - der k-Raum wird so abgetastet, dass pro TR-Intervall alle Daten innerhalb eines Propellerflügels ausgelesen werden
  - dieser Propellerflügel rotiert in den folgenden TR-Intervallen im k-Raum sukzessive um einen bestimmten Winkel, bis die Datenakquisition abgeschlossen ist
  - da jeder Propellerflügel das Zentrum des k-Raums einschließt, besteht ein Oversampling des k-Raum-Zentrums
  - Reduktion von Suszeptibilitäts- und Bewegungsartefakten
- **ProSet**
  - Principle of selective excitation technique
  - wasserselektive Anregung
- **PURE**
  - Ausgleich der Bildintensität bei Phased array-Spulen durch Korrektur mit einem Referenzscan

- **RARE**
  - Rapid acquisition with relaxation enhancement
  - SE mit mehreren 180°-Pulsen, pro Echo eine Rohdatenzeile
- **Rechteck-FOV**
  - verkürzt Messzeit
  - verschlechtert Signal-Rausch-Verhältnis
- **Relaxation**
  - longitudinale Relaxation (T1): Rückkehr der Magnetisierung in das thermische Gleichgewicht (Recovery, Energieübertragung, Spin-Gitter-Relaxation)
    - ◊ Zunahme TR → Zunahme SNR → Zunahme T1-Kontrast
    - ◊ Abnahme TR → Abnahme SNR → Abnahme T1-Kontrast
  - transversale Relaxation (T2): Zerfall des messbaren Signals durch Verlust der Synchronisation (Decay, Unordnung, Spin-Spin-Relaxation)
    - ◊ Zunahme TE → Abnahme SNR
    - ◊ Abnahme TE → Zunahme SNR
- **SE**
  - Spin echo
  - 90°-Puls: Umklappen in die Transversalebene, 180°-Puls: Rephasierung durch Echoeffekt
  - durch lange Messzeit nicht für 3D-Messungen geeignet
  - Vorteil
    - ◊ wenig Inhomogenitätseffekte
    - ◊ wenig Suszeptibilitätsartefakte
    - ◊ starker T2-Kontrast möglich
  - Nachteil
    - ◊ lange Messzeit
- **SENSE**
  - Sensitivity encoding
  - Parallelbildgebungstechnik
- **Sequenzbaum**
  - ausgehend vom K-Raum
  - besteht aus Spinecho, schnellen Spinecho, Gradientenecho und ultraschneller Bildgebung
- **Signal**
  - durch Induktion in der Spule entstehende Spannung
  - abhängig von Protonendichte und Relaxationseigenschaften
- **Single shot**
  - eine Anregung ausreichend, um alle Rohdaten für ein Bild zu erhalten
  - TR “unendlich” lang

- **SMART**
  - Sophisticated motion artifact reduction technique
  - optimierte Reihenfolge bei Mehrfachmessungen
- **SMASH**
  - Simultaneous acquisition of spatial harmonics
  - Parallelbildgebungstechnik
- **Spektroskopie**
  - nichtinvasive Untersuchung von Stoffwechselprozessen
  - Identifizierung von Ausgangs- und Abbauprodukten anhand ihrer Resonanzfrequenz
  - Bestimmung der Menge einer Substanz in einem Volumenelement anhand der Größe des Peaks
- **SPGR**
  - Spoiled gradient echo recalled
  - GE-Sequenz mit gespoiltem Gradienten für T1-Kontrast
- **SPIR**
  - Spectral presaturation with inversion recovery
  - frequenzselektive Fettsuppression
- **SSFP**
  - Steady state free precession
  - GE-Sequenz mit starkem T2-Kontrast
- **STIR**
  - Short tau inversion recovery
  - vorgeschalteter 180°-Inversionspuls (kurze TI-Zeit) zur relaxationszeitabhängigen Fettsuppression
  - nur als T2, da bei T1 nach KM Fettsignal und Kontrastmittelsignal unterdrückt werden
  - Muskulatur: Differenzierung von Fett und Blut
  - Knochenmark: Differenzierung von Fettmark (signalfrei), Hämatopoesemark (signalarm) und Läsionen (signalreich)
- **Suszeptibilität**
  - Magnetisierbarkeit von Materie in einem Magnetfeld
  - Feldstörungen an Grenzflächen von Geweben mit stark unterschiedlicher Magnetisierbarkeit wie Knochen/Weichteile oder Luft/Weichteile sowie durch Metalle oder Eisen
    - Signalinhomogenitäten
    - Signalauslöschungen (Banding)
    - Signalverzerrungen
  - Sequenzen mit Anfälligkeit für Suszeptibilitätsartefakte
    - GRE, da kein 180° Refokussierungspuls
    - EPI, da lange Echozüge

  - Möglichkeiten zur Verringerung von Suszeptibilitätsartefakten
    - ◊ Änderung der Ausleserichtung
    - ◊ Verringerung der Voxelgröße
    - ◊ Shimmen des Hauptmagnetfelds
    - ◊ Erhöhung der Bandbreite
    - ◊ Nutzung der Parallelbildgebung
    - ◊ Einsatz von Alternativsequenzen
- **SWAN**
  - Susceptibility weighted angiography
  - T2*- und suszeptibilitätsgewichtete Volumenbildgebung
- **T1-SE**
  - TR < 700 ms, TE < 20 ms
  - Gewebe mit langer T1-Zeit dunkel, Gewebe mit kurzer T1-Zeit hell
  - Vorteil
    - ◊ gute Darstellung der anatomischen Strukturen
    - ◊ geeignete Sequenz für kontrastmittelverstärkte Untersuchung
    - ◊ wenig Artefakte
    - ◊ kurze Messzeit
  - Nachteil
    - ◊ schlechte Darstellung pathologischer Strukturen
- **T2-SE**
  - TR > 2000 ms, TE 80-150 ms
  - Gewebe mit langer T2-Zeit hell, Gewebe mit kurzer T2-Zeit dunkel
  - Vorteil
    - ◊ gute Darstellung pathologischer Strukturen
  - Nachteil
    - ◊ mehr Artefakte
    - ◊ lange Messzeit
- **T2*-GE**
  - effektive T2-Relaxationszeit bei GE
  - Nachweis von Kalk und Hämosiderin
  - eingeschränkte Bildqualität durch Artefakte an der Grenze zu pneumatisierten Schädelabschnitten oder metallischen Fremdkörpern
- **TE**
  - Echozeit
  - Zeit zwischen Anregung und Mitte des Signalechos
- **TGSE**
  - Turbo gradient spin echo
  - Aufnahme von Spinechos und Gradientenechos in einem Messdurchgang

  - kürzere Messzeit als bei FSE
  - 3D-Messungen mit wirklichem T2-Kontrast
  - Kontraste ähnlich SE
- **THRIVE**
  - T1 weighted high resolution isotropic volume examination
  - 3D-GE mit Fettsuppression und Interpolation in allen drei Raumrichtungen
- **TI**
  - Inversionszeit
  - Zeit zwischen Inversionspuls und SE/FSE
- **TIR**
  - Turbo inversion recovery
  - FSE mit vorgeschaltetem 180°-Inversionspuls
  - Fettsuppression durch TI 150-200 ms, Liquorsuppression durch TI 2000-2400 ms
- **TIRM**
  - Turbo inversion recovery magnitude
  - Absolutbild einer TIR-Sequenz
- **TONE**
  - Tilted optimized non-saturated excitation
  - homogenere Signalverteilung des Gefäßes im dargestellten Volumen durch Variation des Anregungswinkels entlang einer Blutflussrichtung
- **TR**
  - Repetitionszeit
  - Abstand zwischen zwei aufeinanderfolgenden Anregungspulsen
- **TRAK**
  - Time resolved angiography using keyhole
- **TRICKS**
  - Time resolved imaging of contrast kinetics
  - zeitaufgelöste dynamische Kontrastmittelbildgebung
  - Gefäßdarstellung ohne Triggerung und ohne Venenüberlagerung
  - hohe räumliche Auflösung
- **TSE**
  - Turbo spin echo
- **TWIST**
  - Time resolved angiography with stochastic trajectories
- **VIBE**
  - Volumetric interpolated breath hold examination
  - 3D-GE mit Fettsuppression und Interpolation in allen drei Raumrichtungen

- **VIBRANT**
  - Volume imaging for breast assessment
  - hochauflösende Mammabildgebung
- **VISTA**
  - Volume isotropic T2 weighted acquisition
  - 3D-FSE mit nichtselektiven Echopulsen und Rücksetzpuls
- **White blood-Technik**
  - TOF, PC, CE-MRA

Akronyme

Terminus	GE	Philips	Siemens
Magnetfeld	B	B	B
Statisches Magnetfeld	B0	B0	B0
Hochfrequenzmagnetfeld	B1	B1	B1
GRE	GRE	FFE	GRE
Balanced steady state free precession	FIESTA	bFFE	TrueFISP
Phase cycled fully balanced steady state free precession	FIESTA-C	bFFE	CISS
Doppelecho steady state	COSMIC	M-FFE	DESS
Gradientenecho mit Spoiling	SPGR	T1-FFE	FLASH
Interpoliertes 3D Gradientenecho	LAVA	THRIVE	VIBE
Rephasiertes Gradientenecho	GRASS	FFE	FISP
Ultraschnelles Gradientenecho	FGRE, FSPGR	TFE	TurboFLASH
Ultraschnelles T1 3D Gradientenecho	3D-FGRE, 3D-FSPGR	3D-TFE	MPRAGE
Zeitlich invertierte steady state free precession	SSFP	T2-FFE	PSIF
IR	IR	IR	IR
Short tau inversion recovery	STIR	STIR	STIR
Long tau inversion recovery	FLAIR	FLAIR	Turbo dark fluid
SE	SE	SE	SE
FSE/TSE	FSE	TSE	TSE
Echozuglänge	ETL	Turbo factor	Turbo factor
Single shot FSE/TSE	SSFSE	Single shot TSE	HASTE
FSE/TSE mit 90° Pulswinkel	FRFSE	DRIVE	RESTORE

Terminus	GE	Philips	Siemens
3D FSE/TSE mit variablem Flipwinkel	CUBE	VISTA	SPACE
MRA			
Dynamische MRA mit k-Raum-Manipulation	TRICKS	Keyhole	TWIST
Kontrastmittelfreie MRA	INHANCE	B-TRANCE	NATIVE-TrueFISP
Spezialsequenzen			
Hochauflösende bilaterale Mammabildgebung	VIBRANT	BLISS	VIEWS
Orientierungssequenz	Localizer	Plan Scan	Localizer, Scout
Sequenzparameter			
Schichtabstand	Gap	Gap	Distance factor
Chemischer Präparationspuls	Fat sat	SPIR	Fat sat
Frequenzoversampling	Antialiasing	Frequency oversampling	Oversampling
Halb-Fourier-Bildgebung	One half oder Fractional NEX	Half scan	Half Fourier
Mittelungen	NEX	NSA	Average
Phasenoversampling	No phase wrap	Fold over suppression	Phase oversampling
Räumlicher Präparationspuls	SAT	REST	Presat
Rechteckiges FOV	Phase FOV	Rectangular FOV	FOV phase
Wasseranregung	Spatial spectral	ProSet	Water excitation
Fett-Wasser-Trennung	IDEAL	-	DIXON
Bewegungskorrektur			
Radiäre Propellerflügel	PROPELLER	MultiVane	BLADE
Parallelbildgebung	PI	SENSE	iPAT
Bildbasierter Algorithmus	ASSET	SENSE	mSENSE
K-Raum-basierter Algorithmus	ARC	-	GRAPPA

Artefakte

- **Bewegungs- und Pulsationsartefakte**
  - durch Bewegung von Organen, durch Strömung von Flüssigkeiten
  - Abhilfe
    - ◊ Lagerung
    - ◊ Triggerung
    - ◊ Präsaturationsschichten
    - ◊ Akquisitionserhöhung
    - ◊ Flusskompensation
    - ◊ Phasenkodierrichtungsänderung
    - ◊ Fastsequenzen
- **Chemical shift-Artefakte**
  - durch unterschiedliche Präzessionsfrequenzen der Fett- und Wasserprotonen im Magnetfeld
  - Fehlkodierung, Fettbild und Wasserbild um einige Bildpunkte gegeneinander verschoben
  - Abhilfe
    - ◊ Vergrößerung der Bandbreite
    - ◊ Vertauschen der Frequenz- und Phasenkodierrichtung
    - ◊ Sequenzen zur Fettsuppression
- **Einfaltungsartefakte**
  - durch Objekte, die außerhalb des FOV, aber innerhalb der Empfangsspule liegen (Ortskodierung nur innerhalb des FOV eindeutig)
  - Abhilfe
    - ◊ Vergrößerung des FOV
    - ◊ Phasenkodierrichtung in Richtung der kürzesten Achse des Körperteils
    - ◊ Erhöhung der Phasenkodierschrittzahl
- **Magic angle-Artefakte**
  - in kollagenhaltigen Geweben wie Sehnen, Bändern und peripheren Nerven
  - Abhilfe
    - ◊ Lagerung der interessierenden Struktur parallel zum Magnetfeld
- **Suszeptibilitätsartefakte**
  - durch starke lokale Inhomogenität des Magnetfelds
  - Abhilfe
    - ◊ Verwendung von SE statt GE
- **Trunkationsartefakte**
  - an Übergängen von Geweben mit stark unterschiedlichem Signal als ausgeprägte periodische Oszillationen
  - Abhilfe
    - ◊ Erhöhung der Ortsauflösung

- **Partialvolumenartefakte**
  - mehrere Gewebeentitäten in einem einzigen Volumenelement
  - Abhilfe
    - Erhöhung der Raumauflösung

Untersuchungsparameter

Parameter	Messzeit	Räumliche Auflösung	Signal-Rausch-Verhältnis
Vergrößerung Schichtdicke	↔	↓	↑
Zunahme Mittelungen	↑	↔	↑
Vergrößerung FOV	↔	↓	↑
Verwendung rechteckiges FOV	↓	↔	↓
Vergrößerung Matrix	↑	↑	↓
Verwendung asymmetrische Matrix	↓	↓	↑
Oversampling in Phasenkodierrichtung	↑	↔	↑
Verwendung Parallelbildgebung	↓	↑	↓

MR-Angiographie

- **Gefäßdarstellung ohne Kontrastmittel oder nach intravenöser Kontrastmittelapplikation**
- **MRA-Signale beruhen auf Relaxationszeiten und auf Flussphänomenen**
- **tomographischer Datensatz besteht aus vielen Einzelschichten**
- **rechnergestützte Nachverarbeitung**
- **TOF**
  - Time of flight
  - Signalverstärkung innerhalb des Gefäßes durch Schichteintrittsphänomene
  - Turbulenzen führen zu Signalabnahme
  - Ergebnis abhängig von Blutflussgeschwindigkeit
  - günstig bei schnellem Blutfluss
  - bevorzugte Abbildungsebene senkrecht zum Gefäßverlauf
  - Sättigungseffekt bei langsamem Blutfluss oder Gefäßverlauf in der Abbildungsebene
  - Subtraktionstechnik möglich

- selektive Darstellung von Arterien/Venen durch ortsselektive Präsaturationspulse
- eine Messung für komplettes Angiogramm in drei Raumrichtungen

- **PC**
  - Phase contrast
  - flusskodierte Gradienten registrieren bewegungsbedingte Phasenverschiebungen
  - Geschwindigkeitsbereich muss für die Sequenz vorher festgelegt werden (VENC, Velocity encoding)
  - Verbesserung der Flussmessung durch mehrere Messungen mit verschiedenen Flusssensitivitäten (FVI, Fourier velocity imaging)
  - günstig bei langsamem Blutfluss
  - Flusskodierung in mehreren Raumebenen möglich, dann keine bevorzugte Abbildungsebene
  - immer Subtraktionstechnik
  - höherer Zeitbedarf als bei TOF
  - zur Flussmessung geeignet
  - selektive Darstellung von Arterien/Venen durch geeignete VENC-Wahl
  - vier Messungen für komplettes Angiogramm in drei Raumrichtungen
- **2D**
  - schlechtere Auflösung
  - verstärkte Dephasierung bei Turbulenzen
  - erhöhte In plane-Sättigung
- **3D**
  - gute Auflösung
  - Sättigungsproblematik in allen Ebenen
  - Verringerung von Sättigungseffekten und Erhöhung des Flusssignals bei TOF
    - Ramped pulse/TONE
    - Erhöhung der Relaxationszeit
    - Verringerung des Flipwinkels
    - Kontrastmittelgabe
- **CE-MRA**
  - Contrast enhanced-MRA
  - ultraschnelle 3D-Sequenzen (in einer Atemanhaltephase)
  - intravenöser Kontrastmittelbolus
  - Bildgebung zeitlich koordiniert mit arterieller Kontrastmittelpassage (vor venösem Rückfluss)
  - großes Abbildungsfeld
  - selektive Darstellung von Arterien/Venen bzw. First pass/Steady state durch Zeitablauf des Kontrastmittelbolus (ggf. nach vorherigem Testbolus)

Phänomene bei der MR-Angiographie

- **paradoxes Enhancement**
  - in der untersten Schicht eines Blocks erscheint das fließende Blut signalreich, da laufend frische, ungesättigte Spins in die Bildebene nachgeschoben werden
  - bei laminarem Flussprofil ist die Flussgeschwindigkeit in Gefäßmitte am größten, daher im Zentrum des Gefäßes Flow void, in der Peripherie paradoxes Enhancement
- **Flow displacement**
  - räumliche Fehlregistrierung, daher Arterien dunkel, signalreiches Blut disloziert neben eigentlichem Gefäß
- **Geistartefakt**
  - durch den pulsatilen Fluss akquirieren die Spins je nach Geschwindigkeit Phasenshifts, und es kommt zu einer räumlichen Fehlregistrierung entlang der Phasenkodierachse
  - Vortäuschung von Organläsionen möglich
  - Abhilfe
    - Vertauschen der Frequenz- und Phasenkodierrichtung
    - Einsatz von Präsaturationsschichten
- **Bolus tracking**
  - in der Zeitspanne zwischen Vorsättigungspuls und Datenakquisition bewegen sich signalreiche (da ungesättigte) Protonen in den Vorsättigungsstreifen hinein und signalarme (da vorgesättigte) Protonen hinaus

Interventionen

- **nichtferromagnetische Instrumente (Nickel-, Chrom- und Titanlegierungen)**
  - passive Visualisierung
    - Signalauslöschung
    - Suszeptibilitätsartefakte
    - Kontrastmittelmarkierung
  - aktive Visualisierung
    - integrierte Minispulen
    - integrierte Leuchtdioden
- **detektierbare Hautmarkierung (Gd-Kunststoffnetz)**
- **nichtinvasive Temperaturmessung (MR-Thermometrie)**
  - unter Ausnutzung der T1-Relaxationszeit, des Protonenfrequenzshifts oder der Diffusionsbildgebung
  - bei Radiofrequenzablation, Laserablation, Kryotherapie
- **online Bildgebungskontrolle (MR-Fluoroskopie)**

Einflussfaktoren auf die Suszeptibilitätsartefakte bei Interventionen

- **Zunahme der Suszeptibilitätsartefakte**
  - Hochfeldmagnet
  - GE-Sequenzen
  - hohes TE
  - Frequenzkodierung orthograd zum Instrument
  - Instrumentenführung orthograd zu B_0
  - niedrige Gradientenstärke
  - niedrige Empfängerbandbreite

Hochfeld-Magnetresonanztomographie

Magnetfeldstärke

- **Produkt aus Spulenwindungen und Stromstärke**
- **Feldstärken**
  - Niedrigfeld-MRT: 0,5 T
  - Mittelfeld-MRT: 1,5 T
  - Hochfeld-MRT: 3 T
  - Ultrahochfeld-MRT: 7 T
- **Hochfeld- und Ultrahochfeld-MRT**
  - ◊ mehr Spulenwindungen → höheres Magnetgewicht → höhere Anschaffungskosten
  - ◊ mehr Spulenwindungen → höherer Kühlungsbedarf → höhere Betriebskosten

Magnetfeldstärke und Signalstärke

- **Korrelation von Magnetfeldstärke und Signalstärke**
- **je stärker das Magnetfeld, desto stärker das Signal**

Technische Vorteile 3 Tesla im Vergleich zu 1,5 Tesla

- **höheres Signal-Rausch-Verhältnis**
  - theoretisch Faktor 2
  - bei gleicher Messzeit höhere räumliche Auflösung
  - bei gleicher räumlicher Auflösung kürzere Messzeit
- **stärkere Suszeptibilitätseffekte**
  - Faktor 2
  - besserer T2*-Effekt für Hämosiderinnachweis
  - besserer BOLD-Effekt für fMRT
  - besserer Kontrast für Perfusionsmessungen

- **längere T1-Relaxationszeit**
  - besserer Kontrast bei TOF-MRA
  - höhere Sensitivität für Gd-DTPA
  - besserer Kontrast bei CE-MRA
- **höhere chemische Verschiebung**
  - Faktor 2
  - bessere Techniken für Fettsuppression bei der MRT
  - bessere Trennung von Metaboliten bei der MRS

Technische Nachteile 3 Tesla im Vergleich zu 1,5 Tesla

- **stärkere Erwärmung**
  - Faktor 4
  - Erhöhung der SAR
- **inhomogeneres Magnetfeld B0 und inhomogeneres Hochfrequenzmagnetfeld B1**
  - Abschattungen (Shading)
  - radiologisch kaum mehr relevant
    - Abhilfe: Konstruktionstechnik, dielektrische Kissen, MultiDrive RF Transmit Technologie, Sequenzoptimierung
- **stärkere Suszeptibilitätsartefakte**
  - Faktor 2
  - Verzerrungen an Grenzflächen
- **stärkere Chemical shift-Artefakte**
  - Faktor 2
  - radiologisch kaum mehr relevant
    - Abhilfe: höhere Bandbreite, Fettsuppression, getauschte Kodierrichtung, STIR

Weitere Charakteristika 3 Tesla im Vergleich zu 1,5 Tesla

- **PD unabhängig von Feldstärke**
- **T2 weitgehend unverändert, kürzer möglich**
- **T2* deutlich kürzer**

Entstehung des etwa doppelten Signal-Rausch-Verhältnisses bei 3 Tesla im Vergleich zu 1,5 Tesla

- mit zunehmender Magnetfeldstärke wird der Energieunterschied zwischen den beiden Niveaus größer, die Protonen (Spins) einnehmen können
- als Folge besetzen mehr Spins vor der Anregung das niedrigere Energieniveau

- daher stehen mit zunehmender Magnetfeldstärke mehr Spins zur Verfügung, die durch Anregung auf das höhere Energieniveau gebracht werden können
- gleichzeitig wird mehr Energie benötigt, um einen Spin vom niedrigeren Energieniveau auf das höhere Energieniveau zu heben
- dadurch wird ein stärkeres Signal ausgesendet, wenn die Spins nach der Anregung auf das niedrigere Energieniveau zurückkehren
- die Zunahme des SNR ist theoretisch direkt proportional der Zunahme der Magnetfeldstärke
- das Verhältnis der Signaldifferenz zwischen zwei verschiedenen Geweben und dem Rauschen ist das CNR

Nutzung des etwa doppelten Signal-Rausch-Verhältnisses bei 3 Tesla im Vergleich zu 1,5 Tesla

- bei gleicher Messzeit höhere räumliche Auflösung
  - Vergrößerung der Matrix
  - Verringerung des FOV
  - Verringerung der Schichtdicke
- bei gleicher räumlicher Auflösung kürzere Messzeit
  - Verringerung der Mittelungen
- üblicherweise Kombination aus mehreren Möglichkeiten

T1-Wichtung

- längere T1-Relaxationszeit bei 3 T im Vergleich zu 1,5 T
- bei SE Sequenzen höheres TR für gleichen Kontrast
- niedrigere SAR als positiver Effekt

Chemical shift-Artefakte

- Missregistrierung durch Verschiebung des Signals von Fett und Wasser
  - bei 3 T Fett- und Wasserprotonen In phase bei 2,2 ms, 4,4 ms, 6,6 ms etc.
  - bei 3 T Fett- und Wasserprotonen Opposed phase bei 1,1 ms, 3,3 ms, 5,5 ms etc.
- Zunahme von Chemical shift-Artefakten
  - Stärke des Magnetfelds
    - Halbierung der Echozeiten für In phase- und Opposed phase-Bildgebung durch Verdoppelung der Magnetfeldstärke
- Abnahme von Chemical shift-Artefakten
  - Erhöhung der Bandbreite
  - Fettsuppression
  - STIR
  - Tauschen von Phasen- und Frequenzkodierrichtung

Definition der SAR

- **Maß für die Energie, die pro Zeiteinheit durch die HF-Pulse auf ein Gewebe übertragen wird, in W/kg**
- **Kalkulation der SAR**
  - Magnetfeldstärke
  - Pulssequenz
  - Art der Sendespule
  - Patientenposition zur Sendespule
- **Beitrag sämtlicher HF-Pulse zur SAR**
  - auch IR-Pulse
  - auch MTC-Pulse
  - auch SAT-Pulse
  - auch FATSAT-Pulse
- **Problem der Erhöhung der Körpertemperatur**
- **Regelung der Wärmeübertragung durch Normen (international IEC 60601-2-33, europäisch EN 60601-2-33) mit Grenzwerten (W/kg) für Ganzkörperexposition und Teilkörperexposition**
  - Betriebsart „normal“: bis 2 W/kg Ganzkörperexposition, Körperkerntemperatur darf nicht mehr als 0,5°C ansteigen
    - ◊ für alle Menschen geeignet
    - ◊ selten periphere Nervenstimulation
  - Betriebsart „kontrolliert, 1. Stufe“: bis 4 W/kg Ganzkörperexposition, Körperkerntemperatur darf nicht mehr als 1°C ansteigen
    - ◊ nicht für Patienten mit thermoregulatorischen oder kardiovaskulären Störungen
    - ◊ in etwa 50 % periphere Nervenstimulation
    - ◊ zwingend Raumtemperatur unter Vorschriftswert
    - ◊ zwingend keine Nutzung wärmender Decken
  - Betriebsart „kontrolliert, 2. Stufe“
    - ◊ nur für Forschungszwecke erlaubt
    - ◊ nur mit Passwort
- **Einflussfaktoren auf die Höhe der SAR**
  - Zunahme mit dem Quadrat der Stärke des Magnetfelds
  - Zunahme mit dem Quadrat der B1-Amplitude des Hochfrequenzmagnetfelds
  - Zunahme mit dem Quadrat des Wertes des Flipwinkels
  - Zunahme mit der 5. Potenz des Umfangs des Körpers
    - ◊ negativ für adipöse Patienten
    - ◊ massiver Einfluss des Körperumfangs auf die SAR
    - ◊ beachte: 5. Potenz!

- Zunahme mit Linearität mit der Leitfähigkeit des Körpers
  - positiv für adipöse Patienten
  - geringere Leitfähigkeit von Fettgewebe als von Flüssigkeit
  - beachte: nur Linearität!

Adipositas und SAR

- **spezifische Absorptionsrate bei adipösen Patienten besonders wichtig**
- **korrekte Eingabe des exakten Patientengewichts besonders wichtig**

Reduzierung der SAR

- **Verkürzung der Patientenröhre**
- **Nutzung von Lokalspulen**
- **Nutzung von SAR Management Systemen**
  - Systeme zum personalisierten Management der SAR
  - Messung, kontinuierliche Überwachung und Optimierung der applizierten HF-Energie
  - bei pausierendem Scan kein Datenverlust
- **Nutzung der MultiDrive RF Transmit Technologie**
  - optimierte B1-Werte
- **Erhöhung der T1-Relaxationszeit**
  - längere Messzeit
- **Verringerung der Schichtanzahl**
  - weniger HF-Pulse
- **Verringerung des Flipwinkels**
  - niedrigere B1-Amplitude
- **Verringerung der Echozuglänge**
  - weniger HF-Pulse
- **Nutzung der Parallelbildgebung**
  - Verringerung der Messzeit
  - Erhöhung der räumlichen Auflösung
  - Erhöhung der Schichtzahl
- **Tauschen von Sequenzen**
  - GRE statt SE bzw. FSE für T1 im Kopf
- **Nutzung von Spezialpulsen**
  - MART (Modulated angle refocussing train)
    - für SSFSE
  - VERSE (Variable rate selective excitation)
    - für alle FSE außer SSFSE
- **Verschachtelung von Sequenzen**
  - Wechsel von Sequenzen mit hoher HF-Übertragung mit Sequenzen mit niedriger HF-Übertragung
    - hohe HF-Übertragung: FSE, FLAIR, SSFSE
    - niedrige HF-Übertragung: GRE

- Messpausen im Sequenzprotokoll

Vorteile von Lokalspulen

- Reduzierung der SAR
  - Begrenzung der Region mit applizierter HF-Energie
- Reduzierung des Rauschens
  - Patientenkörper als Hauptquelle des störenden Rauschens
- Verbesserung des SNR
  - Nähe der Spule zum entstehenden Signal

Vorteile der Parallelbildgebung

- kürzere Messzeit (bei geringerem SNR)
- höhere räumliche Auflösung (bei konstanter Messzeit)
- niedrigere SAR (bei konstanter Messzeit)
- weniger Suszeptibilitätsartefakte (bei konstanter Messzeit)

Diamagnetismus, Paramagnetismus, Ferromagnetismus

- diamagnetisches Material: schwache Abstoßung durch einen Magneten
- paramagnetisches Material: sehr schwache Anziehung durch einen Magneten
- ferromagnetisches Material: starke Anziehung durch einen Magneten

Kräfte auf ferromagnetische Objekte

- Abhängigkeit von Magnetfeldstärke
- Abhängigkeit von Magnetdesign

Aktive Implantate

- Herzschrittmacher
  - Kontraindikation
- Neurostimulator
  - Kontraindikation

Passive Implantate

- nichtferromagnetische Objekte
  - keine Kontraindikation
- ferromagnetische Objekte
  - Rotationskräfte
    - ◊ Funktion der Stärke des Magnetfelds
    - ◊ bei 3 T vierfach höher als bei 1,5 T

  - Anziehungskräfte
    - Funktion der Verteilung des Streufelds
    - bei 3 T etwa dreifach höher als bei 1,5 T
  - Prüfung auf Kontraindikation

Allgemeines zu Implantaten bei 3 Tesla

- Durchführung einer Untersuchung nur bei eingewachsenen Implantaten
- Vorsicht bei Implantaten mit langer, spitzer bzw. schleifenförmiger Konfiguration
- Verwendung von Sequenzen mit niedriger SAR

Erhitzung von Implantaten bei 3 Tesla

- Erhitzung als Funktion der lokalen SAR und der geometrischen Anordnung der Spule zum Implantat
- bei 3 T Nachweis von Resonanz selbst bei Strukturen mit einer Größe von nur 13 cm (bei 1,5 T 26 cm)
  - grundsätzlich Potential einer gefährlichen Erhitzung

Informationsquellen zu Implantaten bei 3 Tesla

- http://www.mrisafety.com/
- Manual for Magnetic Resonance Safety, Implants, and Devices
  - Informationen zur Prüfung und zur Unbedenklichkeit von Implantaten

Allgemeines zu Piercings und Tattoos bei 3 Tesla

- Piercings
  - keine Anziehung, keine Erhitzung, aber Artefakte
  - keine Kontraindikation
- Tattoos
  - selten Hautirritationen, selten Hautschwellung, selten Hautrötung
  - keine Kontraindikation, aber Aufklärung über Möglichkeit einer Hautreaktion

Diagnostik Gehirn bei 3 Tesla

- Circulus arteriosus Willisi
  - besserer Gefäß-Hintergrund-Kontrast bei TOF-MRA
  - Abgrenzung des sehr langsamen Flusses gegen die Okklusion
  - sehr detaillierte Abbildung auch kleinster peripherer Gefäßäste
- extrakranielle Hirngefäße
  - besserer Gefäß-Hintergrund-Kontrast bei CE-MRA
  - Abgrenzung des sehr langsamen Flusses gegen die Okklusion
  - bessere Quantifizierung der Stenose

- **Ischämie**
  - sensitiverer Nachweis des zytotoxischen Ödems in der dünnschichtigen DWI
  - sensitiverer Nachweis des vasogenen Ödems in der dünnschichtigen T2
    - ◊ bessere Demonstration der von 8 bis 24 Stunden progredienten Hyperintensität in der T2
  - Verbesserung der Frühdiagnostik kleinster Ischämien
  - Verbesserung der Detaildiagnostik ischämischer Areale
- **Blutung**
  - Zunahme der Sensitivität im Nachweis von Hämoglobinabbauprodukten
  - Zunahme der Sensitivität in der Diagnostik des DAI
- **arteriovenöse Malformationen**
  - exaktere Darstellung von arteriellen Feedern, Nidus und venöser Drainage
- **Kavernome**
  - bessere Detektion und Charakterisierung durch höhere Sensitivität für Hämoglobinabbauprodukte
- **Infektionen**
  - stärkeres Enhancement inflammatorischer Läsionen
    - ◊ höhere Sensitivität bei immunsupprimierten Patienten
  - besserer Nachweis leptomeningealer Prozesse
- **Creutzfeld-Jakob-Erkrankung**
  - höhere Sensitivität für die charakteristischen kortikalen gyriformen hyperintensen Areale in der dünnschichtigen DWI
- **multiple Sklerose**
  - frühere und sicherere Visualisierung akuter und chronischer Läsionen
    - ◊ Nachweis von mehr nichtkontrastmittelaffinen Herden
    - ◊ Nachweis von mehr kontrastmittelaffinen Herden
    - ◊ Nachweis einer höheren Läsionsgröße
    - ◊ Nachweis eines größeren Läsionsvolumens
- **Tumoren**
  - sensitiverer Nachweis kleiner Tumoren
  - besserer Nachweis kleiner Residuen nach Operation
  - sichererer Nachweis kleiner Rezidive
- **Metastasen**
  - höchstsensitive Abgrenzbarkeit kleinster Raumforderungen
  - genauere Erfassung fokaler Einblutungen
  - exaktere Diagnostik leptomeningealer Metastasen

- **Morbus Parkinson**
  - dezidierte Diagnostik der mikrostrukturellen, metabolischen und funktionellen Veränderungen mit einem umfassenden Sequenzprotokoll
    - ◊ Mesenzephalon: neuroaxonale Degeneration
    - ◊ Basalganglien: dopaminerge Deafferenzierung
    - ◊ Kortex: funktionelle Deafferenzierung
- **kongenitale Malformationen**
  - sicherere Diagnostik und Differentialdiagnostik der unterschiedlichen Entitäten und Expressionen

Spezialdiagnostik Gehirn bei 3 Tesla

- **ADC**
  - Marker für strukturelle Integrität und Zellularität
    - ◊ maligne Prozesse mit niedrigerem ADC
- **PWI**
  - besserer Kontrast wegen stärkerer Suszeptibilitätseffekte
  - nondiffusible (exogene) PWI
    - ◊ Begrenzung des Tracers auf die Gefäße
    - ◊ mit Kontrastmittel
    - ◊ DSC (Dynamic susceptibility contrast)
  - diffusible (endogene) PWI
    - ◊ keine Begrenzung des Tracers auf die Gefäße
    - ◊ ohne Kontrastmittel
    - ◊ ASL (Arterial spin labelling)
  - Ischämiediagnostik (DSC)
    - ◊ unmittelbar nach Gadoliniumapplikation (First pass) deutliche Signalabsenkung des perfundierten Hirngewebes bei persistierend hoher Signalintensität in den nicht perfundierten Infarktarealen
    - ◊ irreversible Ischämie: Areale mit Veränderungen in PWI und in DWI
    - ◊ reversible Ischämie: Areale mit Veränderungen in PWI, aber nicht in DWI (Penumbra)
    - ◊ ischämisches Gewebe: erhöhte MTT, erhöhte TTP
  - Tumordiagnostik (DSC)
    - ◊ aktives Tumorgewebe: Areale mit erhöhtem CBV und erhöhtem CBF
    - ◊ perifokales Tumorödem: Areale mit niedrigem CBV und niedrigem CBF
- **MRS**
  - bessere Metabolitendetektion, bessere Metabolitentrennung und bessere Metabolitenquantifizierung wegen höherer chemischer Verschiebung

- Hauptmetaboliten
  - Cho (Cholin): Marker für Membranturnover
  - NAA (N-Azetylaspartat): Marker für Neuronendepletion
  - Cr (Kreatin): Marker für Energiemetabolismus
  - Lac (Laktat): Marker für Gewebenekrose
- Ischämiediagnostik
  - irreversible Ischämie: Abfall von NAA
  - reversible Ischämie: Anstieg von Lac

- fMRT
  - besserer BOLD-Effekt wegen stärkerer Suszeptibilitätseffekte
  - Blood oxygenation level dependent
    - bei Kortexstimulation durch Paradigmen (z.B. Finger tapping, visuelle Stimulation) Zunahme der Durchblutung
    - Messung von Differenzen im Oxygenierungsgrad des Blutes
  - Operationsplanung bei Gehirntumoren, AVM und Epilepsie
- DTI
  - bessere Diffusionsbildgebung wegen höherer b-Werte und dünnerer Schichten
  - Diffusion tensor imaging
    - Messung des Ausmaßes und der Richtung der Diffusion von Wassermolekülen entlang den Axonen
    - erhaltene Parameter wie mittlere Diffusivität und fraktionelle Anisotropie als gute Marker für die axonale Integrität
- Fiber tracking
  - bessere Diffusionsbildgebung wegen höherer b-Werte und dünnerer Schichten
  - Fiber tracking
    - Erstellung einer dreidimensionalen Gehirnkarte aus Eigenvektoren
    - Analyse der Konnektivität zwischen Gehirnzentren
    - Neurophysiologie: Konnektivitätsstudien
    - Neurologie: Diagnostik der neuronalen bzw. axonalen Depletion bei Morbus Parkinson (dopaminerg) und bei Morbus Alzheimer (temporomesial)
    - Neurochirurgie: Operationsplanung

Diagnostik Wirbelsäule bei 3 Tesla

- Rückenmark
  - Darstellung des Rückenmarks auf mehr Schnitten wegen dünnerer Schichten
- Wirbelkörper
  - sensitivere Evaluation des lateralen Wirbelkanals, der Nervenwurzeln, der Neuroforamina und der kleinen Wirbelgelenke wegen dünnerer Schichten

- **Syringomyelie**
  - sicherere Erfassung auch minimaler Höhlenbildungen
- **multiple Sklerose**
  - frühere und sicherere Visualisierung akuter und chronischer Läsionen
    - Nachweis von mehr nichtkontrastmittelaffinen Herden
    - Nachweis von mehr kontrastmittelaffinen Herden
- **spinale Tumoren**
  - sensitiverer Nachweis kleiner Tumoren
- **spinale Metastasen**
  - höchstsensitive Abgrenzbarkeit kleinster Raumforderungen
  - Leptomeningeosis carcinomatosa
    - besserer Nachweis leptomeningealer Prozesse
- **Bandscheibenprotrusion**
  - bessere Beurteilbarkeit der topographischen Verhältnisse der Bandscheibe zur Umgebung
    - Detaildiagnostik einer Bandscheibenextrusion
    - Detaildiagnostik einer Spinalkanalstenose
    - Detaildiagnostik einer Nervenwurzelkompression
    - Detaildiagnostik einer Begleitinflammation
- **Bandscheibenrezidiv**
  - bessere Differenzierung von Bandscheibengewebe und Narbengewebe
    - Bandscheibengewebe mit geringem, langsamem und marginalem Enhancement
    - Narbengewebe mit starkem, schnellem und homogenem Enhancement

Diagnostik Gelenke bei 3 Tesla

- **bessere Detaildiagnostik am Kniegelenk**
  - Knorpelläsionen
    - hochauflösende Darstellung der oberflächlichen tangentialen Kollagenzone am gelenknahen patellaren Knorpel als hypointense Linie
  - Meniskusläsionen
  - pathologische Prozesse am meniskokapsulären Komplex
  - pathologische Prozesse an den meniskofemoralen Ligamenten
    - Lig. meniscofemorale posterius Wrisberg hinter dem hinteren Kreuzband
    - Lig. meniscofemorale anterius Humphrey vor dem hinteren Kreuzband
  - Kreuzbandläsionen
  - Kollateralbandläsionen

- **bessere Detaildiagnostik am Schultergelenk**
  - Rotatorenmanschettenläsionen
  - Labrumläsionen
- **bessere Detaildiagnostik am Handgelenk**
  - Läsionen des triangulären Faserknorpelkomplexes

Diagnostik Mamma bei 3 Tesla

- Mammakarzinom
  - sensitivere Detektion des DCIS
  - sensitivere Identifikation der Umgebungsinfiltration
  - sensitivere Diagnostik der Multizentrizität
  - detailliertere Informationen zur Pathophysiologie
    - Karzinomperfusion
    - metabolische Aktivität
    - Zellturnover

Diagnostik Herz bei 3 Tesla

- Tachykardie
  - bessere Bildgebung bei hoher Herzfrequenz wegen kürzerer Messzeit
- Ischämie
  - besserer Kontrast beim Late enhancement
- Myokarditis
  - besserer Kontrast beim Late enhancement

Diagnostik Leber bei 3 Tesla

- Leberläsionen
  - bessere Definition der Begrenzung, genauere Charakterisierung des Signalverhaltens, sicherere Interpretation der Dignität
- Aszites
  - Beachtung der dielektrischen Artefakte und Bewegungsartefakte
- Gallenwegsprozesse
  - besserer Kontrast bei der MRCP
  - genauere Erfassung minimaler Gallengangsveränderungen
- Aerobilie
  - besserer Nachweis wegen stärkerer Suszeptibilitätseffekte

Diagnostik Pankreas bei 3 Tesla

- Pankreaskarzinom
  - besserer Nachweis kleiner Karzinome
- Pankreatitis
  - besserer Kontrast bei der MRCP
  - genauere Erfassung minimaler Pankreasgangsveränderungen

Diagnostik Niere bei 3 Tesla

- Nierenläsionen
  - bessere Definition der Begrenzung
  - genauere Charakterisierung komplexer zystisch-solider renaler Raumforderungen
  - sicherere Interpretation der Dignität
- Harnwegsprozesse
  - besserer Kontrast bei der MRU

Diagnostik Nebenniere bei 3 Tesla

- Nebennierentumor
  - bessere Abgrenzung von Adenom und Metastase

Diagnostik Darm bei 3 Tesla

- Darmentzündungen
  - bessere Visualisierung und Klassifizierung der verschiedenen Manifestationen
    - aktiv inflammatorisch
    - fistulierend perforierend
    - fibrosierend stenosierend
    - reparativ regenerativ
- Darmtumoren
  - besserer Nachweis kleiner Raumforderungen

Diagnostik Becken bei 3 Tesla

- Tumoren
  - genauere Charakterisierung des Tumors
    - dünnere Schichten
    - weniger Partialvolumeneffekte
    - multiple Reformatierungsmöglichkeiten
    - genauere Kontrastmitteldynamik
  - höhere Sensitivität beim Staging
    - Tumorinfiltration
    - Lymphknoten

Diagnostik Prostata bei 3 Tesla

- Prostatakarzinom
  - bessere Definition der Begrenzung
  - genauere Charakterisierung des Tumors
  - höhere Sensitivität beim Staging
    - extrakapsuläre Extension

Diagnostik Gefäße bei 3 Tesla

- **Circulus arteriosus Willisi**
  - besserer Gefäß-Hintergrund-Kontrast bei TOF-MRA
  - Abgrenzung des sehr langsamen Flusses gegen die Okklusion
  - sehr detaillierte Abbildung auch kleinster peripherer Gefäßäste
- **extrakranielle Hirngefäße**
  - besserer Gefäß-Hintergrund-Kontrast bei CE-MRA
  - Abgrenzung des sehr langsamen Flusses gegen die Okklusion
  - bessere Quantifizierung der Stenose
- **Subclavian steal-Syndrom**
  - genauere Darstellung der Subklaviastenose
  - minutiöse Evaluation der Flussumkehr in der A. vertebralis der betroffenen Seite
- **Abdominalgefäße**
  - kürzere Messzeit, bessere räumliche Auflösung, größeres Untersuchungsvolumen
  - genauere Diagnostik bei verschiedenen Erkrankungen
    - ◊ Nierenarterienstenose
    - ◊ Mesenterialarterienstenose
    - ◊ Aortenaneurysma
    - ◊ Aortendissektion
- **Becken-Bein-Gefäße**
  - kürzere Messzeit, bessere räumliche Auflösung, größeres Untersuchungsvolumen
  - genauere Diagnostik ohne venöse Überlagerung
    - ◊ sensitivere Darstellung pedaler Gefäße
    - ◊ sensitivere Darstellung kollateraler Gefäße

Szintigraphie

Szintigraphie

- **Ziel**
  - bildliche Darstellung der räumlichen Verteilung gammastrahlender Nuklide, die als Tracer in den Körper des Patienten eingebracht werden
- **Prinzip**
  - Messung lokaler Lichtemissionen (Szintillationen) in lumineszierenden Substanzen (Szintillatoren)

- **Gammakamera**
  - Aufbau
    - ◊ Bleiabschirmung
    - ◊ Detektor (Natriumjodidkristall, Photomultiplier)
    - ◊ Kollimator
  - Kennzeichen
    - ◊ Homogenität
    - ◊ Linearität
    - ◊ Ortsauflösung
    - ◊ Energieauflösung
    - ◊ Zeitauflösung
    - ◊ Sichtfeld
    - ◊ Energiebereich
    - ◊ Ausbeute
    - ◊ Bildmatrix
- **Emissionstomograph**
  - SPECT
    - ◊ Messung einzelner Gammaquanten
    - ◊ rotierende Gammakamera
    - ◊ Parallelgeometrie
  - PET
    - ◊ Koinzidenzmessung der zwei Gammavernichtungsquanten des Positronenzerfalls
    - ◊ ringförmige Detektoranordnung
    - ◊ Fächergeometrie

Bilddatenmanagement: KIS/RIS/PACS

Vorteile eines KIS/RIS/PACS-Systems

- **Rationalisierungspotential**
  - Filmkosten
  - Filmentwicklungskosten
    - ◊ Entwicklungsmaschinen
    - ◊ Wartung
    - ◊ Reparaturen
    - ◊ Chemikalien
    - ◊ Entsorgung
  - Filmbetrachtungskosten
    - ◊ Schaukästen
    - ◊ Alternatoren
    - ◊ Irisblenden

- Filmarchivierungskosten
  - Archivräume
  - Mobiliar
  - Röntgentüten
- Personalkosten
  - Bilderstellung
  - Bildbefundung
  - Bildverteilung
  - Bildarchivierung
- Kommunikationskosten
  - Terminanfragen
  - Terminabstimmungen
- Prozesskosten
  - Filmsuche
  - Filmtransport
  - Befundausdrucke
  - Befundversand

- **Effizienzsteigerung**
  - Radiologie
    - keine Doppeluntersuchungen wegen fehlender Voraufnahmen
    - sofortiger Zugriff auf Voruntersuchungen, Vorbefunde und klinische Informationen
    - nachhaltige Optimierung von Abteilungsorganisation, Abteilungsproduktivität und klinischen Abläufen
    - höhere Untersuchungszahlen bei gleichen Personalkosten
  - Klinik
    - verlustfreie Informationsübermittlung
    - schnellere Diagnosestellung
    - schnellerer Therapiebeginn
    - kürzere Liegezeiten

Prozess-, Struktur- und Ergebnisqualität durch ein KIS/RIS/PACS-System

- **sichere radiologische Diagnostik**
  - verlässliche Bildübermittlung
  - verlässliche Befundübermittlung
- **schnelle radiologische Diagnostik**
  - komfortable Bilddarstellung
  - komfortable Bildverarbeitung
    - zahlreiche Spezialfunktionen
    - zahlreiche Auswertealgorithmen

- **vernetzte radiologische Diagnostik**
  - überörtliche Kooperationen
  - überörtliche Teleradiologie

Funktionale Vorteile einer integrierten KIS/RIS/PACS-Lösung

- **z.B. ORBIS-KIS/ORBIS-RIS/IMPAX**
- **schnittstellenfreie Kommunikation**
  - zentrale Erfassung der Patientendaten
  - direkte Zuordnung der Kostenträger
  - elektronische Kommunikation mit der Radiologie
    - ◊ Anforderung von Untersuchungen
    - ◊ Änderung von Untersuchungen
    - ◊ Terminierung von Untersuchungen
    - ◊ Stornierung von Untersuchungen
  - automatische Verknüpfung von Leistungen
    - ◊ Befunde aus dem RIS
    - ◊ Bilder aus dem PACS
- **abteilungsübergreifende Koordination**
  - zentrale Terminplanung
    - ◊ Ambulanzen
    - ◊ Stationen
    - ◊ Funktionsbereiche
    - ◊ Operationssäle
  - patientenorientierte Strukturen
    - ◊ optimiertes Terminmanagement
    - ◊ elektronische Patientenakte

Elektronische Patientenakte

- **integrierte Befundung der radiologischen Untersuchungen**
  - Beurteilung der Bilder in Kenntnis von Klinik, Labor, sämtlichen bildgebenden Verfahren, Operationsberichten, Pathologiebefunden
- **radiologischer Befund und zugehörige Bilder**
  - Zugriff auf Daten der elektronischen Patientenakte für die berechtigten Nutzer
- **digitaler Arbeitsplatz und radiologischer Workflow**
  - Übermittlung der Worklist aus dem RIS an die Modalitäten und an das PACS
  - automatische Zuordnung von Bildern zu Aufträgen durch zentrale Auftragsnummer
  - automatische Erfassung von Leistungen durch Kommunikation mit den digitalen Modalitäten

  - Übermittlung der Untersuchungsparameter von den Modalitäten an das RIS und in die Leistungsdokumentation
- **digitales Archiv für andere Abteilungen**
  - Nuklearmedizin
  - Echokardiographie
  - Herzkatheter
  - Endoskopie

Zentrales Operating einer integrierten KIS/RIS/PACS-Lösung

- **Minimierung des Schulungsaufwandes**
  - Nutzung der Kompetenz nach der Implementierung eines ersten Moduls (z.B. RIS) für die Projektierung eines weiteren Moduls (z.B. PACS)
- **Zentralisierung der Updateplanung**
  - integrierte KIS/RIS/PACS-Lösung: keine Abstimmungsprobleme bei der Einspielung neuer Programmversionen
    - ◊ zentrale Realisation aller Updates über die vorhandene DV-Betreuung durch die lokale IT-Abteilung
  - integrierte KIS/RIS/PACS-Lösung: keine Schnittstellen zwischen Systemen verschiedener Hersteller
    - ◊ keine Anpassung unterschiedlicher Schnittstellen einschließlich vorheriger Abstimmungsprozesse und synchronisierender Maßnahmen

Administrative Vorteile einer integrierten KIS/RIS/PACS-Lösung

- **ein Vertragspartner**
  - ein einziger Ansprechpartner für medizinische Informationssysteme
  - keine zusätzlichen Vertragsbeziehungen beim modularen Systemausbau
  - klare Zuordnung der jeweiligen Systemverantwortlichkeit
    - ◊ Lieferumfang
    - ◊ Applikationstraining
    - ◊ Serviceverpflichtung
- **maximale Planungssicherheit**
  - Planungssicherheit bei der Beschaffung komplementärer Module zu einem späteren Zeitpunkt

Problematische Schnittstellen bei Einsatz von KIS- und RIS-Systemen unterschiedlicher Hersteller

- **Patientenaufnahme**
  - Radiologie
    - ◊ notwendiger Systemwechsel (z.B. KIS und RIS)

- **Leistungsanforderung**
  - Kliniküberweiser
    - ◊ keine Sammelanforderung möglich (z.B. CT und MRT)
    - ◊ doppelte Eingaben notwendig (z.B. klinische Angaben und resultierende Fragestellung)
  - IT-Abteilung
    - ◊ doppelte Pflege von Nutzerprofilen (z.B. Verwaltungsmitarbeiter, Zugangsberechtigungen)
  - Radiologie
    - ◊ doppelte Pflege der Leistungskataloge (z.B. ICD, OPS)
- **Leistungsterminierung**
  - Kliniküberweiser
    - ◊ kein Einblick in Terminplanung der radiologischen Abteilung
  - Radiologie
    - ◊ kein Einblick in Terminplanung der anderen Abteilungen
- **Leistungserbringung**
  - Krankenakte nur im KIS einsehbar
- **Leistungsdokumentation**
  - doppelte Listen für Materialerfassung ohne Abgleich
    - ◊ deutlich aufwendigeres Controlling
    - ◊ kein automatisches Bestellwesen
- **Leistungsabrechnung**
  - Finanzbuchhaltung
    - ◊ doppelte Pflege der Kostenstellen
  - Schnittstellen
    - ◊ fehlerträchtige Prozesse bei Leistungskorrekturen
- **Befundschreibung**
  - Sekretariat
    - ◊ notwendiger Systemwechsel (z.B. Arztbriefe im KIS und Radiologiebefunde im RIS)
    - ◊ zusätzlicher Schulungsbedarf
    - ◊ zusätzlicher Zeitaufwand

Strahlenschutz

Organisation

- **international**
  - Internationale Strahlenschutzkommission
  - Europäische Atomgemeinschaft
- **national**
  - Bundesministerium
  - oberste Landesbehörde

- Genehmigungs- und Aufsichtsbehörde
- standesrechtliche Vertretung
- Mess- und Prüfstellen

Qualitätssicherung

- **Aspekte der Qualitätssicherung**
  - Röntgenfilm
  - Filmverarbeitung
  - Aufnahmesystem
  - Bildprojektion
- **Montage einer Röntgenanlage durch Hersteller, Abnahmeprüfung durch Hersteller, Sachverständigenprüfung durch TÜV/Dekra, Konstanzprüfung durch Betreiber, Kontrolle der Konstanzprüfung durch Ärztliche Stelle Röntgen (ÄK/KÄV)**
  - Aufbewahrungspflicht Abnahmeprüfung: Dauer des Betriebes, mindestens jedoch zwei Jahre nach der letzten vollständigen Abnahmeprüfung
  - Aufbewahrungspflicht Konstanzprüfung: zwei Jahre
- **Sensitometer**
  - Gerät zur Aufbelichtung unterschiedlicher Lichtmengen auf den zu prüfenden Film
  - nur für analoge Bildgebung
- **Densitometer**
  - Gerät zur Messung der optischen Dichte eines Röntgenfilms; zur Überprüfung der Filmverarbeitung zunächst Stufenkeil mit Sensitometer aufbelichten, dann Prüffilm entwickeln und schließlich optische Dichte mit Densitometer messen
  - nur für analoge Bildgebung
- **Prüfpunkte bei Filmverarbeitung**
  - Schleier
  - Empfindlichkeitsindex
  - Kontrastindex
- **Prüfpunkte bei Konstanzprüfung Radiographie**
  - Konstanz der Expositionsparameter
  - Übereinstimmung von Lichtfeld und Strahlenfeld
  - Übereinstimmung des Lichtfeldachsenkreuzes mit dem Zentrum des Strahlenfelds
  - Übereinstimmung des Strahlenfelds und des Bildauffangbereichs
- **Prüfpunkte bei Konstanzprüfung Fluoroskopie**
  - Dosisleistung am Bildverstärkereingang
  - Strahlenfeld
  - Mindestauflösung
  - Kontrast

- **Prüfpunkte bei Konstanzprüfung Mammographie**
  - Kompensation für Objektdicke durch Belichtungsautomatik
  - Kontraststufen
  - Mindestauflösung
  - Niedrigkontrast
  - Übereinstimmung von Lichtfeld und Strahlenfeld
  - Übereinstimmung des Strahlenfelds und des Bildauffangbereichs
- **Prüfpunkte bei Konstanzprüfung Computertomographie**
  - CT-Wert für Wasser
  - Homogenität der CT-Werte innerhalb eines homogenen Prüfkörpers
  - Bildelementrauschen

Qualitätssicherungsniveau

- **Qualitätssicherungsniveau**
  - unterste Ebene: Konstanzprüfung
  - mittlere Ebene: Zustandsprüfung
  - höchste Ebene: Abnahmeprüfung
- **Fehlererkennung**
  - Feststellen von Abweichungen: Konstanz
  - Lokalisieren der Abweichungsursachen: Zustand
  - Untersuchung an Einzelkomponenten zur Fehlerbestimmung: Abnahme

Dosisbegriffe

- **Ionendosis: J = As/kg = C/kg (Coulomb/Kilogramm)**
  - Messung der Ionendosis mit der Ionisationskammer
  - Ionendosisleistung: A/kg = C/kg · s
- **Energiedosis: D = J/kg = Gy (Gray)**
  - Energiedosis nicht direkt messbar
  - Energiedosisleistung: J/kg · s = Gy/s
- **Äquivalentdosis: H = J/kg = Sv (Sievert)**
  - Organäquivalentdosis H_T: Energiedosis, multipliziert mit dem dimensionslosen Strahlungswichtungsfaktor W_R
    - ◊ 1 bei Röntgenstrahlung, Gammastrahlung, Elektronenstrahlung
    - ◊ 5-20 bei Neutronenstrahlung
    - ◊ 20 bei Alphastrahlung
  - effektive Dosis E: Summe der Produkte sämtlicher Organdosen, jeweils multipliziert mit dem dimensionslosen Gewebewichtungsfaktor W_T
    - ◊ nur zur Abschätzung des stochastischen Risikos bei niedrigen Expositionen
    - ◊ Anwendungsbereich: $0 < E < \sim 250$ mSv
  - Organdosis: Äquivalentdosis einzelner Organe

- Ortsdosisleistung: Äquivalentdosis pro Zeit, die an einem bestimmten Messpunkt bestimmt wird
- Ortsdosis: Produkt der gemessenen Ortsdosisleistung und der Bestrahlungszeit
- Personendosis: Äquivalentdosis, die an einer repräsentativen Stelle der Körperoberfläche mit einem Personendosimeter ermittelt wird

- **Radiographie**
  - Dosisflächenprodukt: $P_F = Gy \cdot cm^2$
    - Einfalldosis, multipliziert mit der Feldgröße
- **Computertomographie**
  - Computed tomography dose index: CTDI = mGy
    - Dosis in der Schicht einschließlich der Beiträge der Ausläufer des Dosisprofils
    - gemessen als Luftkerma in zylindrischen Plexiglasphantomen mit 16 und 32 cm Durchmesser, jeweils im Zentrum und an der Peripherie
  - gewichteter Computed tomography dose index: $CTDI_w$ = mGy
    - Mittelwert aus den CTDI-Messwerten im Zentrum und an der Peripherie, gewichtet mit einem Drittel und zwei Dritteln Anteil
  - Volumen-Computed tomography dose index: $CTDI_{vol}$ = mGy
    - Quotient aus $CTDI_w$ und Pitch
    - mittlere Energiedosis im Volumen
    - Abhängigkeit von Röhrenspannung, Stromzeitprodukt und Pitch
  - Dosislängenprodukt: DLP = mGy · cm
    - Produkt aus $CTDI_{vol}$ und Scanlänge
    - Patientenexposition
    - Abhängigkeit von Scanlänge

Strahlenexposition

- **natürliche Strahlenexposition: ca. 2,1 mSv/Jahr**
  - kosmische Strahlung: ca. 0,3 mSv/Jahr
  - terrestrische Strahlung: ca. 0,4 mSv/Jahr
  - inkorporierte natürliche radioaktive Stoffe: ca. 0,3 mSv/Jahr
  - inhaliertes Radon in Wohnungen: ca. 1,1 mSv/Jahr
- **zivilisatorische Strahlenexposition: ca. 2,1 mSv/Jahr**
  - Anwendung radioaktiver Stoffe und ionisierender Strahlen in der Medizin: ca. 1,9 mSv/Jahr
  - andere: ca. 0,2 mSv/Jahr
- **gesamte Strahlenexposition: ca. 4,2 mSv/Jahr**
- **Strahlenexposition im Vergleich**
  - Atomkraftwerke: ca. 0,01 mSv pro Jahr
  - Restisotope aus Tschernobyl: ca. 0,015 mSv pro Jahr
  - Kontinentalflug: ca. 0,02 mSv pro Flug

Effektive Dosen durch medizinische Strahlenexposition

- Extremitäten und Gelenke: 0,01 mSv
- Thorax pa: 0,02 mSv
- Schädel: 0,07 mSv
- Halswirbelsäule: 0,2 mSv
- Hüfte: 0,3 mSv
- Mammographie beidseits in zwei Ebenen: 0,5 mSv
- Brustwirbelsäule: 0,7 mSv
- Becken: 0,7 mSv
- Abdomen: 1,0 mSv
- Lendenwirbelsäule: 1,3 mSv
- Urographie: 2,5 mSv
- CT Schädel: 2,3 mSv
- CT Thorax: 8 mSv
- CT Abdomen oder Becken: 10 mSv
- Schilddrüsenszintigraphie: 1,0 mSv
- Skelettszintigraphie: 4,0 mSv
- PET: 5,0 mSv
- Herzkatheter: 1,5 mSv

Strahlenrisiken

- deterministische Strahlenschäden
  - Auftreten ab einer Schwellendosis
  - Zunahme des Schweregrades des Schadens mit der Dosis
  - Ursache: Zellabtötung
    - Frühschäden: Erythem, akute Strahlenkrankheit
    - teratogene Effekte: Bestrahlung während der Schwangerschaft; Tod, Organmissbildungen, Wachstumsstörungen
    - Spätschäden: Linsentrübung, fibrotische Gewebsveränderungen
- stochastische Strahlenschäden
  - Auftreten nach dem Zufallsprinzip
    - Eintrittswahrscheinlichkeit des Schadens abhängig von der Dosis
    - Schwere des Schadens unabhängig von der Dosis
  - Ursache: Zellveränderung
    - Krebserkrankungen: Transformation
    - Erbschäden: Mutation

Strahlenkrankheit

Kriterium	Zerebrovaskuläres Syndrom	Gastrointestinales Syndrom	Hämatopoetisches Syndrom
Leitorgane	Zentrales Nervensystem, Herz	Magen, Dünndarm	Knochenmark
Dosisbereich	> 20 Sv	5-20 Sv	1-6 Sv
Leitsymptome	Kopfschmerzen, Erbrechen, Abgeschlagenheit	Diarrhoe, Fieber, Elektrolytstörungen	Blutungen, Purpura, Infektionen
Mögliche Überlebenszeit ohne Therapie	2 Tage	2 Wochen	2 Monate
Prognose	Infaust	Schlecht	Gut

Strahlenschutz

- Gesetzesgrundlagen des Strahlenschutzes
  - Atomgesetz
  - Röntgenverordnung
  - Strahlenschutzverordnung
- Grundsätze des Strahlenschutzes
  - Rechtfertigungsgebot
  - Optimierungsgebot
  - Begrenzungsgebot
- ALARA-Prinzip des Strahlenschutzes
  - As low as reasonably achievable
- sieben A's des Strahlenschutzes
  - Ausbildung
  - Abstand
  - Abschirmung
  - Aufenthaltsdauer
  - Aktivität
  - Arbeitsvorbereitung
  - Arbeitsweise
- Organisation des Strahlenschutzes
  - Strahlenschutzverantwortlicher ist, wer eine Röntgeneinrichtung betreibt
  - der Strahlenschutzverantwortliche bestellt den Strahlenschutzbeauftragten, der fachkundig sein muss
  - die Fachkunde muss in mindestens fünfjährigen Abständen aktualisiert werden

  - der Strahlenschutzverantwortliche ist verpflichtet, eine Strahlenschutzanweisung zu erlassen, in der die in dem Betrieb zu beachtenden Strahlenschutzmaßnahmen aufgeführt sind
  - sämtliche Personen, die in Kontroll- und Sperrbereichen tätig sind, sind vor Beginn der Tätigkeit und dann mindestens einmal jährlich zu unterweisen
- **Kategorien beruflich strahlenexponierter Personen**
  - beruflich strahlenexponiert ist, wer bei seiner Arbeit mehr als die für die Bevölkerung zulässige Dosis von 1 mSv/Jahr erhalten kann
  - Kategorie A: effektive Dosis im Kalenderjahr > 6 mSv und < 20 mSv
  - Kategorie B: effektive Dosis im Kalenderjahr > 1 mSv und < 6 mSv
  - Eingangsuntersuchung und jährliche Wiederholungsuntersuchung für Personen der Kategorie A
- **Aufbewahrungspflichten**
  - Aufzeichnungen über Unterweisungen sind 5 Jahre aufzubewahren
  - Aufzeichnungen über Dosismessungen sind so lange aufzubewahren, bis die überwachte Person das 75. Lebensjahr vollendet hat oder vollendet hätte, mindestens jedoch 30 Jahre nach Beendigung der jeweiligen Beschäftigung; sie sind spätestens 95 Jahre nach der Geburt der betroffenen Person zu löschen
  - Aufzeichnungen über Röntgenuntersuchungen sind 10 Jahre (Berufsgenossenschaften 30 Jahre), über Strahlentherapien 30 Jahre lang aufzubewahren

Strahlenschutzbereiche

- **kein Strahlenschutzbereich (allgemeines Staatsgebiet): < 1 mSv/Jahr**
- **Überwachungsbereich (Daueraufenthalt für beruflich strahlenexponierte Personen der Kategorie B): > 1 mSv/Jahr**
- **Kontrollbereich (Zutritt und Aufenthalt für beruflich strahlenexponierte Personen der Kategorie A): > 6 mSv/Jahr**
- **Sperrbereich (Zutritt nur mit Sondergenehmigung, Aufenthalt zeitlich begrenzt): > 3 mSv/h**

Strahlenschutz in der Röntgendiagnostik

- **Abschaltdosis**
- **Röhrenspannung**
- **Einblendung**
- **Zusatzfilterung**
- **Kompressionshilfen**
- **Verstärkungsfolie**
- **Röntgenschürze**
- **Strahlenschutzbrille**
- **Schilddrüsenschutz**
- **Gonadenschutz**

Strahlenschutz in der Fluoroskopie

- Röntgenschürze
- Strahlenschutzbrille
- Schilddrüsenschutz
- Bleifenster
- Bleiwand
- Last image hold
- bildverstärkernahe Patientenposition
- kurze Durchleuchtung
- gepulste Durchleuchtung
- maximale Einblendung
- kurze Serien

Strahlenschutz in der Angiographie

- Röntgenschürze
- Strahlenschutzbrille
- Schilddrüsenschutz
- Bleifenster
- Bleiwand
- Last image hold
- bildverstärkernahe Patientenposition
- kurze Durchleuchtung
- gepulste Durchleuchtung
- maximale Einblendung
- kurze Serien

Strahlenschutz in der Computertomographie

- Untersucher
  - Prüfung der Indikation
  - Begrenzung des Aufnahmevolumens
  - Reduzierung des Stromzeitprodukts
  - Optimierung der Bildrekonstruktionsparameter
- Hersteller
  - optimierte Scanprotokolle
  - spezielle Niedrigdosisprotokolle
  - iterative Rekonstruktionsalgorithmen
  - organspezifische Dosismodulation
  - automatische Dosiskontrolle

Kinderradiologie: Strahlenschutz

Strahlenschutz in der Kinderradiologie

- strenge Indikationsstellung
- geringe Feldgröße

- **niedrige Abschaltdosis**
- **hohe Spannung**
- **kurze Belichtungszeit**
- **kein Streustrahlenraster**
  - Zunahme von Dosis und Belichtungszeit durch Raster um den Faktor 3-5
  - Raster für Thorax erst ab 25 kg/8. Lebensjahr
- **Zusatzfilterung**
  - 1 mm Al, 0,1 mm Cu
  - durch Zusatzfilterung wird das Bremsstrahlenspektrum zum kurzwelligen, durchdringungsfähigeren Anteil hin verschoben und damit insbesondere die Hautdosis erheblich reduziert
- **empfindliche Film-Folien-Kombinationen**
  - EK 400, 600, 800
  - Ausnahme sind metaphysäre Frakturen bei Kindesmisshandlung
- **digitale Detektorsysteme**
- **ausreichende Immobilisation**
- **geänderter Strahlengang**
  - pa statt ap
  - Organ auf Eintrittsseite 10- bis 30fach höherer Dosis ausgesetzt als auf Austrittsseite
  - kritische strahlensensible Organe vor allem Augenlinse, Schilddrüse, Brustdrüsen, Gonaden
- **immer Bleiabdeckung**
  - Bleidecken, Gonadenschutz

Kontrastmittel

Röntgenkontrastmittel

- **negative**
  - Luft
  - Kohlendioxid
- **positive**
  - wasserlösliche (nephrotrope, hepatotrope)
  - wasserunlösliche (bariumhaltige, ölhaltige)
- **physikochemische Eigenschaften wasserlöslicher Kontrastmittel**
  - Jodgehalt
  - Viskosität
  - Osmolalität
  - Molekülstruktur
- **nephrotrope Kontrastmittel**
  - organische Verbindungen der Trijodbenzoesäure
    - Grundstruktur durch Benzolring

- ◊ Kontrastgebung durch Jodatome
- ◊ Beeinflussung der Hydrophilie, Verminderung der Toxizität und Beeinflussung der Ausscheidung durch organische Reste
- o Jodgehalt wird angegeben als 150 mg/ml (= 30 %iges KM), 300 mg/ml (= 60 %iges KM), 370 mg/ml (= 74 %iges KM)
- o maximale Dosierung etwa 4 ml/kg KG 60 %iges KM
- o selektive glomeruläre Filtration, bei eingeschränkter Nierenfunktion auch heterotope Elimination

- **Kohlendioxid als Kontrastmittel in der Angiographie**
  - Vorteile
    - ◊ fehlende Toxizität, keine allergischen Reaktionen, niedrige Viskosität
  - Nachteile
    - ◊ schwierige Injektion, häufiger Schmerzsensationen, vagale Reaktionen
  - Kontraindikationen
    - ◊ supradiaphragmale arterielle Untersuchungen (zerebral, koronar), schwere respiratorische Insuffizienz

MR-Kontrastmittel

- **positive**
  - T1-Verkürzung
  - Signalintensitätserhöhung hervorrufend
  - Gadoliniumionen (paramagnetisch)
- **negative**
  - T2-Verkürzung
  - Signalintensitätsverminderung hervorrufend
  - Eisenoxide (superparamagnetisch)
- **extrazelluläre**
  - Gadoliniumkonzentration 0,5 mol/l
    - ◊ linear: z.B. Magnevist, Omniscan
    - ◊ zyklisch: z.B. ProHance, Dotarem
  - Gadoliniumkonzentration 1 mol/l für Perfusionsuntersuchungen, CE-MRA
    - ◊ zyklisch: z.B. Gadovist
  - Standarddosis Magnevist 0,1 mmol/kg (0,2 ml/kg)
    - ◊ doppelte (bis dreifache) Dosis z.B. bei Perfusionsuntersuchungen, zerebralen Raumforderungen, multipler Sklerose, CE-MRA
    - ◊ halbe Dosis z.B. bei Hypophysenadenomen
- **organ- bzw. gewebespezifische**
  - Hepatozyten-spezifische (z.B. Primovist, MultiHance, Teslascan)
  - RES-spezifische
    - ◊ Eisenoxidpartikel > 50 nm (SPIO) (Leber, Milz)

  - lymphspezifische
    - Eisenoxidpartikel < 50 nm (USPIO) (Knochenmark, Lymphknoten)
- **gastrointestinale (z.B. Lumirem)**
  - positive
  - negative
- **intravasale**
  - gadoliniumhaltige Makromoleküle
  - gadoliniumhaltige Kontrastmittel mit Plasmaproteinbindung
  - Eisenoxidpartikel < 30 nm (Blutpool)

Ultraschallkontrastmittel

- **Luft**
  - transpulmonale Passage: z.B. Levovist
    - Indikation: Echokardiographie, Gefäßdopplerdarstellung, Refluxsonographie
  - keine transpulmonale Passage: z.B. Echovist
    - Indikation: Echokardiographie, Hysterosalpingographie
- **Schwefelhexafluorid: z.B. SonoVue**
  - Indikation: Echokardiographie, Doppler im Makrogefäßsystem, Doppler im Mikrogefäßsystem, fokale Leberläsionen, fokale Mammaläsionen
- **Perfluorcarbon: z.B. Optison**
  - Indikation: Echokardiographie

Einflussfaktoren auf die Kontrastierung

- **Kontrastmittel**
  - Typ, Konzentration, Dosis, Temperatur, Viskosität, Injektionsrate, Timing, Kochsalzflush
- **Gerät**
  - Feldstärke, Spulenwahl, Sequenzparameter, Bildauflösung
- **Patient**
  - Kreislaufzeit

Medikamente

Medikamente in der diagnostischen und interventionellen Radiologie

Substanz (Auswahl)	Indikation	Wichtige Nebenwirkungen	Wichtige Kontraindikationen
		ANÄSTHETISCH	
Mepivacain (z.B. Scandicain®)	Infiltrationsanästhesie	Gefäßerweiterung, Überempfindlichkeit, bei versehentlicher intravasaler Applikation Krämpfe, Atemlähmung, AV-Block, Blutdruckabfall	Überempfindlichkeit, Epilepsie, Polyneuritis, Schock, schwere Überleitungsstörung, dekompensierte Herzinsuffizienz
		ANALGETISCH	
Piritramid (z.B. Dipidolor®)	Analgesie	Atemdepression, Hypotonie, Sedierung, Übelkeit, Erbrechen, Bradykardie, Bronchospasmus, Miktionsbeschwerden, Obstipation – Antagonisierung: Naloxon (z.B. Narcanti®)	Überempfindlichkeit, Ateminsuffizienz, Hirndruck, Hypotonie, Prostatahyperplasie, obstruktive Darmerkrankungen, Phäochromozytom, Hypothyreose, Drogenabhängigkeit
		ANTIALLERGISCH	
Dimetinden (z.B. Fenistil®)	Prophylaxe und Therapie allergischer Reaktionen	Mundtrockenheit, Wärmegefühl, Müdigkeit, Übelkeit, Kopfschmerzen, Geschmacksirritationen, Überempfindlichkeit	Überempfindlichkeit
Prednisolon (z.B. Solu-Decortin H®)	Prophylaxe und Therapie allergischer Reaktionen	Bei Einmalgabe kaum relevant	Überempfindlichkeit
Ranitidin (z.B. Zantic®)	Prophylaxe und Therapie allergischer Reaktionen	Müdigkeit, Übelkeit, Kopfschmerzen, Schwindel, Diarrhoe, Arrhythmien, Überempfindlichkeit	Überempfindlichkeit, akute Porphyrie

Substanz (Auswahl)	Indikation	Wichtige Nebenwirkungen	Wichtige Kontraindikationen
		ANTIBIOTISCH	
Amoxicillin/ Clavulansäure (z.B. Augmentan®)	Periinterventionelle Infektionsprophylaxe bei Interventionen an Gallenwegssystem, Magen, Dickdarm	Allergie, Übelkeit, Erbrechen, pseudomembranöse Kolitis	Penicillinallergie, infektiöse Mononukleose, CLL
Cefazolin (z.B. Elzogram®)	Periinterventionelle Infektionsprophylaxe bei Implantation von Kunststoffen oder Metallen, Prophylaxe der Endokarditis	Allergische Reaktionen, gastrointestinale Beschwerden	Cephalosporinallergie
Clindamycin (z.B. Sobelin®)	Periinterventionelle Infektionsprophylaxe bei Implantation von Kunststoffen oder Metallen, Prophylaxe der Endokarditis	Übelkeit, Erbrechen, Diarrhoe, Hepatotoxizität, Thrombophlebitis, Leukopenie	Überempfindlichkeit, schwere Leberfunktionsstörung, vorbestehende Diarrhoe
Vancomycin (z.B. Vancomycin-ratiopharm®)	Periinterventionelle Infektionsprophylaxe bei Implantation von Kunststoffen oder Metallen, Prophylaxe der Endokarditis	Nephrotoxizität, Ototoxizität, Allergie, Thrombophlebitis	Überempfindlichkeit, akutes Nierenversagen, vorbestehende Schwerhörigkeit

Substanz (Auswahl)	Indikation	Wichtige Nebenwirkungen	Wichtige Kontraindikationen
		ANTIEMETISCH	
Metoclopramid (z.B. Paspertin®)	Antiemese	Kopfschmerzen, Schwindel, Müdigkeit, extrapyramidalmotorische Störungen, Angst, Blutdruckveränderungen, Herzrhythmusstörungen – Antagonisierung: Biperiden (z.B. Akineton®)	Überempfindlichkeit, Phäochromozytom, Epilepsie, prolaktinabhängige Tumoren, obstruktive Darmerkrankungen, extrapyramidalmotorische Störungen
Ondansetron (z.B. Zofran®)	Antiemese	Kopfschmerzen, Wärmegefühl, Obstipation, Allergie	Überempfindlichkeit, obstruktive Darmerkrankungen
		FIBRINOLYTISCH	
Rt-PA (z.B. Actilyse®)	Fibrinolyse	Blutung, Übelkeit, Erbrechen, Blutdruckabfall, Temperaturerhöhung, Überempfindlichkeit – Antagonisierung: Aprotinin (z.B. Trasylol®)	Absolut: hämorrhagische Diathese, manifeste Blutung, Aortendissektion, Zustand nach Zerebralinsult bzw. Zerebraloperation, Hirntumor, postoperative Phase, septische Thrombose, Magenulzera
Urokinase (z.B. Urokinase HS medac®)	Fibrinolyse	Blutung, Kopfschmerzen, Rückenschmerzen, Temperaturerhöhung, Transaminasenanstieg, Überempfindlichkeit – Antagonisierung: Aprotinin (z.B. Trasylol®)	Absolut: hämorrhagische Diathese, manifeste Blutung, Aortendissektion, Zustand nach Zerebralinsult bzw. Zerebraloperation, Hirntumor, postoperative Phase, septische Thrombose, Magenulzera

Substanz (Auswahl)	Indikation	Wichtige Nebenwirkungen	Wichtige Kontraindikationen
MOTILITÄTSHEMMEND			
Butylscopolamin (z.B. Buscopan®)	Motilitätshemmung des Magen-Darm-Trakts	Tachykardie, Mydriasis, Photophobie, Akkomodationsstörungen, Miktionsstörungen, Mundtrockenheit, Müdigkeit, Wärmestau – Antagonisierung: Neostigmin (z.B. Neostigmin curasan®), bei Glaukom Pilocarpin (Pilomann®) lokal	Überempfindlichkeit, Engwinkelglaukom, Prostatahyperplasie, Tachykardie, Herzrhythmusstörungen, Hyperthyreose, obstruktive Darmerkrankungen, Myasthenia gravis, Megakolon
Glucagon (z.B. GlucaGen®)	Motilitätshemmung des Magen-Darm-Trakts	Anstieg des Blutzuckerspiegels, Übelkeit, Erbrechen, Tachykardie	Überempfindlichkeit, neuroendokrine Tumoren, Diabetes mellitus
SEDIEREND			
Lorazepam (z.B. Tavor®)	Anxiolyse, Sedierung	Kopfschmerzen, Schwindel, Verwirrtheit, Ataxie, Atemdepression, Erregtheit, Aggressivität – Antagonisierung: Flumazenil (z.B. Anexate®)	Überempfindlichkeit, Myasthenia gravis, spinale und zerebelläre Ataxie, Ateminsuffizienz
Midazolam (z.B. Dormicum®)	Anxiolyse, Sedierung	Atemdepression, Blutdruckschwankungen, Herzfrequenzänderungen, Übelkeit, Bronchospasmus, Geschmacksirritationen, Verwirrtheit, Hautrötung, Injektionsschmerz, Überempfindlichkeit – Antagonisierung: Flumazenil (z.B. Anexate®)	Überempfindlichkeit, Myasthenia gravis, Schizophrenie, Depression, Engwinkelglaukom

Substanz (Auswahl)	Indikation	Wichtige Nebenwirkungen	Wichtige Kontraindikationen
		THYREOSTATISCH	
Natriumperchlorat (z.B. Irenat®)	Hyperthyreose, Schilddrüsenblockade	Hautrötung, Übelkeit, Mundtrockenheit, Lymphadenopathie, Arzneimittelfieber, Agranulozytose	Überempfindlichkeit, retrosternale Struma
		VASODILATORISCH	
Alprostadil (z.B. prostavasin®)	Vasodilatation	Schmerzen, Wärmegefühl, Spannungsgefühl, Hautrötung, Kopfschmerzen, Übelkeit, Blutdruckabfall, Tachykardie, Überempfindlichkeit	Überempfindlichkeit, Lungenödem, schwere Herzinsuffizienz, Zustand nach Herzinfarkt, obstruktive Ventilationsstörung, Leberschädigung, Magenulzera
Glyceroltrinitrat (z.B. perlinganit®)	Vasodilatation	Kopfschmerzen, Übelkeit, Blutdruckabfall, Tachykardie, Hautrötung	Überempfindlichkeit, toxisches Lungenödem, Schock, Hypotonie, Hirndruck, Linksherzinsuffizienz, Aortenstenose, Mitralstenose

Laborwerte

Laborwerte und Tumormarker in der Radiologie

Laborparameter	Indikation	Referenzwert zur Orientierung
Kreatinin	Suchtest zur Überprüfung der Nierenfunktion	Männer: 74-110 µmol/l (0,84-1,25 mg/dl) Frauen: 58-96 µmol/l (0,66-1,09 mg/dl) Erwachsene über 50 Jahre: 72-127 µmol/l (0,81-1,44 mg/dl)
TSH	Diagnostik der Hypo- und Hyperthyreose	0,27-4,2 µU/ml
Freies T3 (fT3), freies T4 (fT4)	Klärung der Schilddrüsenfunktion	FT3: 1,8-4,6 pg/ml FT4: 9,3-17 pg/ml

Laborparameter	Indikation	Referenzwert zur Orientierung
Glukose im Blut (Nüchternblutzucker)	Diagnostik der Hypo- und Hyperglykämie	Hypoglykämie: < 2,5 mmol/l (45 mg/dl) Hyperglykämie: > 7 mmol/l (126 mg/dl)
Glukose im Urin	Kontrolle bei Diabetikern	Spontanurin: < 0,8 mmol/l (15 mg/dl)
Erythrozyten	Diagnostik der Anämie und Polyzythämie, Verlaufskontrolle bei Tumorerkrankungen	Männer: 4,4-5,9 10^6/µl Frauen: 3,8-5,2 10^6/µl
Hämatokrit	Diagnostik der Anämie und Polyglobulie, Diagnostik von Störungen des Wasserhaushalts	Männer: 0,40-0,52 Frauen: 0,35-0,47
Hämoglobin	Diagnostik der Anämie und Polyglobulie bzw. Polyzythämie	Männer: 13,3-17,7 g/dl Frauen: 11,7-15,7 g/dl
Leukozyten	Diagnostik von Infektionen, Entzündungen, Tumoren, Leukämien, Knochenmarksdepression	4300-10000/µl
Differentialblutbild	Diagnostik von Leukopenien und Leukozytosen, Infektionen, hämatologischen und malignen Erkrankungen	Neutrophile: 40-75 % Eosinophile: 1-6 % Basophile: 0-1 % Monozyten: 2-8 % Lymphozyten: 20-45 %
Thrombozyten	Überprüfung der primären Hämostase, Beurteilung der Knochenmarksfunktion, Nachweis einer Verbrauchskoagulopathie	150-350/nl
Thromboplastinzeit (TPZ, Quickwert)	Globaler Suchtest bei hämorrhagischen Diathesen zur Erkennung von Störungen im exogenen Aktivierungsweg des plasmatischen Gerinnungssystems, präinterventionelle Diagnostik, Überwachung der oralen Antikoagulantientherapie	70-130 % der Norm
International normalized ratio (INR)	Wie Quickwert, bessere Vergleichbarkeit von Quickwerten	0,85-1,15

Laborparameter	Indikation	Referenzwert zur Orientierung
Partielle Thromboplastinzeit (PTT)	Globaler Suchtest bei hämorrhagischen Diathesen zur Erkennung von Störungen im endogenen Aktivierungsweg des plasmatischen Gerinnungssystems, präinterventionelle Diagnostik, Überwachung der Heparintherapie	35-40 s
Fibrinogen	Nachweis einer Verbrauchskoagulopathie oder Hyperfibrinolyse, Kontrolle der Fibrinolyse mit Urokinase oder Streptokinase	2,0-3,5 g/l
D-Dimere	Ausschluss einer Lungenembolie, Ausschluss einer Phlebothrombose	< 50-200 µg/l
BSG	Suchtest und Verlaufskontrolle bei entzündlichen Erkrankungen	Männer: bis 15 mm (erste Stunde) Frauen: bis 20 mm (erste Stunde)
C-reaktives Protein (CRP)	Suchtest und Verlaufskontrolle bei bakteriellen, nekrotisierenden und neoplastischen Erkrankungen	bis 10 mg/l
Alphafetoprotein (AFP)	Tumormarker bei Keimzelltumoren, Leberzellkarzinomen, Hepatoblastomen	Abhängig vom Testkit
Humanes Choriongonadotropin (HCG)	Tumormarker bei Trophoblastentumoren, Keimzelltumoren des Hodens und des Ovars, Chorionkarzinomen	Abhängig vom Testkit
Karzinoembryonales Antigen (CEA)	Tumormarker bei Kolorektalkarzinomen, Mammakarzinomen, Lebermetastasen, Bronchialkarzinomen	Abhängig vom Testkit
CA 19-9	Tumormarker bei gastrointestinalen Tumoren, insbesondere Pankreaskarzinom und Gallenwegskarzinom	Abhängig vom Testkit
CA 125	Tumormarker bei Endometriumkarzinomen, Ovarialkarzinomen	Abhängig vom Testkit
CA 15-3	Tumormarker bei Mammakarzinomen	Abhängig vom Testkit

Laborparameter	Indikation	Referenzwert zur Orientierung
CA 72-4	Tumormarker bei Magenkarzinomen	Abhängig vom Testkit
Prostataspezifisches Antigen (PSA)	Tumormarker bei Prostatakarzinomen	Abhängig vom Testkit
Kalzitonin (HCT)	Tumormarker bei medullären Schilddrüsenkarzinomen	Abhängig vom Testkit
Thyreoglobulin (TG)	Tumormarker bei differenzierten follikulären und papillären Schilddrüsenkarzinomen	Abhängig vom Testkit
Squamous cell carcinoma antigen (SCC)	Tumormarker bei Plattenepithelkarzinomen der Zervix, der Vulva, der Lunge, des Ösophagus	Abhängig vom Testkit
Neuronenspezifische Enolase (NSE)	Tumormarker bei kleinzelligen Bronchialkarzinomen, Nierentumoren	Abhängig vom Testkit
Zytokeratinfragment (CYFRA 21-1)	Tumormarker bei Plattenepithelkarzinomen der Lunge, nichtkleinzelligen Bronchialkarzinomen, muskelinvasiven Harnblasenkarzinomen	Abhängig vom Testkit
S-100	Tumormarker bei malignen Melanomen	Abhängig vom Testkit

2. Lunge, Pleura, Mediastinum

Anatomie

Qualitätskriterien bei der Thoraxaufnahme

- Thorax pa
  - symmetrische Abbildung des Thorax
  - Dornfortsätze des 3. oder 4. Brustwirbelkörpers in die Mitte zwischen die Sternoklavikulargelenke projiziert
  - 1.-3. Brustwirbelkörper gut erkennbar
  - übrige Brustwirbelkörper gerade noch durch den Mediastinal- und Herzschatten sichtbar
  - Innenränder der Schulterblätter außerhalb des Thorax abgebildet
  - Zwerchfellkuppel unterhalb des dorsalen Anteils der 9. Rippe projiziert
  - Rippen-Lungen-Grenze von der Lungenspitze bis zum Zwerchfell-Rippen-Winkel dargestellt
  - Hilusstrukturen, Herzwand und Zwerchfell scharf abgebildet und Gefäße bis in die Lungenperipherie dargestellt
  - retrokardiale Lungen- und Mediastinalstrukturen im Mediastinal- und Herzschatten erkennbar
  - bei normalen Druckwerten im kleinen Kreislauf basal stärkere Gefäßzeichnung als apikal
- **Thorax seitlich**
  - exakt seitliche Einstellung
  - Sternum seitlich getroffen
  - Rippen-Lungen-Grenze von der Lungenspitze bis zum Zwerchfell-Rippen-Winkel dargestellt
  - Abschlussplatten der Brustwirbelkörper orthograd getroffen
  - Mediastinalstrukturen und retrokardiale Gefäßabschnitte gut differenzierbar
  - Herzhinterrand scharf begrenzt

Konturen bei der Thoraxaufnahme

- **Konturen beim Thorax pa**
  - rechts
    - V. cava superior
    - Aorta
    - rechter Vorhof
    - V. cava inferior

- links
  - ◊ Aorta
  - ◊ A. pulmonalis
  - ◊ linker Vorhof
  - ◊ linker Ventrikel
- **Konturen beim Thorax seitlich**
  - ventral
    - ◊ Aorta
    - ◊ A. pulmonalis
    - ◊ rechter Ventrikel
  - dorsal
    - ◊ Aorta
    - ◊ A. pulmonalis
    - ◊ linker Vorhof
    - ◊ linker Ventrikel
    - ◊ V. cava inferior

Trachea

- **Abschnitte**
  - Pars cervicalis
  - Pars thoracica
- **Topographie Pars thoracica**
  - ventral: Truncus brachiocephalicus, V. brachiocephalica sinistra, Plexus thyreoideus impar
  - dorsal: Ösophagus, N. vagus
  - links: Arcus aortae, A. carotis communis sinistra, N. laryngeus recurrens
  - rechts: Pleura dextra, V. azygos
  - insgesamt: Lymphknoten

Bronchien

- **Grundaufbau**
  - zwei Hauptbronchien
    - ◊ rechter Hauptbronchus verläuft distal direkter nach kaudal als linker Hauptbronchus
    - ◊ rechter Oberlappenbronchus entspringt lateral am rechten Hauptbronchus 2 cm distal der Karina
    - ◊ Intermediärbronchus setzt sich über 3-4 cm nach der Abgangsstelle des rechten Oberlappenbronchus fort und teilt sich dann in den Mittel- und Unterlappenbronchus
  - zwei bzw. drei Lappenbronchien
  - jeweils zwei bis fünf Segmentbronchien
- **Detailaufbau rechte Lunge**

- Lobus superior
  - Bronchus segmentalis apicalis (I)
  - Bronchus segmentalis posterior (II)
  - Bronchus segmentalis anterior (III)
- Lobus medius
  - Bronchus segmentalis lateralis (IV)
  - Bronchus segmentalis medialis (V)
- Lobus inferior
  - Bronchus segmentalis superior (VI)
  - Bronchus segmentalis basalis medialis (VII)
  - Bronchus segmentalis basalis anterior (VIII)
  - Bronchus segmentalis basalis lateralis (IX)
  - Bronchus segmentalis basalis posterior (X)

- **Detailaufbau linke Lunge**
  - Lobus superior
    - Bronchus segmentalis apicoposterior (I, II)
    - Bronchus segmentalis anterior (III)
    - Bronchus lingularis superior (IV)
    - Bronchus lingularis inferior (V)
  - Lobus inferior
    - Bronchus segmentalis superior (VI)
    - Bronchus segmentalis basalis medialis (VII)
    - Bronchus segmentalis basalis anterior (VIII)
    - Bronchus segmentalis basalis lateralis (IX)
    - Bronchus segmentalis basalis posterior (X)

Lungen

- **Grundaufbau**
  - rechts drei Lappen und 10 Segmente
  - links zwei Lappen und 8-10 Segmente
    - horizontales Interlobium trennt rechts den Oberlappen vom Mittellappen
    - schräges Interlobium trennt rechts den Mittellappen vom Unterlappen, links den Oberlappen vom Unterlappen
- **Normvarianten**
  - Lobus venae azygos (rechter Oberlappen)
  - Lobus cardiacus (rechter Unterlappen)
- **Lungenhilus**
  - Ein- bzw. Austrittsstelle der Bronchien, Blutgefäße, Lymphgefäße sowie Nerven
  - rechter Hilus 2 cm tiefer als linker

- **Lungengefäße**
  - linke Pulmonalarterie kürzer als rechte
  - rechte Pulmonalarterie maximal 16 mm bei Frauen, 18 mm bei Männern
  - Arterien begleiten Bronchien und verlaufen eher vertikal
  - Venen liegen zwischen Segmenten und verlaufen eher horizontal
- **Topographie**
  - rechte Lunge
    - ventral: Perikard, rechter Vorhof, Aorta ascendens, Thymus, N. phrenicus
    - dorsal: Ösophagus, N. vagus, V. azygos, Ductus thoracicus
    - kranial: V. cava superior, V. azygos, V. brachiocephalica dextra, Trachea
  - linke Lunge
    - ventral: Perikard, linke Kammer, linker Vorhof, N. phrenicus
    - dorsal: Aorta descendens
    - kranial: A. subclavia, V. subclavia, N. vagus
  - Lungenspitze
    - Mm. scaleni
    - A. subclavia
    - V. subclavia
    - Plexus brachialis

Zwerchfell

- **Abschnitte**
  - Pars sternalis
  - Pars costalis
  - Pars lumbalis
- **Lücken**
  - Hiatus aorticus
  - Hiatus oesophageus
  - Foramen venae cavae
  - Trigonum sternocostale
  - Trigonum lumbocostale
- **Scheitelpunkt der rechtsseitigen Zwerchfellkuppel auf die 5.-6. Rippe ventral und die 10.-11. Rippe dorsal**
- **linksseitige Zwerchfellkuppel 2-3 cm tiefer**
- **Verschieblichkeit 3-6 cm**
- **in der Seitaufnahme rechte Zwerchfellkuppel bis zum Sternum, linke Zwerchfellkuppel bis zum Herzen**

- **Zwerchfellrelaxation (Zwerchfellbuckel) in 5 % und meistens rechts**
- **bei tiefer Inspiration gelegentlich von den lateralen und posterolateralen Rippenabschnitten ausgehende Zwerchfellinsertionen nachweisbar**

Lymphknoten

- **paratracheal, retrokaval, aortopulmonales Fenster, präaortal, retrosternal: bis 10 mm**
- **subkarinal: bis 14 mm**
- **parakardial: bis 8 mm**
- **retrokrural: bis 6 mm**

Kinderradiologie: Anatomie

Thorax bei Säuglingen

- Thoraxform
  - Thoraxbreite, -tiefe und -höhe annähernd gleich
  - Rippen fast horizontal
- Thymus
  - Herz von Thymus überlagert
  - normaler Thymus führt auch bei exzessiver Größe nicht zu einer Einengung oder Verlagerung der Trachea
- Trachea
  - Konfiguration der Trachea ist guter Indikator, ob die Aufnahme in In- oder Exspiration angefertigt wurde
  - Trachea in Inspiration gestreckt, in Exspiration geschlängelt
  - großer Bifurkationswinkel
  - periphere Luftwege im Vergleich zur Trachea deutlich enger, dadurch Überblähungen und Minderbelüftungen begünstigt
- Zwerchfellrippenwinkel
  - dorsaler Zwerchfellrippenwinkel weit nach kaudal reichend
- Varianten
  - Ductus bump (Duktusmündung am Aortenbogen)
  - punktförmige Verkalkung im Lig. arteriosum

Thymus

- **zunächst konvexe, später konkave Form**
- **Involution mit Ersatz des Parenchyms durch Fettgewebe**
- **Proliferation des Parenchyms (Rebound-Phänomen) durch Stress, Chemotherapie, Morbus Addison, Hyperthyreose, Akromegalie**

Lunge

Transparenzerhöhung der Lunge

- **beidseitig**
  - Emphysem
  - Asthmaanfall
- **einseitig**
  - Dezentrierung
  - Patientenrotation
  - Mammaablatio
  - Lobektomie
  - Ventilstenose
  - Pneumothorax
  - Lungenarterienhypoplasie
  - Lungenembolie

Totalverschattung einer Thoraxhälfte

- **bei Volumenzunahme: Pleuraerguss**
- **bei Volumenkonstanz: Pneumonie**
- **bei Volumenabnahme: Totalatelektase**

Transparenzminderung durch alveoläre Lungenerkrankungen

- **akut**
  - Lungenödem
  - Pneumonie
  - Hämorrhagie (Trauma, Goodpasture-Syndrom, Antikoagulantien)
  - Aspiration
  - Schocklunge
- **chronisch**
  - Tuberkulose
  - Sarkoidose
  - Alveolarzellkarzinom
  - Lymphom
  - Hämosiderose

Transparenzminderung durch interstitielle Lungenerkrankungen

- **akut**
  - Lungenödem
  - Pneumonie

  - Alveolitis
  - Schocklunge
- **chronisch**
  - Tuberkulose
  - Sarkoidose
  - Fibrose
  - Pneumokoniose
  - Mukoviszidose
  - Lymphangiosis
  - Systemsklerose
  - Rheumalunge

Alveoläre Transparenzminderung im Vergleich zur interstitiellen Transparenzminderung

- konfluierende Herde
- unscharfe Begrenzung
- über 5 mm Durchmesser
- positives Pneumobronchogramm
- rascher Befundwechsel

Septale Linien

- Kerley A-Linien
  - apikal
  - gerade
  - 2-6 cm lang
  - selten mehr als 1 mm dick
  - Verlauf keine Beziehung zu anatomischen Strukturen
- Kerley B-Linien
  - basal
  - gerade
  - < 2 cm lang
  - selten mehr als 1 mm dick
  - horizontal
  - senkrecht zur Pleuraoberfläche in der Lungenperipherie
  - am häufigsten
- Kerley C-Linien
  - central
  - feines Netzwerk linearer Transparenzminderungen durch Überlagerung zahlreicher Kerley A- und -B-Linien

Atelektase

- **Formen**
  - Obstruktionsatelektase
    - ◊ zentral: Fremdkörper, Tumor
    - ◊ peripher: Exsudat, Schleim
  - Kontraktionsatelektase: Tuberkulose, Sarkoidose, Silikose, Fibrose
  - Kompressionsatelektase: Pleuraerguss, Pneumothorax, Tumor, Lymphadenopathie
- **Röntgen**
  - direkte Zeichen
    - ◊ lokale Transparenzminderung
    - ◊ verlagerte Interlobärsepten
  - indirekte Zeichen
    - ◊ ipsilateraler Zwerchfellhochstand
    - ◊ kompensatorisches Lungenemphysem
    - ◊ Mediastinalverlagerung zur Atelektase
    - ◊ Hilusverlagerung zur Atelektase
    - ◊ verschmälerte Interkostalräume
    - ◊ fehlendes Pneumobronchogramm

Feinfleckige Lungenveränderungen

- **akut**
  - atypische Pneumonie
  - Grippepneumonie
  - Bronchiolitis obliterans
- **subakut**
  - Mykose
  - Miliartuberkulose
  - Karzinose
- **chronisch**
  - Sarkoidose
  - Pneumokoniose
  - Hämosiderose

Solitäre Lungenrundherde

- **häufig**
  - Tuberkulom
  - Bronchialkarzinom
  - Metastase
  - Hamartom
  - Rundatelektase
  - Interlobärerguss

- **selten**
  - Abszess
  - Adenom
  - Karzinoid
  - Lymphknoten
  - arteriovenöse Fistel
  - bronchogene Zyste
  - Aspergillom
  - Echinokokkuszyste
  - Lungensequester
  - Infarkt
- **DD: extrathorakale Rundherde (Mamille, Hauttumoren)**

Kennzeichen solitärer pulmonaler Rundherde im CT

- **benigne**
  - Größenkonstanz > 2 Jahre
  - Enhancement < 15 HE
- **maligne**
  - Satellitenherde
  - Nekrosezonen
  - Spiculae
  - Bronchus-Zeichen
    - Bronchiolus in Kontakt zur Läsion
  - Rigler-Nabelzeichen
    - der Eintrittsstelle des tumorversorgenden Gefäßes entsprechende Kontureinziehung
  - Gefäß-Zeichen
    - Lungengefäß in Kontakt zur Läsion
  - Pleuraretraktion
  - Pleuraverdickung
  - Milchglastrübung

Abklärung solitärer pulmonaler Rundherde im CT

- **Mehrschicht-Spiral-CT**
- **Abgrenzung der Läsionen von Gefäßquerschnitten**
  - Maximumintensitätsprojektionen
  - computerassistierte Diagnoseverfahren
  - Multireaderanalyse

- **selbst in Risikokollektiven für die Entwicklung von Bronchialkarzinomen sind mehr als 95 % der weichteildichten Herde ≤ 10 mm benigne**
  - fokale Infektionen
  - Granulome
  - intrapulmonale Lymphknoten
- **Rundherde > 10 mm**
  - Abklärung
  - kurzfristige Verlaufskontrolle mit CT-Volumetrie
  - dynamisches Dünnschicht-CT
  - PET-CT
  - Biopsie
- **Rundherde ≤ 10 mm**
  - Verlaufskontrolle mit CT-Volumetrie

Multiple Lungenrundherde

- **kleine Rundherde**
  - Miliartuberkulose
  - Sarkoidose
  - Histiozytosis X (Langerhanszellhistiozytose)
  - Silikose
  - Metastasen
- **mittelgroße Rundherde**
  - bronchogene Tuberkulose
  - Metastasen
  - peripheres Kaposisarkom
- **große Rundherde**
  - Metastasen
  - Morbus Wegener
  - Lymphom

Intrapulmonale Ringstrukturen

- **Kaverne**
- **Emphysembulla**
- **Bronchiektasen**
- **Lungenzyste**
- **Pneumatozele**
- **Lungenabszess**
- **Aspergillom**
- **Echinokokkuszyste**
- **Infarkteinschmelzung**
- **Tumorzerfall**

Fokale Lungenparenchymverkalkungen

- Granulom
- Tuberkulom
- Hamartom
- Karzinoid
- Metastase

Diffuse Lungenparenchymverkalkungen

- Tuberkulose
- Histoplasmose
- Varizellenpneumonie
- Sarkoidose
- alveoläre Mikrolithiasis
- Hämosiderose
- Broncholithen
- Silikose
- Hyperkalzämie

Veränderungen des Lungenhilus

- Gefäße
  - pulmonalvenöse Hypertonie: doppelseitig, unscharf begrenzt, eingetrübte Lungenperipherie
  - Lungenhyperperfusion: doppelseitig, scharf begrenzt, normale Lungenperipherie
  - Lungenhypoperfusion: einseitig, Hilusamputation
  - Pulmonalarterienektasie
- Lymphknoten
  - einseitig: Bronchialkarzinom
  - beidseitig: Lymphome, Metastasen, Tuberkulose, Sarkoidose, Pneumokoniose, Histoplasmose
  - polyzyklisch, scharf begrenzt

Grundmuster im HR-CT

- Parenchymverschattung
  - retikuläres Muster
  - noduläres Muster
  - Milchglastrübung
  - Konsolidierung
- Parenchymaufhellung
  - Airtrapping
  - Emphysem

Retikuläres Muster im HR-CT

- **verdickte interlobuläre Septen**
  - glatt verdickt
    - interstitielles Lungenödem
    - pulmonale Hämorrhagie
    - Lymphangiosis carcinomatosa
    - Pneumocystis jiroveci-Pneumonie
  - nodulär verdickt
    - Lymphangiosis carcinomatosa
    - Sarkoidose
    - pulmonales Lymphom
  - irregulär verdickt
    - Asbestose
    - Silikose
    - Talkose
- **Honigwabenmuster**
  - peripher, basal, subpleural: gewöhnliche interstitielle Pneumonie, Asbestose
  - Oberfeld: Sarkoidose
  - Mittelfeld: chronische Hypersensitivitätspneumonitis
  - ventral: Lungenfibrose nach ARDS

Noduläres Muster im HR-CT

- **Mikronoduli**
  - zufällig verteilt: Zeichen der hämatogenen Aussaat
    - hämatogene Metastasierung
    - Miliartuberkulose
    - Morbus Wegener
  - interlobulär verteilt: Zeichen der lymphatischen Pathologie
    - Sarkoidose
    - Lymphangiosis carcinomatosa
    - Pneumokoniose
  - zentrilobulär verteilt: Zeichen der endobronchialen Streuung
    - bronchioläre Infektion
    - endobronchiale Tumoraussaat
    - angiozentrische Erkrankungen

Milchglastrübung im HR-CT

- **ÄP: Verdrängung von Luft aus dem Lungenparenchym durch intraalveoläre oder interstitielle Strukturvermehrungen, einen partiellen Kollaps oder eine vermehrte Perfusion des Lungenparenchyms**

- **Luftgehalt in den betroffenen Bereichen reduziert, aber nicht aufgehoben**
- **kennzeichnet floriden Lungenprozess im Rahmen einer akuten Alveolitis**
- **Vorkommen**
  - Lungenödem
  - akute Pneumonie
  - Aspiration
  - ARDS
  - Blutung
  - bronchoalveoläres Karzinom
  - Sarkoidose
- **Sonderformen**
  - idiopathische interstitielle Pneumonien: Milchglastrübung und Spezialcharakteristika
  - Alveolarproteinose: Milchglastrübung und Septenverbreiterung (Blattaderwerk-Zeichen)
  - diffuse fibrosierende Alveolitis: Milchglastrübung und Bronchiektasen
- **CT: pulmonale Dichteanhebung bei erhaltener Lungenarchitektur**

Konsolidierung im HR-CT

- **entzündliche Infiltrate**
- **tumoröse Infiltrate**

Lungenbiopsie

- **Indikationen**
  - weichteildichter, > 10 mm oder größenprogredienter Rundherd
  - artdiagnostisch unklare pulmonale Erkrankung
  - nur bei klinischer Konsequenz
- **Vorgehen**
  - CT-Fluoroskopie
  - Stanzbiopsie (16-18 G)
  - möglichst rechtwinkliger Punktionswinkel
- **KO: Pneumothorax, Stichkanalblutung, Hämoptoe**

Pneumonie

- **Formen**
  - Lobärpneumonie
    - ÄP: Pneumokokken, Klebsiellen, Legionellen
    - Stadien: Anschoppung (serös), rote Hepatisation (hämorrhagisch), graue Hepatisation (fibrinös), gelbe Hepatisation (eitrig), Lyse (resorbierend), Restitutio ad integrum (normal)
    - Röntgen: flächiges Infiltrat, lobär, positives Pneumobronchogramm

  - Bronchopneumonie
    - ÄP: Staphylokokken, Streptokokken, Pseudomonaden
    - Röntgen: fleckförmiges Infiltrat, Rundherdinfiltrat, segmentales Infiltrat
    - oft Erguss, Empyem, Abszess, Pneumatozele
  - interstitielle Pneumonie
    - ÄP: Viren, Mykoplasmen, Chlamydien
    - Röntgen: retikuläre Verdichtung, intrathorakale Lymphknoten
- **Husten, Fieber, Dyspnoe**
- **Lokalisation**
  - Silhouetten-Zeichen: Auslöschung der normalerweise vorhandenen Kontur beim Aneinandergrenzen zweier Medien gleicher Röntgendichte
  - erlaubt Lokalisation der Verschattung in der Lunge
    - Mittellappeninfiltrat: Grenzlinie in der Kontaktzone zum Mediastinum ausgelöscht
    - Unterlappeninfiltrat: Grenzlinie in der Kontaktzone zum Mediastinum erhalten
- **Gründe für negativen Röntgenbefund trotz klinischen Pneumonieverdachts**
  - hohes Patientenalter
  - Neutropenie
  - Dehydratation
  - Lungenfibrose
  - bullöse Lungenveränderungen
- **DS: bei Diskordanz zwischen Klinik und Röntgenbefund ggf. zusätzlich HR-CT zum Pneumonienachweis und zur Pneumoniedifferenzierung**
- **DD: bei Lungenödem im Vergleich zur Pneumonie Befundänderung unter Therapie innerhalb von wenigen Stunden**

Pneumonieformen

Kriterium	Typische Pneumonie	Atypische Pneumonie
Beginn	Akut	Schleichend
Schüttelfrost	Häufig	Selten
Fieber	Hoch	Mäßig
Allgemeinbefinden	Schwer beeinträchtigt	Mäßig beeinträchtigt
Husten	Stark	Wenig
Sputum	Viel, purulent	Wenig, mukös
Tachypnoe	Häufig	Selten
Tachykardie	Häufig	Selten
Leukozytose	Ausgeprägt	Untypisch
Lobäre/segmentale Verschattung	Typisch	Untypisch
Diffuse/interstitielle Verschattung	Untypisch	Typisch
Ausgeprägter radiographischer bei mäßigem klinischen Befund	Selten	Häufig
Pleuraerguss	Häufig	Untypisch

Spezielle bakterielle Pneumonien

- **Aspirationspneumonie**
  - vor allem im Mittellappen bzw. der Lingula
- **Stauungspneumonie**
- **septische Pneumonie**
- **hypostatische Pneumonie**

Legionellenpneumonie

- **ÄP: Legionella pneumophila**
- **Legionellose**
  - Ursprung im Wasserleitungssystem
  - Meldepflicht nach Infektionsschutzgesetz
  - schwierigerer Nachweis als bei den meisten anderen nosokomialen Infektionserregern
  - hohe Dunkelziffer
  - unterschätzte Häufigkeit

- **Legionellenpneumonie**
  - Inkubationszeit von 2 bis 10 Tagen
  - nosokomiale Legionellenpneumonie mit 50 % höherer Letalität als ambulante Legionellenpneumonie
  - protrahierter Verlauf mit respiratorischer Insuffizienz
  - Röntgen
    - zunächst alveoläre Infiltrate mit basaler Betonung
    - dann Konfluation und Konsolidierung im Verlauf
    - später interlobäre Infiltrate und bilateraler Befall

Idiopathische interstitielle Pneumonien

- **UIP**
  - gewöhnliche interstitielle Pneumonie
  - häufigste Form
  - HR-CT
    - fleckige Infiltrate
    - interstitielle Fibrose
    - Traktionsbronchiektasen
    - Honigwabenlunge (bilaterale, basale und subpleurale Manifestation)
- **AIP**
  - akute interstitielle Pneumonie
  - HR-CT: diffuse Infiltrate mit fulminanter Progredienz
- **COP**
  - kryptogene organisierende Pneumonie
  - HR-CT: lokalisiertes Infiltrat, diffus retikuläres Muster oder variable Kombinationen
- **LIP**
  - lymphozytäre interstitielle Pneumonie
  - HR-CT: zystische Strukturen durch charakteristische Bronchiolektasien
- **DIP**
  - desquamative interstitielle Pneumonie
  - HR-CT: alveoläre Infiltrate und zystische Strukturen
- **NSIP**
  - nichtspezifische interstitielle Pneumonie
  - keine eindeutige Zuordnung zu den anderen obigen Formen
  - HR-CT: Milchglastrübung
- **KO: Lungenfibrose**

Schweres akutes respiratorisches Syndrom (SARS)

- **atypische Pneumonie durch Infektion mit dem Koronavirus**
- **Fieber, schwere respiratorische Symptome (Husten, Dyspnoe, Halsschmerzen), Reiseanamnese**
- **computertomographische Veränderungen weit vor radiographischen Veränderungen**
- HR-CT
  - vor allem Unterlappen und Peripherie
  - milchglasartige Dichteanhebungen bis hin zu pneumonischen Konsolidierungen
  - ganz untypisch Pleuraergüsse und Einschmelzungen
- KO: ARDS

Lungenabszess

- **ÄP: Einschmelzung von Lungenparenchym**
- Röntgen/CT
  - erst Rundherd, dann luft- und flüssigkeitshaltige Einschmelzung
  - glatte innere Wand
  - Drainagebronchus mit Wandverdickung
  - gelegentlich hiläre Lymphadenopathie
- KO: Pyopneumothorax

Tuberkulose

- **ÄP: Mykobakterien**
- **Verlauf**
  - Ranke-Primärkomplex (hantelförmiger Primärkomplex) aus Ghon-Herd und regionaler Lymphknotentuberkulose
  - Frühgeneralisation mit Simon-Spitzenmetastase, Miliartuberkulose und Landouzy-Sepsis
  - Spätgeneralisation mit subapikalen Streuherden, Streuung groben Kornes (Aschoff-Puhl-Herde) und infraklavikulärem Frühinfiltrat (Assmann-Redeker-Infiltrat)
  - Organphthise
- **schleichender Verlauf mit Husten, Abgeschlagenheit, Nachtschweiß**
- **bei immunsupprimierten Patienten kann auch ohne radiologisch nachweisbares Infiltrat eine pulmonale Tuberkulose vorliegen**
- **Primärperiode**
  - Röntgen
    - ◊ subpleuraler Primärherd, zentripetale Lymphangitis, hiläre Lymphadenitis
    - ◊ peripheres rundliches Infiltrat, streifenförmige Verdichtung, polyzyklisch verplumpter Hilus
    - ◊ Bipolarität des Primärkomplexes

    - ◊ Tendenz zur Verkalkung
    - ◊ Oberfeldbetonung
- **Postprimärperiode**
  - hämatogene Generalisation, Bronchustuberkulose, isolierter Organbefall
  - Miliartuberkulose
    - ◊ Röntgen: symmetrisches Auftreten von mikronodulären Herden in beiden Lungen
  - exsudative Herde
    - ◊ käsige Pneumonie
    - ◊ Röntgen: unscharf begrenzte, fleckige Verdichtungen
  - produktive Herde
    - ◊ zahlreiche Tuberkel
    - ◊ Röntgen: scharf begrenzte, fleckige Verdichtungen
  - Kavernen
    - ◊ Röntgen: Rundherd oder Ringstruktur, Ableitungsbronchus mit Wandverdickung
  - Zirrhose
    - ◊ Röntgen: Narbe, Schrumpfung, Verkalkung, Verziehung, Schwiele, Traktionsemphysem, Bronchiektasen
- **Aktivitätszeichen**
  - Kavernen
  - zentrilobuläre Noduli
  - Tree in bud-Verdichtungen
  - größere Noduli
  - Konsolidierungen
- **DD: Pneumonie, Bronchialkarzinom, Lymphangiosis, Lymphome**
- **DS: drei sequentiell abgenommene Sputa (Mikroskopie, Kultur, PCR)**
- **KO: Hämoptoe, Pneumothorax, Sepsis**

Atypische Mykobakteriose

- **ÄP: Mycobacterium avium intracellulare**
- **Röntgen**
  - Bronchiektasen
  - Mikronoduli
  - Kavitationen
  - Unterfeldbetonung

Mykosen

- **Pneumocystis jiroveci-Pneumonie**
  - unproduktiver Husten, Fieber, zunehmende Dyspnoe
  - Röntgen
    - primär Zwerchfellhochstand
    - bilaterale und perihiläre retikulonoduläre bis flächenhafte Verdichtungen
    - frühzeitige Einschmelzung
  - HR-CT
    - milchglasartige Dichteanhebung
    - Aussparung des Subpleuralraums
    - intralobuläre Septen
- **Aspergillom**
  - Röntgen: Fungusball in präformierter Höhle (Meniskus-Zeichen)
- **invasive pulmonale Aspergillose**
  - Röntgen
    - große Herde
    - unscharfer Rand
    - irreguläre Einschmelzung
    - bronchialer Bezug
- **Kandida-Pneumonie**
  - Röntgen: alveoläre oder interstitielle Infiltrate
  - CT
    - disseminierte, bilaterale, irreguläre, fleckförmige Verdichtungen
    - milchglasartige Trübung
- **Histoplasmose, Kokzidioidomykose**
  - subklinischer Verlauf, akute Pneumonie oder disseminierter Organbefall
  - Röntgen: verkalkte Rundherde

Parasitosen

- **Löffler-Infiltrat**
  - ÄP: Medikamente, Parasiten
  - Symptomarmut, Myalgie, Bluteosinophilie
  - Röntgen: bilaterale, flüchtige, milchglasartige Verdichtungen
- **Echinokokkose**
  - Hämoptoe, Dyspnoe
  - Röntgen
    - pulmonale Zysten
    - Echinokokkusmembran schwimmt auf Restflüssigkeit (Wasserlilien-Zeichen)

Lungenbeteiligung bei AIDS

- **CD4-Zellen/µl > 400**
  - Bakterien
- **CD4-Zellen/µl < 400**
  - Lymphom
  - Kaposisarkom
  - Tuberkulose
- **CD4-Zellen/µl < 200**
  - Pneumocystis jiroveci
- **CD4-Zellen/µl < 50**
  - Zytomegalie
- **CD4-Zellen/µl < 20**
  - Aspergillose

Benigne oder semimaligne Lungentumoren

- **weniger als 10 % aller pulmonalen Neoplasien**
- **Adenom**
  - unter 50 Jahre
  - 80 % zentrale Lage
    - Röntgen: Bronchialobstruktion mit poststenotischer Pneumonie oder Atelektase
  - 20 % periphere Lage
    - Röntgen: solitärer Rundherd
- **Hamartom**
  - Röntgen: Rundherd mit puffreisartigen Verkalkungen
  - CT: Rundherd mit Fettanteil und Kalkanteil
- **Lipom**
  - CT: Rundherd mit fettäquivalenten Dichtewerten
- **Karzinoid**
  - CT: Rundherd mit endobronchialem Wachstum
- **Papillom**
- **Leiomyom**
- **Chondrom**

Bronchialkarzinom

- **ÄP: Nikotin**
- **Reizhusten, Fieber, Nachtschweiß, Hämoptoe, Gewichtsverlust, Dyspnoe**

- **zentrales Bronchialkarzinom (70 %)**
  - endobronchiales Wachstum
    - Röntgen
    - Hypoperfusion, einseitig transparenzvermehrte Lunge, Hilusverkleinerung durch reflektorische Minderdurchblutung (paradoxes Hilus-Zeichen)
    - lokale Lungenüberblähung durch exspiratorische Ventilstenose
    - therapieresistente Pneumonie oder Atelektase durch Bronchusstenose
  - extrabronchiales Wachstum
    - Röntgen
    - einseitige Hilusvergrößerung
    - konvexe Hilusaußenkontur
    - perihiläre Infiltration
- **peripheres Bronchialkarzinom (25 %)**
  - Röntgen
    - rundliche Verdichtung mit unscharfer Kontur
    - Pleurafinger, Rigler-Nabelzeichen, Corona radiata
    - Tumorhöhle mit unregelmäßig verdickter Wand bei Einschmelzung
    - Verkalkungen am Karzinomrand möglich, meistens in Zusammenhang mit vorbestehendem tuberkulösen Granulom
  - Pancoast-Tumor als Sonderform mit Thoraxwandinfiltration bzw. Rippenarrosion
- **bronchoalveoläres Karzinom (5 %)**
  - Röntgen
    - solitärer Rundherd oder multiple disseminierte Rundherde oder diffuse Infiltration
    - Bild der Pneumonie möglich
- **Tumorinfiltration**
  - CT
    - aufgebrauchte Fettlamelle
    - Enhancement
    - langstreckiger Tumorkontakt
    - Encasement
- **Lymphknotenmetastasen**
  - CT
    - normale Lymphknoten unsichtbar, verfettet oder verkalkt
    - Skip metastases mit Überspringen einer Lymphknotenstation möglich
  - DD: V. azygos, perikardiale Umschlagsfalte
- **Screening zur Früherkennung des Bronchialkarzinoms mit Niedrigdosis-CT**
  - Verbesserung der Treffsicherheit durch computerunterstützte automatische Detektion, temporale Subtraktion und Rippensubtraktion

- Lokoregionalstaging des Bronchialkarzinoms auch mit radiärer endobronchialer Sonographie einschließlich gezielter transbronchialer Nadelaspiration
- Bedeutung der PET-CT für die Dignitätsbeurteilung, Stadieneinteilung, Rezidivdiagnostik, Bestrahlungsplanung und Verlaufskontrolle bei Bronchialkarzinom
- DS: Bronchoskopie mit Bürstenzytologie und Zangenbiopsie, endoskopische bronchiale Sonographie mit Nadelaspiration, endoskopische ösophageale Sonographie mit Nadelaspiration, Pleurasonographie mit Nadelaspiration, videoassistierte Thorakoskopie mit Biopsie, CT-Fluoroskopie mit Biopsie

TNM-Klassifikation Lunge

- T1: ≤ 3 cm
- T1a: ≤ 2 cm
- T1b: > 2 bis 3 cm
- T2: Hauptbronchus ≥ 2 cm von der Karina, Infiltration von viszeraler Pleura, partielle Atelektase
- T2a: > 3 bis 5 cm
- T2b: > 5 bis 7 cm
- T3: > 7 cm, parietale Pleura, Brustwand, Zwerchfell, Perikard, mediastinale Pleura, Hauptbronchus < 2 cm von der Karina, totale Atelektase, separate Tumorherde im selben Lappen
- T4: Mediastinum, Herz, große Gefäße, Karina, Trachea, Ösophagus, Wirbelkörper, separate Tumorherde in einem ipsilateralen anderen Lappen
- N1: ipsilaterale peribronchiale/hiläre
- N2: ipsilaterale mediastinale/subkarinale
- N3: kontralaterale mediastinale, hiläre, ipsilaterale oder kontralaterale Skalenus- oder supraklavikuläre
- M1: Metastasen
- M1a: separate Tumorherde in einem kontralateralen Lappen, Pleurametastasen, maligner Pleuraerguss oder Perikarderguss
- M1b: Fernmetastasen

Lungenmetastasen

- Formen
  - klein: Mammakarzinom, Schilddrüsenkarzinom, Prostatakarzinom
  - groß: Hodentumor, Melanom, Nierenzellkarzinom
  - einschmelzend: Plattenepithelkarzinom, Sarkom, Kolonkarzinom, Melanom, Urothelkarzinom, Zervixkarzinom, Metastasen allen Ursprungs unter Chemotherapie
  - verkalkt: Mammakarzinom, Osteosarkom, Chondrosarkom, Schilddrüsenkarzinom, Ovarialkarzinom, Hodentumor, Metastasen allen Ursprungs unter Radiotherapie und Chemotherapie

  - endobronchial: Bronchialkarzinom, Lymphom, Nierenzellkarzinom, Mammakarzinom
  - hämorrhagisch: Chorionkarzinom, Nierenzellkarzinom, Melanom, Schilddrüsenkarzinom
  - pleural: Bronchialkarzinom, Mammakarzinom, Lymphom, Ovarialkarzinom
- Röntgen/CT
  - solitärer Rundherd oder multiple Rundherde oder miliare Aussaat
  - am häufigsten basal und peripher
  - meistens Bezug zu Pleura bzw. Gefäßbaum
  - Einschmelzung primär selten, sekundär aber im Rahmen einer Chemotherapie möglich
  - CT: ggf. zusätzlich computergestützte Detektion von pulmonalen Rundherden
- **interventionelle radiologische Therapie**
  - Radiofrequenzablation
    - Vorteile: Direktpunktion der Lungenherde, einfache Handhabung
    - Nachteile: Fehlen der Thermometrie, kleineres Ablationsvolumen, Impedanzproblematik
  - laserinduzierte Thermotherapie
    - Vorteile: Thermometrie, größeres Ablationsvolumen, keine Impedanzproblematik
    - Nachteile: Durchmesser des Applikationssystems, schwierige Lungenpunktion
  - KO: Infektion, Pneumothorax, Lungenblutung, Hämoptoe, Luftembolie

Lymphangiosis carcinomatosa

- Röntgen/CT
  - verdickte Interlobularsepten
  - retikuläre Zeichnungsvermehrung
  - vergrößerte Hiluslymphknoten
  - oft Seitenbetonung
  - asymmetrisches Verteilungsmuster
  - meistens Begleiterguss
- **HR-CT: perlschnurartige Verdichtungen entlang der bronchovaskulären Bündel**

Lymphom

- Röntgen
  - schornsteinförmiges Mediastinum
  - bihiläre Lymphadenopathie
- **CT: Infiltrate oder Bild der Lymphangiosis carcinomatosa oder Rundherde**

- Sono
  - vergrößerte, runde, echoarme, inhomogene Lymphknoten
  - fehlender Hilusreflex
  - pathologische Vaskularisation
  - peripheres Gefäßmuster
  - Resistenzindex > 0,7
  - Pulsatilitätsindex > 1,8

Kaposisarkom

- **Formen**
  - zentrale interstitielle Form
  - periphere noduläre Form
  - Mischtyp
- **CT: unscharfe Tumorränder mit flammenartigen Ausläufern (Wunderkerzen-Zeichen)**

Therapiefolgen an der Lunge

- **Strahlentherapie**
  - Pneumonitis
  - Lungenfibrose
  - Begrenzung auf Strahlenfeld
  - Ansprechen auf Steroide
- **Medikamente**
  - eosinophiles Lungensyndrom
- **Zytostatika**
  - diffuser Alveolarschaden
  - organisierende Pneumonie
  - interstitielle Pneumonitis

Chronisch-obstruktive Lungenerkrankungen

- **zentrilobuläres Lungenemphysem**
  - ÄP: Nikotin, chronische Bronchitis, Stäube
  - Blue bloater
  - Röntgen
    - bevorzugter Befall der Oberlappen
    - unregelmäßige vermehrte Lungengefäße
    - Dirty chest-Zeichen
    - vergrößerter rechter Ventrikel
  - HR-CT: kraniale Lungenabschnitte, nur Lobuluszentren destruiert, heterogenes Zerstörungsmuster
  - Quantifizierung des Emphysems mittels CT

- **panlobuläres Lungenemphysem**
  - ÄP: α_1-Antitrypsinmangel
  - Pink puffer
  - Röntgen
    - ◊ bevorzugt kaudale Lungenpartien
    - ◊ hypertransparente Lungen
    - ◊ rarefizierte Lungengefäße
    - ◊ tiefstehendes Zwerchfell
    - ◊ abgeflachtes Zwerchfell
    - ◊ vergrößerter kostophrenischer Winkel
    - ◊ vergrößerter sagittaler Thoraxdurchmesser
    - ◊ fassförmiger Thorax
    - ◊ erweiterte Interkostalräume
    - ◊ kyphotisches Sternum
    - ◊ häufig Bullae
    - ◊ schmales längliches Herz
  - HR-CT: kaudale Lungenabschnitte, gesamter Lobulus destruiert, homogenes Zerstörungsmuster
  - Quantifizierung des Emphysems mittels CT
- **periseptales Lungenemphysem**
  - Röntgen
    - ◊ oft Spontanpneumothorax
  - HR-CT: apikale Oberlappensegmente, subpleurale Interlobularsepten destruiert
- **bullöses Lungenemphysem**
  - HR-CT: lufthaltige intraparenchymatöse Hohlräume > 1 cm
  - Sonderform: progressive Lungendystrophie mit Destroyed lobe und Vanishing lung
  - KO: pulmonalarterielle Hypertonie, Cor pulmonale
- **Bronchiektasen**
  - ÄP: kongenital, fibrotisch, poststenotisch, postinfektiös, toxisch
  - produktive Hustenanfälle, rezidivierende Bronchopneumonien, Hämoptoe, Rasselgeräusche
  - Röntgen
    - ◊ zylinder- oder sackförmig
    - ◊ luft- oder schleimgefüllt
    - ◊ am häufigsten in den Unterlappen
    - ◊ streifig verdichtete Bezirke, kaum Verjüngung zur Peripherie, dicker als Lungenarterien (Siegelring-Zeichen)
  - HR-CT: Bronchienerweiterung, Bronchialwandverdickung, Airtrapping im exspiratorischen Scan

- **chronische Bronchitis**
  - Röntgen
    - verbreiterte Bronchialwände (Tram line-Zeichen)
    - unregelmäßige Lungenzeichnung (Dirty chest-Zeichen)
    - peribronchiale Bindegewebsvermehrung
    - pneumonische Infiltrate
- **Asthma bronchiale**
  - beim Asthma bronchiale akutes, beim Emphysem chronisches Volumen pulmonum auctum
  - Röntgen
    - Überblähung im Anfall
    - herdförmige Atelektasen durch akute Bronchiolitis
    - Reversibilität der Veränderungen
  - DD: Pneumothorax, Lungenembolie, Linksherzversagen, Trachealstenose
  - KO: Emphysem, Pneumothorax, Pneumomediastinum, Infiltrat

Sonderformen des Lungenemphysems

- **Narbenemphysem**
  - ÄP: fibrosierende Lungenveränderungen
- **Swyer-James-Syndrom**
  - ÄP: einseitiges lobuläres Emphysem durch frühkindliche Bronchiolitis obliterans
  - Röntgen
    - vermehrte Transparenz des betroffenen Lungenflügels
    - betroffenes Lungenareal inspiratorisch verkleinert und exspiratorisch vergrößert (Ventilstenose mit Airtrapping)
- **vikariierendes Emphysem**
  - ÄP: lungenverkleinernde Eingriffe

COPD-Formen

Kriterium	Pink puffer	Blue bloater
Husten	Nach der Dyspnoe	Vor der Dyspnoe
Sputum	Wenig, mukös	Viel, purulent
Bronchialinfekt	Seltener	Häufiger
Dyspnoe	Schwer	Gering
Körpergewicht	Abnehmend	Konstant
Pulmonalarterielle Hypertonie	Nicht bis mäßig	Mäßig bis schwer
Cor pulmonale	Selten	Häufig
Diffusionskapazität	Vermindert	Normal
Atemwegsdestruktion	Eher distal	Eher proximal

Lungenfibrose

- **ÄP: Pneumonie, Sarkoidose, Pneumokoniosen, Kollagenosen, rheumatoide Arthritis, Tuberkulose, Spondylophyten, Strahlentherapie, Medikamente, ferner gemeinsame Komplikation der verschiedenen Formen der interstitiellen Pneumonien**
- **Röntgen/CT**
  - Frühstadium
    - feinretikuläre Veränderungen in den peripheren Lungenabschnitten
  - Spätstadium
    - grobretikuläre Veränderungen mit wabigem Lungenumbau
    - beidseitiger Zwerchfellhochstand durch zunehmende Lungenschrumpfung
- **HR-CT: bei floridem Krankheitsprozess oft Milchglastrübung**
- **KO: Honeycombing, Bronchiektasen, pulmonalarterielle Hypertonie, Cor pulmonale**

Sarkoidose (Morbus Boeck)

- **Lokalisation: hiläre und mediastinale Lymphknoten, Lunge, Leber, Muskulatur, Augen, Haut, Ohrspeicheldrüsen, Handknochen, Gehirn**
- **mittleres Lebensalter**
- **Fieber, Husten, Muskelschmerzen**
- **Löfgren-Syndrom: Lymphadenopathie, Erythema nodosum, Gelenkschmerzen**
- **Röntgen**
  - Stadium I: bilaterale hiläre und mediastinale Lymphadenopathie

  - Stadium II: bilaterale hiläre und mediastinale Lymphadenopathie sowie zentrale noduläre und retikuläre Lungenveränderungen, perlschnurartige Granulome im peribronchovaskulären Bindegewebe im HR-CT
  - Stadium III: streifenförmige und grobretikuläre Lungenveränderungen ohne Lymphadenopathie
  - Stadium IV: Lungenfibrose
- **CT: noduläre Verdickungen des peribronchovaskulären Interstitiums als typischer Befund**
- **DD: Lymphome, Bronchialkarzinom, Lymphangiosis, Tuberkulose**
- **DS: Bronchoskopie, bronchoalveoläre Lavage, Biopsie**
- **KO: Lungenfibrose, pulmonalarterielle Hypertonie, Cor pulmonale, Herzrhythmusstörungen**

Histiozytosis X (Langerhanszellhistiozytose)

- **Röntgen: oberfeldbetont diffuse, symmetrische, mikronoduläre Veränderungen, die in retikulonoduläre und schließlich in zystische Veränderungen übergehen**
- **KO: Spontanpneumothorax**

Alveoläre Mikrolithiasis

- **ÄP: kleinste Konkremente in den Alveolen**
- **respiratorische Insuffizienz**
- **Röntgen**
  - sehr feines, dichtes, diffus mikronoduläres Muster
  - Lunge basal transparenzgemindert, apikal transparenzvermehrt

Autoimmunerkrankungen

- **Kollagenosen**
  - Systemsklerose, Dermatomyositis, ankylosierende Spondylarthritis, Lupus erythematodes, rheumatoide Arthritis, Sjögren-Syndrom
  - Frühstadium
    - ◊ Röntgen: feinnoduläre und retikuläre Verdichtungsmuster in den basalen und peripheren Lungenabschnitten
  - Spätstadium
    - ◊ Röntgen: basale und periphere Lungenfibrose
  - Begleitbefunde: Pleuraerguss, Perikarderguss, Kardiomegalie
- **Goodpasture-Syndrom**
  - ÄP: Antibasalmembran-Antikörper-Erkrankung
  - rezidivierende Lungenblutung und Glomerulonephritis
  - Akutstadium
    - ◊ Röntgen: konfluierende fleckige Verdichtungen durch Lungenblutung
  - nach 2 Tagen
    - ◊ Röntgen: homogene flächige Verdichtungen durch Blutabtransport

- nach 12 Tagen
  - Röntgen: Befundnormalisierung
- Rezidiv
  - Röntgen: Lungenfibrose

- **Morbus Wegener**
  - ÄP: Vaskulitis mit ulzerierenden Granulomen im Bereich des Respirationstrakts (Nase, Nasennebenhöhlen, Mittelohr, Oropharynx, Lunge) und Nierenbeteiligung (Glomerulonephritis, Mikroaneurysmen)
  - Rhinitis, Sinusitis, Otitis, Oropharynxulzerationen, Lungenrundherde
  - Röntgen/CT
    - unterschiedlich große Rundherde mit wechselnder Lokalisation und gelegentlicher Einschmelzung
    - segmentale Stenosen der Bronchien mit konsekutiven Pneumonien
    - fleckige Infiltrate durch Pneumonien oder alveoläre Blutungen

Eosinophiles Lungensyndrom

- ÄP: an unterschiedlichen Lokalisationen entstehende und wieder verschwindende Infiltrate (Pneumonia migrans), Bluteosinophilie
- Formen
  - idiopathisches eosinophiles Lungensyndrom (Löffler-Syndrom)
  - eosinophiles Lungensyndrom mit bekannter Ursache
    - Medikamentenallergie
    - Asthma
    - Pilzinfektion
    - Parasiteninfektion
    - Kollagenosen
    - Paraneoplasie

Arzneimittelbedingte Lungenveränderungen

- akute Bronchiolitis
- akute interstitielle Pneumonie
- eosinophiles Infiltrat
- diffuse fibrosierende Alveolitis

Pneumokoniosen und Inhalationsschäden

- Silikose
  - ÄP: Quarz oder andere kristalline Modifikationen der Kieselsäure, erste Veränderungen nach 10-20 Jahren
  - keine Symptome oder chronische Bronchitis
  - Caplan-Syndrom: Silikose, rheumatoide Polyarthritis
  - Röntgen
    - retikuläre Verdichtungen und noduläre Herde symmetrisch in beiden Lungenmittel- und -oberfeldern, Verkalkungen in 20 %
    - Emphysem in beiden Lungenunterfeldern

        - ◊ Hilusvergrößerung mit pathognomonischen schalenartigen Verkalkungen (Eierschalenhili)
        - ◊ im Narbenstadium silikotische Schwielen in den seitlichen Oberfeldern
    - radiologische Klassifikation der berufsbedingten Staublungenerkrankungen nach International labour office (ILO)
    - KO: Silikotuberkulose, Bronchialkarzinom
- **Asbestose**
    - ÄP: Asbest, fibrogene Wirkung und karzinogene Wirkung, erste Veränderungen nach 10-40 Jahren
    - Lungenfibrose, Verdickungen der Pleura, Pleuramesotheliom
    - Husten, Belastungsdyspnoe, Knisterrasseln, Uhrglasnägel
    - Röntgen
        - ◊ diaphragmale Pleuraplaques
        - ◊ rezidivierende Pleuraergüsse
        - ◊ basale Lungenfibrose
        - ◊ zottenartiges Herz
    - HR-CT
        - ◊ interlobuläre septale Linien
        - ◊ pleurale Plaques
        - ◊ subpleurale noduläre oder astförmige Verdichtungen
        - ◊ subpleurale Linien
        - ◊ intralobuläre nichtseptale Linien
    - radiologische Klassifikation der berufsbedingten Staublungenerkrankungen nach International labour office (ILO)
    - KO: Asbestpleuritis, Bronchialkarzinom, Pleuramesotheliom
- **exogen allergische Alveolitis**
    - ÄP: interstitielle Lungenerkrankung durch wiederholte Inhalation organischer Stäube; allergische Mechanismen vom Typ III und vom Typ IV; Farmerlunge, Vogelzüchterlunge, Befeuchterlunge, Pilzarbeiterlunge, Holzarbeiterlunge, Käsearbeiterlunge, Bierbrauerlunge, Isozyanatlunge und zahlreiche weitere Erkrankungen
    - akute Verlaufsform mit grippeähnlichen Symptomen
    - chronische Verlaufsform mit Abgeschlagenheit, trockenem Husten und Belastungsdyspnoe
    - Knisterrasseln, Trommelschlegelfinger, Uhrglasnägel
    - Röntgen
        - ◊ Milchglasmuster
        - ◊ diffuse retikuläre und mikronoduläre Lungenveränderungen
        - ◊ Lungenfibrose

  - CT: Airtrapping
  - KO: Lungenfibrose
- **toxisches Lungenödem**
  - ÄP: giftige Gase
  - Röntgen: Lungenödem

Akute Lungenstauung

- ÄP
  - ◊ kapillarvenöser Druck erhöht, Kapillarpermeabilität normal: Linksherzinsuffizienz, Mitralvitium (→ kardiales Lungenödem)
  - ◊ kapillarvenöser Druck normal, Kapillarpermeabilität erhöht: Inhalationsnoxen, Aspirationsnoxen (→ nichtkardiales, sog. toxisches Lungenödem)
  - ◊ kapillarvenöser Druck erhöht, Kapillarpermeabilität erhöht: Narkotikaüberdosierung, ARDS (→ nichtkardiales Lungenödem)
- **kapillarvenöser Druck ↑ → basoapikale Umverteilung**
  - Röntgen
    - ◊ Kranialisation der Lungenperfusion
    - ◊ Gefäßkaliber apikal gleich groß oder größer als basal
- **kapillarvenöser Druck ↑↑ → interstitielles Lungenödem**
  - Röntgen
    - ◊ unscharfe Gefäßkontur
    - ◊ eingetrübte Lungenperipherie
    - ◊ Gefäß-Cuffing
    - ◊ Kerley-Linien
    - ◊ Zwerchfellhochstand
    - ◊ Pleuraergüsse
- **kapillarvenöser Druck ↑↑↑ → alveoläres Lungenödem**
  - Röntgen
    - ◊ fleckförmige Verdichtungen
    - ◊ unscharfe Begrenzung
    - ◊ später Konfluationstendenz
    - ◊ weiße Lunge
- **DD: abnorme Umverteilung bei Emphysem, Perfusionsstörungen und Narben mit Umverteilung in intaktes Lungenparenchym und nicht basoapikal, Vortäuschung einer Lungenstauung bei Aufnahme in Exspiration**

Lungenödem

Röntgenzeichen	Kardiales Lungenödem	Nichtkardiales Lungenödem
Herzvergrößerung	Häufig	Selten
Verdichtungen	Diffus, zentral	Fleckig, peripher
Kerley-Linien	Häufig	Selten
Pleuraerguss	Häufig	Selten
Bronchialwände	Verbreitert	Normal
Pneumobronchogramm	Selten	Häufig
Hilusunschärfe	Häufig	Selten

Chronische Lungenstauung

- **ÄP: Mitralstenose**
- Röntgen
  - Lungenfibrose
  - irreversible Kerley-Linien
  - Hämosiderose

Lungenhyperperfusion

- **ÄP: Links-rechts-Shunt, Schwangerschaft, Anämie, Fieber, Hyperthyreose, Anstrengung**
- Röntgen
  - erweiterter Hauptstamm A. pulmonalis
  - große und dichte Hili
  - verbreiterte Lungenarterien und -venen

Lungenhypoperfusion

- **ÄP: pulmonalarterielle Hypertonie, Emphysem, rezidivierende Lungenembolien, Fibrose, chronische Lungenstauung, Pulmonalstenose**
- Röntgen
  - erweiterter Hauptstamm A. pulmonalis
  - große und dichte Hili
  - verschmälerte Lungenarterien und -venen

Akute Lungenembolie

- ÄP
  - Phlebothrombose
  - septische Lungenembolien bei Endokarditis, septischer Thrombophlebitis, Osteomyelitis
- Stadien
  - I: hämodynamische Stabilität, keine Zeichen der rechtsventrikulären Dysfunktion
  - II: hämodynamische Stabilität, Zeichen der rechtsventrikulären Dysfunktion
  - III: Schock (systolischer Blutdruck < 100 mmHg, Puls > 100/min)
  - IV: Reanimationspflichtigkeit
- **Dyspnoe, Thoraxschmerz, Tachykardie, Hämoptoe**
- **am häufigsten rechte hintere basale Lungenabschnitte**
- **sehr oft klinisch nicht diagnostiziert**
- Röntgen
  - im Thoraxübersichtsbild innerhalb der ersten 24 h bei 90 % Normalbefund
  - Verschattung der Lunge
    - ◊ bei Embolie mit Blutung/Ödem oder Infarkt
    - ◊ alveoläre Transparenzminderung
    - ◊ der Pleura anliegend
    - ◊ gegen Hilus konvexbogig
    - ◊ oft Begleiterguss
  - Kaliberänderungen der Pulmonalarterien
    - ◊ bei Embolie ohne Blutung/Ödem oder Infarkt
    - ◊ umschriebene Oligämie (Westermark-Zeichen)
    - ◊ einseitige Hilusvergrößerung mit Kalibersprung (Knuckle-Zeichen)
    - ◊ ipsilateraler Zwerchfellhochstand
- Sono
  - trianguläre oder sphärische pleuraständige Läsionen
  - Pleuraerguss
- CT
  - periphere Gefäßdarstellung bis etwa zur siebten Gefäßordnung
  - akute Embolie
    - ◊ zentrale intraluminale Füllungsdefekte
    - ◊ runde pleuraständige Verdichtungen
    - ◊ Mosaikmuster
    - ◊ Pleuraerguss

- subakute Embolie
  - wandständige konvexe Füllungsdefekte
  - ovaläre pleuraständige Verdichtungen
  - Pleuraerguss
- chronische Embolie
  - wandständige konkave Füllungsdefekte
  - intraluminale Strickleitern
  - irreguläre Wandverdickung
  - atypische Gefäßverjüngung
  - translobuläre Linien
  - Pleuraerguss

- **Szintigraphie**
  - Ventilationsszintigraphie (99mTc-Technegas)
  - Perfusionsszintigraphie (99mTc-MAA)
  - aufgehobene Perfusion bei erhaltener Ventilation (Mismatch)
- **echokardiographische Zeichen der akuten Rechtsherzbelastung**
  - hypokinetischer rechter Ventrikel
  - RVEDD > 30 mm
  - RVEDD/LVEDD > 1,0
  - paradoxe Septumbewegung
  - Trikuspidalklappeninsuffizienz
  - Truncus pulmonalis > 20 mm
  - fehlende Atemvariabilität der V. cava inferior
- **DD: Pneumothorax, Pneumonie, Myokardinfarkt, Myokarditis, Aortendissektion, Pankreatitis**
- **DS**
  - CT, MR, Pulmonalisangiographie, Ventilations-Perfusions-Szintigraphie, D-Dimere
  - Kombination der Diagnostik von Lungenembolie und Phlebothrombose bei der Mehrschicht-Spiral-CT (CT-Phlebographie), alternativ Sono der unteren Extremität
  - bei der Pulmonalisangiographie Platzierung des Katheters am Übergang V. cava/rechter Vorhof
- **interventionelle radiologische Therapie: Thrombusfragmentation und Thrombolyse bei der Pulmonalisangiographie**

Chronische Lungenembolie

- **ÄP: inkomplette Lyse, unzureichende Antikoagulantientherapie, rezidivierende Lungenembolien**
- **klinisches Bild der chronischen thrombembolischen pulmonalen Hypertonie**

- **CT/MR**
  - organisierte Thromben (wandadhärent, sichelförmig, exzentrisch, irregulär)
  - verdickte Gefäßwände
  - reduzierte Gefäßdarstellung
  - Mosaikoligämie durch Areale verminderter Ventilation und verminderter Gefäßdurchmesser auf Grund von Hypoperfusion und Vasokonstriktion
  - signifikante Rechtsherzvergrößerung
  - pulmonalarterielle Hypertonie
- **DD: pulmonalarterielles Angiosarkom (deutliches Enhancement, aufgeweitetes Gefäß), Takayasu-Arteriitis (auch Aorta betroffen)**

Kavathrombose

- **Cava superior-Syndrom**
  - ÄP: Tumoren
  - Ödem und Zyanose von Hals und Kopf
  - oft Spontankollateralisation über die V. azygos
  - DS: CT-Phlebo, Phlebo
- **Cava inferior-Syndrom**
  - ÄP: Mitbeteiligung der V. cava inferior bei Phlebothrombose
  - Schwellung beider Beine
  - Risiko tödlicher Lungenembolie
  - DS: Farbdopplersono, CT-Phlebo

Kavafilter

- **Indikationen**
  - Rezidiv einer Lungenembolie trotz Antikoagulantientherapie
  - Lungenembolie bei Kontraindikation für Antikoagulantientherapie
  - prophylaktische Filterplatzierung nach pulmonaler Embolektomie
  - frei flottierende iliofemorale Thromben
  - kavale oder renale Tumoren
- **KO**
  - Fehlplatzierung
  - Filtermigration
  - Filterperforation
  - Filterfraktur
  - Sekundärthrombose

Adult respiratory distress syndrome (ARDS, Schocklunge)

- **ÄP**
  - direkter Schädigungsmechanismus: Aspiration, Pneumonie, Beinaheertrinken, Intoxikation, Lungenkontusion
  - indirekter Schädigungsmechanismus: Sepsis, Transfusion, Schock, Verbrennung, Verbrauchskoagulopathie
- **12-48 h von der klinischen Erkrankung bis zu radiologischen Zeichen**
- **Röntgen**
  - Stadium I (initiales Stadium, 1. Stunde): perihiläre Verdichtungen
  - Stadium II (exsudatives Stadium, 1.-24. Stunde): interstitielles Lungenödem
  - Stadium III (proliferatives Stadium, 2.-7. Tag): alveoläres Lungenödem, Pneumobronchogramm
  - Stadium IV (fibrosierendes Stadium, nach 1. Woche): grobretikuläre Verdichtungen, später Lungenfibrose

Fremdmaterial beim Intensivthorax des Erwachsenen

- **Endotrachealtubus**
  - Lage bei neutraler Kopfposition 5-7 cm kranial der Karina
  - KO: Schleimhautschäden, Stimmbandschäden, Atelektase, Pneumothorax
- **Tracheostomietubus**
  - Lage bei neutraler Kopfposition zwei Drittel der Distanz zwischen Stoma und Karina
  - KO: Schleimhautschäden, Tracheomalazie
- **zentralvenöser Katheter**
  - Formen
    - nichtgetunnelte Katheter: einlumiger zentralvenöser Katheter, mehrlumiger zentralvenöser Katheter, Shaldonkatheter, peripher vorgebrachter zentralvenöser Katheter
    - Portsysteme: Chemotherapieports, Dialyseportsysteme, Pumpen
    - getunnelte Katheter: Hickmankatheter, Broviackatheter, Dialysekatheter
  - Lage des zentralvenösen Katheters in der V. cava superior in Höhe der Mündung der V. azygos
  - KO: Gefäßverletzung, Infektion, Bakteriämie, Sepsis, Thrombose, Embolie, Pneumothorax, Arrhythmien, Perikardtamponade, Katheterbruch, Katheterdislokation, Extravasationen

- **Pulmonalarterienkatheter**
  - Lage höchstens 2 cm distal im rechten oder linken Pulmonalarterienhauptstamm
  - KO: Gefäßverletzung, Infektion, Thrombose, Pneumothorax, Arrhythmien, Perikardtamponade, Pulmonalarterienruptur, Pulmonalarterieninfarkt
- **Ernährungssonde**
  - Lage distal des Hiatus oesophagei
  - KO: Ösophagusperforation, Mediastinitis, Reflux, Aspirationspneumonie
- **Pleuradrainage**
  - Lage bei Pneumothorax nahe der Lungenspitze mit anterosuperiorer Ausrichtung; Lage bei Pleuraerguss zwischen 6. und 8. Rippe mit posteroinferiorer Ausrichtung
  - KO: Weichteilemphysem, Funktionsdefizit, Hämatom, Infektion, Lungenlazeration, Bauchorganverletzung
- **Schrittmacher**
  - Lage des Ventrikelkabels am Boden des rechten Ventrikels links der Mittellinie
  - KO: Infektion, Fehlfunktion, Myokardperforation, Embolie

Thoraxtrauma

- **Rippen**
  - Fraktur
  - Pneumothorax
  - Hämatothorax
  - Lungenkontusion
  - Thoraxwandemphysem
- **Pleura**
  - Pneumothorax
  - Hämatothorax
  - Spannungspneumothorax
- **Mediastinum**
  - Mediastinalemphysem
  - Mediastinalhämatom
  - Aortendissektion
- **Lunge**
  - Atelektase
  - Lungenkontusion
  - Aspiration
- **Herz**
  - Perikardtamponade
  - Herzkontusion
  - Herzdilatation

- **Zwerchfell**
  - Ruptur

Kinderradiologie: Lunge

Kongenitale Lungenanomalien

- **lobäres Lungenemphysem**
  - Überblähung eines Lungenlappens, am häufigsten linker Oberlappen, dann rechter Oberlappen
  - Dyspnoe, Tachypnoe, Zyanose
  - Röntgen: Emphysemzeichen
  - KO: Pneumonie, Pneumothorax
- **bronchopulmonale Sequestration**
  - von der übrigen Lunge getrennter Parenchymanteil mit systemisch-arterieller Blutversorgung aus der Aorta thoracalis descendens (70 %), Aorta abdominalis (25 %) oder A. intercostalis (5 %)
  - intralobärer Typ
    - ◊ häufiger
    - ◊ venöses Blut über Vv. pulmonales in den linken Vorhof
    - ◊ keine zusätzlichen Fehlbildungen
  - extralobärer Typ
    - ◊ seltener
    - ◊ venöses Blut über V. cava, V. azygos, V. hemiazygos oder V. portae in den rechten Vorhof
    - ◊ Fehlbildungen an Herz, Zwerchfell, Nieren, Darm
  - oft rezidivierende Infekte
  - meistens linke Lunge
  - Röntgen: weichteildichte Masse im posterobasalen Unterlappensegment
  - DS: Angiographie
- **bronchogene Zysten**
  - Störung der Aufzweigung des Tracheobronchialbaums
  - mediastinal oder intrapulmonal
  - Röntgen
    - ◊ rundliche Transparenzminderung homogener Dichte im zentralen mittleren Lungendrittel
    - ◊ oft sekundär Anschluss an das Bronchialsystem (erst Drainagezysten mit Spiegelbildung, dann Luft in Zysten)
- **adenomatoidzystische Malformation**
  - intralobäre Masse aus desorganisiertem Lungengewebe

  - Klassifikation nach Stocker
    - I: eine oder mehrere große Zysten
    - II: viele kleine Zysten
    - III: solide Masse mit winzigen Zysten
  - keine Symptome bis hin zu respiratorischer Globalinsuffizienz
  - Röntgen: teils zystische, teils fleckige Strukturen mit raumforderndem Charakter
  - KO: Lungeninfektionen, Pneumothorax
- **kongenitale Bronchusatresie**
  - am häufigsten apikoposteriorer Segmentbronchus des linken Oberlappens
- **arteriovenöse Malformation**
  - Shuntbildung zwischen Pulmonalarterien und Pulmonalvenen
  - 30 % multipel, 10 % bilateral
  - meistens Lungenbasis
  - Röntgen: rundliche Transparenzminderung mit zu- und wegführenden Gefäßen
  - DS: Angiographie
  - KO: zerebrale Embolien, Hirnabszesse, massive Hämoptoe
- **Scimitar-Syndrom**
  - Fehlmündung rechte V. pulmonalis in V. cava oder rechten Vorhof
  - hypoplastische rechte Lunge
  - funktioneller Links-rechts-Shunt

Erregerspektrum kindlicher Pneumonien

- **1.-2. Woche**
  - Streptokokken
  - Escherichia
  - RS-Viren
  - Chlamydien
  - Ureaplasmen
- **1.-3. Monat**
  - RS-Viren
  - Chlamydien
- **3. Monat-1. Jahr**
  - Haemophilus
  - Pneumokokken
  - RS-Viren
  - Mykobakterien
- **5.-14. Jahr**
  - Pneumokokken
  - Mykoplasmen

Transitorische Neugeborenentachypnoe (Wet lung disease)

- ÄP: verzögerte Resorption des in der kindlichen Lunge vorhandenen Fruchtwassers
- Risikofaktoren
  - perinatale Asphyxie
  - mütterlicher Diabetes
  - Sectio caesarea
  - exzessive Analgesie
  - rasche Geburt
- Flüssigkeitsansammlung in Alveolen, Interstitium, Interlobien, Pleuraraum
- Tachypnoe, Einziehungen, Nasenflügeln, Zyanose
- Röntgen
  - schleierartige Transparenzminderung
  - unscharfe Gefäße
  - Interlobienverdichtung
  - Pleuraerguss
- Befundnormalisierung in 24-48 h

Mekoniumaspirationssyndrom

- ÄP: schwerwiegende Komplikation einer intrauterinen Asphyxie
- schwere Atemdepression, kardiovaskuläre Insuffizienz
- Röntgen
  - fleckige Infiltrate
  - überblähte Areale
  - abgeflachte Zwerchfelle
  - extraalveoläre Luft

Surfactantmangelsyndrom (idiopathisches Atemnotsyndrom)

- ÄP: Surfactantmangel mit Alveolenkollaps bei Lungenunreife
- häufigste Todesursache der Neonatalperiode
- Tachypnoe, Nasenflügeln, exspiratorisches Stöhnen, interkostale Einziehungen, abgeschwächtes Atemgeräusch, Mikrozirkulationsstörungen, Temperaturinstabilität
- Stadien
  - I: retikulonoduläre Zeichnungsvermehrung
  - II: I und Pneumobronchogramm über die Herzgrenzen hinaus bis in die Lungenperipherie
  - III: II und nicht mehr abgrenzbare Herz- und Zwerchfellkonturen, schleierartige Transparenzminderung
  - IV: weiße Lunge

- **keine Befundbesserung nach Surfactantgabe**
  - Lungenunreife
  - Sepsis
  - PDA
  - Herzfehler
- **einseitige Befundbesserung nach Surfactantgabe**
  - ungleiche Surfactantverteilung
- **DD: neonatale Infektion mit β-hämolysierenden Streptokokken**
- **KO: interstitielles Lungenemphysem, Pneumothorax, Pneumomediastinum, Pneumoperitoneum, Pneumoperikard, bronchopulmonale Dysplasie**

Beatmungskomplikationen bei Kindern

- **bronchopulmonale Dysplasie**
  - ÄP: Lungenunreife, Beatmungstrauma, Sauerstofftoxizität
  - Sauerstoffabhängigkeit, Dyspnoe, Tachypnoe, rezidivierende Bronchopneumonien, psychomotorische Entwicklungsverzögerung, pulmonalarterielle Hypertonie
  - Röntgen
    - interstitielles Ödem
    - Atelektasen
    - Überblähungen
    - Emphysemblasen
    - Kardiomegalie
    - fibrotische Veränderungen
  - Restveränderungen über Monate bis Jahre nachweisbar
- **interstitielles Emphysem**
  - ÄP: Barotrauma infolge mechanischer Beatmung mit PEEP, Ruptur überdehnter Alveolen und terminaler Bronchiolen
  - Röntgen
    - Transparenzerhöhung
    - breitere und schmalere Luftbänder bis zur Peripherie
  - DD: Pneumobronchogramm zur Peripherie hin schmäler
- **Pneumothorax**
  - DD: Patientenrotation, Überlagerung durch Skapula, Hautfalte
- **Pneumomediastinum**
  - Röntgen: Thymus durch Luft abgehoben (einseitig: Spinnaker-Zeichen, beidseitig: Engelsflügel-Zeichen)
  - KO: Pneumokollum, Pneumoperitoneum
- **Pneumoperikard**
  - Röntgen: gesamte Herzkontur von Luft umgeben

Fremdmaterial beim Intensivthorax des Kindes

- **Trachealtubus**
  - Höhe obere Thoraxapertur
- **Nabelarterienkatheter**
  - Verlauf A. umbilicalis - A. iliaca interna - A. iliaca communis - Aorta
  - abdominale Lage oberhalb Aortenbifurkation oder thorakale Lage oberhalb Zwerchfellkuppen
- **Nabelvenenkatheter**
  - Verlauf V. umbilicalis - Recessus umbilicalis - Ductus venosus - V. cava inferior
  - Lage Übergang untere Hohlvene/rechter Vorhof

Mukoviszidose (zystische Fibrose)

- **ÄP: autosomal-rezessiver Erbgang, Gendefekt auf dem langen Arm von Chromosom 7**
- **Formen**
  - pulmonale Verlaufsform
    - ◊ quälender Husten, Dyspnoe, Atemwegsinfekte, chronische Sinusitis
  - intestinale Verlaufsform
    - ◊ chronische Verdauungsinsuffizienz, Abmagerung, Minderwuchs, vorgewölbtes Abdomen
  - kombinierte Verlaufsform
- **häufigste Ursache einer exokrinen Pankreasinsuffizienz im Kindesalter**
- **Röntgen**
  - am häufigsten Oberlappen
  - Lungenüberblähung
  - Bullae
  - Hilusvergrößerung
  - kleine Fleckschatten oder Ringschatten (gefüllte oder leere Bronchiektasen)
  - Bronchialwandverdickung
  - Infiltrate
  - Atelektasen
- **DS: Pilokarpiniontophorese (Schweißtest), Genanalyse**
- **KO: Leberzirrhose, Cor pulmonale, Aspergillose, Diabetes mellitus, Pneumothorax**

Pleura

Pleuraerguss

- ÄP
  - Transsudat: Linksherzinsuffizienz, Lungenembolie, Leberzirrhose
  - Exsudat: Pneumonie, Malignome (Bronchialkarzinom, Mammakarzinom, Lymphome), Lungenembolie
  - Blut: Malignome, Trauma, Lungenembolie
  - Chylus: Trauma, Malignome (Bronchialkarzinom, Mammakarzinom, Lymphome), Lymphangioleiomyomatose
  - Empyem: Pneumonie, Operation, Intervention
- **Pleuraergüsse in der rechten Thoraxhälfte häufiger als in der linken, da hier eine größere Pleurafläche Flüssigkeit abgibt**
- **Nachweisbarkeit ab etwa 10 ml Sono/CT/MR, ab etwa 25 ml Ergussaufnahme, ab etwa 100 ml Seitaufnahme, ab etwa 200 ml pa-Aufnahme, ab etwa 500 ml ap-Aufnahme im Liegen**
- Röntgen
  - Verschattung Kostophrenalwinkel
    - ◊ erst dorsal, dann lateral, dann ventral
  - verbreiterter Pleuraraum
  - meniskusartiger Anstieg
  - Unschärfe Zwerchfell
  - Verdickung Interlobärsepten
  - Kompressionsatelektase Lunge
  - Verdrängung Mediastinum
    - ◊ DD: Erguss mit Verlagerung der Mediastinalorgane nach kontralateral, Atelektase nach ipsilateral
- **subpulmonaler Erguss**
  - Röntgen
    - ◊ Lateralisation der Zwerchfellkuppel
    - ◊ Zunahme Abstand Magenfundus/Zwerchfell
- **abgekapselter Erguss**
  - Röntgen
    - ◊ durch extrapulmonale Lage mit stumpfem Winkel an die Thoraxwand angrenzend
    - ◊ interlobär abgekapselter Erguss spindelförmig, nur im CT sicher gegen Atelektase abgrenzbar
- **interventionelle radiologische Therapie: Drainage**
  - Indikationen
    - ◊ große Pleuraergüsse (> ½ Hemithorax)
    - ◊ Septierungen, Kammern
    - ◊ echoreiche Binnenstruktur
    - ◊ pH < 7,2 (< 7,3 bei Komorbidität, hohem Alter)

- ◊ positive Mikrobiologie
- ◊ Eiter
- o weitere Aspekte einer stadiengerechten Therapie
  - ◊ antimikrobielle Therapie
  - ◊ intrapleurale Fibrinolytikatherapie
  - ◊ videoassistierte Thorakoskopie

Pleuraerguss und Pleuraempyem

Kriterium	Parapneumonischer Pleuraerguss	Komplizierter parapneumonischer Pleuraerguss	Parapneumonisches Pleuraempyem
Häufigkeit	Etwa 50 % der Klinikpatienten mit Pneumonie	Etwa 10 % der Patienten mit parapneumonischem Pleuraerguss	Etwa 10 % der Patienten mit parapneumonischem Pleuraerguss
Pathophysiologie	Exsudatives Stadium	Fibrinopurulentes Stadium	Organisationsstadium
Unterscheidung	Nicht infiziert, echofrei, nicht septiert, nicht gekammert	Infiziert, echoreich, septiert, gekammert	Eitriges bzw. leukozytenreiches Sekret, Honigwabenmuster, Kammerbildung, Schwartenbildung
Pleurapunktat	Klar	Trüb	Purulent
PH-Wert	> 7,3	7,1-7,2	< 7,1
Neutrophile	+	++	+++
Mikrobiologie	Steril	Gelegentlich +	Häufig +

Solide Pleuraveränderungen

- Pleuraschwielen
  - o ÄP: Pleuropneumonie, Pleuraerguss, Pleuraempyem, Lungenembolie, Pneumothorax, Hämatothorax, Pneumokoniose, Tuberkulose
  - o Röntgen
    - ◊ flächige Pleuraverdickung, bei basaler Lage auch Zwerchfelladhäsion
    - ◊ Verziehungen und Schrumpfungen der Nachbarorgane
- Pleuraplaques
  - o ÄP: Asbestexposition, Hämatothorax, Tuberkulose

  - Röntgen
    - bei Asbestexposition Auftreten dorsolateral und basal, typischerweise an der Pleura diaphragmatica
- **benigne Pleuratumoren**
  - Lipom, benignes Pleuramesotheliom, Fibrom
- **maligne Pleuratumoren**
  - Formen
    - primär: malignes Pleuramesotheliom (lokale Form mit günstigerer Prognose, diffuse Form mit schlechterer Prognose)
    - sekundär: Pleurakarzinose durch Bronchialkarzinom, Mammakarzinom, gynäkologische und gastrointestinale Malignome
  - Dyspnoe, hämorrhagische Pleuraergüsse, Thoraxschmerz
  - Röntgen
    - knotige oder flächige Pleuraverdickung, Fesselung der Lunge, Verkleinerung des Hemithorax, Fehlen von Verkalkungen, mediastinale und hiläre Lymphknoten
    - Pleuraerguss oft Frühzeichen
- **DD: abgekapselter Pleuraerguss, Pleuraschwiele, Thoraxwandtumor, peripherer Lungentumor**

Pneumothorax

- **ÄP: Spontanpneumothorax, traumatischer Pneumothorax (Rippenfraktur, Messerstichverletzung), iatrogener Pneumothorax (Pleurapunktion, Überdruckbeatmung), Emphysempneumothorax**
- **Formen**
  - einfacher Pneumothorax: Lungenkollaps ohne Mediastinalverdrängung
  - offener Pneumothorax: bei penetrierenden Thoraxverletzungen, führt zu Mediastinalflattern
  - Spannungspneumothorax: Ventilmechanismus mit Mediastinalverdrängung
- **Dyspnoe, Thoraxschmerz**
- **Röntgen**
  - Aufnahme in Exspiration
  - Pleura visceralis als feine Linie
    - im Stehen apikal
    - im Liegen ventrobasal
    - DD: Hautfalte
    - DS: Seitaufnahme, Schrägaufnahme, CT
  - Lungengefäßzeichnung nicht bis Thoraxwand
  - Sinus phrenicocostalis ipsilateral tief

  - Ausdehnung
    - Spitzenpneumothorax
    - Mantelpneumothorax
    - Totalkollaps
  - Begleitbefunde
    - Pneumomediastinum
    - Weichteilemphysem
  - Liegendaufnahme
    - im Vergleich zur Gegenseite ipsilateral besonders scharf abgrenzbare Herzkontur
- Sono
  - fehlendes Gleitzeichen
  - grobe Wiederholungsechos
  - fehlende Pleuraspaltdarstellung
  - keine Kometenschweifartefakte
- Seropneumothorax
  - Röntgen: Luft-Flüssigkeits-Spiegel
- Spannungspneumothorax
  - Dyspnoe, Zyanose, Tachykardie, Einflussstauung, Ateminsuffizienz, Schock
  - hypersonorer Klopfschall, abgeschwächtes Atemgeräusch auf der betroffenen Seite
  - Röntgen
    - Zwerchfelltiefstand auf betroffener Seite
    - Mediastinalverlagerung zur gesunden Seite
- **DD: Myokardinfarkt, Lungenembolie, Aortendissektion**
- **KO: hämodynamischer Schock beim Spannungspneumothorax**

Mediastinum

Mediastinalverlagerung

- statisch
  - Spannungspneumothorax
  - Pleuraerguss
  - Raumforderung
  - Thoraxdeformierung
- dynamisch
  - Bronchusventilstenose
  - Pneumothorax

Raumforderungen im vorderen Mediastinum

- Struma
- Nebenschilddrüsenadenom

- **Thymustumoren**
  - Thymom, Thymolipom, Thymuszysten
- **Lymphome**
  - Morbus Hodgkin, Non-Hodgkin-Lymphom
- **Keimzelltumoren**
  - Dermoidzysten, Teratom, Seminom, Chorionkarzinom, Endodermalsinustumor
- **Lipom**
- **Lipomatose**
  - Morbus Cushing, Steroidtherapie, Adipositas
- **Hämangiom**
- **Lymphangiom**
- **Perikardzysten**
- **Perikarddivertikel**
- **Morgagni-Hernie**

Raumforderungen im mittleren Mediastinum

- **Lymphknoten**
  - maligne: Lymphome, Leukämie, Metastasen
  - benigne: Infektionskrankheit, benigne Lymphknotenhyperplasie (Castleman), Sarkoidose
- **Trachealtumor**
- **Ösophagus**
  - Tumor, Divertikel, Achalasie, Hiatushernie
- **bronchogene Zysten**
- **ösophageale Zysten**
- **vaskuläre Raumforderungen**
  - Dilatation Aorta, Truncus pulmonalis, V. cava superior, V. azygos

Raumforderungen im hinteren Mediastinum

- **neurogene Tumoren**
  - Kinder: Neuroblastom, Ganglioneurom
  - Erwachsene: Neurofibrom, Neurolemmom
- **Meningozele**
- **Wirbelkörperprozesse**
- **Bochdalek-Hernie**

Mediastinale Pseudotumoren

- **Mediastinalhämatom**
  - Operation, Thoraxtrauma, Aneurysmaruptur, Gefäßfehlpunktion
- **Mediastinalabszess**
- **Chylomediastinum**
- **Infusionsmediastinum**
- **Gefäßdilatation**
  - Ektasie, Aneurysma, Aberration, Kollateralkreislauf

Diffuse Mediastinalerkrankungen

- Lipomatose
  - idiopathisch oder bei Adipositas, Morbus Cushing, Steroiden
- Fibrose
  - idiopathisch oder bei Tuberkulose, Radiotherapie, Methysergid

Mediastinitis

- akut
  - ÄP: Ösophagusperforation, fortgeleitete Entzündung, Thoraxtrauma
  - schwere Entzündungszeichen, lokale Entzündungszeichen, Einflussstauung, Gewebsemphysem
  - Röntgen
    - scharf begrenzte beidseitige Verbreiterung des Mediastinums
    - Pleuraerguss, Pneumothorax
  - CT: Dichteerhöhung im Mediastinum
  - MR: T2 Signalintensitätszunahme
- chronisch
  - ÄP: Tuberkulose, Histoplasmose, Aspergillose, Radiotherapie
  - Fibrose: Dichteerhöhung im CT, Signalintensitätsabnahme in MR T1 und T2

Pneumomediastinum

- ÄP: Lungenverletzung, Pneumothorax, Bronchialruptur, Tracheotomie, Überdruckbeatmung, Asthmaanfall, Pneumonie, Ösophagusfistel, Mediastinitis, Duodenalperforation
- oft auch Pneumokollum
- Röntgen/CT: Luftnachweis im Mediastinum

Indikationen MR Thorax

- Raumforderung im hinteren Mediastinum
- präoperative multiplanare Darstellung einer Raumforderung im vorderen und mittleren Mediastinum
- Thoraxwandprozess
- Pancoast-Tumor
- Perikardinfiltration

Zwerchfell

Zwerchfelltiefstand

- Überblähung
- Spannungspneumothorax
- Pleuraerguss
- Raumforderung

Zwerchfellhochstand

- **einseitig**
  - subphrenischer Abszess
  - Zwerchfellbuckel
  - Zwerchfellparese
  - Hepatomegalie
  - Splenomegalie
  - schrumpfender Lungenprozess
- **beidseitig**
  - mangelnde Inspiration
  - Meteorismus
  - Adipositas
  - Aszites
  - Hepatosplenomegalie
  - Ileus
  - Schmerzen
  - schrumpfender Lungenprozess

Zwerchfellbuckel

- **Hernien**
- **Zwerchfelltumoren**
- **basaler Pleuratumor**
- **subpulmonaler Erguss**

Hiatushernie

- **axiale Gleithernie (95 %)**
  - Kardia oberhalb des Hiatus oesophageus
  - meistens asymptomatisch, selten Refluxösophagitis, Retrosternalschmerz, Druckgefühl
  - Saint-Trias: Hiatushernie, Cholezystolithiasis, Sigmadivertikulose
  - Röntgen
    - oberer Ring: Vestibulum gastrooesophageale
    - mittlerer Ring: Schleimhautgrenze zwischen Ösophagus und Magen (Schatzki-Ring)
    - unterer Ring: Zwerchfelleinschnürung
    - Überprüfung der Beweglichkeit im Stehen und Liegen
- **paraösophageale Hernie (5 %)**
  - Röntgen
    - Fundus mit intrathorakaler Lage, Kardia an typischer Stelle
    - selten Hernierung von Kolon, Milz, Netz, Dünndarm in den Thoraxraum
  - KO: Inkarzeration, Ileus

- **Upside down-Magen**
  - Röntgen
    - intrathorakaler Magen
    - Luftaufhellung hinter dem Herzschatten
- **DD: Brachyösophagus (kurzer Ösophagus, intrathorakaler Magenabschnitt, fehlende Kardia)**

Zwerchfellhernien

- **Bochdalek-Hernie**
  - links
  - Trigonum lumbocostale
- **Morgagni-Hernie**
  - rechts
  - Trigonum sternocostale
- **traumatische Zwerchfellhernie**
  - links häufiger als rechts
  - DD: Relaxatio diaphragmatica (Magen und Kolon unter dem Zwerchfell)

Zwerchfellruptur

- **ÄP: stumpfes oder penetrierendes Thoraxtrauma**
- **fast immer linkes Zwerchfell**
- **Vorfall intraabdominaler Organe in den Thoraxraum**
- **sehr oft verkannte Unfallfolge**
- **Lungenverdrängung, Ateminsuffizienz**
- **DS: Röntgen, Sono, CT**

3. Herz, Gefäße

Anatomie

Herz

- **Vorhöfe**
  - rechter Vorhof
  - linker Vorhof
- **Kammern**
  - rechte Kammer
  - linke Kammer
- **Einflussbahnen**
  - in den rechten Vorhof münden: V. cava superior, V. cava inferior, Vv. cordis
  - in den linken Vorhof münden: V. pulmonalis dextra superior, V. pulmonalis dextra inferior, V. pulmonalis sinistra superior, V. pulmonalis sinistra inferior
- **Ausflussbahnen**
  - aus der rechten Kammer: Truncus pulmonalis
  - aus der linken Kammer: Aorta
- **Herzklappen**
  - Aortenklappe (Taschenklappe): zwischen linker Kammer und Aorta
  - Mitralklappe (Segelklappe): zwischen linkem Vorhof und linker Kammer
  - Pulmonalklappe (Taschenklappe): zwischen rechter Kammer und Truncus pulmonalis
  - Trikuspidalklappe (Segelklappe): zwischen rechtem Vorhof und rechter Kammer
- **Ventilebene**
  - Aortenklappe: zentral
  - Mitralklappe: links hinten
  - Pulmonalklappe: links vorn
  - Trikuspidalklappe: rechts hinten
- **Scheidewände**
  - Septum interatriale
  - Septum interventriculare
    - ◊ Pars muscularis
    - ◊ Pars membranacea
    - ◊ Septum atrioventriculare

- **Verschluss des Foramen ovale durch Scheidewände**
  - linke Scheidewand (Septum primum): freier Rand im linken Vorhof (Valvula foraminis ovalis)
  - rechte Scheidewand (Septum secundum): freier Rand im rechten Vorhof (Limbus fossae ovalis)
- **Hauptschichten**
  - Endokard
  - subendokardiale Schicht
  - Myokard
  - subepikardiale Schicht
  - Epikard
- **Topographie**
  - rechter Vorhof: Mittellappen, Unterlappen
  - linker Vorhof: Ösophagus, Aorta descendens
  - rechte Kammer: Sternum, Zwerchfell, Leber
  - linke Kammer: Lingulalappen, Unterlappen

Koronararterien

- **Koronararterien**
  - A. coronaria sinistra (LCA)
    - Ramus interventricularis anterior (RIVA): Vorderwand
    - Ramus circumflexus (RCX): Posterolateralwand
  - A. coronaria dextra (RCA): Hinterwand und Septum
- **Versorgungstypen**
  - Normalversorgungstyp: Versorgung der inferioren Wand durch RCA
  - Linksversorgungstyp: Versorgung der inferioren Wand durch RCX der LCA
  - Rechtsversorgungstyp: Versorgung der lateralen Wand des linken Ventrikels durch RCA

Aorta thoracalis

- **Aortenwurzel**
- **Aorta ascendens**
- **Aortenbogen**
- **Aorta descendens**

Abgänge Aorta thoracalis

- **Aa. coronariae**
- **Truncus brachiocephalicus**
  - rechte A. carotis communis
    - A. carotis interna (dorsal, außen)
    - A. carotis externa (ventral, innen)
  - rechte A. subclavia
    - rechte A. vertebralis

        - ◊ A. thoracica interna
        - ◊ Truncus costocervicalis
        - ◊ Truncus thyreocervicalis
- **linke A. carotis communis**
    - A. carotis interna (dorsal, außen)
    - A. carotis externa (ventral, innen)
- **linke A. subclavia**
    - linke A. vertebralis
    - A. thoracica interna
    - Truncus costocervicalis
    - Truncus thyreocervicalis
- **Aa. intercostales**
- **Aa. bronchiales**

Arterien obere Extremität

- **A. subclavia**
    - A. vertebralis
    - Truncus thyreocervicalis
    - A. thoracica (mammaria) interna
- **A. axillaris**
    - A. thoracoacromialis
    - A. thoracica lateralis
    - A. subscapularis
    - A. circumflexa humeri
- **A. brachialis**
    - A. profunda brachii
- **A. radialis**
    - Arcus palmaris profundus
- **A. ulnaris**
    - Arcus palmaris superficialis

Wichtige Varianten

- **Abgang der linken A. carotis communis aus dem Truncus brachiocephalicus**
- **Abgang der linken A. vertebralis direkt aus der Aorta**
- **Abgang der rechten A. subclavia direkt aus der Aorta (A. lusoria)**
    - A. lusoria: Abgang der Gefäße aus der Aorta in der Reihenfolge rechte A. carotis communis, linke A. carotis communis, linke A. subclavia, rechte A. subclavia
    - rechte A. subclavia kreuzt dorsal des Ösophagus zur rechten Seite (Dysphagia lusoria)
- **hohe Aufzweigung in A. radialis und A. ulnaris**

Abgänge Aorta abdominalis

- **paarige dorsale Äste**
  - Aa. lumbales
  - A. iliaca communis
- **paarige laterale Äste**
  - Aa. phrenicae inferiores
  - A. suprarenalis media
  - A. renalis
  - A. ovarica bzw. A. testicularis
- **unpaare ventrale Äste**
  - Truncus coeliacus
    - ◊ A. hepatica communis
    - ◊ A. lienalis
    - ◊ A. gastrica sinistra
  - A. mesenterica superior
  - A. mesenterica inferior

Wichtige Varianten

- Abgang der A. hepatica dextra aus der A. mesenterica superior (Truncus hepatomesentericus)
- Abgang der A. hepatica sinistra aus der A. gastrica sinistra
- in 10 % Mitversorgung, in 2 % Gesamtversorgung der Leber aus der A. mesenterica superior

Arterien Becken

- **A. iliaca communis**
- **A. iliaca interna**
  - parietale Äste
    - ◊ A. iliolumbalis
    - ◊ A. sacralis lateralis
    - ◊ A. glutea superior
    - ◊ A. glutea inferior
    - ◊ A. obturatoria
    - ◊ A. pudenda interna
  - viszerale Äste
    - ◊ A. umbilicalis mit Aa. vesicales superiores und A. ductus deferentis
    - ◊ A. vesicalis inferior
    - ◊ A. uterina mit A. vaginalis
    - ◊ A. rectalis media
- **A. iliaca externa**
  - A. circumflexa ilium profunda
  - A. epigastrica inferior
- **A. femoralis communis**

Arterien untere Extremität

- **A. femoralis communis**
- **A. profunda femoris**
- **A. femoralis superficialis**
- **A. poplitea**
  - Segment I
  - Segment II
  - Segment III
- **A. tibialis anterior**
  - A. dorsalis pedis
- **Truncus tibiofibularis**
  - A. tibialis posterior
    - ◊ A. plantaris medialis/lateralis
  - A. fibularis

Venen untere Extremität

- **oberflächliches Venensystem**
  - V. saphena magna (Innenseite)
  - V. saphena parva (Unterschenkelrückseite)
- **Perforansvenen**
  - Cockett-Gruppe (3) am Unterschenkel
  - Boyd-Gruppe (1) am Knie
  - Dodd-Gruppe (2) am Oberschenkel
  - Abflussrichtung von der Oberfläche zur Tiefe
- **tiefes Venensystem**
  - Vv. tibiales posteriores
    - ◊ Aufnahme der Soleusvenen
  - Vv. fibulares
  - Vv. tibiales anteriores
  - V. poplitea
    - ◊ Aufnahme der Gastrocnemiusvenen und der V. saphena parva
  - V. femoralis superficialis
    - ◊ im Hiatus adductorius häufig Verbindung zur V. profunda femoris
  - V. profunda femoris
  - V. femoralis communis
    - ◊ Aufnahme der V. saphena magna
    - ◊ Doppelung der V. poplitea und der V. femoralis in 25 %
  - V. iliaca externa

Lymphsystem

- **Lymphe**
- **regionaler Lymphknoten**
- **Sammellymphknoten**

- **Lymphstämme**
  - links Ductus thoracicus
  - rechts Ductus lymphaticus dexter
- **Venenwinkel**
  - Zusammenfluss V. subclavia/V. jugularis
- **Venenwinkellymphknoten**
  - links sog. Virchow-Lymphknoten
- **venöses System**

EKG

EKG	Erregungsablauf	Dauer
P-Welle	Aktivierung des rechten Vorhofs (initialer Anteil) und des linken Vorhofs (terminaler Anteil)	0,05-0,10 s
PQ-Zeit	Atrioventrikuläre Überleitung (Leitungszeit vom rechten Vorhof zum AV-Knoten, zum His-Bündel und zu den beiden Tawara-Schenkeln)	0,12-0,20 s
Q-Zacke	Erregung des Kammerseptums	< 0,04 s
QRS-Komplex	Erregungsausbreitung in den Kammern	0,06-0,10 s
ST-Strecke	Vollständige Erregung der Kammern	
T-Welle	Erregungsrückbildung der Kammern	
QT-Zeit	Gesamte elektrische Kammeraktion, mit steigender Herzfrequenz Abnahme der QT-Zeit	
U-Welle	Mechanismus noch unklar, Repolarisation von Purkinje-Fasern oder Folge von Nachdepolarisation	

Echokardiographie

- **Grundlagen**
  - Phased array-Schallköpfe
  - Frequenzen von 2 bis 7 MHz
- **Verfahren**
  - M-Mode-Echokardiographie
  - 2D-Echokardiographie
  - akustische Quantifizierung, Colour kinesis
  - 3D-Echokardiographie
  - Miniaturgerät-Echokardiographie

- **Applikationen**
  - Kontrast-Echokardiographie
    - ◊ Ultraschallkontrastmittel für das rechte Herz: z.B. Echovist
    - ◊ Ultraschallkontrastmittel für das linke Herz: z.B. Levovist
  - Belastungs-Echokardiographie
    - ◊ physikalisch
    - ◊ pharmakologisch: Steigerung des Sauerstoffverbrauchs durch Dobutamin, Induktion eines Stealphänomens durch Dipyridamol/Adenosin
  - transösophageale Echokardiographie
  - intraoperative Echokardiographie
  - intrakardiale Echokardiographie
  - intravaskuläre Echokardiographie
  - Doppler-Echokardiographie
    - ◊ gepulster Doppler
    - ◊ kontinuierlicher Doppler
    - ◊ Farbdoppler
    - ◊ M-Mode-Farbdoppler
    - ◊ Gewebe-Farbdoppler
- **Hämodynamik**
  - Schlagvolumen
  - Regurgitationsvolumen
  - Shuntberechnung
  - Druckgradienten
  - Klappenöffnungsfläche
  - Druckwerte
- **Ventrikelfunktion**
  - systolisch
  - diastolisch
  - regional
  - global

Herzkatheter

- **Möglichkeiten des Herzkatheters**
  - Messung des Drucks
  - Messung der Sauerstoffsättigung
  - Messung des Herzzeitvolumens
  - Sondierung von Shuntverbindungen
- **Möglichkeiten der Angiokardiographie**
  - Lävokardiographie
  - Dextrokardiographie
  - Aortographie
  - Pulmonalisangiographie

- **Möglichkeiten der Koronarangiographie**
  - Beurteilung von Lokalisation, Länge, Schweregrad und Art (Atherom, Thrombus, Dissektion, Spasmus, Muskelbrücke) der Obstruktion
- **Möglichkeiten der Zusatzdiagnostik**
  - intravaskulärer Ultraschall
    - Beurteilung von Gefäßlumen, Gefäßwand und Plaquebildung
  - virtuelle Histologie
    - Einteilung in lipomatöse, fibröse und kalzifizierte Plaquebestandteile
  - intrakoronarer Doppler
    - Beurteilung der Koronardurchblutung, der hämodynamischen Relevanz einer Koronarstenose und der Koronarphysiologie
  - intrakoronare Druckdrahtmessung
    - Beurteilung der hämodynamischen Relevanz einer Koronarstenose

Herzfunktion

- **Schlagvolumen SV = EDV - ESV**
- **Ejektionsfraktion EF = (EDV - ESV)/EDV**
- **Herzzeitvolumen HZV = SV x Herzfrequenz**
- **Myokardmasse MM = Myokardvolumen x 1,05 g/ml**

MR absolute Normalwerte der linksventrikulären Funktionsparameter bei Gradientenechosequenz

Parameter	Männer	Frauen
Enddiastolisches Volumen (EDV) [ml]	65-171	55-139
Endsystolisches Volumen (ESV) [ml]	15-66	10-48
Ejektionsfraktion (EF) [%]	56-77	61-80
Myokardmasse (MM) [g]	119-190	79-141

Herz

Herzvergrößerung

- **Herz-Thorax-Quotient**
  - normalerweise 1:2
  - abhängig von Atemlage, Zwerchfellstand und Thoraxform
  - erweiterte Herzhöhlen können andere Abschnitte unkontrollierbar verlagern, daher Größenbeurteilung der Herzhöhlen durch Echokardiographie
  - Pseudokardiomegalie bei Trichterbrust
  - keine feste Beziehung zwischen Herzgröße und Herzfunktion

- **Vergrößerung linker Vorhof**
  - Röntgen
  - pa
    - Vorwölbung des linken Herzohrs
    - Kernschatten rechts der Wirbelsäule
    - Vergrößerung des trachealen Bifurkationswinkels
  - lateral
    - Dorsalverlagerung des Ösophagus
- **Vergrößerung linker Ventrikel**
  - Röntgen
  - pa
    - Herzspitze nach links und kaudal verlagert
    - Erweiterung der Aorta
  - lateral
    - Verkleinerung des Retrokardialraums
    - hintere Herzkontur überragt V. cava um mehr als 1,8 cm
- **Vergrößerung rechter Vorhof**
  - Röntgen
  - pa
    - rechte Herzkontur überragt Mittellinie des Thorax um mehr als ein Drittel des Hemithoraxdurchmessers
  - lateral
    - Verkleinerung des Retrosternalraums
- **Vergrößerung rechter Ventrikel**
  - Röntgen
  - pa
    - Herzspitze nach links und kranial verlagert
    - Herzvergrößerung nach rechts
    - Erweiterung des Truncus pulmonalis
  - lateral
    - Verkleinerung des Retrosternalraums

Linksherzinsuffizienz

- ÄP
  - Drucküberlastung des linken Ventrikels
    - Hypertonie
    - Aortenstenose
    - Aortenisthmusstenose
  - Volumenüberlastung des linken Ventrikels
    - Aorteninsuffizienz
    - Mitralinsuffizienz
    - Vitien mit Links-rechts-Shunt

- **Leitsymptom Dyspnoe**
- **Röntgen**
  - Vergrößerung des linken Vorhofs und Ventrikels
  - pulmonalvenöse Hypertonie

Rechtsherzinsuffizienz

- **ÄP**
  - Drucküberlastung des rechten Ventrikels
    - Pulmonalstenose
    - pulmonalarterielle Hypertonie
  - Volumenüberlastung des rechten Ventrikels
    - Pulmonalinsuffizienz
    - Trikuspidalinsuffizienz
- **Leitsymptom Ödeme**
- **Röntgen**
  - Vergrößerung des rechten Vorhofs und Ventrikels
  - Verbreiterung des Kava- und Azygosschattens
  - Pleuraergüsse
  - Zwerchfellhochstand durch Hepatomegalie

Herzklappenfehler

- **ÄP**
  - Insuffizienz → Volumenbelastung → erhöhte diastolische Wandspannung → Dilatation
  - Stenose → Druckbelastung → erhöhte systolische Wandspannung → Hypertrophie
- **Insuffizienz eher als Stenose nachweisbar**
- **Frauen eher Mitralklappenvitien, Männer eher Aortenklappenvitien**
- **Mitralinsuffizienz**
  - ÄP: rheumatisch, infektiös, ischämisch, funktionell
  - Ermüdbarkeit, Dyspnoe
  - Röntgen: mitrale Konfiguration mit normaler Lunge
  - MR: Quantifizierung des Regurgitationsvolumens
- **Mitralstenose**
  - ÄP: rheumatisch
  - Dyspnoe, Palpitationen, Husten, Rechtsherzinsuffizienz
  - Röntgen: mitrale Konfiguration mit pulmonalvenöser und pulmonalarterieller Hypertonie
  - MR: Bestimmung der Mitralklappenöffnungsfläche und des Druckgradienten
- **Aorteninsuffizienz**
  - ÄP: rheumatisch, infektiös, traumatisch
  - Blutdruckverhalte, Palpitationen, Leistungslimitierung, Dyspnoe

  - Röntgen
    - aortale Konfiguration
    - verstärkte Aortenpulsationen
  - MR: Quantifizierung des Regurgitationsvolumens
- Aortenstenose
  - ÄP: degenerativ
  - Formen
    - subvalvulär
    - valvulär
    - supravalvulär
  - Palpitationen, Dyspnoe, Angina, Synkopen
  - Röntgen
    - aortale Konfiguration
    - Aortenklappenverkalkung
    - poststenotische Aortendilatation
  - MR: Bestimmung der Aortenklappenöffnungsfläche und des Druckgradienten

Koronare Herzkrankheit

- ÄP: Atherosklerose
  - Stary-Typ I: beginnende Intimaverdickung
  - Stary-Typ II: Fatty streak
    - Stary-Typ II a: Progression
    - Stary-Typ II b: Progression resistent
  - Stary-Typ III: Präatherom
  - Stary-Typ IV: Atherom
  - Stary-Typ V
    - Stary-Typ V a: Fibroatherom
    - Stary-Typ V b: kalzifizierte Läsion
    - Stary-Typ V c: fibrotische Läsion
  - Stary-Typ VI
    - Stary-Typ VI a: Plaqueulkus
    - Stary-Typ VI b: Plaquehämatom
    - Stary-Typ VI c: Plaquethrombosierung
- Mangelversorgung (Restperfusion) → reversibler Funktionsverlust, Durchblutungsstopp (Ischämie) → Zellnekrose (Myokardinfarkt)
- Lokalisation
  - subendokardial
  - transmural
- Formen
  - stunned Myokard

    - ÄP: temporäre Minderperfusion; akuter Koronararterienverschluss mit spontaner oder therapeutischer Rekanalisation
    - temporäre myokardiale Dysfunktion, spontane Erholung
  - **hibernating Myokard**
    - ÄP: repetitive oder chronische Minderperfusion; hochgradige Stenose, Koronararterienverschluss mit Kollateralversorgung
    - chronische myokardiale Dysfunktion, Erholung nach Revaskularisation
  - **nekrotisches Myokard**
    - ÄP: schwere Minderperfusion (< 20 % der Ruhedurchblutung) oder fehlende Perfusion; Koronararterienverschluss ohne Kollateralversorgung
    - irreversible myokardiale Dysfunktion, keine Erholung
- **bei koronarer Herzkrankheit Leitsymptom belastungsabhängige Angina oder akutes Koronarsyndrom, bei Myokardinfarkt Leitsymptom heftiger Retrosternalschmerz**
- **akute Koronarsyndrome an Stellen mit vulnerablen Plaques**
- **Diagnostik**
  - Radiologie: erst Veränderungen im MR, dann im Echo, dann im EKG, dann in der Klinik
    - Nachteil Stress-Echo: Untersucherabhängigkeit, periphere Segmente, rechter Ventrikel, Bildinterpretation
    - Bildverbesserung Stress-Echo: Tissue harmonic imaging, Kontrastmittel
    - Nachteil Stress-MR: Abbildung der Papillarmuskeln und dadurch Abgrenzungsproblem gegenüber Myokard
  - Nuklearmedizin: 99mTc-MIBI, 201Tl-Chlorid, PET (18F-Fluordesoxyglukose)
    - Nachteil Nuklearmedizin: schlechte räumliche Auflösung, hoher Aufwand, relativ hohe Strahlenexposition
    - Nachteil PET: subendokardialer und transmuraler Infarkt nicht differenzierbar
  - DS
    - Radiologie: Quantifizierung von Koronarkalk (Agatstonkalkscore, Volumenkalkscore, Kalkmassenbestimmung; Kalziumscoring bei Patienten mit niedrigem bis intermediärem Risikoprofil; klare Beziehung zwischen dem Ausmaß der Koronaratherosklerose und dem Ausmaß des Koronarkalks); Darstellung von Koronararterienstenosen und Nachweis einer eingeschränkten Koronarreserve durch CT-Koronarangiographie, MR-Koronarangiographie, Stress-Cine-MR und Stress-Perfusions-MR; Koronarplaquecharakterisierung durch CT-Koronarkalkmessung und CT-Koronarangiographie (hoher Lipidanteil als Hinweis auf vulnerablen Plaque)

    ◊ Kardiologie: optische Kohärenztomographie, intravaskuläre Sonographie mit virtueller Histologie, Koronarangiographie, Angioskopie
    ◊ Ziel: insbesondere Aufdeckung vulnerabler Plaques („Plaques at risk, prone to rupture") (Plaques mit positivem Remodelling)

- **Triple rule out**
  - Chest pain-CT: Differenzierung von Aortendissektion, akutem Koronarereignis und Lungenembolie

MR Myokardischämie

Myokard	Late enhancement	Wandbewegung (Ruhe)	Wandbewegung (Stress)
Normales Myokard	Nein	Normal	Normal
Stunned Myokard	Nein	Normal	High dose: pathologisch
Hibernating Myokard	Nein	Pathologisch	Low dose: pathologisch
Nekrotisches Myokard	Ja	Pathologisch	Pathologisch

Myokardinfarkt

- MR
  - T2 hyperintens
  - Wandbewegungsstörung
  - Wanddicke < 5,5 mm
- **Stress-MR: keine Zunahme der Wanddicke, keine Verbesserung der Kontraktilität**
- KM-MR
  - Early enhancement (etwa 2 min nach Kontrastmittelinjektion): Darstellung der mikrovaskulären Obstruktion
  - Late enhancement (etwa 15 min nach Kontrastmittelinjektion): Darstellung der myokardialen Narbe
    ◊ DD: bei ischämischem Myokardinfarkt immer subendokardiale Myokardschicht mitbetroffen; fehlendes Enhancement in der subendokardialen Myokardschicht bei nichtischämischen Myokarderkrankungen
- Begleitbefunde
  - Thrombus
  - Ventrikelaneurysma
  - Klappeninsuffizienz
  - Perikarderguss
- **DD: Angina, Perikarditis, Myokarditis, Pleuritis, Lungenembolie, Aortendissektion, Hiatushernie, Magenulkus**

- **KO**
  - Herzrhythmusstörungen, Herzinsuffizienz, Lungenödem, Schock, Rezidivinfarkt, Ventrikelseptumdefekt, Mitralinsuffizienz, Ventrikelaneurysma, Ventrikelruptur, Perikardtamponade, Perikarditis, Embolien
  - nach Kreislaufstillstand diffuser hypoxischer Hirnschaden

Myokarditis

- **ÄP: virale Infektionen (Enteroviren, Parvoviren, Hepatitis C-Viren, HI-Viren), rheumatische Erkrankungen, systemische Kollagenosen, bakterielle Infektionen**
- **Grippesymptome, Herzinsuffizienz, CK-MB, Troponin T**
- **MR**
  - T1 fokales, fleckförmiges, subepikardiales Enhancement (akut entzündete Myokardinseln)
    - Kontrastmittelakkumulation durch erhöhten Blutfluss, Extravasation von Flüssigkeit in Entzündungsbereichen und akute Zellschädigung
  - Perikarderguss
- **Nuklearmedizin: 111In-Antimyosin**
- **DS: Algorithmus aus Klinik, Troponinaktivität, EKG, Echokardiographie und Endomyokardbiopsie**

Kardiomyopathien

- **hämodynamische Klassifikation**
  - DCM: dilatativ
    - systolischer Pumpfehler
    - interstitielle Myokardfibrosierung
  - HOCM oder HNCM: hypertrophisch mit oder ohne Obstruktion
    - diastolischer Compliancefehler
    - interstitielle Myokardfibrosierung
  - RCM: restriktiv
    - diastolischer Compliancefehler
    - Endomyokardfibrose
  - ARVCM: arrhythmogen rechtsventrikulär
    - überwiegend rechtsventrikulärer kombinierter Pumpfehler mit ventrikulären Tachykardien
    - fettigfibröse Umwandlung des rechtsventrikulären Myokards
- **ätiologische Klassifikation**
  - ischämisch, valvulär, hypertensiv, inflammatorisch, kollagenös, toxisch, metabolisch, endokrin, hyperergisch, neuromuskulär, neoplastisch, granulomatös, physikalisch, peripartal, alimentär
- **Herzinsuffizienz, Arrhythmien, Herztod**

- **MR**
  - Ziele
    - anatomische Darstellung des Herzens und der angrenzenden Gefäße sowie der Kavamündung
    - funktionelle Bewertung der Wandabschnitte der beiden Ventrikel sowie des Ausflusstraktes
  - Befunde
    - DCM: Ventrikeldilatation, Vorhofdilatation, Wandbewegungsstörungen, EDV ↑, ESV ↑, EF ↓
    - HOCM/HNCM: linksventrikuläre Myokardverdickung, biventrikuläre Myokardverdickung, hypertrophiertes Septum, variable Obstruktion, EDV ↓, ESV ↓, MM ↑
    - RCM: Perikardverdickung, starke Vergrößerung beider Vorhöfe, paradoxe Wandbewegung des interventrikulären Septums, Perikarderguss
    - ARVCM: dilatierter rechter Ventrikel, rechtsventrikuläre Trabekulierung, regionale rechtsventrikuläre Dyskinesien, rechtsventrikuläres Enhancement, fettigfibrös infiltriertes Myokard

Herztumoren

- **Formen**
  - primär kardial
    - seltener
    - meistens benigne (Myxom, Lipom, Fibroelastom), selten maligne (Angiosarkom, Rhabdomyosarkom, Lymphom)
  - sekundär metastatisch
    - häufiger
    - Bronchialkarzinom, Mammakarzinom, Melanom, Lymphom
- **Lokalisation**
  - intrakavitär
    - Myxom: stielförmig, keine Myokardinfiltration, keine Nekrosen, Enhancement
    - Sarkom: breitbasig, Myokardinfiltration, Nekrosen, Enhancement
  - valvulär
    - Fibroelastom: geringe Signalintensität, mäßiges Enhancement
  - subendokardial
    - Lipom: fettisointense Raumforderung, breiter Myokardkontakt
- **Alter**
  - Kinder
    - Rhabdomyom: multifokal, T2 hyperintens
    - Fibrom: solitär, T2 hypointens

- Erwachsene
  - Metastase: invasiv, T2 hyperintens, Nekrosen, Enhancement
  - Myxom: stielförmig, keine Myokardinfiltration, keine Nekrosen, Enhancement
- **DD: Thrombus (intrakavitäre Lokalisation, valvuläre Lokalisation, altersabhängiges Signalverhalten, kein Enhancement), Crista terminalis als anatomische Variante (fibromuskuläres Band an der Hinterwand des rechten Vorhofs zwischen den Ostien der V. cava superior und der V. cava inferior)**
- **KO: vor allem beim Myxom rezidivierende zentrale und periphere Embolien**

Kinderradiologie: Herz

Kongenitale Herzfehler

- **1 % der Lebendgeborenen**
- **Manifestation zyanotischer Vitien im Säuglingsalter, azyanotischer Vitien im Schulalter oder später**
- **ohne Shunt: 25 %, azyanotisch**
  - Aortenisthmusstenose
  - Pulmonalstenose
  - Aortenstenose
- **mit Links-rechts-Shunt: 60 %, azyanotisch**
  - Ventrikelseptumdefekt
  - Vorhofseptumdefekt
    - Septum primum-Defekt
    - Septum secundum-Defekt
    - Sinus venosus-Defekt
  - offener Ductus arteriosus
- **mit Rechts-links-Shunt: 15 %, zyanotisch**
  - Fallot-Tetralogie
    - Pulmonalstenose
    - hochsitzender Ventrikelseptumdefekt
    - reitende Aorta
    - Rechtsherzhypertrophie
  - Transposition der großen Arterien
  - Pulmonalatresie
  - Truncus arteriosus communis

Aortenisthmusstenose (Coarctatio aortae)

- **ÄP: isolierte Obstruktion am Übergang Arcus aortae/Aorta descendens, in unmittelbarer Nähe des Ductus arteriosus**
- **meistens Männer**

- **Leitsymptom Hypertonie der oberen Körperhälfte**
- **infantile Form (25 %)**
  - präduktal
  - Durchblutung der unteren Körperhälfte über einen offenen Ductus arteriosus
- **adulte Form (75 %)**
  - postduktal
  - Durchblutung der unteren Körperhälfte über brachiozephale, interne thorakale und interkostale Arterien
- **Röntgen**
  - Linksherzverbreiterung
  - Einschnürung der Aorta in Höhe der Stenose (Epsilon-Zeichen)
  - prästenotische Dilatation der Aorta ascendens
  - poststenotische Dilatation der Aorta descendens
  - Erweiterung der supraaortalen Gefäße (Hirschgeweih-Zeichen)
  - Rippenusuren durch erweiterte Interkostalarterien

Vorhofseptumdefekt und Ventrikelseptumdefekt

- **Vorhofseptumdefekt**
  - ÄP: angeborener Substanzdefekt des interatrialen Septums
  - eingeschränkte Belastbarkeit und supraventrikuläre Herzrhythmusstörungen nur bei hämodynamisch signifikantem Shunt
  - MR: Vergrößerung des rechten Vorhofs und des rechten Ventrikels
- **Ventrikelseptumdefekt**
  - ÄP: Substanzdefekt des Ventrikelseptums
  - Linksherzinsuffizienz bei hämodynamisch signifikantem Shunt
- **DS: zweidimensionale Doppler-Echokardiographie (transthorakal und transösophageal)**
- **KO: Links-rechts-Shunt → Volumenbelastung Lunge, Druckbelastung rechter Ventrikel → Rechts-links-Shunt (Eisenmenger-Reaktion)**

Perikard

Perikarderguss

- **ÄP: Perikarditiden, Autoimmunerkrankungen, Tumoren, Herzinsuffizienz, Antikoagulation, Traumen**
- **Lokalisation zwischen Epikard und Perikard**
- **verschiedene Mechanismen für die hämodynamische Wirksamkeit**
  - mechanische Herzhöhleneinengung
  - inspiratorische Einstromverminderung in den linken Ventrikel durch stärkere Füllung des rechten Ventrikels
  - venöse Stauung
- **Nachweisbarkeit ab 20 ml sonographisch, ab 200 ml radiographisch**

- Röntgen
  - akute Entwicklung
    - ◊ Kardiomegalie
    - ◊ spitze Herzzwerchfellwinkel
    - ◊ reduzierte Lungenperfusion
    - ◊ Einflussstauung
  - chronische Entwicklung
    - ◊ Kardiomegalie
    - ◊ stumpfe Herzzwerchfellwinkel
- Sono/CT/MR
  - minimaler Erguss: Breite < 5 mm
  - mäßiger Erguss: Breite 5-10 mm (300-500 ml)
  - deutlicher Erguss: Breite > 10 mm (> 500 ml)
- KO: Herzbeuteltamponade

Pericarditis constrictiva

- ÄP: virale Perikarditis, bakterielle Perikarditis, Tuberkulose, Trauma
- Röntgen: Perikardverkalkung
- CT: Perikardverdickung, Perikardverkalkung, Vorhofvergrößerung, Lebervenenstauung

Arterien

Arterielle Hypertonie

- Verlauf
  - konzentrische Hypertrophie des linken Ventrikels
  - Dilatation des linken Ventrikels
  - relative Mitralinsuffizienz
  - pulmonalvenöse Hypertonie
- Röntgen/CT
  - Linksherzvergrößerung
  - Aortalkonfiguration
  - Aortenelongation
  - Aortensklerose
  - Lungenstauung
  - Endstadium: Lungenfibrose → pulmonalarterielle Hypertonie → Rechtsherzvergrößerung

Pulmonalarterielle Hypertonie

- Röntgen/CT
  - Erweiterung des Pulmonalarterienhauptstamms
  - Erweiterung der zentralen Pulmonalarterien
  - Bild der Hilusamputation

  - Rarefizierung der peripheren Pulmonalarterien
  - Rarefizierung der peripheren Pulmonalvenen
  - bei Cor pulmonale Rechtsherzvergrößerung

Akuter Arterienverschluss (akutes Ischämiesyndrom)

- **ÄP**
  - meistens arterielle Embolie
    - ◊ Vorhofflimmern
    - ◊ Herzinfarkt
    - ◊ Vitien
    - ◊ Endokarditis
    - ◊ Aneurysmen
    - ◊ Plaques
  - seltener lokale Thrombose
    - ◊ Atherosklerose
  - Trauma, externe Kompression (Popliteaaneurysma, Entrapmentsyndrom), Ergotamin
  - paradoxe Embolie bei offenem Foramen ovale aus dem venösen System
  - septische Embolie bei Endokarditis mit septischen Temperaturen, Fieberschüben und bekanntem Streuherd
- **6 P nach Pratt: Pain, paleness, paraesthesia, pulselessness, paralysis, prostration**
- **Projektion des Schmerzes im Bereich der Extremitäten meistens handbreit proximal des Verschlusses**
- **je akuter der Verschluss, desto schlechter die Kollateralisierung, desto gravierender die Symptomatik, desto dringlicher die Therapie**
- **bei irreversibler Ischämiesituation Spannungsblasen, druckschmerzhafte Muskulatur, livide Extremität und Sensomotorikverlust**
- **am häufigsten an der oberen Extremität A. brachialis und A. axillaris, an der unteren Extremität A. femoralis und A. poplitea**
- **arterielle Embolie**
  - Angio
    - ◊ abrupter Kontrastmittelstopp
    - ◊ glatte Begrenzung
    - ◊ fehlende Kollateralen
    - ◊ fehlende Plaques
- **arterielle Thrombose**
  - Angio
    - ◊ allmählicher Kontrastmittelstopp
    - ◊ unscharfe Begrenzung

    - ◊ Kollateralen
    - ◊ Plaques
- **proximal des Verschlusses oft Appositionsthrombus, distal oft Vasospasmus**
- **Darstellung der distalen Wiederauffüllung bzw. Nichtauffüllung wichtig**
- **KO: Myoglobinurie und Nierenversagen bei Wiedereröffnung nach mehr als 4-6 h durch Rhabdomyolyse und Toxine, große Flüssigkeitsverluste durch Kapillarschaden bei wiederhergestelltem Bluteinstrom (Tourniquet-Syndrom)**
- **interventionelle radiologische Therapie**
  - lokale intraarterielle Fibrinolyse
    - ◊ Voraussetzung ist Plasminogen im Gerinnsel; bei arterieller Thrombose Plasminogengehalt meistens hoch, bei arterieller Embolie nicht vorherzusagen (z.B. bei akutem Myokardinfarkt hoch, bei alten Vorhofthromben niedrig)
    - ◊ vor Intervention Darstellung des gesamten arteriellen Systems bis zur Peripherie
    - ◊ vorsichtige Platzierung der Katheterspitze in den Thrombus
    - ◊ 100000 IE Urokinase im Bolus, dann 80000 IE Urokinase/h bis zu maximal 48 h
    - ◊ intravenöse Vollheparinisierung nach PTT
    - ◊ stündliche Überprüfung der Gerinnungsparameter
    - ◊ Kontrollangiographien 12 und 24 h nach Lysebeginn sowie immer bei klinischer Verschlechterung
    - ◊ KO: Verschleppung von thromboembolischem Material, Blutung
  - Aspirationsthrombembolektomie
    - ◊ bei Aspirationsthrombembolektomie Histologie gewinnen, Tumorembolie am häufigsten bei Vorhofmyxom
    - ◊ KO: Verschleppung von thromboembolischem Material, Dissektion

Thrombangiitis obliterans (Morbus Winiwarter-Buerger)

- **junge Männer mit starkem Nikotinabusus**
- **oft schubweise Schmerzen und Kältegefühl in Füßen und Händen**
- **Thrombophlebitis saltans, Mononeuritis, vaskuläre Demenz**
- **Angio**
  - konzentrische Gefäßeinengungen (Filum terminale-Zeichen)
  - Korkenziehermuster der Kollateralen
  - abrupte Gefäßabbrüche (Cut off-Zeichen)
  - ansonsten unauffälliges Gefäßsystem
- **im Unterschenkel- und Fußbereich bei pathologischen Befunden erneute Darstellung nach Vasodilatantien- und Spasmolytikagabe**
- **DD: kleine periphere Embolien, chronisches Raynaud-Syndrom**

Periphere arterielle Verschlusskrankheit (chronisches Ischämiesyndrom)

- ÄP
  - Atherosklerose
  - Sonderformen
    - ◊ Vaskulitiden
    - ◊ Kollagenosen
    - ◊ chronisches Trauma
    - ◊ externe Kompression
    - ◊ Medikamente
    - ◊ Neuritiden
- Risikofaktoren der Atherosklerose
  - kausale: Nikotinabusus, Diabetes, Hypertonie, Hyperlipoproteinämie
  - prädisponierende: Adipositas, Inaktivität, Familienanamnese, Männer
- Lokalisation
  - obere Extremität: Schultergürteltyp, Oberarmtyp, peripherer Typ
    - ◊ A. subclavia
    - ◊ Unterarm- und Handarterien
  - zentraler Typ: Koronararterien, Aortenbogen, Bauchaorta
  - untere Extremität: Beckentyp (aortoiliakale Strombahn), Oberschenkeltyp (femoropopliteale Strombahn), peripherer Typ (kruropedale Strombahn)
    - ◊ A. femoralis superficialis im Adduktorenkanal
    - ◊ A. poplitea
    - ◊ Trifurkation
    - ◊ A. tibialis anterior
    - ◊ Unterschenkel- und Fußarterien bei Diabetes
- Klassifikation nach Fontaine
  - I: Beschwerdefreiheit
  - II: Belastungsschmerz
    - ◊ II a: schmerzfreie Gehstrecke > 200 m
    - ◊ II b: schmerzfreie Gehstrecke < 200 m
  - III: Ruheschmerz
  - IV: Ulkus, Nekrose, Gangrän
- angiographische Diagnostik (Angio, MRA, CTA) bei Verdacht auf Kompressionssyndrom auch mit Funktionsaufnahmen
- Oszillographie: schnell verfügbar, nichtinvasiv, sehr günstig; jedoch nur Screeningmethode und bei isolierten Unterarmarterienverschlüssen nicht pathologisch

- **Farbdopplersono:** schnell verfügbar, nichtinvasiv, sehr günstig; jedoch schlechte Darstellbarkeit der proximalen A. subclavia und schlechte Beurteilbarkeit von Kollateralsystemen
- Angio
  - Kaliberschwankungen
  - Konturunregelmäßigkeiten
    - atheromatöse Beete, Plaques, Ulzerationen, wandständige Verkalkungen
  - Füllungsdefekte
  - lokale/diffuse, kurzstreckige/langstreckige, konzentrische/exzentrische Stenosen
  - Verschlüsse
  - Aneurysmen
  - Kollateralen
  - angiographische Klassifikation
    - Normalbefund: glatte Arterienwände
    - geringgradige Stenose: 30-49 % Diameterreduktion
    - mittelgradige Stenose: 50-75 % Diameterreduktion
    - hochgradige Stenose: 76-99 % Diameterreduktion
    - Verschluss: kein Fluss
- **MRA: hohe diagnostische Aussagekraft, Tendenz zur Überschätzung des Stenosegrades, höchstgradige Stenosen können wie kurzstreckige Verschlüsse imponieren**
- **CTA: hohe diagnostische Aussagekraft, eingeschränkte Lumenevaluation bei ausgeprägter Gefäßverkalkung**
- **DD: LWS-Syndrom, Polyneuropathie, Arthritis, Arthrose, Wurzelreizsyndrom, Mediasklerose, Entrapment-Syndrom**
- Therapieoptionen
  - IRA-Prinzip
    - Infektsanierung
    - Revaskularisation
    - Amputation
- interventionelle radiologische Therapie
  - Indikationen
    - relative Indikation: Stadium II nach Fontaine
    - absolute Indikation: Stadien III und IV nach Fontaine
    - Differentialindikation abhängig von der TASC-Klassifikation
    - Strombahnhindernisse bis 10 cm Länge
    - gute Prognose bei kurzen, umschriebenen, konzentrischen, nichtkalzifizierten Stenosen mit ausreichendem peripheren Abstrom im Stadium II a oder II b

- ◊ iliakale, femoropopliteale und krurale Gefäßläsionen: je weiter nach distal, desto strenger die Indikation; je weiter nach distal, desto schlechter die Ergebnisse
- Kontraindikationen
  - ◊ sehr kurze Beschwerdeanamnese
  - ◊ akute plötzliche Beschwerdeverschlechterung
  - ◊ manifeste Hyperthyreose, Diabetes, Niereninsuffizienz, hämorrhagische Diathese
- Voraussetzungen
  - ◊ interdisziplinäre Indikationskonferenz
  - ◊ klinischer Befund
  - ◊ dopplersonographische Untersuchung
  - ◊ MRA/DSA der Beckenbeinstrombahn
- Vorgehen
  - ◊ Schleusen: Iliakastenosen 7F (6-8F); Femoropoplitealstenosen 6F (5-7F); Crossover mit Crossoverschleuse, langen Führungsdrähten und flexiblen Stents
  - ◊ Übersichtsangiographie der Beckenbeinstrombahn
  - ◊ Drahtpassage (z.B. Terumo) unter ständiger Durchleuchtung und ständiger Drahtbewegung
  - ◊ angiographische Kontrolle der Drahtposition zum Nachweis einer intravasalen Drahtlage (z.B. Roadmapping)
  - ◊ Ballonkatheter passend zum Normallumen und zur Stenoselänge
  - ◊ Balloninflation und Ballondeflation über Druckmanometer und unter Durchleuchtung
  - ◊ Ballondilatation je nach Stenosereaktion einfach oder mehrfach, 30-60 s
  - ◊ iliakal: Stenting insbesondere bei verkalkten Stenosen, Verschlüssen und unzureichender Ballondilatation; proximal iliakal z.B. ballonmontierte Stahlstents; distal iliakal z.B. selbstexpandierende Nitinolstents; bei Perforationen, AV-Fisteln, Rupturen und Aneurysmen Covered stents (Stentgrafts)
  - ◊ femoropopliteal: perkutane transluminale Angioplastie (PTA) mit medikamentenbeschichteten Ballons; Stenting insbesondere bei unzureichender Ballondilatation; z.B. selbstexpandierende Nitinolstents
  - ◊ krural: stenosefreier Einstrom in den Unterschenkel und ein Ausstrom bis in die pedalen Gefäße über mindestens eine krurale Arterie als Voraussetzung für den Extremitätenerhalt; bevorzugt Rekanalisation der A. fibularis, da Anastomosen zur A. dorsalis pedis und A. plantaris pedis bestehen; bei der kruralen Gefäßintervention Pressure only balloon angioplasty (POBA) als wichtigstes Verfahren
  - ◊ weitere Techniken: z.B. Kryoplastie, Laserangioplastie, Brachytherapie, Atherektomie

  - ◊ Abschlussangiographie der Beckenbeinstrombahn bei liegendem Führungsdraht: Nachweis einer ausreichenden Lumeneröffnung, Ausschluss einer peripheren Embolie
- o Begleitmaßnahmen
  - ◊ 5000 IE Heparin während der Intervention
  - ◊ bei Ballondilatation der Unterschenkelarterien 2-4 µg Alprostadil während der Intervention zur Prophylaxe von Spasmen
  - ◊ 100 mg Azetylsalizylsäure pro die als Dauertherapie und 75 mg Clopidogrel pro die für 4-6 Wochen
  - ◊ Ausschaltung der Risikofaktoren
  - ◊ Verlaufskontrollen des Gefäßstatus
- o KO
  - ◊ Punktionsort: Blutung, AV-Fistel, Aneurysma
  - ◊ Angioplastieort: Thrombus, Ruptur
  - ◊ distal der Angioplastie: Embolisation, Dissektion
  - ◊ systemisch: Kontrastmittelunverträglichkeit, Herzinfarkt, Nierenversagen, Schlaganfall, Hyperthyreose
  - ◊ konsekutiv: Operation, Extremitätenverlust, Tod

Periphere arterielle Verschlusskrankheit

Kriterium	Periphere arterielle Verschlusskrankheit	Thrombangiitis obliterans	Arterielle Embolie
Häufigkeit	+++	+	++
Geschlecht	80 % männlich	90 % männlich	Gleich
Auftreten	> 45 Jahre	< 40 Jahre	Unabhängig
Ursache	Atherosklerose	?	Z.B. Herzkrankheiten
Claudicatio	+++	(+)	-
Befallstyp	Untere Extremität	Obere Extremität	Untere Extremität
Venenbeteiligung	-	Phlebitis saltans, Phlebitis migrans	-
Klinik	Schleichender Beginn	Verlauf in Schüben	Perakuter Beginn

Operationen bei Gefäßverschlüssen

- **akuter Arterienverschluss**
  - o Thrombembolektomie

- **periphere arterielle Verschlusskrankheit**
  - Thrombendarteriektomie
  - Bypassverfahren
  - Patchplastik
  - Gefäßinterposition
  - Amputation

Angiographische Beurteilung der operativen Maßnahmen

- **Operationskomplikationen**
  - Thrombosierung
  - Perforation
  - Bypassstenose
  - Bypassverschluss
  - Anastomosenstenose
  - Anastomoseninsuffizienz
- **Langzeitkontrolle**
  - Offenheitsrate
  - Aneurysmenbildung

Karotisstenose

- **ÄP**
  - Atherosklerose
  - Gefäßdissektion
  - fibromuskuläre Dysplasie
  - Arteriitis
  - Vasospasmen
- **Amaurosis fugax, transitorisch ischämische Attacke, Hirninfarkt**
  - 70 %ige asymptomatische Karotisstenose nur mit geringem Schlaganfallrisiko von etwa 1 % pro Jahr
  - erst bei über 80 %igen und insbesondere präokklusiven asymptomatischen Karotisstenosen hohes Schlaganfallrisiko
  - symptomatische Karotisstenosen mit einem Schlaganfallrisiko von 13 % bei einem Stenosegrad von 70-79 %, von 19 % bei einem Stenosegrad von 80-89 % und von 35 % bei einem Stenosegrad von 90-95 %
- **neurologische Klassifikation**
  - I: asymptomatische Karotisstenose
  - II: transitorische ischämische Attacke (TIA)
  - III: progredienter Insult
    - III a: ohne Rückbildung
    - III b: mit Rückbildung (reversibles ischämisches neurologisches Defizit, RIND)

    - ◊ III c: mit prolongierter Rückbildung (prolongiertes reversibles ischämisches neurologisches Defizit, PRIND)
  - o IV: kompletter Insult
    - ◊ IV a: kleiner Insult, geringe Behinderung (Minor stroke)
    - ◊ IV b: großer Insult, meistens Pflegebedürftigkeit (Major stroke)
- **angiographische Klassifikation mittels MRA, CTA bzw. DSA**
  - o Klassifikation der Stenose nach NASCET (North American symptomatic carotid endarterectomy trial)
    - ◊ Verhältnis des Restlumens zum Gefäßdurchmesser oberhalb der Stenose (distaler Stenosegrad)
  - o Klassifikation der Stenose nach ECST (European carotid surgical trial)
    - ◊ Verhältnis des Restlumens zum geschätzten ursprünglichen Gefäßdurchmesser (lokaler Stenosegrad)
  - o Stenosegrade
    - ◊ niedriggradige Stenose: < 50 % NASCET, entsprechend etwa < 70 % ECST
    - ◊ mittelgradige Stenose: 50-69 % NASCET, entsprechend etwa 70-79 % ECST
    - ◊ hochgradige Stenose: 70-99 % NASCET, entsprechend etwa 80-99 % ECST
- **MR/MRA**
  - o auch zur Detektion des für eine Dissektion diagnostisch beweisenden halbmondförmigen intramuralen Hämatoms
- **CT/CTA**
  - o auch zur Beurteilung der Plaquemorphologie
    - ◊ lipomatös: -100 bis 49 HE
    - ◊ fibrös: 40 bis 149 HE
    - ◊ kalzifiziert: 150 bis 1300 HE
  - o einschließlich Maximum intensity projection und Perspective volume rendering
- **Sono**
  - o auch zur Evaluation von Gefäßwandmorphologie, Ulzerationen, Dissektionen und Gefäßwandverletzungen
    - ◊ kontrastverstärkte Sono: auch zur Evaluation der Gefäßneovaskularisation und der Plaqueneovaskularisation
- **interventionelle radiologische Therapie**
  - o Indikationen
    - ◊ symptomatische Patienten mit einem Stenosegrad ≥ 70 %, die innerhalb der letzten 180 Tage eine TIA oder einen Schlaganfall ohne bleibendes schweres neurologisches Defizit erlitten haben

  - ◊ asymptomatische Patienten bei erhöhtem Narkose- bzw. erhöhtem Operationsrisiko
  - ◊ Restenose nach Operation
- o Voraussetzungen
  - ◊ interdisziplinäre Indikationskonferenz
  - ◊ klinischer Befund
  - ◊ dopplersonographische Untersuchung
  - ◊ MR des Schädels einschließlich Diffusionswichtung vor und nach der Intervention
  - ◊ MRA der Halsgefäße
- o Vorgehen
  - ◊ Übersichtsangiographie der stenosierten Karotis und der intrakraniellen Gefäße
  - ◊ Katheterspülung ausschließlich in der Aorta descendens
  - ◊ Neuroprotektion durch Filterplatzierung oder Ballonokklusion wegen eigener Komplikationsrate und Embolierisiko umstritten, Ballonokklusion nur bei Kollateralkreisläufen
  - ◊ Stentdurchmesser mindestens 1 mm über dem größten zu überbrückenden Gefäßdurchmesser
  - ◊ Nachdilatation nach Stentfreisetzung, um den gewünschten Gefäßdurchmesser gegen die Widerstandskräfte des Plaques zu erreichen
  - ◊ Abschlussangiographie der dilatierten Karotis und der intrakraniellen Gefäße bei liegendem Führungsdraht
- o Begleitmedikation
  - ◊ Vorbeugung von Stentthrombosen durch selbstexpandierende Stents, kombinierte Behandlung mit Azetylsalizylsäure und Clopidogrel vor und nach der Intervention sowie periinterventionelle Bolusheparinisierung
  - ◊ 100 mg Azetylsalizylsäure und 75 mg Clopidogrel pro die drei Tage vor der Intervention bis 4-6 Wochen nach der Intervention, dann nur noch 100 mg Azetylsalizylsäure pro die als Dauertherapie
  - ◊ 7500 IE Heparin während der Intervention, dann Heparinisierung für 24 h
  - ◊ 1 mg Atropin intravenös zur Prophylaxe von Hypotonie und Bradykardie durch Stentdruck auf den Karotissinus unmittelbar vor der Intervention
  - ◊ Monitoring durch einen Anästhesisten während der Intervention
  - ◊ Überwachung auf einer Intermediate care Station für einen Tag nach der Intervention
- o **KO**
  - ◊ vor allem Schlaganfall durch Embolie

Karotis-Desobliteration im Vergleich zur Stent-PTA

Parameter	Karotis-Desobliteration	Stent-PTA
Invasivität	Hoch	Gering
Blutstromunterbrechung	15-30 min	< 1 min
Blutverlust	300 ml	< 100 ml
TIA	< 1 %	3-7 %
Schlaganfall	1-3 %	2-7 %
Blutung	< 2 %	< 1 %
Dissektion	0,5 %	> 1 %
Nervenläsion	2-15 %	< 1 %
Karotisverschluss	< 0,5 %	2-5 %
Karotisrestenose/5 Jahre	5-10 %	4-8 %
Karotisreeingriffe/5 Jahre	< 5 %	5 %
Letalität	< 1 %	< 1 %

Sono Karotisstenose

Stenosegrad	Prozent	Befund vor Stenose	Befund in Stenose	Befund nach Stenose	Kollateralen
Normalbefund	0 %	Normal	Normales Flussprofil	Normal	-
Leichtgradige Stenose	< 30 %	Normal	Geringe lokale Strömungszunahme	Normal	-
Mittelgradige Stenose	30-70 %	Normal	Deutliche lokale Strömungszunahme, Spektralverbreiterung	Normal	-

Stenose-grad	Prozent	Befund vor Stenose	Befund in Stenose	Befund nach Stenose	Kollate-ralen
Hochgradige Stenose	70-90 %	Verminderte Geschwindigkeit, erhöhte Pulsatilität	Starke lokale Strömungszunahme, Spektralverbreiterung, inverse Frequenzanteile	Verminderte Geschwindigkeit, erniedrigte Pulsatilität	Meistens +
Höchstgradige Stenose	> 90 %	Stark verminderte Geschwindigkeit, erhöhte Pulsatilität	Variables Stenosesignal	Stark verminderte Geschwindigkeit, stark erniedrigte Pulsatilität	Immer +
Verschluss	100 %	Stark verminderte Geschwindigkeit, erhöhte Pulsatilität	Kein Flusssignal	Kein Flusssignal	Immer +

Wichtige Kollateralsysteme bei verschiedenen Verschlusshöhen

- A. ophthalmica
- Aa. mammariae
- Aa. intercostales
- Aa. lumbales
- Riolan-Anastomose (Verbindung zwischen A. colica media aus A. mesenterica superior und A. colica sinistra aus A. mesenterica inferior)
- Äste der A. iliaca interna
- Äste der A. femoralis communis
- Äste der A. profunda femoris

Steal-Syndrome

- Strömungsumkehr
  - in A. iliaca interna bei Verschluss der A. iliaca externa
  - in A. mesenterica inferior bei Verschluss der proximalen Aorta abdominalis

- in A. vertebralis bei Verschluss der proximalen A. subclavia
  - Truncus brachiocephalicus/Aorta → A. carotis dextra/sinistra → Circulus Willisi → A. basilaris → A. vertebralis dextra/sinistra → A. subclavia dextra/sinistra
  - alternativ (ohne Circulus Willisi) über A. vertebralis der Gegenseite
  - radikuläre Arterien
  - thyreoidale Gefäße
  - Anastomosen zwischen den Aa. thoracicae (mammariae) internae
- **Subclavian steal-Syndrom**
  - ÄP: Blutentzug im Hirnstamm durch Flussumkehr in der ipsilateralen A. vertebralis bei hochgradiger proximaler Subklaviastenose oder proximalem Subklaviaverschluss
  - Schwindel bei Arbeit mit dem ipsilateralen Arm
  - schnelle Ermüdbarkeit
  - belastungsabhängige Schmerzen und Raynaud-Symptomatik des ipsilateralen Arms
  - Farbdopplersono
    - Flussumkehr in der A. vertebralis der betroffenen Seite
    - Zunahme unter Belastung des ipsilateralen Arms
    - Darstellung der Subklaviastenose

Leriche-Syndrom

- ÄP: Verschluss der Aortenbifurkation
- Gesäßschmerzen, bilaterale Hypotonie der Beine, Impotenz
- Angio: bei allmählich aufgetretenem Verschluss Kollateralisierung aus den Aa. lumbales (lateraler Weg) bzw. der A. mesenterica inferior (medialer Weg) zur A. iliaca interna oder A. profunda femoris

Diabetische Angiopathie

- ÄP: schlechte Einstellung eines Diabetes mellitus über längere Zeit
- Röntgen: diffuse Arterienverkalkungen (Natural road map) durch ausgeprägte Mediasklerose
- Angio: Veränderungen wie bei chronischer arterieller Verschlusskrankheit, jedoch Betonung der Peripherie

Fibromuskuläre Dysplasie

- junge Frauen
- A. renalis, A. carotis interna, A. iliaca
- Formen
  - medialer Typ (häufig)
    - Angio: perlschnurartig mit Wechsel von Stenosen und Dilatationen
  - intimaler Typ (selten)
    - Angio: kurze Stenosen mit poststenotischen Dilatationen

Ergotismus

- bilateraler und symmetrischer Befall der kleinen und kleinsten Gefäße
- Gefäßspasmen im Frühstadium nach Vasodilatantien reversibel

Vasospasmus

- ÄP: als physiologische Reaktion oder bei generalisierter Hyperreagibilität
- Gefäßspasmus sollte nach spätestens 8 h aufgehoben sein
- Persistenz spricht gegen Gefäßspasmus bzw. für Komplikationen (Thrombosierung)

Raynaud-Syndrom

- ÄP
  - primär
    - funktionelle Störung der akralen Vasomotorik
    - Provokation bzw. Verschlimmerung durch Kälte und Stress
  - sekundär
    - vasospastische Zustände bei vorbestehender Grunderkrankung
    - arterielle Verschlusskrankheit, Thrombangiitis obliterans, arterioarterielle Embolien, Polyarteriitis nodosa, Vibrationstrauma, Kollagenosen, Polyzythämie, Ergotismus
- anfallsartige Ischämie der Finger oder Zehen mit reaktiver Hyperämie
- Schmerzen, Weißfärbung der Akren, Taubheitsgefühl
- Klassifikation
  - I: initiale Zyanose
  - II: sekundäre Weißfärbung
  - III: postischämische Rötung
- Angiographie zunächst bei kühler, anschließend bei erwärmter Extremität
- Angio
  - bilateraler Befund
  - kleine Gefäße
  - Füllung der A. interossea vor der A. radialis und der A. ulnaris
  - Frühveränderungen
    - Engstellungen ohne Abbrüche
    - Klebrigkeit des Kontrastmittels
    - gute Reaktion auf Vasodilatantien
    - kein Nachweis sekundärer Gefäßveränderungen
  - Spätveränderungen
    - Abbrüche
    - Thromben

Raynaud-Syndrom

Kriterium	Primäres Raynaud-Syndrom	Sekundäres Raynaud-Syndrom
Erkrankungsalter	10-45 Jahre	Oft > 50 Jahre
Fingerbefall	Symmetrischer Befall	Asymmetrischer Befall, isolierter Befall
Organmanifestation	Nein	Entsprechend Grundkrankheit
Akrale Nekrosen	Nein	Häufig
Serologische Veränderungen	Nein	Entsprechend Grundkrankheit
Kapillarmikroskopie	Keine Veränderungen	Häufig Pathologika
Angio	Vasospasmen, keine organischen Veränderungen	Vasospasmen, organische Veränderungen

Thenar-Hammer-Syndrom

- ÄP: Mikrotraumata der A. radialis
- Minderperfusion der Finger 1-3, Nekrose des Os naviculare
- Angio: Thrombose oder Verschluss der A. radialis, Mikroaneurysmen

Hypothenar-Hammer-Syndrom

- ÄP: Mikrotraumata der A. ulnaris
- Minderperfusion der Finger 3-5, Nekrose des Os hamatum
- Angio: Thrombose oder Verschluss der A. ulnaris, Mikroaneurysmen

Vaskuläre Kompressionssyndrome

- Thoracic outlet-Syndrom
  - ÄP
    - neurologischer Typ: Kompression des Plexus brachialis (Parästhesien, Schmerzen)
    - arterieller Typ: Kompression der A. subclavia (Kältegefühl)
    - venöser Typ: Kompression der V. subclavia (Armvenenthrombose)
    - Mischtyp: neurovaskuläres Schultergürtelkompressionssyndrom
  - Kompression durch Halsrippen, Halswirbelquerfortsätze, Klavikula, Skalenusdreieck, Lungenspitzenprozess, M. pectoralis minor
  - Neuropathie, Kraftverlust, rasche Ermüdbarkeit, Schweresyndrom, Muskelatrophie

  - typischerweise Schmerzen an der Schulterrückseite, Beschwerden in der Axilla mit Ausstrahlung an der Arminnenseite, Missempfindungen in der Nacht mit Einschlafen des Arms, Schmerzen bei Überkopfarbeiten
  - Abduktion-Elevation-Außenrotation (AER) mit Faustschlussübungen als Provokationstest
  - Röntgen
    - Halsrippe
    - Thoraxprozess
  - MR
    - Raumforderung am Plexus brachialis
    - Okklusion der A. subclavia unter Hyperabduktion der Arme
    - Stenose der V. subclavia
  - Angio: auch Funktionsdiagnostik mit Provokationstest (Schürzenbinderstellung, elevierter Arm, Gewichtsbelastung)
  - KO: arterioarterielle Embolien
- **Entrapmentsyndrom der A. poplitea**
  - ÄP: Kompression der A. poplitea durch den M. gastrocnemius
  - Claudicatio intermittens oder akuter Gefäßverschluss
  - Angiographie mit Provokationstest (dorsalflektierter Fuß)
  - Angio: segmentale glatt begrenzte Stenosen bei unauffälligem vor- und nachgeschalteten Gefäßsegment (A. poplitea, A. femoralis communis)
- **Weichteiltumoren**
- **Metastasen**
- **Knochentumoren**
- **Hämatome**

Vaskulitiden

- **Riesenzellarteriitis**
  - Großgefäßvaskulitis
  - ältere Frauen
  - klassische Temporalarteriitis
    - A. temporalis, A. centralis retinae
    - Kopfschmerzen, Sehstörungen, Claudicatio masticatoria, zerebrale Ischämien
    - oft zusätzlich Polymyalgia rheumatica
    - A. temporalis verdickt, schmerzhaft, geschlängelt
    - fehlende oder seitendifferente Pulsation der A. temporalis
  - extrakraniale Riesenzellarteriitis
    - Aorta, A. subclavia
    - Aortenaneurysma, Aortendissektion

- Sono
  - entzündliche echoarme Wandverdickung bei Arteriitis der kleinen kranialen Gefäße (Halo)
  - unter Steroidtherapie Verschwinden des Halo in drei Wochen
- MR
  - erhöhte Wanddicke in entzündeten Segmenten
  - murales Enhancement der betroffenen Gefäße
  - bei Großgefäßvaskulitis Dreischichtung der Gefäßwand mit Schießscheibenphänomen
  - perivaskuläres Enhancement
  - perivaskuläres Ödem
- PET (18F-Fluordesoxyglukose) bei systemischer Vaskulitis als Ursache eines Fiebers unklarer Ätiologie
- DS: Biopsie der Temporalarterien (nekrotisierende Arteriitis mit mononukleären Zellinfiltraten, Granulome mit Riesenzellen)
- KO: Visusverlust durch anteriore ischämische Optikusneuropathie oder Zentralarterienverschluss
- interventionelle radiologische Therapie: perkutane transluminale Angioplastie

- Takayasu-Arteriitis
  - Großgefäßvaskulitis
  - jüngere Frauen, asiatischer Raum
  - Muskelbeschwerden, Armschmerzen, Schwindel, Sehstörungen
  - Pulsabschwächung an Armarterien, systolische Blutdruckdifferenz zwischen beiden Armen
  - Sono: homogen echoreiche, glatt begrenzte, regelmäßig zirkuläre Gefäßwandverdickung
  - MR: deutliches Enhancement der betroffenen Wandabschnitte
  - Angio: Stenosen, Verschlüsse und Aneurysmen an A. subclavia, Aortenbogen und Aa. carotides
  - interventionelle radiologische Therapie: perkutane transluminale Angioplastie
- Polyarteriitis nodosa
  - multiple Mikroaneurysmen der mittleren und kleinen Arterien verschiedener Organe
  - vor allem Nieren-, Leber-, Milz-, Mesenterialarterien
  - Angio: multiple Aneurysmen, vor allem an Gefäßverzweigungsstellen
  - KO: Aneurysmaruptur mit intra- und extraparenchymaler Blutung

Aneurysmaformen

- Aneurysma verum
  - ÄP: Atherosklerose, Arteriitis, Lues, Mykosen
  - Ausbuchtung aller Wandschichten (Intima, Media, Adventitia)

  - fusiforme Erweiterung
- **Aneurysma spurium**
  - ÄP: Trauma, Operation
  - Unterbrechung von Intima/Media, Begrenzung durch Adventitia
  - sackförmige Erweiterung

Aneurysmen

- **dissezierendes Aneurysma**
  - ÄP: Atherosklerose, Hypertonie
  - Einriss in Intima/Media, Bildung eines falschen Lumens
  - Entry, Dissektionsmembran, Reentry
  - Stanford-Klassifikation
  - Typ A
    - De Bakey Typ I und II
    - Einriss in Aorta kranial der A. coronaria dextra, weitere Dissektion nach distal möglich
    - absolute Operationsindikation
  - Typ B
    - De Bakey Typ III
    - Einriss in Aorta distal der linken A. subclavia, weitere Dissektion nach distal möglich
    - strenge Blutdrucksenkung; Operationsindikation bei kardialen Komplikationen, Kompression der renalen und viszeralen Gefäße, zunehmendem Gefäßdurchmesser
  - wahres Lumen
    - schmal, oval, innere Aortenkurvatur, selten Thrombosierung
  - falsches Lumen
    - groß, sichelförmig, äußere Aortenkurvatur, häufig Thrombosierung
  - Röntgen: Mediastinalverbreiterung
  - MR
    - vergrößerter äußerer Gefäßdurchmesser
    - T1 intramurales Hämatom (akut isointense Wandverdickung, subakut hyperintense Wandverdickung)
    - Lumeneinengung
  - DS: CT, transösophageale Echokardiographie
  - KO: Aortenruptur, Perikardtamponade, Aorteninsuffizienz, Myokardischämie
- **thorakoabdominales Aortenaneurysma**
  - Klassifikation nach Crawford
    - I: Ausdehnung kaudal der linken A. subclavia bis kranial der Aa. renales
    - II: Ausdehnung kaudal der linken A. subclavia bis zur Bifurcatio aortae

        - ◊ III: Ausdehnung von der mittleren Aorta descendens bis zur Bifurcatio aortae
        - ◊ IV: Ausdehnung vom Diaphragma bis zur Bifurcatio aortae
    - zunächst keine Symptome, dann Symptome durch Gefäßverschlüsse und Kompressionseffekte, schließlich Symptome durch Aneurysmaperforation (gedeckte Ruptur, freie Ruptur, Ruptur in ein Hohlorgan)
    - DD: Aortendissektion, Myokardinfarkt, Lungenembolie, Pneumonie
    - interventionelle radiologische Therapie: Aortenstent
- **abdominales Aortenaneurysma**
    - Männer deutlich häufiger als Frauen
    - Erweiterung des Durchmessers der Aorta descendens über 4 cm
        - ◊ signifikantes Rupturrisiko bei Durchmesser > 5 cm oder Wachstumsrate > 0,5 cm/Jahr
        - ◊ weitere Erhöhung des Rupturrisikos durch sakkuläre Morphologie, arterielle Hypertonie, Nikotinabusus, familiäre Anamnese und hohes Alter
    - Lokalisation
        - ◊ in 95 % unterhalb der Nierenarterien gelegen
        - ◊ in 20 % Bifurkation und Iliakalarterien beteiligt
    - nichtrupturiert meistens Zufallsbefund, rupturiert insbesondere Schmerzen, angespannte Bauchdecken und Schock
    - häufig periphere Embolien, selten aortokavale Fisteln (Rechtsherzinsuffizienz, Körperstammzyanose) bzw. aortoduodenale Fisteln (Hämatemesis, Meläna)
    - KO: Ruptur, Fisteln
    - interventionelle radiologische Therapie
        - ◊ endovaskuläre Aortenstentgraftimplantation (endovaskuläre Aneurysmareparatur)
        - ◊ KO: Protheseninfekt, Prothesenverschluss, Endoleckagen, Prothesenmigration, Prothesenkinking
    - Klassifikation der Endoleckagen
        - ◊ I: Perigraft-Leak; Verankerungszonen der Endoprothese; proximal (I a), distal (I b), Fenestrierungen/Seitenarme (I c)
        - ◊ II: Collateral-Leak; retrograder Fluss aus aortalen Seitenästen
        - ◊ III: Midgraft-Leak; Leckage zwischen Modulen
        - ◊ IV: Graft-Porosity-Leak; Sickerblutung durch Porosität
        - ◊ V: Endotension; Expansion des Aneurysmas
- **inflammatorisches Aortenaneurysma**
    - verdickte Aortenwand, perianeurysmatische Fibrose
    - CT: ventrale, stark Kontrastmittel anreichernde, hufeisenförmige Gewebsschicht

- **viszerales Aneurysma**
  - Vorkommen
    - ◊ A. lienalis: arteriosklerotisch, pankreatitisch
    - ◊ A. hepatica: traumatisch
    - ◊ A. mesenterica superior: mykotisch, pankreatitisch
  - Formen
    - ◊ sacciform
    - ◊ fusiform
  - asymptomatisch oder bei Aneurysmaruptur akutes Abdomen mit hämorrhagischem Schock und Gastrointestinalblutungen
  - interventionelle radiologische Therapie: Embolisation mit Coils oder Ausschaltung mit einem Covered stent (Stentgraft)
- **peripheres Aneurysma**
  - arteriosklerotisch, postoperativ (Graftaneurysma), iatrogen (Punktion), posttraumatisch
  - Kniekehle, Leiste
  - KO: Thrombosierung, arterioarterielle Embolien, Ruptur
- **Popliteaaneurysma**
  - ÄP: Atherosklerose
  - KO: Embolie, akuter thrombotischer Verschluss, Ruptur, komprimierte benachbarte Strukturen
  - interventionelle radiologische Therapie
    - ◊ endovaskuläre Ausschaltung
    - ◊ cave Bewegungssegment

Arteriovenöse Fisteln

- **ÄP: kongenital, posttraumatisch, postoperativ**
- **pathologische Kurzschlussverbindungen zwischen arteriellem und venösem Kreislauf**
- **lokal pulsierende Varizen, schwirrende Raumforderung, hörbares Maschinengeräusch**
- **bei Fistelkompression Pulsverlangsamung und Blutdruckanstieg**
- **systemisch Rechtsherzinsuffizienz, Cor pulmonale, Stauungsdermatose**
- **Klassifikation**
  - I: Kontrastierung der distal der Fistel gelegenen Arterie nicht erkennbar reduziert
  - II: Kontrastierung der distal der Fistel gelegenen Arterie leicht reduziert
  - III: Kontrastierung der distal der Fistel gelegenen Arterie deutlich reduziert
  - IV: fehlende Kontrastierung der distalen Arterie

Morbus Osler-Rendu-Weber

- ÄP: autosomal-dominanter Erbgang
- periorale Teleangiektasien, Epistaxis, gastrointestinale Blutungen
- arteriovenöse Fisteln und Malformationen im Respirations- und Gastrointestinaltrakt

Hämangiome

- kapillär
  - Hyperkontrastierung
- kavernös
  - Gefäßkonvolute
  - Pooling
  - Phlebolithen
- MR
  - T2 hyperintens
  - kapilläre Hämangiome: schnelle Kontrastmittelfüllung
  - kavernöse Hämangiome: langsame Kontrastmittelfüllung

Traumabedingte Gefäßveränderungen

- Arterienverletzung
  - direkt
    - ◊ offene Verletzung
    - ◊ geschlossene Verletzung
  - indirekt
    - ◊ Überdehnungstrauma
    - ◊ Dezelerationstrauma
- Verletzungsfolgen
  - Blutung
  - Thrombose
  - Embolie
  - Ischämie
  - Dissektion
  - Kompartmentsyndrom
  - Aneurysma
  - Fistel
  - Infektion
  - Verschluss

Traumatische Aortenruptur

- ÄP: Verkehrsunfälle
- bei Dezelerationstrauma durch plötzliche Beschleunigungsänderung des menschlichen Körpers abrupte Massenverschiebung der intrathorakalen Organe

- größte Gefäßwandbelastung am Übergang des freischwingenden Aortenbogens zum fixierten Isthmusabschnitt am Ansatz des Lig. arteriosum
- Klassifikation nach Parmley
  - I: subintimale Einblutung
  - II: Einriss der Intima mit subintimaler Einblutung
  - III: Einriss der Media
  - IV: falsches Aneurysma
  - V: kompletter Gefäßeinriss
  - VI: kompletter Gefäßeinriss mit paraaortaler Blutung
- zunächst keine Symptome, dann Thoraxschmerzen, Dyspnoe und Dysphagie, schließlich mediastinale Einblutung, Hämatothorax und hämorrhagischer Schock
- DD: Rippenserienfraktur, Lungenverletzung, Pneumothorax, Aneurysmaruptur
- interventionelle radiologische Therapie: Aortenstent

Dissektion von Kopf- und Halsgefäßen

- ÄP
  - Einriss der Intima mit Entstehung eines Falschlumens und Einblutung in die Arterienwand
  - spontan, fibromuskuläre Dysplasie, traumatisch
- Prädilektionsstellen
  - A. carotis interna an der Schädelbasis
    - einseitige Hals-, Kopf-, Gesichts- und Orbitaschmerzen
    - Ischämie des Zerebrums oder der Retina
    - Horner-Syndrom
  - A. vertebralis an der Atlasschlinge
    - Kopf- und Nackenschmerzen
    - Ischämie der lateralen Medulla oblongata
    - Wallenberg-Syndrom
- Sono
  - direkte morphologische Kriterien
    - Stenose
    - echoarmes Wandhämatom
    - Dissektionsmembran
    - doppelte Lumina
  - indirekte hämodynamische Kriterien
    - Flussbeschleunigung
    - Pendelfluss, Schwapp-Phänomen
    - Verschluss
- MR
  - Lumeneinengung

  - String-Zeichen (Stenose) bzw. String and pearl-Zeichen (Stenose und Pseudoaneurysmen)
  - Wandhämatom
- Angio
  - irreguläre Einengung der Arterie an typischer Lokalisation
  - konisch zulaufende Stenose bei sonst normaler Kontur
  - doppeltes Lumen oder Intimal flap selten nachweisbar
- DD: Atherosklerose, fibromuskuläre Dysplasie ohne Dissektion, Thrombose

Moya-Moya-Erkrankung

- progressive Stenosierung und Okkludierung der distalen A. carotis interna und der proximalen A. cerebri anterior und media
- häufige Ursache für ischämische Schlaganfälle bei Kindern
- Angio: nebelartiger Kollateralkreislauf über lentikulostriatale, leptomeningeale und piale Gefäße
- Subarachnoidalblutung, Infarkt
- DS: Angiographie

Tumorbedingte Gefäßveränderungen

- atypische Gefäßarchitektur
- Mikroaneurysmen
- Gefäßneubildungen
- parasitäre Gefäße
- Encasement
- Gefäßverdrängung
- arteriovenöse Shunts

Venen

Phlebothrombose

- ÄP: Virchow-Trias (Blutgerinnungsstörung, Stase, Venenwandschädigung)
- Risikofaktoren: Operation, Immobilisation, Tumor, Adipositas, Gravidität, Kontrazeptiva, Koagulopathien (Mangel Antithrombin III, Protein C, Protein S, Funktionsstörung Thrombozyten)
- Schmerzen, Schweregefühl, Ödem, Zyanose, Kletterpuls
- Lowenberg-Zeichen (Manschettendruckschmerz), Bisgaard-Zeichen (Kulissendruckschmerz), Homans-Zeichen (Wadenschmerz bei Dorsalflexion des Sprunggelenks), Payr-Zeichen (Fußsohlenschmerz), Umfangs-Zeichen (Umfangsdifferenz)
- Score-Systeme, D-Dimere
- Sonderformen
  - Paget-von Schroetter-Syndrom

    - ◊ ÄP: Thoracic inlet-Syndrom (kostoklavikuläre Einstrombehinderung bei Normvarianten, Muskelhypertrophie, Asthenikern, Kachexie), Frakturen, Katheter, Portsysteme, Schrittmachersysteme, Dialyseshunts, Tumoren
    - ◊ Arm- und Schultergürtelvenenthrombose
    - ◊ Schwellung, livide Hautverfärbung, venöses Rete axillaris, starke Schmerzen, Schweregefühl
    - ◊ hohe Spontanheilungsrate durch gute Kollateralisation
  - Phlegmasia coerulea dolens
    - ◊ ÄP: thrombotische Verlegung des gesamten Venenquerschnitts der betroffenen Extremität mit arterieller Kompression
    - ◊ vitale Gefährdung der Extremität, bei Schock auch Lebensgefahr
    - ◊ blaulivide Beinverfärbung, Schwellung, Blasenbildung, petechiale Einblutungen, Schmerzen, Schockgefahr, akute Beinischämie
- Sono
  - aufgeweitetes Lumen
  - fehlende Kompressibilität
  - fehlende Atemmodulation
  - stationäre Binnenechos
    - ◊ frischer Thrombus meistens echoarm
    - ◊ älterer Thrombus eher echoreich
  - fehlende zusätzliche Aufweitung unter Valsalva-Manöver
- Farbdopplersono
  - fehlendes Strömungssignal
- Phlebographie/CT-Phlebographie
  - akute Thrombose
    - ◊ zylindrischer Füllungsdefekt
    - ◊ feiner Kontrastmittelsaum
    - ◊ proximale Ausdehnung
  - postthrombotisches Syndrom
    - ◊ strickleiterartige Füllungsdefekte
    - ◊ wechselnde Venenweite
    - ◊ geschrumpfte Venenklappen
- KO: postthrombotisches Syndrom, Lungenembolie

Interventionelle Techniken bei venösen Thrombosen

- Prinzip
  - perkutane Behandlung venöser Thrombosen als effektive und schonende Therapie
  - schnelle Revaskularisation iliofemoraler und iliokavaler Thrombosen mit Erhalt der Klappenfunktion und Verringerung des Postthrombosesyndroms

- **Verfahren**
  - lokale Thrombolyse
  - pharmakomechanische Thrombolyse
  - mechanische Thrombektomie
  - Ballondilatation
  - Stentimplantation
  - Filterimplantation

Primäre Varikosis

- **ÄP: Alter, Disposition, Orthostase, Adipositas, Gravidität**
- **Frauen**
- **CEAP-Klassifikation (clinical, etiological, anatomical, pathophysiological) der Varikosis**
  - klinisch
    - ◊ C1: Teleangiektasien
    - ◊ C2: Varikose
    - ◊ C3: Ödeme
    - ◊ C4: trophische Hautveränderungen
    - ◊ C5: geheilte Ulzerationen
    - ◊ C6: floride Ulzerationen
  - ätiologisch
    - ◊ Ec: kongenital
    - ◊ Ep: primär (idiopathisch)
    - ◊ Es: sekundär (postthrombotisch)
  - anatomisch
    - ◊ S: oberflächliche Venen
    - ◊ P: Perforansvenen
    - ◊ D: tiefe Venen
  - pathophysiologisch
    - ◊ Pr: Reflux
    - ◊ Po: Obstruktion
    - ◊ Pro: Reflux und Obstruktion
- **DERMA-Klassifikation der chronisch venösen Insuffizienz**
  - I: Corona phlebectatica
  - II: Dermatoliposklerose, Dermite ocre, Atrophie blanche, Stauungsekzem
  - III: Ulcus cruris
- **Stammvenenvarikosis (V. saphena magna/parva)**
  - Stadien beim V. saphena magna-Typ, abhängig vom distalen Insuffizienzpunkt
    - ◊ I: Insuffizienz der Krosse
    - ◊ II: Reflux bis oberhalb des Kniegelenks

    - ◊ III: Reflux bis unterhalb des Kniegelenks
    - ◊ IV: Reflux bis zum Knöchel
  - Stadien beim V. saphena parva-Typ, abhängig vom distalen Insuffizienzpunkt
    - ◊ I: Insuffizienz der Einmündung
    - ◊ II: Reflux bis Unterschenkelmitte
    - ◊ III: Reflux bis zum Knöchel
  - Farbdopplersono
    - ◊ Venenmorphologie
    - ◊ Blutfluss
    - ◊ Refluxphänomene
  - Phlebographie
    - ◊ fehlendes Teleskop-Zeichen
    - ◊ retrograde Blutströmung
    - ◊ geschlängelte Stammvenen
    - ◊ venöse Aneurysmen
- **Seitenastvarikosis**
  - Phlebographie
    - ◊ geschlängelte Seitenäste
- **Perforansvarikosis**
  - Phlebographie
    - ◊ antegrade Füllung des oberflächlichen Venensystems bei distalem Stau
    - ◊ aufgerichteter Verlauf der unpaarigen Perforansvenen
- **Krosse als Bezeichnung für die bogenförmige Krümmung der Stammvenen vor der Einmündung in die tiefen Venen**
- **interventionelle radiologische Therapie und chirurgische Therapie bei Varikosis und chronisch venöser Insuffizienz**
  - Sklerotherapie
  - Phlebektomie
  - Crossektomie
  - Chiva
  - Stripping
  - Radiofrequenztherapie
  - Lasertherapie

Sekundäre Varikosis

- ÄP: postthrombotisches Syndrom
- Phlebographie
  - destruierte Venenklappen
  - Rekanalisation
  - Kollateralisation
  - perivaskuläre Fibrosierung

Lymphgefäße

Lymphödeme

- Formen
  - primär
    - ◊ kongenital
    - ◊ nicht kongenital, erstmals in der Pubertät (praecox) oder im Erwachsenenalter (tarda) auftretend (Agenesie, Aplasie, Hypoplasie von Lymphgefäßen)
  - sekundär
    - ◊ Tumor
    - ◊ Operation
    - ◊ Radiotherapie
    - ◊ Phlebothrombose
    - ◊ Lymphangitis
    - ◊ Erysipel
    - ◊ Parasiten
- **KO: Lymphangitis, Erysipel, Lymphfistel, Elephantiasis**

Lymphozelen

- **ÄP: Komplikation nach Lymphadenektomie oder Trauma**
- **liquide Raumforderungen mit glatter und dünner Wand im ehemaligen Operationsgebiet (vor allem Achsel und Leiste)**
- **spontane Rückbildung kleinerer Lymphozelen in einigen Wochen**
- **KO: lymphatische Blockade, chronisches Lymphödem, Abszessbildung, Lymphfistel**
- **interventionelle radiologische Therapie: Punktion (cave Infektionen, Ausbildung von fibrinösen Septen als Entleerungshindernis)**

Lymphknotenmetastasen in der Lymphographie

- rundliche Lymphknotenvergrößerung
- Speicherdefekte
  - vom Marginalsinus ausgehend
  - auf Lymphangiogramm und Lymphadenogramm
  - ggf. völlige Aufbrauchung
- unscharfe Lymphknotenkontur

Lymphabflussszintigraphie

- 99mTc-Kolloid
- Funktionslymphszintigraphie
  - Diagnostik des Extremitätenlymphödems
- Sentinel node-Szintigraphie
  - Speicherung in RHS-Zellen der Lymphknoten
  - Markierung des Lymphknotens und Entfernung bei Operation

4. Ösophagus, Magen, Darm

Anatomie

Ösophagus

- Pars cervicalis
- Pars thoracica
- Pars abdominalis

Ösophagusengen

- unterer Ringknorpel
- Aortenbogen
- linker Hauptbronchus
- Zwerchfell

Ösophagusperistaltik

- primäre Peristaltik
  - durch Schlucken eines Bolus
  - Transportfunktion
- sekundäre Peristaltik
  - durch Irritation der Schleimhaut
  - Reinigungsfunktion
- tertiäre Peristaltik
  - durch Trauma, Operation, Infektion, Neuropathie, Myopathie, Kollagenosen sowie physiologisch im Alter
  - unregelmäßige Kontraktionen ohne Transportfunktion

Schluckvorgang

- Schluckzentren
  - kortikales Schluckzentrum
  - pontines Schluckzentrum
  - medulläres Schluckzentrum
- Schluckphasen
  - orale Phase: willkürlich beeinflussbar, Dauer etwa 0,5 s
  - pharyngeale Phase: reflektorisch ablaufend, Dauer etwa 0,5 s
  - ösophageale Phase: peristaltisch ablaufend, Dauer etwa 3-10 s

Magen

- Abschnitte
  - Kardia
  - Fundus
  - Korpus

  - Antrum
  - Pylorus
- **Krümmungen**
  - kleine Kurvatur
  - große Kurvatur
- **Varianten**
  - Stierhornmagen
  - Langmagen
- **Magenschleimhautoberfläche**
  - Areae gastricae: Magenfelder
  - Foveolae gastricae: Magengrübchen
- **Arterien**
  - A. hepatica communis
    - A. gastrica dextra
  - A. lienalis
  - A. gastrica sinistra
- **Lymphknoten**
  - Nd. lymphatici gastrici
  - Nd. lymphatici lienales
  - Nd. lymphatici gastroomentales
  - Nd. lymphatici pylorici
  - Nd. lymphatici coeliaci
- **Topographie**
  - Leber
  - Zwerchfell
  - Milz
  - Pankreas
  - Duodenum
  - Querkolon
  - Aorta
  - Nieren

Magenschleimhaut

Wandschicht	Schicht	Sonographiebefund
1	Mukosa	Echoreich
2	Muscularis mucosae	Echoarm
3	Submukosa	Echoreich
4	Muscularis propria	Echoarm
5	Serosa	Echoreich

Duodenum

- **Abschnitte**
  - Bulbus
  - Pars superior
  - Pars descendens
  - Pars horizontalis
  - Pars ascendens
- **Arterien**
  - A. gastroduodenalis mit A. pancreaticoduodenalis superior (aus A. hepatica communis)
  - A. pancreaticoduodenalis inferior (aus A. mesenterica superior)
- **Topographie**
  - Pankreas
  - Leber
  - Gallenblase
  - Nieren
  - Magen
  - Querkolon
  - Wirbelsäule

Dünndarm

- **Abschnitte**
  - Jejunum
    - Lumenweite 35-45 mm
    - 4-8 Falten pro 2,5 cm Segment
  - Ileum
    - Lumenweite 30 mm
    - 2-4 Falten pro 2,5 cm Segment
- **Projektionsbereiche**
  - Flexura duodenojejunalis: linker Oberbauch
  - Ileum terminale: rechter Unterbauch

- **Arterien**
  - A. pancreaticoduodenalis inferior (aus A. mesenterica superior)
  - Aa. jejunales (aus A. mesenterica superior)
  - Aa. ileales (aus A. mesenterica superior)
  - A. ileocolica (aus A. mesenterica superior)
  - A. colica dextra (aus A. mesenterica superior)
  - A. colica media (aus A. mesenterica superior)
- **Topographie**
  - Dickdarm
  - Mesocolon transversum
  - kleines Becken
  - Omentum majus
  - Mesenterialwurzel

Kolon

- **Abschnitte**
  - Zökum
  - Colon ascendens
  - Colon transversum
  - Colon descendens
  - Colon sigmoideum
  - Rektum
- **Kennzeichen**
  - Tänien
  - Haustren
  - Appendices epiploicae
- **Arterien**
  - rechtes Hemikolon
    - A. mesenterica superior mit A. ileocolica, A. colica dextra und A. colica media
  - linkes Hemikolon
    - A. mesenterica inferior mit A. colica sinistra, A. rectosigmoidea und A. rectalis superior
  - Wasserscheide zwischen den Versorgungsgebieten der Aa. mesentericae etwa an der linken Flexur
  - untere zwei Drittel des Rektums aus der A. iliaca interna
- **Topographie Appendix**
  - M. iliopsoas
  - Fascia iliaca
  - Bauchwand
  - rechtes Ovar

Rektum

- **Abschnitte**
  - Ampulla recti
  - Canalis analis
- **Biegungen**
  - Flexura sacralis
  - Flexura anorectalis
  - Flexurae laterales
- **Analverschluss**
  - Muskeln
    - M. sphincter ani internus
    - M. sphincter ani externus
    - M. levator ani
  - S-Form des Rektums
  - Schwellkörper
- **Arterien**
  - A. rectalis superior (aus A. mesenterica inferior)
  - A. rectalis media (aus A. iliaca interna)
  - A. rectalis inferior (aus A. pudenda interna)
- **Lymphknoten**
  - Nd. lymphatici rectales superiores
  - Nd. lymphatici pararectales
  - Nd. lymphatici iliaci interni
  - Nd. lymphatici inguinales superficiales
- **Topographie**
  - ventral: Harnblase, Prostata, Samenbläschen, Vagina, Uterus
  - dorsal: Kreuzbein, Steißbein
  - lateral: Leitungsbahnen, Ureter, Tube, Ovar
  - kaudal: Beckenboden

Peritonealverhältnisse

- **intraperitoneal**
  - Magen
  - Jejunum
  - Ileum
  - Zökum
  - Appendix
  - Colon transversum
  - Colon sigmoideum
  - Leber
  - Milz
  - Uterus

  - Tuben
  - Ovarien
- **retroperitoneal**
  - primär retroperitoneal
    - Nieren
    - Nebennieren
    - Ureter
  - sekundär retroperitoneal
    - Duodenum
    - Colon ascendens
    - Colon descendens
    - Pankreas
- **subperitoneal**
  - Harnblase
  - Rektum
  - Prostata
  - Samenbläschen
  - Zervix

Leistenkanal

- **Wände**
  - Vorderwand: M. obliquus externus abdominis
  - Hinterwand: Fascia abdominis parietalis
  - oben: M. transversus abdominis, M. obliquus internus abdominis
  - unten: Lig. inguinale
- **Inhalt**
  - Frau: Lig. teres uteri
  - Mann: Funiculus spermaticus
  - beide: N. ilioinguinalis, R. genitalis des N. genitofemoralis

Retroperitoneum

- **vorderer Pararenalraum**
  - Duodenum, Pankreas, Colon ascendens, Colon descendens, große Gefäße
- **Perirenalraum**
  - Nieren, Nebennieren
- **hinterer Pararenalraum**
  - M. psoas

Ösophagus

Achalasie

- ÄP: Motilitätsstörung des Ösophagus mit Verlust der Propulsivperistaltik des tubulären Ösophagus, Erhöhung des Ruhedrucks des unteren Ösophagussphinkters und Verlust der Relaxation des unteren Ösophagussphinkters
- Formen
  - primäre Achalasie
    - idiopathisch
    - familiär
  - sekundäre Achalasie
    - paraneoplastisch
    - bei Sarkoidose, Amyloidose, Postvagotomie, chronischer intestinaler Pseudoobstruktion
    - Chagaskrankheit
- Präkanzerose
- Dysphagie, retrosternale Schmerzen, Regurgitation, nächtliches Husten, Gewichtsabnahme
- Röntgen
  - spitzwinklige Stenose
  - glatte Schleimhautkontur
  - verzögerte Kontrastmittelpassage
  - oft Luft-Flüssigkeits-Spiegel
- Szintigraphie
  - quantitative Bewertung durch Ösophagusszintigraphie mit 99mTc-Kolloid als Sequenzszintigraphie
- DD: Ösophagusstriktur, Ösophaguskarzinom, Magenkarzinom, Aortenaneurysma
- DS: Manometrie, Ösophagusbreischluck, Endoskopie
- KO: nächtliche Aspiration, sekundäre Pneumonie, Malnutrition, Ösophaguskarzinom

Ösophagusspasmus

- ÄP: unkoordinierte, lang anhaltende, spastische Kontraktionen des Ösophagus nach dem Schlucken (tertiäre Peristaltik) ohne Störung des unteren Ösophagussphinkters
- intermittierende Dysphagie, krampfartige Retrosternalschmerzen
- Röntgen: korkenzieherartige Konfiguration des Ösophagus
- DS: Manometrie, Videoradiographie

Ösophagusdivertikel

- Pulsionsdivertikel
  - erworben

  - falsche Divertikel, nicht alle Wandschichten ausgestülpt
  - enger Hals, formvariabel, nicht fixiert
  - Prädilektionsstellen: zervikal, epiphrenisch
- **Traktionsdivertikel**
  - ÄP: Retraktion vernarbender mediastinaler Lymphknoten (Tuberkulose)
  - echte Divertikel, alle Wandschichten ausgestülpt
  - breiter Hals, nicht formvariabel, fixiert
  - Prädilektionsstelle: thorakal
- **Zenker-Divertikel**
  - Austrittsstelle an der Hinterwand des pharyngoösophagealen Übergangs (Schwachstelle, sog. Killian-Dreieck, zwischen der Pars obliqua und der Pars fundiformis des M. cricopharyngeus)
  - kleine Divertikel in der Mittellinie, größere Divertikel links laterodorsal
  - Klassifikation nach Brombart
    - Typ I: dornartige Ausbuchtung der Hypopharynxwand an typischer Stelle
    - Typ II: keulenartige Auftreibung des Divertikelfundus mit einer Länge von bis zu 8 mm senkrecht zum Ösophagus
    - Typ III: konstantes, auch während der Boluspassage sichtbares Divertikel mit zum Ösophagus paralleler Achse ohne Kompression des Ösophagus
    - Typ IV: großer, zwischen Ösophagus und Wirbelsäule verlaufender Sack, dessen primäre Füllung den Ösophagus von dorsal komprimiert, Ösophaguspassage erst nach Divertikelfüllung durch Überlaufen
  - Röntgen: Kontrastmittelretention dorsokaudal des Ringknorpels, Ösophaguskompression

Ösophagusstenosen

- Webs
  - dünne, asymmetrische, diaphragmatische Membranen
  - meistens Vorderwand des zervikalen Ösophagus
- A. lusoria
  - aberrierende rechte A. subclavia aus dem linken Aortenbogen
- Arcus aortae duplex
- Arcus aortae dexter
- atypischer Verlauf der linken A. pulmonalis

Ösophaguskollagenosen

- ÄP: Motilitätsstörung durch Fibrose der Submukosa bei Systemsklerose
- Röntgen: starres Rohr, chronische Refluxösophagitis

- quantitative Bewertung durch Ösophagusszintigraphie mit 99mTc-Kolloid als Sequenzszintigraphie

Ösophagusvarizen

- ÄP: am häufigsten portale Hypertonie
- Formen
  - Up hill-Varizen: variköse Erweiterungen des Venenplexus im unteren Ösophagusdrittel bei Leberzirrhose, Obstruktion der V. cava inferior und Milzvenenthrombose
  - Down hill-Varizen: variköse Erweiterungen des Venenplexus im oberen Ösophagusdrittel bei Obstruktion der V. cava superior
- plexusartige Dilatationen der subepithelialen bzw. submukösen Venen
- anteriorer Anteil meistens mit der V. gastrica sinistra verbunden, posteriorer Anteil mit der V. azygos bzw. der V. hemiazygos
- Röntgen
  - serpiginöse Kontrastmittelaussparungen im mittleren und unteren Drittel
  - deutlichere Darstellung durch Kopftieflage bzw. Valsalva-Manöver

Ösophagusfremdkörper

- Lokalisation meistens in der ersten Etage des Ösophagus
- Schmerzen, Stiche und Druck hinter dem Kehlkopf oder dem Brustbein, Hustenreiz
- Röntgen
  - schattengebend: direkter Nachweis
  - nicht schattengebend: in der Nativuntersuchung Luftansammlung über dem Fremdkörper, im Ösophagusbreischluck Stopp der Kontrastierungssäule
- KO: Ösophagusperforation

Ösophagusperforation

- ÄP: Verätzung, Bestrahlung, Tumor oder iatrogen (Endoskopie, Sondierung, Bougierung)
- Mediastinitiszeichen wie retrosternale und interskapuläre Schmerzen
- Mallory-Weiss-Syndrom
  - intramuraler Mukosaeinriss im distalen Ösophagus bzw. der proximalen Kardia mit schweren Blutungen
  - Vorstufe des Morbus Boerhaave
  - obere gastrointestinale Blutung
- Morbus Boerhaave
  - Ruptur im distalen Ösophagus durch intraabdominale Drucksteigerung (Erbrechen, Husten)
  - Vernichtungsschmerz hinter dem Brustbein

  - Mediastinalemphysem, Mediastinitis, Fieber, Leukozytose
- Röntgen
  - Verbreiterung des paravertebralen Weichteilschattens
  - Aufhebung der deszendierenden Aortenkontur
  - linksseitiger Pleuraerguss
  - Pneumomediastinum
  - Weichteilemphysem
- KO: Mediastinitis

Refluxösophagitis

- ÄP: Zurückfließen von Mageninhalt in den Ösophagus durch Funktionsstörung des Ösophagussphinkters
- Sodbrennen, retrosternales Brennen, saure Regurgitation, retrosternale Schmerzen, epigastrische Schmerzen, Aufstoßen
- Schmerzverstärkung beim Bücken, im Liegen, nach den Mahlzeiten
- endoskopische Stadien
  - I: Refluxkrankheit ohne Refluxösophagitis
  - II: geringe fleckförmige Schleimhautdefekte
  - III: konfluierende Schleimhautläsionen
  - IV: zirkulär konfluierende Schleimhautläsionen
  - V: peptische Stenose
- Röntgen
  - Erosionen
  - Ulzera
  - Motilitätsstörungen
  - Strikturen
  - Brachyösophagus
- KO: Ulkus, Blutung, Perforation, Striktur, Karzinom

Soorösophagitis

- ÄP: Antibiose, AIDS, Leukämien, Lymphome, Diabetes
- Odynophagie, weißer Schleimhautbelag, Retrosternalschmerzen
- oft Befall des gesamten Ösophagus
- Röntgen: multiple feine Exulzerationen der Mukosa
- DS: Endoskopie

Barrett-Ösophagus

- ÄP: Ersatz des Plattenepithels im distalen Ösophagus mit einem metaplastischen Zylinderepithel
- Röntgen: tiefe Ulzera mit unregelmäßigem Ulkusgrund
- KO: Entartungsgefahr

Benigne Ösophagustumoren

- Leiomyom

- Lipom
- Neurinom
- Fibrom

Maligne Ösophagustumoren

- ÄP: Nikotin, Alkohol, Barrett-Ösophagus, Refluxösophagitis, Endobrachyösophagus
- Formen
  - Plattenepithelkarzinom
  - Adenokarzinom
    - Adenokarzinom des ösophagogastralen Übergangs: I Barrett-Karzinom (oral der Kardia), II Kardiakarzinom (Kardia), III subkardiales Karzinom (aboral der Kardia)
- ältere Menschen, meistens Männer
- Dysphagie, Gewichtsverlust, Retrosternalschmerz, Regurgitation, Sodbrennen, Singultus, Heiserkeit, Leistungsknick, Globusgefühl
- Endosono: lokoregionales Staging (transösophageale Endosonographie, gezielte Feinnadelaspirationsbiopsie)
- Röntgen
  - polypös: polypöse Raumforderung
  - ulzerierend: unregelmäßiges Schleimhautrelief
  - zirrhös: diffuse Wandstarre
- CT/MR
  - Infiltration von Aorta, Tracheobronchialsystem und Perikard
  - paraösophageale, mediastinale, zöliakale und suprapankreatische Lymphknotenmetastasen
  - hepatische, pulmonale und ossäre Metastasen
- T-Stadium
  - Overstaging mit der Endosonographie durch entzündliche Begleitreaktionen
  - Understaging mit CT/MR durch mangelnde Darstellbarkeit mikroskopischer Infiltrate
- N-Stadium
  - Dignitätsbeurteilung der lokoregionalen Lymphknoten mit der Endosonographie
  - Darstellung der abdominalen Lymphknoten mit CT/MR
- DS: Ösophagogastroduodenoskopie, Endosonographie
- KO: Ösophagusobstruktion, tracheoösophageale Fistel, Tumorblutung

TNM-Klassifikation Ösophagus und ösophagogastraler Übergang

- T1a: Lamina propria, Muscularis mucosae
- T1b: Submukosa

- T2: Muscularis propria
- T3: Adventitia
- T4a: Pleura, Perikard, Zwerchfell
- T4b: Aorta, Wirbelkörper, Trachea
- N1: 1 bis 2
- N2: 3 bis 6
- N3: ≥ 7
- M1: Fernmetastasen

Magen

Gastritis

- erosive Gastritis
  - Röntgen: flache Läsionen, zentrales Kontrastmitteldepot bei kompletten Erosionen
- Morbus Ménétrier
  - Riesenfalten der Magenschleimhaut durch foveoläre Hyperplasie
  - exsudative Gastroenteropathie
  - Röntgen: verdickte Falten, verbreiterte Faltentäler
  - KO: Karzinom
- atrophische Gastritis
  - Röntgen: reduzierte Falten, abgeflachte Falten
- Linitis plastica
  - Röntgen: verdickte Magenwand, eingeengtes Magenlumen

Magenulkus

- ÄP: Stress, Rauchen, Helicobacter pylori, NSAR, Steroide
- Oberbauchschmerzen
- postbulbäre Ulzera praktisch nur bei Zollinger-Ellison-Syndrom
- Röntgen
  - Profilbild
    - Ulkus außerhalb der Magenkontur
    - glatter Ulkusrand
    - Hampton-Linie
    - Ulkusfinger
  - Aufsichtsbild
    - glattes Kontrastmitteldepot
    - konzentrische Schleimhautfalten
    - glatter Ulkuskrater
- Hampton-Linie: Aufhellungslinie zwischen Ulkushals und Ulkuskrater durch aufgeworfene Mukosa am Eingang zum Ulkus
- DS: Endoskopie, Histologie
- KO: Blutung, Penetration, Perforation, Stenosierung, Entartung

Magentumoren

- **Formen**
  - benigne: Adenom, Polyp, Leiomyom, Lipom, Neurinom, Fibrom
  - maligne: Frühkarzinom, Karzinom, Sarkom, Lymphom
- **unspezifische epigastrische Beschwerden wie Druckgefühl, Völlegefühl, Übelkeit, Erbrechen**
- **DS: Endoskopie, Histologie**

Magenpolyp

- **Röntgen**
  - glatte Oberfläche
  - breitbasig aufsitzend oder gestielt
  - Profilbild: Wanddefekte
  - Aufsichtsbild: in das Magenlumen hineinragende Raumforderung
  - malignomverdächtig bei unregelmäßiger Oberfläche, Durchmesser über 1 cm und eingezogener Basis
- **DS: Endoskopie, Histologie, Endosonographie**

Magenfrühkarzinom

- **Beschränkung auf Mukosa und Submukosa, unabhängig von Größe und Lymphknotenmetastasierung**
- **Formen**
  - vorgewölbt
  - oberflächlich
  - eingesenkt

Magenkarzinom

- **Adenokarzinom**
- **Klassifikation nach Laurén**
  - intestinal (polypös)
  - diffus (infiltrativ)
- **Klassifikation nach Borrmann**
  - I: nicht infiltrierend, polypoid
  - II: nicht infiltrierend, lokal exulzerierend
  - III: infiltrierend, lokal exulzerierend
  - IV: diffus infiltrierend
- **meistens Antrum, kleine Kurvatur, Fundus**
- **Oberbauchbeschwerden, Leistungsknick, Gewichtsabnahme, Anämie, Teerstühle**
- **Endosono**
  - symmetrische oder asymmetrische Magenwandverdickung, verminderte oder aufgehobene Magenwandelastizität, Lumeneinengung, polypöse Formationen, submuköse Raumforderungen

  - Erkennung submuköser Magentumoren, Abgrenzung extragastraler Prozesse, Abklärung vergrößerter Magenfalten, lokoregionales Staging
- **Röntgen**
  - Profilbild
    - Ulkus innerhalb der Magenkontur
    - unregelmäßiger Ulkusrand
    - keine Hampton-Linie
    - Wandstarre
  - Aufsichtsbild
    - unregelmäßiges Kontrastmitteldepot
    - abbrechende Schleimhautfalten
    - irregulärer Ulkuskrater
- **CT**
  - Nachweis von Lymphknotenmetastasen
    - Kompartiment 1: perigastral
    - Kompartiment 2: zöliakal
    - Kompartiment 3: periportal, retroduodenal, retropankreatisch, mesenterial
- **DS: Endoskopie, Histologie**

TNM-Klassifikation Magen

- **T1a: Lamina propria, Muscularis mucosae**
- **T1b: Submukosa**
- **T2: Muscularis propria**
- **T3: Subserosa**
- **T4: Penetration der Serosa, Nachbarschaftsstrukturen**
- **N1: 1 bis 2**
- **N2: 3 bis 6**
- **N3a: 7 bis 15**
- **N3b: ≥ 16**
- **M1: Fernmetastasen**

Magenoperationen

- Operationsverfahren
  - Billroth-I-Resektion
    - Verbindung des Magenrestes mit dem Duodenum in End-zu-End-Anastomosierung oder End-zu-Seit-Anastomosierung
  - Billroth-II-Resektion
    - Verbindung des Magenrestes mit einer retrokolisch oder antekolisch hochgezogenen Jejunalschlinge
    - beim antekolischen Verfahren können die zu- und abführende Schlinge durch eine Braun-Fußpunktanastomose kurzgeschlossen werden

- Roux-Y-Gastroenterostomie bzw. -jejunostomie
  - ◊ Verbindung des Magenrestes mit einer Jejunalschlinge
  - ◊ distal des Treitz-Bandes wird eine obere Jejunalschlinge durchtrennt, d.h. aus der Nahrungspassage ausgeschaltet, und der aborale Anteil mit dem Magenrest end-zu-end-anastomosiert
  - ◊ der orale Anteil der Jejunalschlinge wird Y-förmig mit dem aboralen Anteil end-zu-seit-anastomosiert
  - ◊ der Duodenalstumpf wird durch Nähte verschlossen

- **Verlaufskontrolle**
  - postoperative Kontrolle
    - ◊ Anastomosenstenose
    - ◊ Anastomoseninsuffizienz
  - spätere Kontrolle
    - ◊ funktionelle Abläufe
    - ◊ krankhafte Veränderungen: Stenose, Ulkus, Invagination, Tumorrezidiv
- **Syndrome nach Magenoperationen**
  - Frühdumping-Syndrom: durch rasche, unverdünnte und hyperosmolare Nahrungspassage in das Jejunum reduziertes Plasmavolumen mit postprandialem Kollaps
  - Spätdumping-Syndrom: durch überschießende Insulinfreisetzung hypoglykämische Attacken
  - Syndrom der zuführenden Schlinge: durch Stase und Abflussbehinderung Keimbesiedlung und Retention in der zuführenden Schlinge mit Inappetenz, plötzlichem galligen Erbrechen und Diarrhoe
  - Syndrom der abführenden Schlinge: durch Abknickung, Anastomosenenge oder Invagination Behinderung der Magenentleerung in die abführende Schlinge mit Übelkeit, Völlegefühl und Erbrechen

Gastrointestinaler Stromatumor

- **ÄP: mesenchymaler Tumor des Gastrointestinaltrakts aus interstitiellen Zellen**
- **am häufigsten Magen und Dünndarm, selten Kolon und Rektum**
- **Druckgefühl, Schmerzen, Blutung, Anämie**
- **CT/MR**
  - meistens große, exophytisch wachsende Tumoren
  - kräftiges Enhancement, zentrale Nekrosen
  - hepatische, mesenteriale und omentale Metastasen
- **Beurteilung des Therapieansprechens im CT nach Choi**
  - Abnahme der Läsionsgröße (Größenkriterium)
  - Abnahme der Läsionsdichte (Dichtekriterium)

TNM-Klassifikation gastrointestinaler Stromatumor

- T1: ≤ 2 cm
- T2: > 2 bis 5 cm
- T3: > 5 bis 10 cm
- T4: > 10 cm
- N1: regionär
- M1: Fernmetastasen

Dünndarm

Faltenvergröberung des Duodenums

- entzündlich
  - Ulkus
  - Duodenitis
  - Hyperplasie der Brunnerschen Drüsen
  - ektope Magenschleimhaut
  - ektopes Pankreasgewebe
- neoplastisch
  - Karzinom
  - Sarkom
  - Lymphom
  - Karzinoid
  - Metastasen
- intramurale Blutung
- Morbus Whipple
- Amyloidose
- Varizen

Lumeneinengung des Duodenums

- Duodenalatresie
- Pylorusstenose
- Pancreas anulare
- Duodenaldivertikel
- Duodenaltumor

Faltenverlust des Dünndarms

- Normalbefund im Ileum
- Zöliakie im Jejunum
- Morbus Crohn, atrophisches Stadium
- Tuberkulose, Endstadium
- fokale Darmischämie
- chronische Strahlenenteritis

Lumeneinengung des Dünndarms

- **extrinsisch**
  - Verwachsungen
  - Metastasen
  - Karzinoid
  - Hernien
  - Abszesse
- **intrinsisch**
  - Tumoren
  - Entzündungen
  - Ischämie
  - Invaginationen
  - Gallenstein

Duodenaldivertikel

- **Formen**
  - echte Divertikel: Ausstülpung der gesamten Duodenalwand
  - falsche Divertikel: Schleimhautausstülpung durch Muskellücken
- **meistens Innenseite des duodenalen C**
- **oft Zufallsbefund, selten Entzündung, Blutung, Perforation**
- **manchmal Krankheitswert bei juxtapapillärer Lage**

Morbus Crohn

- **Abdominalschmerzen rechter Unterbauch, Diarrhoe selten blutig, Übelkeit, Appetitlosigkeit, Gewichtsverlust, Fieber**
- **terminales Ileum, kraniokaudale Ausbreitung, diskontinuierlicher Befall**
- **Sono**
  - geringe Entzündung: akzentuiert geschichtete Darmwand
  - mäßige Entzündung: echoreich verbreiterte Submukosa
  - schwere Entzündung: echoarm verwaschene Darmwand
- **Röntgen**
  - frühes Stadium
    - ◊ disseminierte Schleimhautvorwölbungen
    - ◊ aphthöse Ulzera
  - akutes Stadium
    - ◊ gezähnelte Wandkonturen
    - ◊ distanzierte Darmschlingen
    - ◊ Faltenvergröberungen
    - ◊ Pflastersteinrelief
    - ◊ Pseudopolypen
    - ◊ vorgetäuschte Stenosen
    - ◊ tiefe Ulzera

- chronisches Stadium
  - Strikturen
  - Pseudodivertikel
- Remissionszeichen
  - Schleimhautglättung
  - Rückgang der Darmwandverdickung
  - Darmwandatonie

- MR
  - akutes Stadium
    - Verdickung der Darmwand
    - T2 hohe Signalintensität der Darmwand
    - Kontrastmittelaffinität der Darmwand
    - oft inflammatorische Mitreaktion des Mesenterialfetts
  - chronisches Stadium
    - keine Verdickung der Darmwand
    - keine Kontrastmittelaffinität der Darmwand
    - umschriebene Stenosen des Darmlumens
    - prästenotische Dilatation des Darmlumens
- Pflastersteinrelief: flächenhafte Schleimhautschwellungen mit dazwischenliegenden Ulzerationen
- DD: Divertikulitis, Appendizitis, Colitis ulcerosa, Yersiniose, Darmtuberkulose
- DS: Ileokoloskopie mit Stufenbiopsie, Ösophagogastroduodenoskopie mit Stufenbiopsie, MR-Sellink (transmurale und extraluminale Veränderungen), Videokapselendoskopie (intraluminale und mukosale Veränderungen)
- MR zur Beurteilung der Aktivität der Erkrankung entsprechend dem Grad des Enhancements
- KO: Strikturen, Ileus, Fisteln (gastrokolisch, enteroenteral, enterosigmoidal, enterokolisch, enterovesikal, enterourethral, enterovaginal, enterokutan, perianal), Abszesse, Karzinom

Entzündliche Veränderungen im terminalen Ileum

- Morbus Crohn
- Tuberkulose
- Shigellose
- Colitis ulcerosa (Backwash-Ileitis)
- Yersiniose
- Strahlenenteritis
- Morbus Behçet

Dünndarmstrikturen

- ÄP: Operation, Tumor, Entzündung, Ischämie, Radiotherapie

- Verwachsungsbauch
  - Adhäsionen (Verklebung von Darmschlingen)
  - Briden (Bildung von Bindegewebssträngen)
- rezidivierende Ileuszustände, episodenartige Bauchschmerzen, Dyspepsie, Stenoseperistaltik

Dünndarmfisteln

- ÄP: Operation, Trauma, Morbus Crohn, Tuberkulose, Aktinomykose
- Formen
  - äußere Fisteln: Sekretentleerung mit Mazeration der Bauchhaut an der Fistelöffnung
  - innere Fisteln: Malabsorption durch intestinalen Kurzschluss und Blindsackbildung mit bakterieller Besiedlung

Dünndarmtumoren

- Peritonealkarzinose
- Karzinom, Sarkom, neuroendokrine Tumoren, gastrointestinaler Stromatumor, Lymphom, Metastasen
- Syndrome
  - Cronkhite-Canada-Syndrom: intestinale Polyposis, Hypoproteinämie, Alopezie, Hautpigmentierungen, Fingernagelatrophie
  - Gardner-Syndrom: intestinale Polyposis, multiple Osteome, Zahnanomalien, Epidermoidzysten
  - Peutz-Jeghers-Syndrom: intestinale Polyposis, periorale Pigmentierung
- DS: Videokapselendoskopie, Doppelballonenteroskopie, MR-Sellink (MR-Enteroklyse), CT-Sellink (CT-Enteroklyse)

TNM-Klassifikation Dünndarm

- T1a: Lamina propria, Muscularis mucosae
- T1b: Submukosa
- T2: Muscularis propria
- T3: Subserosa, nichtperitonealisiertes perimuskuläres Gewebe (Mesenterium, Retroperitoneum) $\leq$ 2 cm
- T4: viszerales Peritoneum, andere Organe und Strukturen (einschließlich Mesenterium, Retroperitoneum) > 2 cm
- N1: 1 bis 3
- N2: $\geq$ 4
- M1: Fernmetastasen

Dickdarm

Darmblutung

- ÄP
  - Koagulopathien: keine Angiographieindikation, Darmwandhämatom

  - Entzündung, Ulkus, Divertikel, Trauma: direktes Kontrastmittelextravasat, Kontrastmitteldepot
  - Tumor: atypische Gefäßarchitektur, Neovaskularisation
  - Angiodysplasie: arteriovenöse Shunts, Gefäßknäuel
- **endoskopische Klassifikation nach Forrest**
  - I a: spritzende Blutung
  - I b: sickernde Blutung
  - II: stattgehabte Blutung
  - II a: sichtbarer Gefäßstumpf
  - II b: haftender Thrombus
  - II c: schwarze Basis
  - III: keine Blutungszeichen
- **Lokalisation der Blutungsquelle im Magen durch Gastroskopie, im Dünndarm durch Videokapselendoskopie oder Angiographie, im Dickdarm durch Koloskopie**
- **bei selektiver Technik Blutungsnachweis angiographisch ab 0,5-1 ml/min (szintigraphisch ab 0,05-0,1 ml/min) möglich**
- **interventionelle radiologische Therapie: superselektive Embolisation (z.B. Gelfoam, Partikel, Minispiralen)**

Gastrointestinalblutung

Kriterium	Obere Gastrointestinalblutung	Untere Gastrointestinalblutung
Häufigkeit	90 %	10 %
Blutungsquelle	Ösophagus, Magen, Duodenum	Dünndarm, Kolon, Rektum, Anus
Symptomatik	Hämatemesis, Meläna	Hämatochezie
Magensondenaspirat	Blutig	Klar
Darmgeräusche	Lebhaft	Normal
Diagnostik	Ösophagogastroduodenoskopie	Koloskopie, Videokapselendoskopie, CT, Angiographie, Szintigraphie

Darmischämie

- ÄP
  - akut okklusiv
    - ÄP: Embolie, Inkarzeration von Darmabschnitten (Volvulus, Briden, Hernien), Thrombose
  - akut nicht-okklusiv
    - ÄP: Schock, Hypotonie, Herzinsuffizienz

  - chronisch
    - ÄP: Atherosklerose
- **Formen**
  - akute Darmischämie
    - Initialstadium: 0-6 h: plötzliche Abdominalschmerzen, ausgeprägte Kreislaufdepression
    - Latenzstadium: 6-12 h: beschwerdefreies Intervall
    - Finalstadium: 12-24 h: paralytischer Ileus, blutige Diarrhoe, zunehmende Schocksymptomatik, schließlich Multiorganversagen
    - oft absolute Arrhythmie, Vorhofflimmern, hohes Lebensalter
    - erhöhtes Laktat, erhöhtes CRP, erhöhte Leukozyten
  - chronische Darmischämie
    - postprandiale Abdominalschmerzen
    - Inappetenz, Nahrungsmittelunverträglichkeit, Kachexie
    - progrediente Beschwerdeintensität
- **Stadien**
  - I: Mukosanekrose
  - II: Submukosa- und Muskularisnekrose
  - III: transmurale Nekrose
- **arterieller Verschluss am häufigsten A. mesenterica superior (Mesenterialinfarkt), selten A. mesenterica inferior, am seltensten Truncus coeliacus**
- **Symptomatik abhängig von der Kollateralzirkulation (pankreatikoduodenale Arkaden zwischen Truncus coeliacus und A. mesenterica superior, Riolansche Anastomose zwischen A. mesenterica superior und A. mesenterica inferior)**
- **Röntgen**
  - daumendruckartige Impressionen an der Darmwand durch submuköse Hämatome
  - segmentale Spiegelbildung und Wandverdickung
  - bei Infarkt und Nekrose intramurale Gasansammlungen
- **CT**
  - Befunde abhängig von Schweregrad, Ätiologie, Pathogenese, Lokalisation und Ausdehnung
  - Darmwandverdickung
    - auch Darmwandverdünnung möglich
  - Darmdilatation
  - Mesenterialödem
  - Aszites
  - Pneumatosis
- **Angio**
  - okklusiv
    - arterielle Embolie: haubenförmiger Füllungsdefekt

- arterielle Thrombose: stumpf konfigurierter Abbruch kurz distal des Gefäßabgangs
- venöse Thrombose: verlängerte arterielle Phase, fehlender typischer Venenverlauf

- nicht-okklusiv
  - segmentale oder diffuse Gefäßengstellungen
  - Strömungsverlangsamung
  - Hauptstammdilatation
  - schlecht kontrastierte kleine Gefäßäste
- **DD: Hohlorganperforation, akute Pankreatitis, Strangulationsileus**
- **interventionelle radiologische Therapie**
  - akut okklusive Darmischämie: Aspirationsembolektomie, Pharmakospülperfusion (Papaverin, Prostavasin), Fibrinolyse und eventuell Stent
  - akut nicht-okklusive Darmischämie: Pharmakospülperfusion (Papaverin, Prostavasin)
  - chronische Darmischämie: Stent

Divertikulose

- **Colon sigmoideum, Colon descendens**
- **Röntgen**
  - Profilbild: Wandausstülpungen
  - Aufsichtsbild: Kontrastmittelseen
  - Kontrastmittelaussparungen durch Kotreste
- **CT: Nachweis von Divertikeln**
- **KO: Divertikulitis**

Divertikulitis

- **häufigste Lokalisation Colon sigmoideum und Colon descendens**
- **Inflammation von Apex über Basis zur Vizinität**
- **Sekundärprozesse von perikolischem Fettgewebe über mesenteriales Fettgewebe zum Peritoneum**
- **Kriterien nach Hinchey**
  - I: perikolischer Abszess, auf Mesenterium begrenzt
  - II: parakolischer Abszess, das Mesokolon überschreitend
  - III: freie Perforation mit generalisierter eitriger Peritonitis
  - IV: freie Perforation mit generalisierter kotiger Peritonitis
- **Kriterien nach Hansen und Stock**
  - 0: Divertikulose
  - I: blande Divertikulitis
  - II: akute Divertikulitis
    - II a: phlegmonöse Divertikulitis
    - II b: abszedierende Divertikulitis
  - III: rezidivierende Divertikulitis

  - IV: perforierte Divertikulitis
- **Kriterien nach Ambrosetti**
  - I: moderate Divertikulitis, perikolische Infiltration
  - II: schwere Divertikulitis, mesokolische Abszedierung
  - III: perforierte Divertikulitis, diffuse Peritonitis
- **Sono**
  - segmentale Darmwandverdickung
  - Divertikelnachweis
    - ◊ echoreich mit Koprolithen
    - ◊ echoarm mit Flüssigkeit
  - Abszesse
    - ◊ abgekapselte Flüssigkeit
    - ◊ oft Gasbläschen
  - echoreiche Peridivertikulitis
- **CT**
  - Verdickung der Darmwand
    - ◊ > 4 mm bei Schichtebene senkrecht zur Achse des Darmabschnitts
    - ◊ zirkuläre Ausprägung
  - Kontrastmittelaffinität der Darmwand
  - Einengung des Darmlumens
  - Verdichtung des Fettgewebes
    - ◊ perikolisch, mesenterial
    - ◊ streifige Ausprägung
  - Formation von Abszessen
    - ◊ hypodenses Zentrum, peripheres Enhancement, intraluminale Lufteinschlüsse
  - Nachweis von Flüssigkeit
    - ◊ Lokalbetonung, Mesenterialwurzel, Douglasraum
  - Verdickung der Faszien
    - ◊ Gerotafaszie
  - Nachweis von Luft
    - ◊ intramural, parakolisch, peritoneal
- **DD: Kolonkarzinom, Appendizitis, Morbus Crohn, Colitis ulcerosa, Colon irritabile, Adnexitis, Endometriose**
- **gelegentlich Koinzidenz von Divertikulitis und Kolonkarzinom, Koloskopie vor allem im entzündungsfreien Intervall zum Tumorausschluss**
- **KO: Blutung, Perforation, Fistelbildung (kolovesikal, kolovaginal, kolouterin, kolokolisch), Stenose, Obstruktion**
- **interventionelle radiologische Therapie: Abszesspunktion, Abszessdrainage**

Appendicitis epiploica

- ÄP: entzündliche Veränderung einer Appendix epiploica, aseptische Ischämie mit konsekutiver Nekrose des intraperitonealen Fettgewebes, Ursache ist Torsion mit venöser Thrombose der Appendix epiploica
- plötzlich einsetzende lokalisierte abdominelle Schmerzen im linken oder rechten Unterbauch, Verwechslungsmöglichkeit mit Divertikulitis bzw. Appendizitis
- häufigste Lokalisation am Colon sigmoideum und am Colon descendens
- CT
  - perikolischer Fettknoten mit ringförmiger Verdichtung
  - perifokale Injektionen
  - thrombosierte Vene als dichter Punkt
- DD: Divertikulitis, Appendizitis

Colitis ulcerosa

- Abdominalschmerzen mittlerer Unterbauch, Diarrhoe häufig blutig, Übelkeit, Appetitlosigkeit, Gewichtsverlust, Fieber
- Rektum, Kolon, kaudokraniale Ausbreitung, kontinuierlicher Befall
- in 10 % Backwash-Ileitis
- Röntgen
  - Schleimhauterosionen
  - Kragenknopfulzera
  - Pseudopolypen
  - vergrößerte Distanz zwischen Sakrum und Rektum durch Periproktitis
  - Haustrenverlust
  - Bleirohrkolon
  - Stenosen
- MR
  - Darmwandverdickung
  - Darmwandödem
  - Darmwandenhancement
  - Haustrenverlust
- DD: bakterielle Kolitis, parasitäre Kolitis, antibiotikainduzierte pseudomembranöse Kolitis, ischämische Kolitis, radiogene Kolitis
- DS: Ileokoloskopie mit Biopsie, MR-Kolonographie (transmurale und extraluminale Veränderungen)
- MR zur Beurteilung der Aktivität der Erkrankung entsprechend dem Grad des Enhancements
- KO: toxisches Megakolon, Blutung, Perforation, primär sklerosierende Cholangitis, Osteoporose, Arthralgien, maligne Entartung

Extraintestinale Manifestationen bei Morbus Crohn und Colitis ulcerosa

- Haut: Erythema nodosum, Pyoderma gangraenosum
- Gelenke: Polyarthritis, Sakroiliitis
- Nieren: Amyloidose
- Lungen: fibrosierende Alveolitis
- Gallenwege: Cholelithiasis, primär sklerosierende Cholangitis, Gallengangskarzinom
- Mund: aphthöse Stomatitis
- Augen: Iridozyklitis, Uveitis
- Blut: Anämie, Thrombose

Infektiöse Enteritis

- ÄP: Bakterien, Viren, Pilze, Parasiten
- Diarrhoe, Erbrechen, Bauchkrämpfe, Fieber
- Sono
  - Verdickung der Darmwand
  - verwaschene Darmwandschichtung
  - Echoarmut der Darmwand
- Röntgen
  - Passagebeschleunigung
  - Tonus- und Motilitätsstörungen
  - Faltenverbreiterung
  - unregelmäßiges Füllungsbild durch abnorme Kontraktionen
  - schlechter Schleimhautbeschlag und ausgeflocktes Kontrastmittel durch vermehrte Flüssigkeit
  - distanzierte Dünndarmschlingen durch mesenteriales Ödem
- KO: Dehydratation, Elektrolytentgleisung

Pseudomembranöse Kolitis

- ÄP: Antibiotika
- Auftreten meistens etwa eine Woche (bis acht Wochen) nach antibiotischer Therapie
- Fieber, Bauchschmerzen, Diarrhoe
- im Stuhl Clostridium difficile-Toxin
- Sono
  - linksseitiger, langstreckiger Kolonbefall
  - starke Wandverdickung
  - erhaltene Wandschichtung
  - deutliche Hypervaskularisation
  - verbreiterte Mukosa, Submukosa

Penicillininduzierte segmentale hämorrhagische Kolitis

- ÄP: Penicilline
- fast schmerzlose Hämatochezie
- meistens spontane Abheilung
- Sono
  - rechtsseitiger, mittelstreckiger Kolonbefall
  - segmentale Begrenzung
  - exzentrische Echoarmut
  - deutliche Hypovaskularisation

Radiogene Kolitis

- ÄP: Radiotherapie
- hartnäckige Diarrhoe
- Sono
  - echoarme konzentrische Wandverdickung
  - teilweise aufgehobene Wandschichtung
  - strenge Begrenzung auf bestrahlte Abschnitte

Appendizitis

- Lageanomalien
  - parazökal
  - retrozökal
  - paraileal
  - pelvin
- Stadien
  - I: katarrhalisches Stadium
  - II: seropurulentes Stadium
  - III: ulzerophlegmonöses Stadium
  - IV: empyematöses Stadium
  - V: gangränöses Stadium
- Abdominalschmerz (Spontanschmerz, Druckschmerz, Loslassschmerz)
- Appetitlosigkeit, Übelkeit, Brechreiz, Fieber, Krankheitsgefühl
- Abwehrspannung, Druckschmerz am McBurney-Punkt, Druckschmerz am Lanz-Punkt, Psoasanspannungsschmerz
- Blumberg-Zeichen (Loslassschmerz), Rovsing-Zeichen (Ausstreichschmerz), Sherren-Zeichen (Perkussionsschmerz), Douglas-Zeichen (Rektalschmerz)
- fehlende Leukozytose schließt akute Appendizitis nicht aus
- oft symptomarmer Verlauf bei Diabetikern

- Sono
  - akute Appendizitis
    - verdickte Appendixwand
    - fehlende Peristaltik
    - fehlende Kompressibilität
    - fehlende Gaseinschlüsse
    - echoreiche Vizinität
    - freie Flüssigkeit
    - vermehrte Wandvaskularisation
  - perforierte Appendizitis
    - aufgehobene Wanddifferenzierung
    - inhomogenes Konglomerat
    - lokale Abszessbildung
    - freie Flüssigkeit
  - Grenzwert
    - Appendixdurchmesser etwa 6 mm
  - Bewertung
    - negativer Sonographiebefund schließt akute Appendizitis nicht aus
    - positiver Sonographiebefund bei unklarer Klinik sehr ernst zu nehmen
- CT
  - verdickte Appendixwand
  - umgebende Zeichnungsvermehrung
  - regionale Lymphadenopathie
  - Appendikolithen
  - Abszess
  - Phlegmone
- DD
  - rechter Unterbauch: Morbus Crohn, Divertikulitis, Yersiniose, Ileozökaltuberkulose, Invagination, Volvulus, Meckel-Divertikel
  - Becken: Adnexitis, stielgedrehte Ovarialzyste, Extrauteringravidität
  - Oberbauch: Cholezystitis, Ulkusperforation, Pankreatitis
  - Retroperitoneum: Pyelonephritis, Urolithiasis, Psoasabszess
  - metabolische Erkrankungen: Diabetes mellitus, akute intermittierende Porphyrie

Dickdarmpolypen

- benigne
  - hyperplastische Polypen
  - Adenome (tubulär, villös, tubulovillös)
  - juvenile Polypen
  - mesenchymale Tumoren

- **maligne**
  - Karzinom
  - Lymphom
  - Metastasen
- **nach oberflächlicher endoskopischer Biopsieentnahme keine Latenzzeit, nach tiefer endoskopischer Biopsieentnahme und Polypektomie Latenzzeit von 14 Tagen bis zur Durchführung eines Bariumkolonkontrasteinlaufs**
- **anderenfalls Gefahr von Perforation, intramuraler Kontrastmittelextravasation und venöser Kontrastmittelintravasation**
- **DS: Koloskopie, CT-Kolonographie, Kolonkontrasteinlauf**
- **CT-Kolonographie**
  - Voraussetzungen: Faecal tagging, Kolondistension, Dünnschichttechnik, Niedrigdosisprotokoll sowie Untersuchung in Rücken- und in Bauchlage
  - Befundungskriterien: Läsionsform, Läsionsstruktur, Kontrastmittelaufnahme, Lagestabilität

Kolorektales Karzinom

- **ÄP: Adenom-Karzinom-Sequenz**
  - tubuläre Adenome: häufig, geringeres Entartungsrisiko
  - villöse Adenome: selten, höheres Entartungsrisiko
  - Entartungsrisiko abhängig von Histologie und Größe
- **Adenokarzinom, verschleimendes Karzinom (Siegelringkarzinom, Gallertkarzinom), anaplastisches Karzinom**
- **vor allem Rektum, Colon sigmoideum, Colon descendens, Zökum**
- **gelegentlich auch Mehrfachkarzinome**
- **Symptome**
  - proximales Karzinom: okkulte Blutung, Gewichtsverlust, tastbarer Tumor
    - häufigste Fehldiagnose: Appendizitis
  - distales Karzinom: Blutung, paradoxe Diarrhoe, Schleimabgang
    - häufigste Fehldiagnose: Hämorrhoiden
- **Sono**
  - echoarme Wandverdickung
  - fehlende Wandschichtung
  - kurzstreckiger Befund
  - unproportionierter Lumenreflex
  - prästenotische Dilatation
  - poststenotischer Hungerdarm
- **Röntgen**
  - exulzerierend: Stenose, überhängende Ränder (Apfelbiss-Zeichen), breite Schleimhautulzerationen
  - polypoid: Raumforderung, breite Basis, unregelmäßige Kontur

- CT/MR
  - exzentrische Verdickung der Darmwand
  - noduläre Verdichtung des Fettgewebes
  - CT- oder MR-Kolonographie für wandständige Raumforderungen > 6 mm
  - virtuelle Koloskopie
  - MR: entscheidendes Verfahren in der Beurteilung einer Infiltration der mesorektalen Faszie
- **Overstaging in CT/MR durch desmoplastische Reaktion, peritumoröse Inflammation und tumorassoziierte Hypervaskularisation möglich**
- **beim Rektumkarzinom Lokalstaging mittels MR und Endosonographie**
- **Diagnostik des Lokalrezidivs**
  - Endosono: Nachweis des Anastomosenrezidivs
  - CT/MR
    - ◊ Untersuchung mit Kontrastmitteldynamik
    - ◊ Tumorgewebe mit Enhancement, Narbengewebe ohne Enhancement
  - PET-CT (18F-Fluordesoxyglukose)
  - DS: Biopsie

TNM-Klassifikation Kolon und Rektum

- **T1: Submukosa**
- **T2: Muscularis propria**
- **T3: Subserosa, nichtperitonealisiertes perikolisches/perirektales Gewebe**
- **T4a: viszerales Peritoneum**
- **T4b: andere Organe und Strukturen**
- **N1a: 1 regionärer**
- **N1b: 2 bis 3 regionäre**
- **N1c: Satelliten ohne regionäre Lymphknotenmetastasen**
- **N2a: 4 bis 6 regionäre**
- **N2b: ≥ 7 regionäre**
- **M1a: 1 Organ**
- **M1b: > 1 Organ oder Peritoneum**

TNM-Klassifikation Analkanal

- **T1: ≤ 2 cm**
- **T2: > 2 bis 5 cm**
- **T3: > 5 cm**
- **T4: Nachbarorgane**
- **N1: perirektal**
- **N2: unilateral an A. iliaca interna/inguinal**
- **N3: perirektal und inguinal, bilateral an A. iliaca interna/inguinal**
- **M1: Fernmetastasen**

Karzinoid

- Lokalisation
  - Appendix
  - Dünndarm
  - Kolon
  - Magen
  - Duodenum
- Diarrhoe, Flush, Schmerzen, Asthma, Endokardfibrose
- CT: Raumforderung mit Verkalkungen
- MR: T1 isointens, T2 hyperintens, starkes Enhancement
- PET (68Ga-DOTATOC, Somatostatinrezeptor-PET)

Ogilvie-Syndrom

- ÄP: akute Pseudoobstruktion des Kolons unbekannter Ätiologie, Auftreten vor allem nach Trauma oder Operation sowie bei Entzündungen oder Tumoren
- ältere Patienten
- anfangs schmerzlose, später schmerzhafte erhebliche Distension des Abdomens, Übelkeit, Erbrechen
- Röntgen
  - massive Dilatation des Kolons, vor allem des Zökums und des rechtsseitigen Kolons
  - Kolonkontrasteinlauf mit wasserlöslichem Kontrastmittel aus diagnostischer und therapeutischer Indikation
- KO: Ischämie, Perforation, Peritonitis

Mechanischer Ileus

- ÄP: Tumoren, Adhäsionen, Briden, Skybala, Hernieninkarzeration, Invagination, Volvulus, Parasiten
- Verlust von intravasaler Flüssigkeit in das Darmlumen
- Übelkeit, Erbrechen, Bauchkrämpfe, Meteorismus, Stuhlverhalt, Windverhalt
- klingende Darmgeräusche
- Sono
  - dilatierte Darmschlingen
    - ◊ Dünndarmdurchmesser > 2,5-3 cm
    - ◊ Dickdarmdurchmesser > 4,5-5 cm
  - stadienabhängige Peristaltik
    - ◊ früh: lebhafte Stenoseperistaltik
    - ◊ fortgeschritten: Pendelperistaltik
    - ◊ spät: keine Peristaltik wegen Übergangs in paralytischen Ileus
  - zunehmend Aszites
    - ◊ Signum malum bei mechanischem Ileus

- Röntgen
  - gashaltige geblähte Darmschlingen mit Flüssigkeitsspiegel
  - Darm hinter der Obstruktion kollabiert
  - durch Sekretansammlung im Darm wird Lokalisation der Obstruktion zu hoch vermutet
  - Dünndarmileus: orale Kontrastdarstellung (jodhaltiges KM), durch starken Verdünnungseffekt ungenau
  - Dickdarmileus: rektale Kontrastdarstellung (jodhaltiges KM)
- KO: Darmnekrose

Paralytischer Ileus

- **ÄP: Peritonitis, Intoxikation, Elektrolytstörung, Proteinmangel, Arterienverschluss, Venenverschluss, Vaskulitis, Schock**
- **fehlende Darmgeräusche**
- Sono
  - Dünndarmdurchmesser > 2,5-3 cm
  - Dickdarmdurchmesser > 4,5-5 cm
  - Paralyse

Bauchhöhle

Akutes Abdomen

- ÄP
  - abdominal
    - peritonitisch: Appendizitis, Adnexitis, Ulkusperforation, Pankreatitis
    - mechanisch: Ileus, Choledocholithiasis, Urolithiasis, Pseudoobstruktion
    - vaskulär: Thromboembolie, Aneurysmadissektion, Rektusscheidenhämatom, Sichelzellanämie
    - traumatisch: Abdominaltrauma, Abdominalhämatom
  - extraabdominal
    - thorakal: Myokardinfarkt, Lungenembolie, Pleuropneumonie
    - genital: Hodentorsion
  - metabolisch
    - endogen: Urämie, Ketoazidose, akute intermittierende Porphyrie, Addisonkrise, Hämolyse
    - exogen: Bleiintoxikation
- **heftige Bauchschmerzen, peritoneale Symptomatik, akute Kreislaufstörungen, gestörte Darmperistaltik, schlechter Allgemeinzustand**
- **akutes Abdomen des älteren Patienten gelegentlich oligosymptomatisch oder asymptomatisch**

- sekundär abklingender Schmerz nach primär starkem Schmerz möglicherweise Zeichen einer Peritonitis nach Perforation und nach Mesenterialinfarkt
- vor allem bei älteren Patienten an vaskuläre Ursachen des akuten Abdomens denken
- DS: Sono, CT, Abdomenübersicht, Thoraxübersicht, Angiographie
- Abdomensono bei Abdominaltrauma als Focused assessment with sonography for trauma (FAST)
  - präklinische Phase und Schockraum
  - wenige sonographische Einstellungen von Körperregionen mit typischerweise freier Flüssigkeit
  - sofortige Entscheidung über Operationsindikation

Aszites

- ÄP: Leberzirrhose, Pfortaderthrombose, Peritonealkarzinose, Peritonitis, Rechtsherzinsuffizienz, Pankreatitis, Extrauteringravidität, Ovarialkarzinom
- frei oder gekammert
- Sonderformen
  - angeborener Aszites (Neugeborene)
  - hämorrhagischer Aszites (Hämaskos)
  - chylöser Aszites (Chylaskos)
  - galliger Aszites (Cholaskos)
  - maligner Aszites (Peritonealkarzinose)
- Lokalisation
  - perihepatisch
  - perilienal
  - Douglasraum
  - in den Flanken
  - zwischen den Darmschlingen
- Sono: meistens echofreie Flüssigkeit
- Röntgen: zentralisierte und distanzierte Darmschlingen

Mesenteritis

- Formen
  - mesenteriale Pannikulitis
  - fibrosierende bzw. retraktile Mesenteritis
  - mesenteriale Lipodystrophie
- CT
  - mesenteriale Pannikulitis: solitäre zirkumskripte Verdichtung des Fettgewebes der jejunalen mesenterialen Wurzel, mesenteriale Raumforderung mit erhöhten Dichtewerten

  - fibrosierende bzw. retraktile Mesenteritis: sternförmiges Fibroseareal im verdickten Mesenterium, Raffung der Dünndarmschlingen
  - mesenteriale Lipodystrophie: Nachweis von Fettnekrosen

Mesenterialzysten

- mesenteriales Lymphangiom
- mesenteriale Zysten
- mesenteriale Pseudozysten
- enterale Zysten
- omentale Zysten

Omentuminfarkt

- ÄP: embryologische Variante der Blutversorgung des rechtsseitigen Omentums
- Torsion des Omentums
  - primär: idiopathisch
  - sekundär: Hernien, fokale Entzündungen, Tumoren, stattgehabte Laparotomie
- Sono: echoreiche, nicht komprimierbare, ovale Raumforderung mit Punctum maximum im Bereich der tastbaren Resistenz
- CT
  - gesamtes Spektrum von diskreter fokaler Omentumverdichtung bis hin zu größerer umschriebener Raumforderung
  - kugelige, wirbelförmige, fettäquidense Raumforderung um eine Gefäßstruktur bevorzugt im rechten oberen Quadranten
- DD: Appendicitis epiploica bevorzugt im linken unteren Quadranten

Abszesse

- ÄP: Operation, Perforation, Darmentzündung
- Lokalisation
  - subphrenisch
  - subhepatisch
  - Douglasraum
  - interenterisch
  - retrokolisch
- Darmparalyse, regionale Peritonitis, Leukozytose
- Sono
  - umschriebene, nicht frei auslaufende, extraparenchymatöse Raumforderung
  - frische Abszesse echofrei, ältere Abszesse echoarm
  - gelegentlich Lufteinschlüsse
- Röntgen
  - weichteildichte Raumforderung
  - Gasansammlung

- Zwerchfellhochstand
- Pleuraerguss
- basale Pleuropneumonie

- **nuklearmedizinische Suchmethoden: 67Ga-Zitrat- und 111In-Leukozyten-Szintigraphie**
- **DS: Sono, CT**
- **interventionelle radiologische Therapie: Drainage**
  - Indikationen
    - ◊ unilokulärer Abszess
    - ◊ keine Septen
    - ◊ sicherer Zugangsweg
    - ◊ abgegrenzte Abszesshöhle
    - ◊ drainierbarer Inhalt
  - Techniken
    - ◊ Seldinger-Technik
    - ◊ Trokar-Technik
  - Erfolgskriterien
    - ◊ kein Fieber
    - ◊ keine Leukozytose
    - ◊ keine Sekretion
    - ◊ keine Resthöhle

Postoperative Flüssigkeitsansammlungen

- **Serom: Ansammlung interstitieller Flüssigkeit**
- **Lymphozele: nach Lymphgefäßverletzung**
- **Biliom: nach Gallenwegsverletzung**
- **Urinom: nach Harnleiterverletzung**

Peritoneum

Pneumoperitoneum

- **ÄP: Operation, Perforation eines Hohlorgans, Laparoskopie**
- **Röntgen**
  - im Stehen: Luft unter dem Zwerchfell
  - in Linksseitenlage: Luft zwischen Leber und rechter Bauchwand
  - am sichersten in Linksseitenlage nachweisbar
- **DD: Chilaiditi-Syndrom**
- **DS: Sono, CT**

Peritonitis

- **ÄP**
  - primäre Peritonitis
    - ◊ hämatogene Peritonitis
    - ◊ spontane Peritonitis: Zirrhoseperitonitis, Peritonitis bei nephrotischem Syndrom, Immunsuppressionsperitonitis
  - sekundäre Peritonitis
    - ◊ spontane Peritonitis: Durchwanderungsperitonitis, Perforationsperitonitis, Aszensionsperitonitis
    - ◊ postoperative Peritonitis
    - ◊ postinterventionelle Peritonitis
    - ◊ posttraumatische Peritonitis
- **akutes Abdomen, Schonhaltung, bretthartes Abdomen**
- **Hauptfaktoren für Systemisierung**
  - peritoneales Ödem → hypovolämischer Schock
  - Bakteriämie → septischer Schock
  - toxische Zellwandbruchstücke → septischer Schock
- **Schockorgane: Lunge, Leber, Niere, Herz, Kreislauf, Nebenniere**
- **Röntgen: atone und distanzierte Darmschlingen**
- **Sono: pathologische Flüssigkeitsansammlungen im Abdomen**
- **CT**
  - Aszites
  - Erweiterung der Mesenterialgefäße
  - Dichtezunahme des Mesenterialfetts
  - Enhancement der Peritonealschichten
  - Darmwandverdickung

Peritonealkarzinose

- **ÄP: Karzinome von Magen, Pankreas, Kolon, Mamma, Ovar, Uterus**
- **grauweiße peritoneale Implantate**
- **Sono/CT/MR**
  - Befundmuster
    - ◊ noduläre Verdickungen des Peritoneums
    - ◊ plaqueartige Verdichtungen der Viszera
    - ◊ streife oder noduläre Verdichtungen des Mesenteriums und der Serosa
    - ◊ zirkumskripte Verdickungen des Omentums
    - ◊ muzinöse Raumforderungen an Oberbauchorganen
  - gleichzeitig Aszites
  - mesenteriale Adhäsionen
  - oft Lebermetastasen
  - regelmäßig Lymphknotenmetastasen

  - Sonderformen
    - Ovarialkarzinom: Verkalkung der Herde möglich
    - Ovarialzystadenokarzinom: Pseudomyxoma peritonei möglich
- **Bedeutung der MR mit Diffusionswichtung in der Detektion der Peritonealkarzinose**

Hernien

- **ÄP: Vorwölbung von Baucheingeweiden (Bruchinhalt) in Peritonealaussackung (Bruchsack)**
- **Formen**
  - laterale Leistenhernie (lateral der epigastrischen Gefäße, indirekte Hernie)
  - mediale Leistenhernie (medial der epigastrischen Gefäße, direkte Hernie)
  - kombinierte Hernie
  - Schenkelhernie
- **klinische Diagnose**
- **bei unklarem mechanischen Ileus auch inkarzerierte innere Hernie als Ursache möglich**
- **Sono: Nachweis von Bruchlücke und -inhalt**
  - I: lichte Weite der Bruchpforte < 1,5 cm
  - II: lichte Weite der Bruchpforte 1,5-3 cm
  - III: lichte Weite der Bruchpforte > 3 cm
- **KO: Darminkarzeration**

Retroperitoneum

Pneumoretroperitoneum

- **ÄP: Duodenal-, Sigma-, Rektumperforation**
- **Röntgen**
  - Luft entlang der Psoasränder, Faszien und Gefäße
  - im Gegensatz zu intraperitonealer Luft Orts- und Konfigurationskonstanz nach Lagewechsel
  - am sichersten im Liegen nachweisbar
- **KO: Mediastinalemphysem**

Retroperitoneales Hämatom

- **ÄP**
  - Operation
  - Trauma
  - Aneurysmablutung
  - Gerinnungsstörung
  - Antikoagulation
- **oft verhältnismäßig symptomarm**

- zusätzlich intraperitoneale Blutung bei Ruptur des dorsalen parietalen Peritoneums
- DS: Sono, CT

Retroperitoneale Fibrose

- ÄP: primäre Retroperitonealfibrose (Morbus Ormond), Radiotherapie, inflammatorisches Aortenaneurysma, Medikamente
- Fibrosierung unterschiedlicher Ätiologie im Retroperitonealraum
- Beginn distal der Nierengefäße
- Druckgefühl im Bereich der Nierenlager
- Urographie
  - medialisierte Ureteren
  - zylindrische Stenosen
  - prästenotische Dilatation
- CT: retroperitoneale Gewebevermehrung, variables Enhancement
- DD: Lymphom
- DS: perkutane Biopsie
- KO: Harnstau, Venenthrombosen

Retroperitoneale Tumoren

- ÄP: Lipom, Liposarkom, Leiomyom, Leiomyosarkom, Fibrom, Fibrosarkom, Neurofibrom, Neuroblastom und extragonadale Keimzelltumoren
- palpabler Tumor, Bauchschmerzen, Appetitlosigkeit, Gewichtsverlust, Obstipation, Flankenschmerz, neurologische Ausfälle
- Röntgen
  - Tumorkernschatten
  - unscharfe Psoaskontur
  - verlagerte Ureteren
- CT/MR: malignomverdächtig bei unregelmäßiger Begrenzung, infiltrativem Wachstum, Enhancement, Harnstau
- DS: perkutane Biopsie

Kinderradiologie: Ösophagus, Magen, Darm

Gastrointestinale Atresien

- Ösophagusatresie
  - auch in Kombination mit VACTERL-Assoziation bzw. Down-Syndrom
  - assoziierte Fehlbildungen am kardiovaskulären System und am gastrointestinalen System
  - Hydramnion, Speichelfluss, Erstickungsanfälle, Aspiration
  - sofortiges Ausspucken der Nahrung
  - Röntgen
    - ◊ laterale Aufnahme nach Insufflation von wenig Luft

        - ◊ bei Kontrastmittel Gefahr der Aspiration
        - ◊ am häufigsten mit distaler tracheoösophagealer Fistel kombiniert, dann gleichzeitig Luft im Magen
    - KO: Aspiration, Pneumonie
- **Pylorusatresie**
    - verzögertes Ausspucken der Nahrung
    - Röntgen
        - ◊ geblähter Magen
        - ◊ luftleerer Darm
- **Duodenalatresie**
    - galliges Erbrechen
    - Röntgen
        - ◊ Doppelluftblase des luftgefüllten Magens und des Duodenums mit Spiegelbildung (Double bubble-Zeichen)
        - ◊ distaler Darm luftleer
- **Dünndarmatresie**
    - ÄP: Mekoniumileus, Ileumatresie, Rotationsanomalie
    - Röntgen
        - ◊ Dilatation und Flüssigkeitsspiegel der Dünndarmschlingen vor dem Hindernis
        - ◊ keine haustrierten Dickdarmspiegel
    - KO: Ileus
- **Anorektalatresie**
    - auch Kombination mit Fisteln möglich (Harnblase, Urethra, Vagina, Perineum)
    - Röntgen: Leeraufnahme in Kopftief- oder Bauchlage, um den Abstand der in das Rektum vorgewanderten Luft von der Rima ani darzustellen

VATER-Assoziation

- **Fehlbildungskombination**
    - vertebrale vaskuläre Anomalie
    - Analatresie
    - tracheoösophageale Fistel
    - Ösophagusatresie
    - radiale renale Anomalie
- **Vorkommen auch als VACTERL-Assoziation (Vertebral, anal, cardial, tracheal, esophageal, renal, limb)**

Morbus Hirschsprung

- **ÄP: angeborener Mangel an Ganglienzellen im Plexus submucosus und Plexus myentericus**
- **Megacolon congenitum**
- **meistens Jungen, meistens Rektosigmoid**

- fehlende Peristaltik im aganglionären Segment, Kolondilatation proximal des aganglionären Segments, gestörter Stuhltransport im aganglionären Segment
- aufgetriebenes Abdomen, verzögerter Mekoniumabgang, hartnäckige Obstipation
- Röntgen
  - enges Segment im Kontrasteinlauf
  - trichterförmiger Übergang in das Megakolon
- KO: Enterokolitis, Sepsis, Darmperforation

Pylorusstenose

- ÄP: Hypertrophie der Ringmuskulatur im Pylorus
- Entwicklung im Verlauf der 2. bis 15. Lebenswoche
- vor allem Jungen, Erstgeborene, Frühgeborene betroffen
- postprandiale Schmerzen, schwallartiges Erbrechen, hypochlorämische Alkalose
- Pseudoobstipation, Gewichtsverlust, Dehydratation
- Sono
  - Verdickung des Pylorusdurchmessers > 4 mm
  - Verlängerung des Pyloruskanals > 14 mm
- Röntgen
  - geblähter Magen
  - luftarmer Darm
- DD: Hiatushernie, Kardiainsuffizienz

Nekrotisierende Enterokolitis

- ÄP: Schock, Asphyxie, Hypoxie
  - Ischämie → Darmwandschädigung → Bakterieninvasion → Entzündung → Nekrose → Perforation → Peritonitis
- häufigste Ursache des akuten Abdomens in der frühen Säuglingsperiode
- galliges Erbrechen, aufgeblähtes Abdomen, dünne Stühle, metabolische Azidose
- Röntgen
  - I (Frühstadium): weitgestellte und distanzierte Darmschlingen
  - II (fortgeschrittenes Stadium): Pneumatosis intestinalis
  - III (Spätstadium): Pneumoportogramm
  - IV (Operationsstadium): Aszites, konstant stehende Darmschlingen, Pneumoperitoneum

Invagination

- Verdacht auf intestinale Invagination (meistens ileokolisch, ileozökal oder ileoileal) Notfall
- 90 % der Patienten zwischen 2 Monaten und 2 Jahren alt

- **rezidivierende Schreiattacken, kolikartige Schmerzen, peritonealer Schock und peranaler Blutabgang im Verlauf von 24-48 h**
- **Sono**
  - proximales Intussuszeptum von distalem Intussuszipiens eng umgeben (Darm-in-Darm)
    - im Längsschnitt Pseudokidney-Zeichen
    - im Querschnitt Target-Zeichen
  - Invaginationskokarde dick und mehrschichtig, manchmal auftretende Postinvaginationskokarde dagegen dünn und zweischichtig
  - Peristaltik vor der Invagination
- **Farbdopplersono: Durchblutung des Invaginats**
- **Röntgen**
  - im Kontrasteinlauf Krebsscheren-Zeichen
- **in den ersten 6 h hohe Chance der Desinvagination (hydrostatisch oder pneumatisch)**
- **Kontraindikationen für die konservative Desinvagination**
  - Darmperforation
  - hypovolämischer Schock
  - Peritonitis
- **DD: alimentäre Intoxikation, Gastroenteritis, Purpura Schönlein-Henoch**

Meckel-Divertikel

- **20-120 cm proximal der Ileozökalklappe gegenüber dem Mesenterialansatz**
- **häufigste Ursache einer massiven rektalen Blutung im Kindesalter**
- **nässender Nabel, periumbilikale Schmerzen, massive Darmblutungen**
- **Ausgangspunkt für Invagination, Volvulus, Divertikulitis**
- **Röntgen**
  - Kontrastmittelaussparungen am Divertikelgrund durch Heterotopie von Magenschleimhaut oder Pankreasgewebe
- **Szintigraphie**
  - 99mTc-Pertechnetat
  - Ausscheidung durch seröse und muzinöse Drüsen
  - Darstellung der physiologischen und ektopen Magenschleimhaut
  - falsch positive Befunde
    - Intussuszeption
    - arteriovenöse Malformationen
    - Ulzera
- **KO: Ileus, Invagination, Ulkus, Blutung, Perforation**

Glutensensitive Enteropathie

- ÄP: Umbau der Dünndarmschleimhaut mit Zottenatrophie, Kryptenelongation und Malabsorption
- Gedeihstörung, Gewichtsverlust, Diarrhoe, Fettstühle, Eisenmangelanämie, Appetitlosigkeit
- positive Endomysium- und/oder Gewebstransglutaminaseantikörper im Serum
- klinische Normalisierung unter glutenfreier Diät
- Röntgen
  - Zahl und Höhe der Jejunumfalten verringert (Kolonisierung des Jejunums)
  - Zahl und Höhe der Ileumfalten erhöht (Jejunisierung des Ileums)
  - beschleunigte Passage
  - verringerter Wandbeschlag

5. Leber, Gallenwege, Pankreas, Milz

Anatomie

Leber

- Leber
  - rechte Leber
    - ◊ anteromedial: kranial Segment VIII, kaudal Segment V
    - ◊ posterolateral: kranial Segment VII, kaudal Segment VI
  - linke Leber
    - ◊ anterior: Segment IV (Lobus quadratus), Segment III
    - ◊ posterior: Segment II
  - Lobus caudatus
    - ◊ Segment I
- Leberpforte
  - Ductus hepaticus communis
  - V. portae
  - A. hepatica propria
- Arterien
  - A. hepatica propria
    - ◊ A. cystica
    - ◊ Ramus dexter
    - ◊ Ramus sinister
- Venen
  - V. hepatica dextra
  - V. hepatica intermedia
  - V. hepatica sinistra
- Topographie
  - Zwerchfell
  - Ösophagus
  - Magen
  - Gallenblase
  - Duodenum
  - Kolonflexur
  - Querkolon
  - Niere
  - Nebenniere

- **portosystemische Kollateralen**
  - Vv. oesophagei und Vv. gastricae (Kardiaregion) - V. azygos und V. hemiazygos
  - Vv. oesophagei und Vv. gastricae (Kardiaregion) und V. gastrica sinistra - V. phrenica inferior
  - V. lienalis - retroperitoneale Venen (V. phrenica inferior, V. renalis, V. suprarenalis, Bauchwandvenen)
  - linker Ast der V. portae - V. umbilicalis - Vv. epigastricae
  - V. colica media - V. colica sinistra - V. testicularis/ovarica - V. renalis sinistra
  - V. colica sinistra - V. haemorrhoidalis superior - Vv. haemorrhoidales mediae et inferiores - Vv. pudendae internae - Vv. iliacae
  - kleine Mesenterialvenen - retroperitoneale Venen - V. cava inferior
  - intrahepatische Äste der V. portae - Vv. phrenicae
  - V. portae - Vv. lumbales, adrenales et renales

Gallenwege

- **Gallenblase**
  - Fundus
  - Korpus
  - Kollum
- **Gallengänge**
  - Ductus hepaticus dexter
  - Ductus hepaticus sinister
  - Ductus hepaticus communis
  - Ductus cysticus
  - Ductus choledochus
- **Varianten**
  - intrahepatische Gallenblase
  - Medialabgang des Ductus cysticus mit Überkreuzung des Ductus hepaticus
  - Medialabgang des Ductus cysticus mit Unterkreuzung des Ductus hepaticus
  - tiefe Zystikusmündung

Pankreas

- **Abschnitte**
  - Kaput
  - Korpus
  - Kauda
- **Ausführungsgänge**
  - Ductus pancreaticus Wirsung → Papilla duodeni maior
  - Ductus pancreaticus accessorius Santorini → Papilla duodeni minor

- **Arterien**
  - Truncus coeliacus
  - A. mesenterica superior
- **Lymphknoten**
  - Nd. lymphatici pancreatici
  - Nd. lymphatici pancreaticoduodenales
- **Topographie**
  - Duodenum
  - Ductus choledochus
  - Mesenterialgefäße
  - Milzgefäße
  - Mesocolon transversum
  - Magen
  - Dünndarm
  - linke Niere
  - Milz

Milz

- **Größe**
  - etwa 4 cm dick
  - etwa 7 cm breit
  - etwa 11 cm lang
- **Arterien**
  - A. lienalis
- **Topographie**
  - Magen
  - Niere
  - Kolon
  - Pankreasschwanz

Leber

Steatose

- **ÄP: Alkoholabusus, Diabetes, Hepatitis, Ischämie, Adipositas, Anorexie, Medikamente**
- **Formen**
  - alkoholische Fettlebererkrankung (AFLD)
  - nichtalkoholische Fettlebererkrankung (NAFLD)
  - alkoholische Steatohepatitis (ASH)
  - nichtalkoholische Steatohepatitis (NASH)
- **nichtalkoholische Fettlebererkrankung (NAFLD) und nichtalkoholische Steatohepatitis (NASH) als hepatische Manifestation des metabolischen Syndroms, Assoziation mit Adipositas**

- **Klassifikation der Steatose**
  - Grad I: < 33 % der Hepatozyten mit Verfettung
  - Grad II: 33-66 % der Hepatozyten mit Verfettung
  - Grad III: > 66 % der Hepatozyten mit Verfettung
- **asymptomatisch oder Völlegefühl, Schwäche, Lethargie**
- **bildgebende Manifestation als diffuse oder fokale Steatose bzw. Nonsteatose**
- **fokale Steatose bzw. Nonsteatose**
  - vor allem in den Regionen Gallenblasendach, Pfortaderaufzweigung, Lig. teres hepatis, Hohlvene, Leberkuppel
  - geographische Begrenzung
  - fehlende Raumforderungszeichen
- **Sono**
  - vergrößerte Leber
  - konvexbogige Konturen
  - stumpfwinkliger Rand
  - echoreiche Binnenstruktur
- **CT: Dichteabnahme**
- **MR**
  - T1 Signalzunahme
  - T2 Signalzunahme
  - Signalabnahme bei Fettsuppressionssequenzen
- **DS: Leberbiopsie als einzige Möglichkeit, das Ausmaß der reinen Steatose, die Kombination aus Steatose und Entzündungsaktivität und die vorhandene Fibrose zu beurteilen**
- **KO: Leberzirrhose**

Hepatitis

- **ÄP: Hepatitisviren**
- **Hepatitisviren**
  - A: fäkal-orale Transmission, akuter Verlauf, gute Prognose; Touristen
  - B: parenterale Transmission, chronischer Verlauf, kritische Prognose; Drogenabusus, Touristen, Heilberufe
  - C: parenterale Transmission, schleichender Verlauf, kritische Prognose; Drogenabusus, Heilberufe
  - D: parenterale Transmission, chronischer Verlauf, kritische Prognose; Hämophilie
  - E: fäkal-orale Transmission, akuter Verlauf, gute Prognose; Touristen, Schweinekontakt
- **Ikterus, Müdigkeit, Appetitlosigkeit**
- **Sono/CT/MR**
  - Hepatomegalie
  - Gallenblasenwandverdickung
  - periportales Lymphödem

- Lymphknotenvergrößerungen
- Regeneratknoten

- **durch bildgebende Verfahren Ausschluss einer biliären Obstruktion**

Leberzirrhose

- **ÄP**
  - viral: Hepatitis B, Hepatitis C, Hepatitis D
  - toxisch: Alkohol
  - autoimmun: primär biliäre Zirrhose, Autoimmunhepatitis
  - bakteriell: sekundär biliäre Zirrhose
  - metabolisch: Hämochromatose, Morbus Wilson
  - funktionell: Kavasepten, Pericarditis constrictiva
- **Leberhautzeichen (Gefäßspinnen, Lackzunge, Gynäkomastie, Abdominalglatze, Striae, Kollateralvenen, Palmarerythem, Dupuytrenkontraktur, Weißnägel, Uhrglasnägel), Ikterus, Aszites, Kollateralzirkulation**
- **Sono/CT/MR**
  - im Frühstadium vergrößerte Leber, im Spätstadium verkleinerte Leber
  - vergrößerter Lobus sinister, vergrößerter Lobus caudatus
  - abgerundeter Rand, plumpe Form
  - wellige Konturen, höckrige Oberfläche
  - inhomogene Binnenstruktur, dorsale Schallabschwächung
  - rarefizierte Lebervenen, kaliberunregelmäßige Lebervenen
  - verbreiterte Portalfelder, bindegewebige Proliferationen
  - Nebenbefunde
    - Splenomegalie
    - portosystemische Kollateralen
    - Aszites
    - perikavale Fettansammlungen
- **Farbdopplersono: ggf. hepatofugaler Fluss**
- **Sono- oder MR-Elastographie zur Graduierung und Quantifizierung der Leberfibrose und Leberzirrhose**
- **KO: Aszites, Ösophagusvarizenblutung, portosystemische Enzephalopathie, hepatozelluläres Karzinom**

Hämochromatose

- **Formen**
  - primäre Form: Hämochromatose (Eisenablagerung in Hepatozyten)
  - sekundäre Form: Hämosiderose (Eisenablagerung in Kupffer-Zellen von Leber, Milz und Knochenmark)
- **Männer**

- **Hepatomegalie, Leberzirrhose, Splenomegalie, Arthropathie, Kardiomyopathie, Pankreasfibrose, Hyperpigmentation, Diabetes, Hodenatrophie, Impotenz**
- **CT:** Dichtezunahme
- **MR: T1 Signalabnahme, T2 Signalabnahme, bei der Hämosiderose auch der Milz**
- **KO:** hepatozelluläres Karzinom

Zystoide Leberveränderungen

- **kongenitale Leberzysten**
  - asymptomatisch
  - Sono: echofreie Raumforderung, rundovale Form, glatte Wand, dorsale Schallverstärkung, lateraler Schallschatten
  - CT: wasseräquidense Raumforderung, kein Enhancement
  - MR: T1 sehr signalarm, T2 sehr signalreich, kein Enhancement
  - DD: posttraumatische Zyste, Echinococcus granulosus
- **von Meyenburg-Komplexe**
  - Gallengangshamartome
    - ◊ proliferierte Gallengänge mit zystischen Dilatationen
    - ◊ keine Verbindung zum biliären System
    - ◊ Koinzidenz mit polyzystischen Lebererkrankungen
    - ◊ asymptomatisch
    - ◊ multipel
  - MR
    - ◊ multiple 1 mm bis 1 cm durchmessende Herde
    - ◊ subkapsuläre oder intraparenchymale Lokalisation
    - ◊ T2 und MRCP liquorisointens
  - DD: Caroli-Syndrom (zystische Dilatation des Gallengangssystems)
- **zystische Leberechinokokkose**
  - ÄP: Echinococcus granulosus, Hundebandwurm, Endwirt Hund
  - natürlicher Zyklus: Hund - Schaf - Hund
  - Aufbau
    - ◊ Endozyste aus innerer Germinativmembran und äußerer Laminarmembran
    - ◊ Germinativmembran bildet durch Knospung Bläschen (Brutkapseln), die Protoskolizes (Kopfanlagen) enthalten
    - ◊ Perizyste als Reaktion des Wirtes auf die Infektion
  - Formen
    - ◊ Gruppe 1: aktives Stadium; wachsende Zysten, vitale Protoskolizes sicher
    - ◊ Gruppe 2: Involutionsstadium; degenerierende Zysten, vitale Protoskolizes noch wahrscheinlich

- ◊ Gruppe 3: inaktives Stadium; kalzifizierte Zysten, vitale Protoskolizes unwahrscheinlich
- o Symptome eines raumfordernden Prozesses
- o Sono/CT: Zysten, Tochterzysten, Septen, Verkalkungen
- o KO: bei rupturierter Hydatide anaphylaktische Reaktion

- **alveoläre Leberechinokokkose**
  - o ÄP: Echinococcus multilocularis, Fuchsbandwurm, Endwirt Fuchs
  - o natürlicher Zyklus: Fuchs - Nagetier - Fuchs
  - o Symptome eines raumfordernden Prozesses
  - o lymphogene bzw. hämatogene Ausbreitung möglich
  - o Sono/CT: solide Raumforderung, zystische Anteile, infiltratives Wachstum, amorphe Verkalkungen, perifokales Enhancement, hiläre Lymphknoten
  - o KO: bei Zystenruptur allergische Reaktion bis hin zum allergischen Schock
- **pyogener Leberabszess**
  - o ÄP
    - ◊ Gallenwege: aszendierende Cholangitis (meistens multiple Abszesse)
    - ◊ V. portae: Septikämie
    - ◊ per continuitatem: perforiertes Magenulkus, perforiertes Duodenalulkus, Lobärpneumonie, Pyelonephritis
    - ◊ A. hepatica: Septikämie
    - ◊ Inokulation: Trauma, Punktion, Biopsie, Operation
  - o Fieber, Schmerzen, Übelkeit, Appetitlosigkeit, Gewichtsverlust
  - o Röntgen: Zwerchfellhochstand, Pleuraerguss, Atelektasen
  - o Sono: echoarme Raumforderung, Gaseinschlüsse, Flüssigkeitsspiegel
  - o CT: hypodense Raumforderung, Randenhancement, Double target-Zeichen (Abszesshöhle - hyperdenser Ring - äußere hypodense Zone), Gaseinschlüsse, segmentales Leberenhancement
  - o DD: Amöbenabszess, sekundär infizierte nekrotische Lebermetastasen, Echinokokkuszysten
  - o interventionelle radiologische Therapie: Drainage
- **nichtpyogener Leberabszess**
  - o Amöbenabszess
    - ◊ Sono: oft solitäres Auftreten, oft rechter Leberlappen, teilweise infiltrativer Wachstumsaspekt
    - ◊ KO: Abszessruptur
  - o mykotischer Abszess
    - ◊ Kandida, Aspergillus, Kryptokokkus
    - ◊ Sono: multilokuläres Auftreten, schießscheibenartige Morphologie
  - o Schistosomenabszess
    - ◊ Sono: bandförmige periportale Fibrose

Leberhämangiom

- **Frauen häufiger als Männer**
- **solitär oder multipel**
- **Sono**
  - typischerweise echoreiche, scharf begrenzte Raumforderung
  - Veränderung der Echogenität durch Thrombosierung, Fibrosierung, Verkalkung, Einblutung und Nekrose
  - DD: echoreiche Metastase, bei bekannter Leberzirrhose hepatozelluläres Karzinom
- **CT**
  - hypodense Raumforderung
  - Irisblenden-Zeichen
  - verzögertes Enhancement
- **MR**
  - T1 signalarm
  - T2 mit TE = 100 ms sehr signalreich und glatt begrenzt
  - Glühbirnen-Zeichen (mit zunehmender T2-Wichtung zunehmendes Signal)
  - auf Frühaufnahmen Irisblenden-Zeichen (Enhancement von peripher nach zentral), auf Spätaufnahmen Pooling-Zeichen (komplettes homogenes Enhancement)
  - nach SPIO T2 leichtes Enhancement
- **Szintigraphie**
  - Kolloidszintigraphie (99mTc-Kolloid): Speicherdefekt
  - Blutpoolszintigraphie (99mTc-Erythrozyten): Perfusionsphase Minderspeicherung, Blutpoolphase Mehrspeicherung
  - PET (18F-Fluordesoxyglukose): Speicherdefekt
- **Angio: Kontrastmitteldepot mehr als 30 s**

Fokal-noduläre Leberhyperplasie

- **Frauen, jüngeres bis mittleres Alter**
- **meistens solitär**
- **Sono: angedeutet echoarme, manchmal gestielte Raumforderung, arterielle Signale**
- **CT**
  - hypodense Raumforderung
  - früharterielles Enhancement
  - frühes Washout
  - zentrale Narbe
- **MR**
  - T1 isointens
  - T2 isointens mit hyperintenser Narbe
  - früharterielles Enhancement, frühes Washout, zentrale Narbe

  - Narbe mit Enhancement auf Spätaufnahmen
  - nach SPIO T2 Enhancement mit prominenter hyperintenser Narbe
- Szintigraphie
  - Kolloidszintigraphie (99mTc-Kolloid): Normalspeicherung oder Mehrspeicherung
  - Leberfunktionsszintigraphie (99mTc-IDA): Perfusionsphase Mehrspeicherung, Parenchymphase Mehrspeicherung, Exkretionsphase Mehrspeicherung
- Angio: Radspeichenmuster

Leberzelladenom

- Formen
  - Typ I: Adenom assoziiert mit Kontrazeptiva
  - Typ II: spontanes Adenom bei Frauen
  - Typ III: spontanes Adenom bei Männern
  - Typ IV: spontanes Adenom bei Kindern
  - Typ V: Adenom assoziiert mit Stoffwechselerkrankungen
  - Typ VI: Adenom assoziiert mit Anabolika
  - Typ VII: Adenomatose
- Frauen, jüngeres bis mittleres Alter, Kontrazeptiva
- oft nicht sicher zu diagnostizieren
- Diagnose nur suggestiv beim klassischen solitären steroidassoziierten Adenom in der nichtzirrhotischen Leber prämenopausaler Frauen
- Sono
  - angedeutet echoreiche Raumforderung
  - zentrale venöse Signale
- CT
  - hypodense Raumforderung
  - hyperdense Blutungsanteile
  - Nekrosen
  - Rupturen
- MR
  - T1 iso- bis hyperintens (Fettanteile), Signalabnahme bei Fettsuppressionssequenzen
  - T2 isointens
  - kräftiges Enhancement in der arteriellen Phase
  - nach SPIO T2 leichtes Enhancement
- Szintigraphie
  - Kolloidszintigraphie (99mTc-Kolloid): Speicherdefekt
- KO: hepatozelluläres Karzinom

Nodulär-regenerative Leberhyperplasie

- ÄP: Systemerkrankungen, Steroide, Chemotherapeutika
- knotiger Leberumbau mit zahlreichen Regenerationsherden (normale Hepatozyten) ohne fibrotische Komponente
- Größe der Herde wenige Millimeter bis einige Zentimeter
- Diagnostik schwierig, Biopsie erforderlich
- DD: Leberzirrhose, Lebermetastasen

Hepatozelluläres Karzinom

- ÄP: Leberzirrhose, Hepatitiden, Steatohepatitis, Hämochromatose, Aflatoxin
- Formen
  - fokales hepatozelluläres Karzinom
  - multifokales hepatozelluläres Karzinom
  - diffuses hepatozelluläres Karzinom
- Männer, Japan
- tastbare Raumforderung, progrediente Leberinsuffizienz
- häufig AFP-Erhöhung
- Sono: echoarme (Frühstadium) bis echoreiche Raumforderung mit echoarmem Randsaum (Spätstadium), Pfortaderinvasion, arterielle Signale
- CT
  - hypodens
  - bei stark vaskularisierten Tumoren in der Frühphase starkes Enhancement, in der Spätphase isodens
  - bei schwach vaskularisierten Tumoren protrahiertes Enhancement
  - Diagnoseverbesserung bei kleinen und multifokalen Karzinomen durch CTA
- MR
  - T1 hypointens, isointens oder hyperintens
  - T2 inhomogen
  - manchmal Kapsel
  - arterielles Enhancement
  - nach SPIO T2 abhängig vom Differenzierungsgrad wenig oder kein Enhancement
  - DD: Leberzirrhose mit Regeneratknoten
- Kolloidszintigraphie (99mTc-Kolloid): Speicherdefekt
- Angio
  - Hypervaskularisation
  - Buschmuster
  - irreguläre Gefäße
  - arteriovenöse Shunts

- interventionelle radiologische Therapie: transarterielle Chemoembolisation, Thermoablation (Radiofrequenzablation, laserinduzierte Thermotherapie, hochintensiver fokussierter Ultraschall, Mikrowellenablation, Kryotherapie), perkutane Ethanolinjektionstherapie
  - Voraussetzungen für Thermoablation: isolierter Herd (Durchmesser ≤ 5 cm) oder maximal 3 Herde (Durchmesser ≤ 3 cm), keine extrahepatische Tumormanifestation
- interventionell radiologisch-nuklearmedizinische Therapie: selektive interne Radiotherapie mit radioaktiv markierten Mikrosphären (90Y)

Fibrolamelläres Karzinom

- junge Erwachsene
- bessere Prognose als hepatozelluläres Karzinom
- keine Tumormarker
- Sono: variable Echogenität, glatte Begrenzung, zentrale Verkalkungen
- CT: isodens, inhomogenes Enhancement, Verkalkungen
- MR
  - T1 iso- bis hypointens
  - T2 hyperintens
  - früharterielles inhomogenes Enhancement
  - zentrale Narbe, Septen
  - Narbe ohne Enhancement auf Spätaufnahmen

TNM-Klassifikation Leber

- hepatozelluläre Karzinome
  - T1: solitär ohne Gefäßinvasion
  - T2: solitär mit Gefäßinvasion, multipel ≤ 5 cm
  - T3a: multipel > 5 cm
  - T3b: Infiltration größerer Äste der V. portae und Vv. hepaticae
  - T4: Infiltration von Nachbarorganen (ausgenommen Gallenblase), Penetration des viszeralen Peritoneums
  - N1: regionär
  - M1: Fernmetastasen
- intrahepatische Gallenwege
  - T1: solitär ohne Gefäßinvasion
  - T2a: solitär mit Gefäßinvasion
  - T2b: multipel
  - T3: Penetration des viszeralen Peritoneums, Infiltration extrahepatischer Nachbarstrukturen
  - T4: periduktale Infiltration
  - N1: regionär
  - M1: Fernmetastasen

Lebermetastasen

- ÄP: Kolonkarzinom, Magenkarzinom, Pankreaskarzinom, Mammakarzinom, Bronchialkarzinom
- solitär oder multipel, fokal oder diffus, expansiv oder infiltrativ
- präoperativ Bestimmung von Anzahl, Größe und Segmentlokalisation
- Sono: echoarme, echogleiche oder echoreiche Läsionen, Bull's eye-Läsionen, Target-Läsionen
  - Sono nach Kontrastmittelgabe in Phaseninversionstechnik: Kontrastmittelaussparung
- CT
  - vor und nach Kontrastmittelgabe hypodense Raumforderungen
  - bei hypervaskularisierten Metastasen (Karzinoid, Inselzelltumor, Phäochromozytom, Nierenzellkarzinom) Frühphase hyperdens, Spätphase isodens
  - Katheter in A. hepatica (CTA): Neoplasie hyperdens, Parenchym hypodens
  - Katheter in A. lienalis oder A. mesenterica superior (CTAP): Neoplasie hypodens, Parenchym hyperdens
  - CTA bei primären, CTAP bei sekundären Neoplasien
- MR
  - T1 hypointens
  - T2 leicht signalreich, aber weniger signalreich als Hämangiome, signalreicher Randsaum
  - hypovaskularisierte Metastasen: nach Kontrastmittelapplikation hypointens oder isointens, auf Spätaufnahmen peripheres Washout mit hypointensem Randsaum
  - hypervaskularisierte Metastasen: nach Kontrastmittelapplikation arterielles Enhancement
  - nach SPIO T2 kein Enhancement
- Kolloidszintigraphie (99mTc-Kolloid): Speicherdefekt
- **interventionelle radiologische Therapie: transarterielle Chemoembolisation, Thermoablation (Radiofrequenzablation, laserinduzierte Thermotherapie, hochintensiver fokussierter Ultraschall, Mikrowellenablation, Kryotherapie), perkutane Ethanolinjektionstherapie**
  - Voraussetzungen für Thermoablation: unifokal maximaler Durchmesser 5 cm, multifokal maximaler Durchmesser 3,5 cm
- **interventionell radiologisch-nuklearmedizinische Therapie: selektive interne Radiotherapie mit radioaktiv markierten Mikrosphären**

Chemoembolisation von Lebertumoren

- **Prinzip**
  - verlangsamte kapilläre Passagezeit der therapeutisch wirksamen Agentien
  - Tumorhypoxie
- **Vorgehen**
  - Aortographie
    - Erfassung aller Leberarterien
  - Splenoportographie
    - Durchgängigkeit der Pfortader
  - selektive Darstellung aller vorhandenen Leberarterien
  - selektive Sondierung der tumorversorgenden Leberarterien
  - Chemoembolisation
    - Okklusion der Kapillaren durch Lipiodol
    - Chemotherapeutikum
    - Okklusion der Arteriolen durch Partikel
  - Abschlusskontrolle
    - Darstellung des verminderten arteriellen Zuflusses zum Zielgebiet
    - Darstellung der Belegung des Herds
    - Darstellung des erhaltenen arteriellen Zuflusses außerhalb des Zielgebiets
- **Varianten**
  - Kombination der Chemoembolisation mit Thermoablation
  - Verwendung von 90Y statt Chemotherapeutika
- **Erfolg bei hepatozellulärem Karzinom abhängig von Tumortyp, Tumorgröße und Zirrhosestadium**
- **anhaltende Deposition des Embolisats im Tumorbereich als Zeichen einer temporären Remission**
- **KO: bei Zurückfließen des Embolisats in das Nebenstromgebiet bei Zugang über Truncus coeliacus Belegung von Magen und Pankreas, bei Zugang über A. mesenterica superior Belegung von Dünndarm; Funktionsverschlechterung der Leber, Abszedierung der Leber**

Radiofrequenzablation von Lebertumoren

- **Indikationen**
  - Lebermetastasen
    - keine Resektabilität
    - bis 5 Herde
    - bis 5 cm Durchmesser

  - hepatozelluläres Karzinom
    - Stadium A/B nach Child
    - bis ≤ 3 Herde
    - bis 5 cm Durchmesser
- **Kontraindikationen**
  - Koagulopathie
  - systemische Metastasierung
  - Sepsis
- **Alternative: laserinduzierte interstitielle Thermotherapie**

Leberzirkulationsstörungen

- **arterielle Blutzufuhr**
  - Aneurysma der A. hepatica
    - Polyarteriitis, Atherosklerose, kongenital, posttraumatisch, Pankreatitis, Cholezystitis
  - Infarkt
    - wegen dualer Gefäßversorgung selten
  - intrahepatische portalvenöse Gasansammlung
    - Darminfarkt, entzündliche Darmerkrankung, hämorrhagische Pankreatitis, Pfortaderintervention
- **venöser Blutabfluss**
  - Stauung
    - chronische Herzinsuffizienz, konstriktive Perikarditis
  - Budd-Chiari-Syndrom
    - ÄP: Koagulopathien, Neoplasien, Trauma, Gravidität
    - primäre oder sekundäre Okklusion der intrahepatischen oder suprahepatischen Venen
    - Hepatomegalie, Aszites
    - DS: Angiographie
    - KO: Leberzirrhose
- **portalvenöse Blutzufuhr**
  - portale Hypertonie bei Erhöhung des Portalvenendrucks über 8 mm Hg
  - Formen
    - prähepatisch: Pfortaderthrombose
    - intrahepatisch präsinusoidal: primär biliäre Zirrhose
    - intrahepatisch intrasinusoidal: Steatohepatitis, Leberzirrhose
    - intrahepatisch postsinusoidal: Venenverschlusskrankheit
    - posthepatisch: chronische Herzinsuffizienz, Budd-Chiari-Syndrom, konstriktive Perikarditis
  - Sono/CT/MR
    - hepatofugale Kollateralen (gastroösophageal, paraumbilikal, retroperitoneal, mesenterial, gastrorenal, splenorenal)

- ◊ hepatopetale Kollateralen (periportale Venen mit kavernöser Transformation)
- ◊ Hepatosplenomegalie
- ◊ Aszites
- ◊ Ösophagusvarizen
- ◊ Fundusvarizen
- MR
  - ◊ T1 Gandy-Gamna-Körperchen (Hämosiderinablagerungen) als wenige Millimeter große hypointense Herde in Leber und Milz
- Splenoportographie
  - ◊ Durchgängigkeit und Flussrichtung der V. portae
  - ◊ Art der Kollateralen
  - ◊ Verlauf und Größe der V. lienalis und der V. renalis sinistra
  - ◊ Verschlussdruck der Lebervenen

Transjugulärer intrahepatischer portosystemischer Stentshunt (TIPSS)

- **Verbindung zwischen Lebervene und Pfortader zur portalen Drucksenkung**
- Indikationen
  - elektive Anlage nach rezidivierender Varizenblutung trotz adäquater Therapie
  - elektive Anlage bei unbeherrschbarem Aszites
  - elektive oder notfallmäßige Anlage bei Budd-Chiari-Syndrom
  - notfallmäßige Anlage bei nicht beherrschbarer Blutung unter adäquater endoskopisch intensivmedizinischer Therapie
- Kontraindikationen
  - absolute: Leberversagen, chronischer mesenterikoportaler Verschluss, fortgeschrittenes hepatozelluläres Karzinom, schwere pulmonale Hypertension, Herzversagen
  - relative: Sepsis, arterielle Stenose, schwere obstruktive Lungenerkrankung
- **transjuguläre Portographie mit Druckmessung als Standard in der Nachsorge**
- **KO: Shuntdysfunktion, Enzephalopathie, Leberausfallskoma, Blutung**

Lebertrauma

- ÄP: stumpfes oder perforierendes Lebertrauma
- Formen
  - Kapselverletzung
  - Parenchymeinriss
  - subkapsuläres Hämatom
  - aktive Blutung

- Leber nach Milz und Nieren am häufigsten verletzt
- vor allem rechter Leberlappen
- DS: Sono, CT
- KO: Blutungen, Gallenwegsverletzungen
- interventionelle radiologische Therapie: Embolisation mit Coils, Mikropartikeln oder Gelfoam

Komplikationen nach Lebertransplantation

- operative Komplikationen
- primäres Transplantatversagen
- Abstoßung
- Infektionen
- Rezidiv der Grunderkrankung
  - primäre biliäre Zirrhose
  - chronisch aktive Hepatitiszirrhose
  - sklerosierende Cholangitis
  - primäres Lebermalignom

Kinderradiologie: Leber

Lebertumoren im Kindesalter

- Hämangioendotheliom
  - häufigster benigner Lebertumor im Kindesalter
- Hepatoblastom
  - häufigster Lebertumor im Kindesalter
  - Jungen
  - Raumforderungszeichen, AFP-Erhöhung, Thrombozytose
  - Assoziation mit Hemihypertrophie, familiärer adenomatöser Polyposis, Nierenanomalien
  - CT/MR: inhomogene Raumforderung mit Nekrosen, Hämorrhagien, Verkalkungen, Septen
- Metastasen
  - bei Neuroblastom, Wilms-Tumor, Lymphom

Gallenwege

Gallengangszysten

- Klassifikation nach Todani
  - I: segmentale Dilatation des Ductus choledochus (Choledochuszyste)
  - II: divertikelartige Dilatation des Ductus choledochus
  - III: sackförmige Herniation des Ductus choledochus in das Duodenum (Choledochozele)
  - IV: multiple intra- und extrahepatische Gallengangszysten

- V: intrahepatische Gallengangszysten (Caroli-Syndrom)

Cholezystolithiasis

- ÄP: Fat, female, fertile, family, fifty
- Vorstufen
  - Gallengrieß
  - Sludge
  - Cholesterolpolypen
- meistens Cholesterin-Pigment-Kalksteine
- Symptomfreiheit oder Gallenkolik
- Mirizzi-Syndrom: bei chronischem Gallenblasenhydrops Kompression des Ductus hepaticus mit mechanischem Ikterus
- Sono
  - Schallreflex
  - dorsaler Schallschatten
  - Lagevariabilität
  - DD: Polyp, Tumor
- KO: Gallenblasenhydrops, Cholezystitis, Gallenblasenempyem, Choledocholithiasis, Cholangitis, Pankreatitis, Gallensteinileus

Gallensteinileus

- ÄP: Steinwanderung durch cholezystointestinale Fistel mit der Folge eines intermittierenden Obstruktionsileus
- Sono/Röntgen: Aerobilie und Ileus

Cholestase

- Formen
  - extrahepatische Cholestase
  - intrahepatische Cholestase
- acholischer Stuhl, bierbrauner Urin, Pruritus, Sklerenikterus, Hautikterus
- Sono: Ductus hepaticocholedochus > 6 mm (> 10 mm nach Cholezystektomie)

Cholangiolithiasis

- Gallenkolik, Ikterus, Begleitpankreatitis
- Sono
  - Schallreflex, dorsaler Schallschatten, Lagevariabilität
  - Cholestase
- MRCP: Signalauslöschung
  - DD: Gefäßkreuzung, Sphinkterkontraktion, Schleimhautfalte, Luft, Polyp, Koagel
- KO: Cholangitis, Pankreatitis

Akute Cholezystitis

- Formen
  - blande Cholezystitis
  - phlegmonöse Cholezystitis
  - gangränöse Cholezystitis
- Oberbauchschmerz, Fieber, Leukozytose
- Sono
  - Gallenblasenvergrößerung
  - Gallenblasenwandverdickung
  - echoarmer Randsaum
  - meistens Gallensteine
  - Sedimentnachweis
  - Druckschmerzen
- DD: Appendizitis, Pankreatitis, Myokardinfarkt, Nierenkolik, Magenulkus, Mesenterialischämie, Lungenembolie, Pleuritis
- KO: Gallenblasenempyem, hämorrhagische Cholezystitis, emphysematöse Cholezystitis, Gallenblasenperforation

Gallenblasenempyem

- Sono
  - Bild der akuten Cholezystitis
  - echoreiches Material in der Gallenblase (Zelldetritus, Eiter, Cholesterinkristalle)

Chronische Cholezystitis

- uncharakteristische Oberbauchschmerzen
- Sono
  - verkleinerte Gallenblase
  - verdickte Gallenblasenwand
  - Gallenblasenwandverkalkung (Porzellangallenblase)
  - meistens Gallensteine
  - fehlende Gallenblasenkontraktion

Aerobilie

- ÄP: Gallensteinperforation, emphysematöse Cholezystitis, biliodigestive Anastomose, Papillotomie
- KO: Gallensteinileus

Primär sklerosierende Cholangitis

- ÄP: chronische Erkrankung der Gallenwege mit diffuser Inflammation und Fibrose
- meistens intra- und extrahepatische Gallengänge betroffen
- assoziiert mit Morbus Crohn, Colitis ulcerosa, Retroperitonealfibrose, Mediastinalfibrose und verschiedenen Autoimmunerkrankungen

- Müdigkeit, Cholestasezeichen, Oberbauchbeschwerden, Fieberschübe
- MR/MRCP
  - Kaliberunregelmäßigkeiten der Gallenwege
  - Perlschnurformation der Gallengangswand
  - Wandverdickung der Gallenwege
  - Enhancement der Gallengangswand
  - Vergrößerung des Lobus caudatus
  - Lymphadenopathie an der Porta hepatis
- DD: cholestatische Lebererkrankungen, sekundär sklerosierende Cholangitiden
- DS: Biopsie
- KO: Cholangitiden, Choledocholithiasis, Leberzirrhose, Leberversagen, Gallenblasenkarzinom, Gallengangskarzinom

Gallengangsstriktur

- ÄP: meistens Operationsfolge
- intermittierende Schübe von Ikterus und Cholangitis
- DS: MRCP
- KO: biliäre Leberzirrhose

Papillitis stenosans

- ÄP: Duodenitis, Steinabgang, Papillotomie, Papillenbougierung
- KO: Gallengangsdilatation, chronisch obstruktive Pankreatitis, sekundär sklerosierende Cholangitis

Gallenblasen- und Gallengangstumoren

- Gallenblase
  - benigne: Cholesterolose, Adenomyomatose (tiefer Rokitansky-Aschoff-Sinus in Assoziation mit ausgeprägter Tunica-muscularis-Hyperplasie), Gallenblasenpolypen
  - maligne: Gallenblasenkarzinom
    - aggressive zirrhöse Wachstumsform, weniger aggressive polypöse Wachstumsform
- Gallengang
  - ÄP: chronische Cholangitiden, parasitäre Lebererkrankungen, kongenitale Gallenwegsanomalien
  - schmerzloser Verschlussikterus, Courvoisier-Zeichen, fehlende Gallensteinanamnese
  - benigne: Adenom, Papillom, Lipom
  - maligne: Gallengangskarzinom (intrahepatisch, Klatskin-Tumor, extrahepatisch)
    - Klassifikation der Klatskin-Tumoren nach Bismuth
    - I: Tumor betrifft den Ductus hepaticus communis
    - II: Tumor betrifft auch die Hepatikusgabel

  - ◊ III: Tumor reicht einseitig bis an die Segmentabgänge, Infiltration des linken Hepatikusastes (III a), Infiltration des rechten Hepatikusastes (III b)
  - ◊ IV: Tumor betrifft auch die sekundären links- und rechtshepatischen Gallenwege
- MR/MRCP
  - ◊ T1 hypointens, T2 eher hypointens (hoher Stromaanteil)
  - ◊ geringes Enhancement
  - ◊ intrahepatische Cholestase
- DD: primär sklerosierende Cholangitis, wandständig inkrustierte Gallengangskonkremente
- DS: ERCP, Endosonographie, Cholangioskopie, Bürstenzytologie, Zangenbiopsie
- interventionelle radiologische Therapie: perkutane transhepatische Tumorrekanalisation, perkutane transhepatische Stentimplantation, perkutane externe Cholangiodrainage

TNM-Klassifikation Gallenblase und Gallengang

- **Gallenblase und Ductus cysticus**
  - T1: Schleimhaut und Muskulatur
  - T1a: Schleimhaut
  - T1b: Muskulatur
  - T2: perimuskuläres Bindegewebe
  - T3: Serosa, ein Organ und/oder Leber
  - T4: V. portae, A. hepatica communis, 2 oder mehr extrahepatische Organe
  - N1: regionär
  - M1: Fernmetastasen
- **perihiläre Gallenwege**
  - T1: Gallengangswand
  - T2a: jenseits der Gallengangswand
  - T2b: Leber
  - T3: unilaterale Äste der V. portae oder A. hepatica communis
  - T4: Hauptast der V. portae, bilaterale Äste der A. hepatica communis, bilaterale Gallengänge 2. Ordnung, unilaterale Gallengänge 2. Ordnung mit Befall der kontralateralen V. portae
  - N1: regionär
  - M1: Fernmetastasen
- **distale extrahepatische Gallenwege**
  - T1: Gallengangswand
  - T2: jenseits der Gallengangswand
  - T3: Gallenblase, Leber, Pankreas, Duodenum, Nachbarorgane
  - T4: Truncus coeliacus, A. mesenterica superior

  - N1: regionär
  - M1: Fernmetastasen
- **Ampulla Vateri**
  - T1: nur Ampulla Vateri oder Sphinkter Oddi
  - T2: Duodenalwand
  - T3: Pankreas
  - T4: jenseits des Pankreas
  - N1: regionär
  - M1: Fernmetastasen

MRCP der extrahepatischen Gallenwege

- **anatomische Darstellbarkeit**
  - die MRCP erlaubt eine zuverlässige Darstellung aller Abschnitte der extrahepatischen Gallenwege einschließlich des Calot-Dreiecks; auch der normkalibrige und präpapilläre Ductus choledochus wird adäquat abgebildet
  - enterale, superparamagnetische, negative Kontrastmittel und Spasmolytika sind bei Verwendung von FSE- und HASTE-Sequenzen nicht erforderlich
  - die MRCP ist die Methode der Wahl bei frustraner oder inkompletter ERCP
  - Hauptvorteile der MRCP sind fehlende Kontrastmittelapplikation, fehlende Strahlenexposition, kurze Untersuchungszeit, fehlende Invasivität und fehlende Komplikationen
- **Lumenweite**
  - die bei der MRCP bestimmte Gallengangsweite entspricht den Messungen bei Sonographie, prä- und intraoperativer Cholangiographie sowie CT
  - mit der MRCP werden die Gallengänge in physiologischem Zustand abgebildet
- **Normvarianten**
  - mit der MRCP werden Normvarianten der Gallengangsanatomie schon präoperativ sicher erfasst, so dass eine exakte Operationsplanung möglich ist
  - die MRCP hat das Potential, die Rate intraoperativer Cholangiographien und iatrogener Gallengangsverletzungen zu senken
- **Choledocholithiasis**
  - die MRCP ist der Goldstandard in der Diagnostik der Choledocholithiasis
  - die MRCP weist bei Verwendung von Single shot-Sequenzen, Breath hold-Techniken und Phased array-Spulen Gallengangssteine mit einer ähnlich hohen Sensitivität und Spezifität nach wie die Sonographie Gallenblasensteine

  - die MRCP ermöglicht bei Steinnachweis eine sofortige Therapieentscheidung, ohne dass die Diagnose noch durch weitere Verfahren abgesichert werden müsste
  - bei Verdacht auf Choledocholithiasis besteht nach Steinausschluss durch MRCP keine Indikation mehr für eine diagnostische ERCP oder eine intraoperative Cholangiographie
  - wenn bereits sonographisch eine Choledocholithiasis diagnostiziert worden ist, erübrigt sich die MRCP, da die Sonographie eine hohe Spezifität hat
  - Interventionen an den Gallenwegen bleiben der ERCP vorbehalten
- **Cholangitis**
  - die MRCP ist zur Überprüfung des Therapieerfolgs bei akuter bakterieller Cholangitis geeignet
  - bei primär sklerosierender Cholangitis werden mit der MRCP und der konventionellen MR sehr charakteristische Befunde bis zu den intrahepatischen Gallengängen dritter Ordnung erhoben
  - die MRCP eignet sich für die Primärdiagnostik und Verlaufskontrolle
- **Gallengangstumoren**
  - bei Patienten mit Verdacht auf Gallengangstumoren ist eine MRCP indiziert; sowohl proximale als auch distale Raumforderungen können sicher detektiert und charakterisiert werden
  - wird ein Tumor nachgewiesen, sollte eine konventionelle kontrastverstärkte MR mit MRA angeschlossen werden, um Tumorstadium und -resektabilität zu klären
  - als Indikation für die diagnostische ERCP verbleibt, falls erforderlich, die Biopsieentnahme
- **Gallengangszysten**
  - Gallengangszysten jeder Art können mit der MRCP sicher dargestellt werden; dies gilt auch für die mit den Zysten oft assoziierten Strikturen des Ductus hepaticocholedochus
  - die MRCP ist auch für die Darstellung der neonatalen Gallengangsanatomie bzw. die Abklärung des neonatalen Ikterus geeignet
- **Postcholezystektomiesyndrom**
  - die biliären Ursachen eines Postcholezystektomiesyndroms sind mit der MRCP gut nachweisbar; häufigster Befund ist ein langer Zystikusstumpf
  - iatrogene Gallenwegsverletzungen und biliodigestive Anastomosen können mit der MRCP zuverlässig abgeklärt bzw. beurteilt werden

Kinderradiologie: Gallenwege

Gallengangsatresie

- **Verschluss der intrahepatischen und/oder extrahepatischen Gallenwege**

- ab der 3. Lebenswoche zunehmender Ikterus, dunkelbrauner Urin, acholische Stühle, derbe Hepatomegalie, zunehmende Gedeihstörung
- Sono: auch nüchtern nicht darstellbare Gallenblase
- Szintigraphie: fehlende Ausscheidung von Radionukliden in den Darm
- DD: neonatale Hepatitis (sonographisch darstellbare funktionsfähige Gallenblase, Ausscheidung von Radionukliden in den Darm)
- KO: biliäre Leberzirrhose

Pankreas

Fehlbildungen des Pankreas

- Pancreas divisum
  - Fusionsanomalie mit fehlender Verschmelzung der ventralen und dorsalen Anlage, so dass zwischen Ductus Wirsungianus (ventraler Pankreasgang) und Ductus Santorini (dorsaler Pankreasgang) keine Verbindung besteht
  - höhere Inzidenz einer akuten Pankreatitis
  - MRCP: ventrale Überkreuzung des mittleren oder distalen Gallengangs durch den dorsalen Pankreasgang
- Pancreas anulare
  - bogenförmiger Verlauf des Ductus pancreaticus um das Duodenum
  - Duodenalstenose, galliges Erbrechen, Begleitpankreatitis
- partielle Pankreasagenesie

Altersbedingte Pankreasveränderungen

- Pankreaslipomatose
- Pankreasfibrose
- Pankreasatrophie

Exokrine Pankreasinsuffizienz

- MR-Hydrometrie zur Bestimmung der exokrinen Pankreasfunktion nach Sekretin-Stimulation
- Ermittlung der Flüssigkeitsmenge bzw. der Änderung der Flüssigkeitsmenge im Duodenum
- keine Aussage zum Bikarbonat- bzw. Enzymgehalt

Zystische Pankreasveränderungen

- Pseudozysten
  - akute/chronische Pankreatitis, Trauma
- Retentionszysten
- neoplastische Zysten
  - mikrozystisches/makrozystisches Adenom, Zystadenokarzinom
- parasitäre Zysten

- dysontogenetische Zysten

Akute Pankreatitis

- **ÄP: Cholelithiasis, Alkoholabusus, Medikamente, Hyperlipidämie, Hyperkalzämie, Mumps, Vaskulitis, Trauma, ERCP**
- **Formen**
  - ödematöse Pankreatitis
  - exsudative Pankreatitis
  - abszedierende Pankreatitis
  - hämorrhagisch-nekrotisierende Pankreatitis
- **Ausbreitung der peripankreatischen Flüssigkeit im vorderen Pararenalraum nach kranial und kaudal, auch in die Bursa omentalis und das Mesocolon transversum**
- **Oberbauchschmerzen mit Ausstrahlung in den Rücken**
- **Erbrechen, Krankheitsgefühl, Meteorismus, Darmparese, Fieber, Schock**
- **Sono**
  - vergrößertes Pankreas
  - echoarme Binnenstruktur
  - echofreie Anteile
  - verwaschene Kontur
  - peripankreatische Flüssigkeit
- **CT/MR**
  - vergrößertes Pankreas mit verwaschenen Konturen
  - hypodense (Exsudationen), isodense (Parenchym) und hyperdense (Einblutungen) Anteile
  - avitale Anteile ohne Kontrastmittelanreicherung (Nekrosen)
  - Klassifikation nach Balthazar
    - Grad A: normales Pankreas
    - Grad B: Schwellung, Konturunregelmäßigkeiten, Inhomogenität
    - Grad C: Infiltration des peripankreatischen Fettgewebes
    - Grad D: solitäre, schlecht abgrenzbare Flüssigkeitsretention
    - Grad E: zwei oder mehr unscharf abgrenzbare Flüssigkeitsretentionen und/oder intraparenchymatöses bzw. peripankreatisches Gas
- **KO**
  - Abszess
    - vor allem bei ausgedehnten Parenchymnekrosen
    - CT: hypodense Raumforderung, kleine Gaseinschlüsse
  - Pseudozyste
    - 2-3 % aller Patienten
    - bei akut nekrotisierender Pankreatitis meistens fehlende Verbindung zum Pankreasgang

    - nach akutem Schub einer chronischen Pankreatitis häufig Verbindung zum Pankreasgang
    - bei Ausdehnung der Pankreasflüssigkeit über Ligamente des Oberbauchs atypische Lage in Leber, Milz und großer Magenkurvatur möglich
    - KO: biliärduodenale Obstruktion, pankreatikoenterische Fistel
    - interventionelle radiologische Therapie: bei Größe über 6 cm perkutane, endoskopische oder chirurgische Drainage
  - Hämorrhagie
    - ÄP: Arrosion der A. lienalis, Pseudoaneurysma der A. lienalis, Thrombose der V. lienalis
  - Milz
    - perilienale Flüssigkeit
    - Milzvenenthrombose
    - Milzinfarkt
    - subkapsuläre Blutung
  - Fettnekrosen
  - Sepsis
  - Multiorganversagen

Chronische Pankreatitis

- **ÄP: Alkoholabusus**
- **Oberbauchschmerzen, Mittelbauchschmerzen, Gewichtsabnahme, Übelkeit, Erbrechen, Steatorrhoe**
- **im Endstadium irreversible Schädigung der exokrinen und endokrinen Pankreasfunktion**
- **Sono/CT/MR**
  - Strikturen und Kaliberschwankungen des Ductus pancreaticus
  - Verkalkungen
  - Parenchymatrophie
  - Cambridge-Klassifikation mittels MRCP bzw. ERCP
    - Stadium I: normaler Ductus pancreaticus maior, > 3 konturunregelmäßige Seitenäste
    - Stadium II: konturunregelmäßiger Ductus pancreaticus maior, > 3 konturunregelmäßige Seitenäste
    - Stadium III: zusätzlich Gangkonkrement und/oder strikturierter Ductus pancreaticus maior mit Dilatation > 10 mm und/oder Zyste > 10 mm
- **DD: Pankreaskarzinom**
- **KO**
  - Pseudozysten
    - 30 % aller Patienten
    - schalenförmige Wandverkalkungen möglich

    - ◊ Retentionszysten bei chronischer Pankreatitis mit innerer Verbindung zum Pankreasgang
  - Milzvenenthrombose
  - Choledochusstenose
  - Duodenalstenose
  - Fisteln

Exokrine Pankreastumoren

- **seröse zystische Neoplasie (SZN)**
  - meistens Frauen, etwa 70 Jahre
  - Formen
    - ◊ mikrozystisch: Pankreaskörper, Pankreasschwanz; keine Gangverbindung; unzählige Mikrozysten; radiäre fibröse Septen; Enhancement in der Spätphase; manchmal verkalkte Narbe; spongelike (Zysten peripher größer als zentral), honeycomblike (Zysten peripher und zentral gleich groß)
    - ◊ oligozystisch: Pankreaskopf; keine Gangverbindung; wenige Makrozysten
  - Zysteninhalt nach FNA: Amylase normal, Muzin ↓, CEA normal
  - fast immer benigne
- **muzinöse zystische Neoplasie (MZN)**
  - fast ausschließlich Frauen, etwa 50 Jahre
  - bevorzugt Pankreasschwanz
  - keine Gangverbindung, makrozystisch oder unilokulär, wenige Einzelzysten
  - Immunpositivität für Östrogen- und Progesteronrezeptoren
  - Zysteninhalt nach FNA: Amylase normal, Muzin ↑, CEA normal oder ↑
  - häufig maligne
  - Malignitätsverdacht
    - ◊ Zystengröße > 3 cm
    - ◊ murale Tumorknoten
    - ◊ periphere Eierschalenverkalkungen
- **intraduktale papilläre muzinöse Neoplasie (IPMN)**
  - meistens Männer, etwa 60 Jahre
  - zystischer, vom Gangepithel ausgehender, schleimbildender Tumor
  - im Gegensatz dazu bei der serösen und der muzinösen zystischen Neoplasie kein Anschluss an das Gangsystem
  - im Verlauf Entwicklung einer Pankreasfibrose und Pankreasatrophie
  - Formen
    - ◊ Hauptgangtyp: Pankreaskopf; Gangverbindung; makrozystisch; zystisch kolbenartige Hauptgangdilatation

        - ◊ Seitenasttyp: Proc. uncinatus; Gangverbindung; makrozystisch; bündelförmige kleeblattartige Zystenformationen
        - ◊ Mischtyp: Einwachsen aus den Seitengängen in den Hauptgang
    - Zysteninhalt nach FNA: Amylase ↑, Muzin ↑, CEA ↑ oder ↑↑
    - häufig maligne
        - ◊ beim Hauptgangtyp Indikation zur Operation
        - ◊ beim Seitenasttyp Verlaufskontrolle mittels MR/MRCP/Endosonographie
    - Malignitätsverdacht
        - ◊ Hauptgangtyp
        - ◊ Gangerweiterung > 10 mm
        - ◊ Zystengröße > 2 cm
        - ◊ murale Tumorknoten
        - ◊ intraluminale Verkalkungen
        - ◊ Gallengangserweiterung
    - DD: Pseudozyste (Zysteninhalt nach FNA: Amylase ↑↑, Muzin ↓, CEA normal)
- **solide pseudopapilläre Neoplasie (SPN)**
    - fast ausschließlich Frauen, etwa 30 Jahre
    - alle Pankreaslokalisationen
    - keine Gangverbindung, gemischt solid-zystische Raumforderung
    - Zysteninhalt nach FNA: Amylase normal, Muzin normal, CEA normal
    - häufig maligne
- **Adenokarzinom**
    - vor allem Pankreaskopf
    - Papillentumoren mit langsamerem Wachstum, späterer Metastasierung und besserer Prognose
    - Gewichtsverlust, Ikterus, Bauchschmerzen, Verdauungsbeschwerden
    - Endosono: empfindliches Verfahren zum Nachweis kleiner Pankreastumoren, lokoregionales Staging
    - Sono
        - ◊ Konturvorwölbung
        - ◊ echoarme Binnenstruktur
        - ◊ erweiterter Pankreasgang
        - ◊ Gefäßinfiltration
    - CT
        - ◊ nach Kontrastmittelgabe hypodense Raumforderung
        - ◊ Verlust der Pankreaslobulierung
        - ◊ Deformierung der Pankreaskontur
        - ◊ distale Pankreasatrophie
        - ◊ Dilatation des Pankreasgangs

- ◊ Dilatation des Gallengangs
  - ◊ Doughnut-Zeichen durch Gefäßencasement
- o MR
  - ◊ T1 hypointens, T2 variabel
  - ◊ in der Frühphase kaum Enhancement, in der Spätphase mäßiges Enhancement
  - ◊ unscharfe Organkontur
  - ◊ peripankreatische Fettgewebsreaktion
- o MRCP
  - ◊ stumpfer Abbruch des Pankreasgangs
  - ◊ Double duct-Zeichen bei Pankreaskopfkarzinom (Abbruch von Pankreasgang und Gallengang auf Tumorhöhe)
- o MRA
  - ◊ Gefäßabbruch
  - ◊ eindeutige Kaliberschwankungen und Tumorthrombus beweisend für Gefäßinfiltration
  - ◊ Gefäßencasement nach Lu in Grad (0°, 90°, 180°, 270°, 360°)
- o Lymphknotenmetastasen, Lebermetastasen, Peritonealkarzinose, Aszites
- o Inoperabilität bei Fernmetastasen (Leber, distante Lymphknoten, Peritoneum), Infiltration von Nachbarorganen (Magen, Colon transversum, Milz) und Gefäßinfiltration (Truncus coeliacus, A. hepatica, A. mesenterica, V. mesenterica, V. portae)
- o interventionelle radiologische Therapie: Zöliakusblockade zur Analgesie

Endokrine Pankreastumoren

- **gastroenteropankreatische neuroendokrine Neoplasien (GEP-NEN)**
- **Karzinoidsyndrom**
  - o Serotonin als verantwortliches Hormon
  - o Diarrhoe, Flush, Schmerzen, Asthma, Endokardfibrose
  - o Entartung in 95 %
- **Insulinom**
  - o Insulin als verantwortliches Hormon
  - o Hypoglykämiesymptomatik, zentralnervöse Störungen, Leistungsminderung
  - o Entartung in < 10 %
  - o vor allem Pankreasschwanz
  - o Endosono: empfindliches Verfahren zum Nachweis kleiner Pankreastumoren
  - o CT: nach Kontrastmittelgabe hyperdense Raumforderung
  - o MR: T1 hypointens, T2 hyperintens, bei kleineren Tumoren komplettes Enhancement, bei größeren Tumoren peripheres Enhancement

  - DS
    - intraarterieller Kalziumstimulationstest
    - transhepatische peripankreatische venöse Blutentnahme
- **Gastrinom**
  - Zollinger-Ellison-Syndrom
  - Gastrin als verantwortliches Hormon
  - Schmerzen, Ulzera, Steatorrhoe, Ösophagussymptome
    - atypisch gelegene, multiple, therapieresistente, oft rezidivierende Ulzera
  - Entartung in 70 %
- **VIPom**
  - Verner-Morrison-Syndrom
  - vasoaktives intestinales Polypeptid als verantwortliches Hormon
  - Hypokaliämie, wässrige Diarrhoe, Dehydratation
  - Entartung in 60 %
- **Glukagonom**
  - Glukagon als verantwortliches Hormon
  - Exanthem, Glukoseintoleranz, Diabetes, Gewichtsverlust
  - Entartung in 70 %
- **Somatostatinom**
  - Somatostatin als verantwortliches Hormon
  - Cholelithiasis, Steatorrhoe, Diarrhoe, Diabetes
  - Entartung in 90 %

TNM-Klassifikation Pankreas

- **T1: ≤ 2 cm, begrenzt auf Pankreas**
- **T2: > 2 cm, begrenzt auf Pankreas**
- **T3: jenseits des Pankreas**
- **T4: Truncus coeliacus, A. mesenterica superior**
- **N1: regionär**
- **M1: Fernmetastasen**

Pankreastrauma

- **ÄP: meistens Lenkradkontusion mit Quetschung oder Scherung des Organs zwischen Lenkrad und Wirbelsäule**
- **Formen**
  - Parenchymkontusion
  - subkapsuläre Ruptur
  - komplette Querruptur
- **häufig zunächst asymptomatisch**
- **KO: Pankreatitis, Nekrosen, Pseudozysten, Gangstrikturen, Aneurysmen, Fisteln**

Milz

Milzvarianten

- **Asplenie**
- **Polysplenie**
- **Nebenmilz**
  - Lokalisation im Bereich der splenopankreatischen oder gastrosplenischen Ligamente
  - Blutversorgung über Äste der Milzarterie
  - nach Splenektomie Größenzunahme bis zur ursprünglichen Milzgröße möglich
  - Sono/CT/MR
    - zur Milz echogleiche, isodense bzw. isointense Formation
    - kugelige, glatt berandete, homogene Raumforderung
  - DD: Splenose
- **Wandermilz**

Milzvergrößerung

- **Kongestion**
  - Milzvenenthrombose
  - portale Hypertonie
  - Rechtsherzinsuffizienz
- **Neoplasie**
  - Sarkom
  - Leukämie
  - Lymphome
  - Metastasen
- **Infektion**
  - viral: Mononukleose, Hepatitis
  - bakteriell: Sepsis, Endokarditis
  - parasitär: Malaria, Histoplasmose
- **Erythrozytopathie**
  - Sphärozytose
  - Sichelzellanämie
  - Thalassämie
- **Kollagenose**
- **Sarkoidose**
- **Amyloidose**
- **Speicherkrankheiten**

Milzveränderungen bei hämatologischen Erkrankungen

- **Leukämie: Splenomegalie**

- Osteomyelofibrose: Splenomegalie
- Polyzythämie: Splenomegalie, Milzinfarkte
- Sichelzellanämie: Milzinfarkte, Milzverkalkungen
- Thalassämie: Splenomegalie, Eisenablagerungen
- paroxysmale nächtliche Hämoglobinurie: Eisenablagerungen
- idiopathische thrombozytopenische Purpura: Splenomegalie

Milzveränderungen bei systemischen Erkrankungen

- rheumatoide Arthritis: Splenomegalie
- Amyloidose: Splenomegalie, Milzruptur
- Morbus Wegener: Milzinfarkte
- Polyarteriitis nodosa: Milzarterienaneurysmen, Milzruptur, Milzabszesse
- Morbus Gaucher: Splenomegalie, Milzinfarkte, Milzfibrose
- Hämosiderose: Eisenablagerungen
- systemischer Lupus: Splenomegalie, Milzatrophie, Milzverkalkungen

Milzverkalkung

- Infarkt, Hämatom, Gefäßkalk
- Zysten
- postinfektiöser „Sternenhimmel"
- Hamartome
- Tuberkulose, Histoplasmose, Brucellose

Milzinfarkt

- ÄP
  - Endokarditis
  - Vorhofflimmern
  - Sichelzellanämie
  - Leukämie
  - Pankreatitis
  - Vaskulitis
- Äste der A. lienalis sind Endarterien, so dass bei Verschluss eine ischämische Nekrose resultiert
- Vergrößerung des Infarktes durch gleichzeitigen Verschluss der V. lienalis
- Sono/CT/MR
  - keilförmiges Areal
  - Bezug zur Kapsel
  - scharfe Begrenzung
- KO: Abszess, Ruptur, Blutung

Milzabszess

- **solitär**
  - Endokarditis, Sepsis, Trauma
- **multipel**
  - Kandidiasis, Aspergillose, Kryptokokkose
- **bei immunsupprimierten Patienten multiple Abszesse**

Milztumoren

- **benigne**
  - Hämangiom
    - ◊ solitär, multipel, Hämangiomatose
    - ◊ KO: Ruptur
  - Lymphangiom
  - Zyste
  - Hamartom
- **maligne**
  - Lymphome
    - ◊ solitär, multipel, diffus
  - Metastasen
    - ◊ ÄP: Melanom, Mammakarzinom, Bronchialkarzinom
  - Sarkome

Milztrauma

- **Formen**
  - subkapsuläres Hämatom
  - intraparenchymatöses Hämatom
  - Kapselriss
  - Milzzerreißung
  - Gefäßstielverletzung
- **Milz beim stumpfen Bauchtrauma am häufigsten verletzt**
- **Schmerzen, Schonatmung, Schocksymptome**
- **zweizeitige Milzruptur Ausdruck einer intralienalen Lazeration mit Hämatom, unter dessen zunehmender Druckwirkung die Kapsel einreißt**
- **CT: Konturdefekt nach Kontrastmittelgabe besser sichtbar, infolge Rippenfraktur typischerweise an lateraler Milzoberfläche**

6. Nieren, Nebennieren, Harnwege, Prostata, Hoden

Anatomie

Nieren

- **Abschnitte**
  - Mark, Rinde
  - Nieren in kraniokaudaler Richtung divergent
  - rechte Niere tiefer als linke
  - funktionelle Einheit der Niere ist das Nephron mit seinen sekretorischen (Glomerula, Tubuli) und exkretorischen (Sammelrohre) Anteilen
  - Sammelrohre → Papillen → Kelche → Kelchhälse → Nierenbecken (ampullär, dendritisch)
- **Größe**
  - etwa 4 cm dick
  - etwa 7 cm breit
  - etwa 11 cm lang
- **Nierenhüllen**
  - Capsula fibrosa
  - Capsula adiposa
  - Fascia renalis
  - Corpus adiposum pararenale
- **Arterien**
  - A. renalis
    - ◊ kaliberstarker Ramus ventralis, kaliberschwacher Ramus dorsalis
    - ◊ Aa. segmentales (Hilus)
    - ◊ Aa. interlobares (Markrindengrenze)
    - ◊ Aa. arcuatae (Pyramidenbasis)
    - ◊ Aa. interlobulares (Nierenoberfläche)
    - ◊ Vasa afferentia
  - Gefäßversorgung in 75 % durch eine, in 25 % durch mehrere Nierenarterien
  - akzessorische Arterien am häufigsten an den Polen, Polarterien in Ausnahmefällen aus der A. iliaca
  - Nierenarterien sind Endarterien
- **Venen**
  - V. renalis

  - Nierenvenen meistens ventral, Nierenarterien in der Mitte, Ureter dorsal
- **Topographie**
  - rechte Niere: rechte Nebenniere, rechter Leberlappen, rechte Kolonflexur, Duodenum, Zwerchfell, M. quadratus lumborum, M. psoas
  - linke Niere: linke Nebenniere, Magen, Milz, Pankreasschwanz, Bursa omentalis, linke Kolonflexur, Zwerchfell, M. quadratus lumborum, M. psoas

Nebennieren

- **Abschnitte**
  - Nebennierenrinde
    - ◊ Zona glomerulosa: Aldosteron
    - ◊ Zona fasciculata: Kortisol
    - ◊ Zona reticularis: Androgene, Östrogene, Gestagene
  - Nebennierenmark
    - ◊ Adrenalin
    - ◊ Noradrenalin
- **Größe**
  - etwa 1 cm dick
  - etwa 3 cm breit
  - etwa 5 cm lang
- **Arterien**
  - Aa. suprarenales superiores (aus A. phrenica inferior)
  - A. suprarenalis media (aus Aorta)
  - A. suprarenalis inferior (aus A. renalis)
- **Venen**
  - V. suprarenalis
    - ◊ rechts in V. cava inferior
    - ◊ links in V. renalis
- **Topographie**
  - rechte Nebenniere
    - ◊ ventral: Leber
    - ◊ dorsal: Zwerchfell
    - ◊ kaudal und lateral: rechte Niere
    - ◊ medial: V. cava inferior, Plexus aorticus abdominalis, Brustwirbelkörper 11 und 12, rechter Zwerchfellschenkel
  - linke Nebenniere
    - ◊ ventral: Magen
    - ◊ dorsal: Zwerchfell
    - ◊ kaudal und lateral: linke Niere
    - ◊ medial: Aorta, Plexus aorticus abdominalis, Brustwirbelkörper 11 und 12, linker Zwerchfellschenkel

Ureteren

- **Abschnitte**
  - Pars abdominalis, Pars pelvica
  - Ureteren kreuzen Iliakalarterien ventral
  - Ureteren münden schlitzförmig im oberen lateralen Winkel des Trigonum vesicae
- **Ureterengen**
  - pyeloureteraler Übergang
  - iliakale Gefäßkreuzung (Höhe Linea terminalis)
  - Harnblasenmündung

Harnblase

- **Abschnitte**
  - Harnblasenhals, Harnblasengrund, Harnblasenkörper, Harnblasenscheitel
  - Trigonum vesicae als Raum zwischen beiden Uretermündungen und dem Ostium urethrae internum
  - MR
    - Mukosa: T2 hypointens
    - Submukosa: T2 hyperintens
    - Muskularis: T2 hypointens
- **Funktion**
  - Speicherfunktion, Entleerungsfunktion
  - Kapazität etwa 250-500 ml
- **Restharnbestimmung**
  - sonographisch
  - Länge x Breite x Tiefe/2
  - eingeschränkte Genauigkeit bei neurogener Harnblase und ausgeprägter Prostatahyperplasie
- **M. detrusor vesicae**
  - innere Längsmuskelschicht
  - mittlere Ringmuskelschicht
  - äußere Längsmuskelschicht
- **Lymphknoten**
  - Nd. lymphatici praevesicales
  - Nd. lymphatici vesicales laterales
  - Nd. lymphatici retrovesicales
- **Topographie**
  - Mann
    - Prostata
    - Samenbläschen
    - Ductus deferens
    - Rektum

- Frau
  - Vagina
  - Uterus
  - Membrana perinei
- Mann und Frau
  - Beckenwand
  - Bauchwand
  - Colon sigmoideum
  - Dünndarm

Urethra

- **männliche Urethra**
  - etwa 25 cm lang
  - Abschnitte
    - Pars prostatica
    - Pars membranacea
    - Pars spongiosa
  - Engstellen
    - Ostium urethrae internum
    - im Bereich der Membrana perinei
    - Ostium urethrae externum
- **weibliche Urethra**
  - etwa 4 cm lang

Penis

- **Abschnitte**
  - Radix
  - Korpus
  - Glans
- **Schwellkörper**
  - Corpora cavernosa
  - Corpus spongiosum

Prostata

- **Abschnitte**
  - Apex
  - Basis
- **Zonen**
  - periphere Zone
    - 70 %
    - kaudal und peripher
    - Lokalisation des Prostatakarzinoms

- Transitionalzone (Übergangszone, präprostatisches Segment)
  - 5 %
  - zwischen Blasenhals und Samenhügel, proximal der Urethrakrümmung
  - Lokalisation der benignen Prostatahyperplasie
- zentrale Zone
  - 25 %
- MR
  - T1 alle Zonen hypointens
  - T2 periphere Zone hyperintens

- Topographie
  - Harnblase
  - Samenbläschen
  - Urethra
  - Rektum
  - Beckenbindegewebe

Samenbläschen

- Topographie
  - Harnblasengrund
  - Samenleiter
  - Prostata
  - Rektum

Hoden

- Hodenvolumen
  - durchschnittlich 18 ml (12-30 ml)
- Nebenhoden
  - Kaput
  - Korpus
  - Kauda
- Samenstrang
  - Samenleiter
  - A. testicularis (aus Aorta)
  - A. ductus deferentis (aus A. umbilicalis, aus A. iliaca interna)
  - A. cremasterica (aus A. epigastrica inferior, aus A. iliaca externa)
  - Hüllen
- Arterien
  - A. testicularis (aus Aorta)
- Lymphknoten
  - Nd. lymphatici lumbales
  - Nd. lymphatici iliaci externi
  - Nd. lymphatici inguinales superficiales

Beckenboden

- **Diaphragma pelvis**
  - M. levator ani
  - M. ischiococcygeus
- **Diaphragma urogenitale**
  - M. transversus perinei superficialis
  - M. transversus perinei profundus
- **Sphinkter- und Schwellkörpermuskulatur**
  - M. sphincter ani externus
  - M. bulbospongiosus
  - M. ischiocavernosus

Nieren

Nierenzysten

- **vererbte zystische Nierenerkrankungen**
  - autosomal-rezessiv erbliche polyzystische Nierenerkrankung (Typ Potter I)
    - ◊ infantile Form
  - autosomal-dominant erbliche polyzystische Nierenerkrankung (Typ Potter III)
    - ◊ adulte Form
    - ◊ Schmerzen, Hämaturie, Proteinurie, Hypertonie, Harnwegsinfektionen, Nephrolithiasis
    - ◊ bilaterale Nierenzysten, oft Leberzysten, tastbar vergrößerte Nieren, intrakranielle Aneurysmen, positive Familienanamnese
  - von Hippel-Lindau-Syndrom
    - ◊ Assoziation mit Nierenzellkarzinom und Phäochromozytom
  - tuberöse Sklerose Bourneville-Pringle
    - ◊ Assoziation mit Angiomyolipom
- **angeborene zystische Nierenerkrankungen**
  - Nierendysplasie vergrößert (Typ Potter II a)
  - Nierendysplasie verkleinert (Typ Potter II b)
  - Nierendysplasie durch Harntraktobstruktion (Typ Potter IV)
  - segmentale und fokale Nierendysplasie
  - Markschwammniere
    - ◊ zystische Erweiterung der Sammelrohre in den Pyramiden mit kleinen Verkalkungen
    - ◊ eingeschränkte Nierenfunktion, Nierensteine, Hämaturie, rekurrente Harnwegsinfektionen
  - multilokuläre Zyste
  - Kelchzysten

- **erworbene zystische Nierenerkrankungen**
  - Nierenzyste
    - Bosniak Typ I: einfache Zyste
    - Bosniak Typ II: benigne Zyste mit feinen Septen, mit feinen Kalzifikationen, ohne Enhancement
    - Bosniak Typ III: zystische Raumforderung mit verdickten Septen, mit unscharfer Wand, mit Enhancement
    - Bosniak Typ IV: maligne Raumforderung mit solider Komponente, mit irregulärer Wand, mit Enhancement
    - Bosniak Typ II F wie Bosniak Typ II, jedoch multiple Septen, kurzstreckige nicht kontrastierte Wandverdickung und diskretes Septenenhancement; Verlaufskontrolle indiziert
  - multizystische Nierendysplasie
    - renale Konfiguration durch multipelste Zysten aufgehoben
    - Raumforderung, Schmerzen, Hämaturie, Hypertonie
    - DD: Hydronephrose, Wilms-Tumor, Neuroblastom
  - Dialysezyste

Hydronephrose

- **ÄP: obstruktive Harnabflussstörungen**
- **Stadien**
  - I: echofreie Erweiterung des Nierenbeckens; normaler Parenchymsaum; deutlicher Sinusreflex
  - II: echofreie Erweiterung von Nierenbecken, Kelchhals und Nierenkelchen; normaler Parenchymsaum; abgeschwächter Sinusreflex
  - III: echofreie Erweiterung von Nierenbecken, Kelchhals und Nierenkelchen bis in die Peripherie; verschmälerter Parenchymsaum; abgeschwächter Sinusreflex
  - IV: echofreie Erweiterung von Nierenbecken, Kelchhals und Nierenkelchen bis in die Peripherie; aufgehobener Parenchymsaum; fehlender Sinusreflex
- **DD: parapelvine Zysten, echoarme Sinuslipomatose, ampulläres Nierenbecken, subpelvine Harnleiterstenose**

Harnwegsinfektion

- **ÄP: Escherichia coli, Proteus mirabilis, Pseudomonas aeruginosa, Klebsiellen, Enterokokken, Staphylokokken**
- **Formen**
  - primäre, unkomplizierte Entzündung
  - sekundäre, komplizierte Entzündung
  - untere Harnwegsinfektion (Zystitis)
    - Dysurie
    - Algurie
    - Pollakisurie

    - ◊ Harndrang
    - ◊ Tenesmen
  - obere Harnwegsinfektion (Pyelonephritis)
    - ◊ hohes Fieber
    - ◊ schweres Krankheitsgefühl
    - ◊ schmerzhafte Nierenlager
    - ◊ begleitende Zystitis
    - ◊ urämische Symptome
- häufigste bakterielle Infektion nach den Infektionen des Respirationstraktes
- signifikante Bakteriurie ≥ 10^5 Keime/ml, Leukozyturie, uropathogenetischer Erreger im Harntrakt

Akute Pyelonephritis

- ÄP: Gravidität, Diabetes, Gicht, Prostatahyperplasie, Immunsuppression, Reflux, Querschnittsläsion
- interstitielle, bakterielle, destruktive Entzündung des Niereninterstitiums und Nierenbeckenkelchsystems
- meistens kanalikulär aszendierender, seltener hämatogener oder lymphogener Infektionsweg
- bevorzugt Frauen
- Sono
  - gelegentlich Volumenvermehrung
  - verbreitertes echoarmes Nierenparenchym
  - manchmal Konturunschärfe
- MR
  - Nierenparenchym T1 hypointens, T2 hyperintens
  - Verlust der kortikomedullären Differenzierbarkeit
- Urographie
  - Vergrößerung der Niere
  - abgeschwächter nephrographischer Effekt
  - Ausschluss von Begleiterkrankungen
- KO: chronische Pyelonephritis, Nierenabszess, Pyonephrose, Paranephritis, terminales Nierenversagen

Chronische Pyelonephritis

- chronische interstitielle Nephritis
- Ermüdbarkeit, Kopfschmerzen, Appetitlosigkeit, Durst, Polyurie
- Sono
  - Parenchymnarben
  - Parenchymschrumpfung
  - Kelchverplumpung
  - Kelchdeformierung
- KO: Schrumpfniere, Hypertonie, Niereninsuffizienz, Urämie

Xanthogranulomatöse Pyelonephritis

- ÄP: chronische, eitrige, destruktive Entzündung des Nierenparenchyms und Nierenbeckens mit lymphozytären Infiltraten (Pseudoxanthomzellen)
- Frauen mittleren Alters
- Flankenschmerzen, stark reduzierter Allgemeinzustand, Fieber
- Sono: Raumforderung, Deformierung
- CT: Verringerung der Dichtewerte
- MR
  - fetthaltige Veränderungen im Nierenparenchym mit deutlichem Enhancement in der Spätphase
  - Bärentatzen-Zeichen (Nierenrinde ausgedünnt, Nierenbecken erweitert)
- DD: Nierenzellkarzinom, Nierentuberkulose, Malakoplakie
- KO: Fisteln

Papillennekrose

- ÄP: Analgetikanephropathie, Leberzirrhose, Diabetes mellitus, Pyelonephritis, Sichelzellanämie
- Papillendestruktionen mit Ablagerung eines braunen lipofuszinartigen Pigments in der Papille
- Schrumpfung des Nierenparenchyms
- Symptome der Harnwegsinfektion, Hämaturie, Koliken bei Papillenabgängen
- Urographie
  - verplumpte Nierenkelche
  - Umfließungsfiguren abgestoßener Papillen
  - verkalkte Sequester
- KO: Harnstau durch Sequester im Harnleiter

Pyonephrose

- ÄP
  - Harnabflussstörung
  - Diabetes mellitus
  - Harnsäurediathese
- Eiteransammlung im Nierenbeckenkelchsystem
- dumpfe Flankenschmerzen, subfebrile Temperaturen
- Urographie: funktionslose Niere mit fehlender Kontrastmittelausscheidung
- Sono: erhöhte Echogenität des erweiterten Nierenbeckens
- CT: erhöhte Densität des erweiterten Nierenbeckens
- DD: abszedierende Pyelonephritis, paranephritischer Abszess
- DS: Feinnadelaspiration mit anschließender perkutaner Nephropyelostomie und Drainage

Urogenitaltuberkulose

- **vor allem Nieren, Harnblase, Prostata und Nebenhoden**
- **Stadien**
  - parenchymatöses Stadium
  - ulzerokavernöses Stadium
  - destruierendes Stadium
    - Pyonephrose
    - Kittniere
- **Urographie**
  - Papillendestruktion
  - Kelchhalsokklusion
  - Kavernen
  - Parenchymverkalkungen
  - Ureterstrikturen

Benigne Nierentumoren

- **Angiomyolipom**
  - ÄP: benigner renaler Tumor aus Blutgefäßen, glatten Muskelzellen und Fett
  - multipel bei tuberöser Sklerose Bourneville-Pringle
  - rundlich, glatt begrenzt, zirkumskript
  - Sono
    - echoreiche Raumforderung
    - homogene Binnenstruktur
    - kugelige Form
    - selten Konturvorwölbung
    - kein Schallschatten
    - solitäres Auftreten
  - CT: fettäquidense Raumforderung
  - MR: T1 hyperintens, T2 hyperintens, Signalabnahme bei Fettsuppressionssequenzen
  - KO: Hämorrhagie
- **Nierenadenom**
  - vom Epithelgewebe endo- und exokriner Drüsen ausgehender Tumor
  - Größe meistens unter 2 cm
  - bildgebend keine sichere Differenzierung gegenüber dem Nierenzellkarzinom möglich
- **Onkozytom**
  - seltener Adenomtyp im höheren Lebensalter
  - CT: glatt begrenzte Raumforderung mit zentraler Narbe und homogenem Enhancement
  - MR: T1 hypo- bis isointens, T2 hyperintens

  - Angio: radspeichenartiges Gefäßmuster
  - bildgebend gelegentlich keine Differenzierung gegenüber dem Nierenzellkarzinom möglich

Nierenzellkarzinom

- **90 % aller primären renalen Neoplasien**
- **Subtypen**
  - klarzellig
  - papillär
  - chromophob
  - sarkomatös
- **vor allem ältere Männer**
- **Hämaturie, Flankenschmerz, Gewichtsverlust, Temperaturerhöhung**
- **ggf. symptomatische Varikozele**
- **metabolische, hämatologische, endokrine, neuromuskuläre Paraneoplasien**
- **Lungenmetastasen, Knochenmetastasen**
- **Sono**
  - Konturvorwölbung
  - echogleiche oder echoarme Binnenstruktur
  - Pyelonimpression
  - DD: fetale Lappung, entzündliche Pseudotumoren, granulomatöse Pyelonephritis
- **CT**
  - beim Adenokarzinom früharterielle Phase hohe Dichte, parenchymatöse Phase niedrige Dichte
  - Tumorthrombus in V. cava mit Enhancement, Gerinnungsthrombus ohne Enhancement
- **MR**
  - T1 inhomogen, T2 inhomogen
  - T2 hypointense Pseudokapsel
  - Enhancement ist Hauptkriterium
  - Malignitätskriterien bei komplizierter Zyste
    - inhomogene Signalintensität
    - Enhancement in verdickten Septen und soliden Anteilen
    - irreguläre Wandbegrenzung
- **Angio**
  - pathologische Gefäßarchitektur
- **DS**
  - ggf. Sono- oder CT-gesteuerte perkutane Biopsie
    - Kontraindikationen: z.B. Kooperationsunfähigkeit, Blutungsneigung, Schrumpfniere, Harnstau, Einzelniere, Harnwegsinfektionen
    - Komplikationen: z.B. Blutungen, Harnblasentamponade, Keimverschleppung

  - operativ
- **interventionelle radiologische Therapie**
  - Kryoablation, fokussierter Ultraschall, Radiofrequenzablation
    - ◊ Voraussetzungen: Tumor < 4 cm, unifokal, sphärisch, peripher
  - transarterielle Chemoembolisation
    - ◊ Anwendung: bei Tumorblutung, vor Thermoablation

TNM-Klassifikation Niere

- T1: ≤ 7 cm, begrenzt auf Niere
- T1a: ≤ 4 cm
- T1b: > 4 bis 7 cm
- T2: > 7 cm, begrenzt auf Niere
- T2a: > 7 bis 10 cm
- T2b: > 10 cm
- T3: in größeren Venen oder perirenale Infiltration
- T3a: Nierenvene, perirenale Infiltration
- T3b: V. cava unterhalb des Zwerchfells
- T3c: V. cava oberhalb des Zwerchfells
- T4: über Gerotafaszie hinaus, ipsilaterale Nebenniere
- N1: regionär
- M1: Fernmetastasen

Nierenbeckenkarzinom

- 10 % aller primären renalen Neoplasien
- meistens Urothelkarzinom, selten Plattenepithelkarzinom
- vor allem ältere Männer
- Hämaturie, Koliken
- Urographie
  - Kontrastmittelaussparungen
  - Konturunregelmäßigkeiten
- CT/MR
  - Raumforderung mit Enhancement
    - ◊ DD: Blutkoagel ohne Enhancement
  - Spätphase mit Füllungsdefekt
- DS: CT-Urographie, retrograde Ureteropyelographie, Ureterorenoskopie

TNM-Klassifikation Nierenbecken

- T1: subepitheliales Bindegewebe
- T2: Muskulatur
- T3: jenseits der Muskulatur
- T4: Nachbarorgane, perirenales Fettgewebe
- N1: solitär ≤ 2 cm
- N2: solitär > 2 bis 5 cm, multipel ≤ 5 cm

- **N3: > 5 cm**
- **M1: Fernmetastasen**

Nierenembolisation

- **Indikationen**
  - präoperative Tumorembolisation
  - palliative Nierenembolisation
    - ◊ bei fortgeschrittenem inoperablen Nierentumor zur Beherrschung von massiven transfusionspflichtigen Hämaturien, paraneoplastischen Syndromen und Tumorschmerzen
  - Nieren final vor Nierentransplantation und bei abgestoßener Transplantatniere
  - therapierefraktäres nephrotisches Syndrom
  - unbeherrschbare schrumpfnierenbedingte Hypertonie
  - Urinfisteln bei fortgeschrittenem Beckentumor als letzter Therapieversuch
- **interventionelle radiologische Therapie**
  - zentraler Verschluss: ablösbare Ballons, Makrospiralen, größere Gelfoampartikel
  - peripherer Verschluss: Polyvinylalkoholpartikel, Akrylpolymere, Gelatineschwammpartikel, Minispiralen, Zyanoakrylate, Alkohol
  - kapillarer Verschluss: Polyvinylalkoholpartikel, Akrylpolymere, Gelatineschwammpartikel, Minispiralen, Zyanoakrylate, Alkohol

Nierenarterienverschluss (akutes Ischämiesyndrom)

- **ÄP**
  - global: kardiale Embolie, traumatische Intimadissektion, plötzliche Nierenvenenthrombose
  - segmental: kardiale Embolie
  - subsegmental: Vaskulitis
- **Ausbildung eines Niereninfarkts**
- **plötzlich auftretende Flankenschmerzen, Hämaturie**
- **CT**
  - komplett hypodense Niere oder keilförmiges hypodenses Areal
  - Cortical rim-Zeichen durch Kollateralen aus Kapselarterien
  - Parenchymatrophie und Narbenbildung
- **MR**
  - ältere Infarkte segmental begrenzt, T1 isointens, T2 hypointens
- **Angio: Gefäßabbruch**
- **KO: Nierenfunktionseinschränkung, Nierenverlust, Infektion, Abszedierung**
- **interventionelle radiologische Therapie**
  - Fibrinolyse, perkutane transluminale Angioplastie

- KO: Reverschluss, Blutung, Embolie, Nierenversagen

Nierenarterienstenose (chronisches Ischämie-syndrom)

- ÄP
  - Atherosklerose (ASK-Gruppe)
    - vor allem Männer, höheres Lebensalter
    - ostialer Gefäßanteil, proximales Gefäßdrittel
    - exzentrische Stenosen, Wandunregelmäßigkeiten, Plaques, Verkalkungen, Kollateralen, poststenotische Dilatation
    - Aorta meistens mitbeteiligt
  - fibromuskuläre Dysplasie (FMD-Gruppe)
    - vor allem Frauen, niedriges Lebensalter
    - mittleres Gefäßdrittel, distales Gefäßdrittel
    - perlschnurartige und ringförmige Einschnürungen
    - Aorta selten mitbeteiligt
  - selten: Anastomosenstenosen, Aneurysmen, Vaskulitiden, hämolytisch-urämisches Syndrom, Malignome, Zysten, Hydronephrose
- **bei Nierenarterienstenose zunächst reduzierte Nierendurchblutung und dann über den Goldblatt-Effekt (Aktivierung des Renin-Angiotensin-Aldosteron-Systems) renovaskuläre Hypertonie**
- **Hypertonie, ischämische Nephropathie, Nierenversagen**
- **Screeningverfahren für Nierenarterienstenose**
  - Farbdopplersono, MRA, CTA, Captoprilszintigraphie
  - bei Niereninsuffizienz im Stadium III und höher Farbdopplersono
- Farbdopplersono
  - geringgradige Stenose
    - V max syst < 1,8 m/s
    - V max endd < 1 m/s
  - mittelgradige Stenose
    - V max syst > 1,8 m/s
    - V max endd > 1 m/s
    - V max syst NA/V max syst AO > 3
    - V max endd NA/V max endd AO > 1
  - hochgradige Stenose
    - V max syst > 2 m/s
    - V max endd > 1 m/s
    - V max syst NA/V max syst AO > 3,5
    - V max endd NA/V max endd AO > 1
    - im Spektraldoppler retrograde Strömungsanteile
    - Umverteilung des Spektrums zu niederamplitudigen hochfrequenten Strömungsanteilen

  - ◊ RI intrarenal < 0,5-0,55
  - ◊ RI intrarenal 10-15 % kleiner als auf der Gegenseite

- **Angio**
  - Normalbefund: < 40 % Diameterreduktion
  - geringgradige Stenose: 40-60 % Diameterreduktion
  - mittelgradige Stenose: 60-80 % Diameterreduktion
  - hochgradige Stenose: 80-99 % Diameterreduktion
  - Verschluss: kein Fluss
- **interventionelle radiologische Therapie**
  - Indikationen
    - ◊ Stenosegrad > 60 %
    - ◊ Nierenarterienstenose bei fibromuskulärer Dysplasie mit allenfalls geringgradig eingeschränker Nierenfunktion und arterieller Hypertonie
    - ◊ atherosklerotische unilaterale Nierenarterienstenose mit therapierefraktärer Hypertonie
    - ◊ atherosklerotische bilaterale Nierenarterienstenose mit hohem Serumkreatinin
    - ◊ atherosklerotische hochgradige Nierenarterienstenose bei funktioneller oder anatomischer Einzelniere
    - ◊ Nierenarterienstenose mit rezidivierendem Lungenödem
    - ◊ bei Nierenarterienstenosen durch fibromuskuläre Dysplasie viel bessere Prognose der Hypertonie nach Intervention als bei Nierenarterienstenosen durch Atherosklerose
  - Kontraindikationen
    - ◊ extrem kleinkalibrige Nierengefäße
    - ◊ hoher intrarenaler Gefäßwiderstand in der Dopplersonographie mit einem Resistenzindex von über 0,85
  - Voraussetzungen
    - ◊ interdisziplinäre Indikationskonferenz
    - ◊ klinischer Befund
    - ◊ dopplersonographische Untersuchung
    - ◊ DSA/MRA/CTA der Nierenarterien
    - ◊ seitengetrennte Reninbestimmung im Nierenvenenblut zum Nachweis der funktionellen Wirksamkeit der Stenose
  - Vorgehen
    - ◊ Übersichtsangiographie der Nierenarterie und der Niere
    - ◊ 5F-Ballonkatheter mit 5-6 mm Durchmesser und 1-2 cm Länge
    - ◊ Stent bei ostialen, kalzifizierten, exzentrischen und dissezierten Nierenarterienstenosen
    - ◊ kein Stent bei fibromuskulärer Dysplasie
    - ◊ Abschlussangiographie der Nierenarterie und der Niere bei liegendem Führungsdraht

- Begleitmedikation
  - 5000 IE Heparin während der Intervention
  - Vollheparinisierung für einen Tag mit 20000 IE Heparin über 24 Stunden nach der Intervention
  - bei fibromuskulärer Dysplasie vorherige orale Gabe eines Kalziumantagonisten und periinterventionell intraarterielle Gabe von Nitraten zur Prophylaxe von Spasmen
  - 100 mg Azetylsalizylsäure pro die als Dauermedikation
- KO
  - Nierenverlust, Dialysepflichtigkeit
  - Blutung, Ruptur, Dissektion, Operationspflichtigkeit
  - Thrombose, Embolie, Niereninfarkt, Nierenversagen
  - Rezidiv, Reinterventionspflichtigkeit

Nierenarterienaneurysma

- **ÄP: Atherosklerose**
- **im proximalen Drittel der A. renalis oder an der Teilungsstelle in ventralen und dorsalen Ast**

Nierenvenenthrombose

- **ÄP: beim Kind durch Dehydratation, beim Erwachsenen durch Tumor oder Glomerulonephritis**
- **linke Nierenvene deutlich häufiger als rechte Nierenvene**
- **Flankenschmerz, Hämaturie, Thrombozytopenie**
- **Formen**
  - akuter Verschluss: hämorrhagischer Infarkt
  - subakuter/chronischer Verschluss: nephrotisches Syndrom
- **MR**
  - T2 Signalverlust des Nierenkortex als Frühzeichen
  - im Frühstadium Nierenschwellung, im Spätstadium Schrumpfniere
- **CT: Tumorthrombus zeigt im Gegensatz zum Gerinnungsthrombus Enhancement**
- **KO: Nierenfunktionseinschränkung, Nierenverlust, Infektion, Abszedierung**

Nephrosklerose

- **ÄP: Hypertonie**
- **Formen**
  - benigne Form: Lumeneinengung der Arteriolen
  - maligne Form: Kalibersprung der Aa. interlobares an der Markrindengrenze, Gefäßverschlüsse mit Infarkten, Schrumpfniere mit Niereninsuffizienz

Nephrokalzinose

- ÄP: Hyperparathyreoidismus, Osteoporose, Skelettmetastasen, D-Hypervitaminose, Plasmozytom, Zystinurie, Oxalose
- diffuse intrarenale Verkalkungen
- Sono/Röntgen: punktförmige Verkalkungen in der Nierenrinde oder im Papillenbereich
- KO: Niereninsuffizienz

Akute tubuläre Nekrose

- ÄP
  - verschiedene Noxen (Kontrastmittel, Quecksilber, Tetrachlorkohlenstoff)
  - prolongierte Ischämie (Crushverletzung, Verbrennung, Transfusionsreaktion)
- reversible Niereninsuffizienz mit oder ohne Oligurie
- Urographie: Nierenvergrößerung, persistierender nephrographischer Effekt (Blockierung der Tubuli durch Debris)

Niereninsuffizienz

- ÄP
  - akut: Schock, Niereninfarkt, Nierenvenenthrombose, akute Glomerulonephritis, akute Harnstauung
  - chronisch: viele Nierenerkrankungen, vor allem diabetische Nephropathie, chronische Glomerulonephritis, vaskuläre Nephropathien, interstitielle Nephritis, hereditäre Nierenerkrankungen
- Stadien
  - I: volle Kompensation
  - II: kompensierte Retention
  - III: dekompensierte Retention
  - IV: terminale Niereninsuffizienz
- exkretorische und inkretorische Insuffizienz
- Sono/CT/MR
  - akut: Organvergrößerung
  - chronisch: Organverkleinerung
- Szintigraphie: Nierenfunktionsszintigraphie zur seitengetrennten Quantifizierung der Nierenfunktion

Nierentrauma

- ÄP: direktes Trauma (z.B. Unfall, Tritt), indirektes Trauma (z.B. Einklemmung, Sturz)
- Formen
  - Hämatom
    - ◊ intrarenal
    - ◊ subkapsulär

  - Lazeration
  - Ruptur
  - Infarkt
  - Gefäßverletzung
- **Hämaturie, lokalisierter Schmerz, fluktuierender Tumor, Schock**
- **Sono: Hämatome zunächst echoarm, dann im Rahmen der Resorption zunehmend echoreich**
- **Farbdopplersono: Perfusionsausfall**
- **CT**
  - nativ: Blut, Konkremente
  - früharteriell: Nierenarterienthrombose, Perfusionsdefizite
  - exkretorisch: Nierenbecken, Ureter
- **Angio: Nachweis von Gefäßverletzungen**
- **KO**
  - Hydronephrose
  - renale Hypertonie
  - Nephrolithiasis
  - chronische Pyelonephritis
  - Urinom
  - arteriovenöse Fistel

Komplikationen nach Nierentransplantation

- **Formen**
  - renal: Abstoßungsreaktion, akute tubuläre Nekrose
  - extrarenal: Nierenarterienstenose, Nierenvenenthrombose, Ureterleckage, Ureterstriktur, Hämatom, Abszess, Lymphozele, Urinom
- **regelmäßige Kontrolle von Diurese, Körpergewicht, Retentionsparametern, Elektrolyten, Immunsuppressivaspiegeln**
- **Sono**
  - Parenchymödem
  - Aufhebung der kortikomedullären Differenzierung
  - Harnabflussstörung
- **Farbdopplersono**
  - Analyse des Dopplerspektrums der Interlobärarterien
  - erhaltener systolischer Fluss
  - reduzierter diastolischer Fluss

Szintigraphie Niere

- **99mTc-MAG3**
  - bei Nierenarterienstenose mit Captopril
  - bei Harnabflussstörungen mit Furosemid
- **Bestimmung des Anteils an der Sekretionsleistung im Vergleich zur Gegenseite**
- **Bestimmung der Gesamtclearance**

- Zeit-Aktivitäts-Kurve
  - Perfusion
  - Sekretion
  - Peak
  - Exkretion
- Indikationen
  - Nierenarterienstenose
  - Harnabflussstörungen
  - Nierenfunktion vor Operation
  - Nierenfunktion nach Transplantation
  - Nierenfunktion während Chemotherapie
  - Nierentrauma
  - Nierenfehlbildung

Kinderradiologie: Nieren

Nierenfehlbildungen

- nummerische Anomalien
  - Nierenagenesie
  - Nierenüberzahl
- Größenanomalien
  - Nierenhypoplasie
- Lageanomalien
  - isolierte Malrotation
  - Malposition
    - lumbal ektop
    - iliakal ektop
    - intrathorakal ektop
  - gekreuzte Nierendystopie
- Verschmelzungsanomalien
  - Hufeisenniere
    - partielle Fusion der Nieren am Ober- oder Unterpol
    - häufig Begleitanomalien wie Reflux, Ureterduplikatur, Kryptorchismus, Harnröhrenanomalien
    - auch ossäre, kardiovaskuläre und gastrointestinale Begleitanomalien möglich
    - Entartung möglich
  - Kuchenniere
    - komplette Fusion der Nieren
- zystische Anomalien

Wilms-Tumor

- Nephroblastom

- **Auftreten in der Regel im Alter von 0,5-3 Jahren**
- **gelegentlich bilateral**
- **Stadien**
  - I: intrarenal
  - II: intra-/extrakapsulär
  - III: intraabdominale Ausbreitung
  - IV: metastasiert
  - V: bilateral
- **tastbare Raumforderung, rasches Wachstum**
- **Bauchschmerzen, Hämaturie, Appetitlosigkeit, Hypertonie**
- **Lymphknotenmetastasen, Lungenmetastasen**
- **Sono**
  - solide Raumforderung, heterogene Morphologie
  - expansives Wachstum, typische Pseudokapsel
  - Zysten, Nekrosen, Einblutungen, Verkalkungen
- **MR: komplexe Raumforderung mit inhomogenem Bild**
- **DD**
  - benigne: polyzystische Nieren, Hydronephrose, Nebennierenblutung, Nierenabszess, Pyonephrose, xanthogranulomatöse Pyelonephritis
  - maligne: Neuroblastom, Rhabdomyosarkom, Hepatoblastom, Teratom, Ganglioneurom, Lymphom

Nebennieren

Überfunktion der Nebennierenrinde

- **Cushing-Syndrom**
  - ÄP: Kortisol; meistens unilaterales Adenom, selten Karzinom
  - Plethora, Mondgesicht, Stammfettsucht, Diabetes, Hypertonie, Hypogonadismus, Osteoporose, Striae
  - Röntgen: Osteoporose an der Wirbelsäule
  - CT
    - Nativuntersuchung: Dichte von lipidreichen Adenomen < 10 HE
    - Kontrastmitteluntersuchung: absolutes Washout > 60 % bzw. relatives Washout > 40 % 15 min nach Kontrastmittelgabe; Dichte der Läsion < 30 HE 30 min nach Kontrastmittelgabe
    - absolutes Washout: [(Dichte portalvenös - Dichte nach 15 min)/(Dichte portalvenös - Dichte nativ)] x 100
    - relatives Washout: [(Dichte portalvenös - Dichte nach 15 min)/Dichte portalvenös] x 100
  - MR
    - T2 Karzinome signalreicher als Adenome

        - ◊ Karzinome im Gegensatz zu Adenomen mit starkem Enhancement und langsamer Kontrastmittelelimination
        - ◊ fetthaltige Läsionen wie Adenome mit Signalverlust in Opposed phase-GE-Sequenzen im Vergleich zu In phase-GE-Sequenzen, bei Signalintensitätsmessungen 50 %ige Signalintensitätsreduktion
        - ◊ kein eindeutiger Unterschied im Signalverhalten von hormonaktiven und hormoninaktiven Adenomen
        - ◊ Karzinome eher Nekrosen als Adenome
    - Nachweis eines Hyperkortisolismus mittels 1 mg Dexamethason-Hemmtest, Kortisolausscheidung im Sammelurin und Kortisoltagesrhythmik; Nachweis eines supprimierten adrenokortikotropen Hormons (ACTH) bei adrenalem Cushing-Syndrom
- **Conn-Syndrom**
    - ÄP: Aldosteron; meistens bilaterale Hyperplasie, seltener unilaterales Adenom, sehr selten Karzinom
    - Hypertonie, Hypokaliämie, Proteinurie, Muskelschwäche, Polyurie, Hypernatriämie
    - als Screeninguntersuchung Bestimmung des Aldosteron-Renin-Quotienten
    - ggf. selektive Nebennierenvenenblutentnahme zur seitengetrennten Bestimmung des Aldosteron-Kortisol-Quotienten
- **adrenogenitales Syndrom**
    - ÄP: Sexualhormone; meistens bilaterale Hyperplasie
    - gestörte Sexualentwicklung
    - jenseits des Säuglingsalters bei Mädchen bzw. Frauen Hirsutismus, Virilisierung und Amenorrhoe, bei Jungen Pseudopubertas praecox, bei Männern oft unbemerkt

TNM-Klassifikation Nebennierenrinde

- **T1: ≤ 5 cm, keine extraadrenale Infiltration**
- **T2: > 5 cm, keine extraadrenale Infiltration**
- **T3: lokale Infiltration**
- **T4: Nachbarorgane**
- **N1: regionär**
- **M1: Fernmetastasen**

Überfunktion des Nebennierenmarks

- **Phäochromozytom**
    - ÄP: sporadisch oder im Rahmen einer multiplen endokrinen Neoplasie sowie einer Phakomatose (Neurofibromatose, von Hippel-Lindau-Syndrom)
    - 10 % bilateral, 10 % extraadrenal, 10 % maligne, 10 % familiär
    - zum Diagnosezeitpunkt meistens größer als 5 cm
    - Hypertonie, Kopfschmerz, Schwitzen, Tachykardie

- CT/MR
    - starkes Enhancement und langsame Kontrastmittelelimination
    - Nekrosen
    - Einblutungen
    - Verkalkungen
    - Zysten
    - MR: kein Signalverlust in Opposed phase-GE-Sequenzen im Vergleich zu In phase-GE-Sequenzen
- Szintigraphie
    - Suche nach extraadrenalen oder metastatischen Manifestationen
    - konventionelle Radiopharmaka: 123I-MIBG, 131I-MIBG
    - PET-Radiopharmaka: 68Ga-DOTATOC, 18F-DOPA
- Bestimmung der Plasmametanephrine, Bestimmung der Katecholamine und der Metanephrine im Sammelurin, Durchführung des Clonidintests

- **Neuroblastom**
    - Tumor des sympathischen Nervensystems (Nebenniere, Bauch, Hals, Mediastinum)
    - Verlaufsformen
        - spontane Regression
        - Reifung zum Ganglioneurom
        - progredientes Wachstum
    - Kleinkinder
    - unspezifische Symptome (Fieber, Schmerzen, Gewichtsverlust) oder metabolische Symptome (Flush, Schweißausbrüche, Diarrhoe)
    - charakteristische Symptome (Querschnitts-Syndrom, Ataxie-Opsomyoklonus-Syndrom, Horner-Syndrom) selten, aber wichtig
    - sekretorische Aktivität der Tumorzellen wird für Neuroblastomscreening im späten Säuglingsalter genutzt
    - Tumormarker
        - Vanillinmandelsäure
        - Homovanillinmandelsäure
        - Dopamin
        - NSE
    - frühe Metastasierung in Lymphknoten, Knochen, Leber und Haut
    - Sono/CT/MR: Staging
    - Szintigraphie
        - konventionelle Radiopharmaka: 123I-MIBG, 131I-MIBG
        - PET-Radiopharmaka: 68Ga-DOTATOC, 18F-DOPA

Nebenniereninzidentalom

- **meistens Zufallsbefund**

- kleine Tumoren mit geringem Entartungsrisiko, pathoanatomisch am häufigsten endokrin inaktives Nebennierenadenom
- regelmäßige Verlaufskontrollen

Nebennierenmetastasen

- ÄP: Bronchialkarzinom, Mammakarzinom, Melanom, Nierenzellkarzinom
- MR
  - T1 iso- bis hypointens, T2 hyperintens
  - kein Signalverlust in Opposed phase-GE-Sequenzen im Vergleich zu In phase-GE-Sequenzen

Nebennierenblutung

- ÄP: Antikoagulantien, Trauma, Stress, Sepsis, Nierenvenenthrombose, Asphyxie
- Sono: echoreich
- CT: hyperdens

Nebennierenverkalkung

- Hämatom
- Abszess
- Morbus Addison
- Tuberkulose
- Hamartom

Ureteren

Urolithiasis

- ÄP: Matrixtheorie, Kristallisationstheorie; Kristallisation der Salze, Aggregation der Salzkristalle; prärenale Ursachen (Ernährung, Immobilisation, Hyperparathyreoidismus, Hyperurikämie), renale Ursachen (Hyperkalzurie, renale tubuläre Azidose, Zystinurie), postrenale Ursachen (Harnabflussstörungen, Harnwegsinfektionen)
- Formen nach Entstehungsursache
  - Harnsteine infolge einer erworbenen Stoffwechselstörung: Kalziumoxalatsteine, Uratsteine, Brushitsteine, Karbonatapatitsteine
  - Harnsteine infolge einer Harnwegsinfektion: Struvitsteine, Karbonatapatitsteine
  - Harnsteine infolge einer angeborenen Stoffwechselstörung: Zystinsteine, Xanthinsteine
- Formen nach Röntgenverhalten
  - röntgenpositive Harnsteine (90 %): Kalziumoxalatsteine, Brushitsteine, Karbonatapatitsteine, Struvitsteine, Zystinsteine
    - ◊ direkter Konkrementnachweis als Verkalkungsfigur
  - röntgennegative Harnsteine (10 %): Uratsteine, Xanthinsteine

        - ◊ indirekter Konkrementnachweis als Füllungsaussparung
    - Größenfehleinschätzung, wenn röntgenpositiver Kern von röntgennegativem Anteil umgeben ist
- Männer häufiger als Frauen
- oft Einklemmung an den physiologischen Ureterengen mit Koliken
- Schmerzausstrahlung je nach Steinlage
- Pollakisurie, Dysurie, Übelkeit, Erbrechen, Meteorismus, Subileus
- 80 % spontaner Steinabgang, jedoch weniger als 50 % der mehr als 8 mm messenden Steine
- Urographie
    - Aussparungsfigur
    - einseitige Kontrastierungs- und Ausscheidungsverzögerung als wichtiger indirekter Hinweis
    - kleine Konkremente ggf. durch hohe Röntgenabsorption des Kontrastmittels überlagert
    - wegen Gefahr der Fornixruptur Urographie nicht bei Kolik
- CT
    - direkter Konkrementnachweis
    - dilatierter Ureter
    - Verdickung der Ureterwand
    - Verdichtung des Fettgewebes
- Steinnachweis mittels CT in Nativtechnik als Goldstandard in der Diagnostik der Urolithiasis
- DD
    - Blutkoagel, Papillennekrosen, Polypen, Tumoren
    - Cholelithiasis, Appendizitis, stielgedrehte Ovarialzyste, tuboovarieller Abszess, Extrauteringravidität, Divertikulitis
- DS: Nativ-CT mit Niedrigdosisprotokoll

Ureteritis cystica und Pyeloureteritis cystica

- Urographie: multiple, gleichmäßig verteilte, kleine Füllungsdefekte
- DD: Gefäßimpressionen, Tumoren

Fibroepithelialer Ureterpolyp

- jüngere Erwachsene
- Urographie: schmalbasig gestielte, glatt konturierte, positionsabhängig formvariante Raumforderung

Ureterkarzinom

- meistens Urothelkarzinom, selten Plattenepithelkarzinom
- in einem Drittel multifokales Auftreten
- vor allem ältere Männer
- Hämaturie, Koliken
- Urographie
    - irregulär konfigurierter Füllungsdefekt

  - Wandunregelmäßigkeiten
  - Harnleiterstenose
- DD: postentzündliche, externe oder posttraumatische Stenose
- DS: CT-Urographie, retrograde Ureteropyelographie, Ureterorenoskopie

TNM-Klassifikation Ureter

- T1: subepitheliales Bindegewebe
- T2: Muskulatur
- T3: jenseits der Muskulatur
- T4: Nachbarorgane, perirenales Fettgewebe
- N1: solitär ≤ 2 cm
- N2: solitär > 2 bis 5 cm, multipel ≤ 5 cm
- N3: > 5 cm
- M1: Fernmetastasen

Kinderradiologie: Ureteren

Pyeloureterale Stenose

- ÄP: pyeloureterale Knickbildung, hoch abgehender Ureter, aberrierendes Gefäß
- häufigste kongenitale Anomalie der ableitenden Harnwege
- permanent, temporär oder intermittierend
- DD: Megakalikose (Formvariante)
- KO: Hydroureter, Hydronephrose

Ektoper Ureter

- Ureterostium kaudal der eigentlichen trigonalen Insertionsstelle
- Mündung
  - beim Mann in Utriculus prostaticus, Pars prostatica urethrae oder Vesiculae seminales
  - bei der Frau in Urethra, Vestibulum vaginae oder Vagina
- rezidivierende Harnwegsinfektionen und Pyelonephritiden
- beim Mann Epididymoorchitiden, bei der Frau Harninkontinenz
- Sono: Dilatation des zugehörigen Oberpols einer Doppelniere
- DS: Urographie, MR-Urographie

Ureterozele

- zystische Dilatation des terminalen Ureters
- Formen
  - ektope Ureterozele (Kindesalter)
  - intravesikale Ureterozele (Erwachsenenalter)
- bei ektoper Ureterozele oft Harnwegsinfektionen, bei intravesikaler Ureterozele oft Symptomfreiheit

- Sono
  - Dilatation des Oberpols einer Doppelniere
  - zystische Raumforderung an der marginalen Harnblase
- Urographie: Cobra head-Zeichen

Ureter duplex und Ureter fissus

- Ureter duplex
  - zwei Ureterostien in der Harnblase
- Ureter fissus
  - ein Ureterostium in der Harnblase
- Meyer-Weigert-Regel: Mündung des Harnleiters der oberen Nierenanlage bei einer Doppelniere kaudal der Mündung des Harnleiters der unteren Nierenanlage in die Harnblase
- variable klinische Symptomatik, meistens gehäufte Harnwegsinfekte
- Miktionszysturethrographie zur Refluxevaluation (Jojo-Zeichen mit Hin- und Herpendeln des Urins)
- DS: Urographie

Megaureter

- refluxiver Megaureter
  - primär: kongenitaler Reflux
  - sekundär: infravesikale Obstruktion, neurogene Harnblase
- obstruktiver Megaureter
  - primär: stenosiertes Harnleitersegment
  - sekundär: infravesikale Obstruktion, neurogene Harnblase
- nicht refluxiver-nicht obstruktiver Megaureter
  - primär: idiopathisch
  - sekundär: Residualzustand nach operativer Korrektur, Erfordernisdilatation bei Diabetes insipidus
- fünf Schweregrade nach Emmet
- fieberhafte Harnwegsinfektionen, kolikartige Schmerzen, Hämaturie, Urolithiasis
- ein nicht refluxiver-nicht obstruktiver Megaureter heilt meistens folgenlos im Laufe des Wachstums aus
- DS: Urographie, MR-Urographie, Miktionszysturethrographie

Vesikorenaler Reflux

- Formen
  - primär: verkürzter submuköser Harnleitertunnel in der Harnblase, so dass bei intravesikalem Druckanstieg die Harnleitermündung durch die Harnblasenmuskulatur nicht suffizient verschlossen wird
  - sekundär: infravesikale Obstruktion, Folge einer Zystitis, neurogene Harnblase

  - Niederdruckreflux: Urinrückfluss schon in der Füllungsphase der Harnblase
  - Hochdruckreflux: Urinrückfluss erst in der Entleerungsphase der Harnblase
- Stadien
  - I: Reflux in den Ureter
  - II: Reflux in die Niere, keine Dilatation
  - III: Reflux in die Niere, leichte Dilatation
  - IV: Reflux in die Niere, starke Dilatation
  - V: Ureterkinking, Papillenimpressionen nicht mehr erkennbar, Sackniere
- rezidivierende Harnwegsinfektionen, Enuresis, Pollakisurie, Dysurie, Hypertonie, Niereninsuffizienz, renale Wachstumsretardierung
- DS: Miktionsurosono, Miktionszysturethrographie, Refluxszintigraphie
- Zystoskopie
  - Ureterlage: A (trigonal) bis D (lateralisiert)
  - Uretermorphologie: Normalform, Stadionform, Hufeisenform, Golflochform
- KO: Parenchymvernarbungen, Pyelonephritis, Niereninsuffizienz, Hypertonie

Harnblase

Zystitis

- ÄP: Escherichia coli, Dauerkatheter, Harnröhrenstriktur, Harnblasenhalsenge, Prostatahyperplasie, Prostatakarzinom, Radiotherapie, Zytostatikatherapie, Gravidität, gynäkologische Erkrankungen
- bei Kindern oft Assoziation von Harnwegsinfektionen mit Harnwegsfehlbildungen
- Sono/CT/MR
  - Verdickung der Harnblasenwand
  - streifige Verdichtung des perivesikalen Fettgewebes
  - Verkleinerung des Harnblasenvolumens

Bilharziose

- ÄP: Infektion mit Schistosoma haematobium, intercalatum und mansoni
- Abhängigkeit vom Vorhandensein bestimmter Schnecken in stehenden Gewässern
- Prognose abhängig vom Stadium der Erkrankung bei Therapiebeginn
- Stadien
  - I: invasives Stadium

  - II: akutes Stadium
    - II a: Toxämie
    - II b: Eiablage (Hämaturie, Pollakisurie, Dysurie)
  - III: chronisches Stadium (Harnabflussstörung, Harnblasenkapazitätseinschränkung, Harnblasenkarzinom)
- Urographie
  - Harnblasensteine
  - schalenförmige Kalkeinlagerungen in der Harnblasenwand
  - Harnblasenschrumpfung
- **DD: Harnblasenkarzinom, Tuberkulose**
- **KO: Steinbildung, Stenosen, Harnblasenkarzinom**

Harnblasenkarzinom

- **ÄP: Amine, Nitrosamine, chronische Entzündung, Nikotin, Bilharziose**
- **meistens Urothelkarzinom, selten Plattenepithelkarzinom, Adenokarzinom**
- **bevorzugt Trigonumbereich, Hinterwand und Seitenwand**
- **oft Multifokalität, hohe Rezidivrate**
- **vor allem ältere Männer**
- **schmerzlose Hämaturie**
- MR
  - Enhancement in der Frühphase
  - Kontrastmitteldynamik: Tumor nimmt eher Kontrastmittel auf als Harnblasenwand
- **DS: Urinzytologie, Zystoskopie mit photodynamischer Diagnostik (Hexylaminolävulinat), Biopsie**

TNM-Klassifikation Harnblase

- **T1: subepitheliales Bindegewebe**
- **T2: Muskulatur**
- **T2a: oberflächliche Muskulatur (innere Hälfte)**
- **T2b: tiefe Muskulatur (äußere Hälfte)**
- **T3: jenseits der Muskulatur**
- **T3a: mikroskopisch**
- **T3b: makroskopisch (extravesikaler Tumor)**
- **T4: Prostata, Samenbläschen, Uterus, Vagina, Beckenwand, Bauchwand**
- **T4a: Prostata, Samenbläschen, Uterus, Vagina**
- **T4b: Beckenwand, Bauchwand**
- **N1: solitär**
- **N2: multipel**
- **N3: an Aa. iliacae communes**
- **M1: Fernmetastasen**

Urachuskarzinom

- **Urachus als tubuläre Struktur zwischen Harnblasendach und Nabel**
- **MR: Darstellung der Raumforderung vorzugsweise in der Sagittalschicht**

Neurogene Harnblase

- **ÄP: Rückenmarksverletzungen, Myelodysplasien**
- **Harnblasenfunktionsstörungen verschiedenster Ausprägung**
  - spinaler Schock: atone Überlaufharnblase; fehlender Harndrang; Retention mit Harnblasenüberdehnung, Harnträufeln
  - komplette Querschnittslähmung: spinal ungehemmte Harnblase, Reflexharnblase; fehlender Harndrang, ggf. Schwitzen und Blutdruckanstieg; unwillkürliche reflektorische Miktion bei geringer Harnblasenfüllung
  - Konus-Kauda-Syndrom: Denervierung der Harnblase, autonome Harnblase; fehlender Harndrang; spontane Entleerung kleiner Harnmengen, große Restharnmenge
- **Urographie: verdickte trabekulierte Harnblase mit Pseudodivertikeln**
- **KO: Harnblasenentleerungsstörung, vesikoureteraler Reflux, distale Ureterobstruktion, Steinbildung**

Harnblasentrauma

- **ÄP: extraperitoneale Ruptur (z.B. Symphysensprengung, Schambeinfraktur), intraperitoneale Ruptur (z.B. stumpfes Trauma bei voller Harnblase)**
- **Formen**
  - Typ I: Blasenkontusion
  - Typ II: intraperitoneale Ruptur
  - Typ III: interstitielle Verletzung
  - Typ IV: extraperitoneale Ruptur
  - Typ V: Kombinationsverletzung
- **Unterbauchblutung, Schmerzen, Urinaszites, Peritonitis**
- **Urethrozystographie**
  - Kontrastmittelaustritte
  - zerrissener Harnblasenschatten
  - Harnröhrenverletzungen

Kinderradiologie: Harnblase

Harnblasenekstrophie

- **Spaltbildungen unterschiedlichen Schweregrades**
  - von der alleinigen Symphysendehiszenz über die glanduläre Epispadie bis zur kloakalen Ekstrophie

- Harnblasenekstrophie stets mit Epispadie des Penis bzw. der Klitoris kombiniert
- teilweises Fehlen der vorderen Bauchwand, evertierte Harnblase, sichtbare Ureterostien
- Harninkontinenz, Infektionen, Superinfektionen, Hautirritationen
- oft begleitend Leistenhernien, Hodenretention, Analatresie, Rückenmarksspaltbildung

Harnblasendivertikel

- Formen
  - primär: kongenital
  - sekundär: infravesikale Obstruktion, neurogene Harnblase
- Aussackung der Harnblasenwand
- am häufigsten in der Nähe der Ureterostien
- Enuresis, Gefühl der unvollständigen Harnblasenentleerung, Harnwegsinfektion
- Sono
  - Divertikel an der Harnblasenwand
  - Nachweis des Divertikelhalses
- DS: Miktionszysturethrographie
- KO: Harnretention, Entzündung, Steinbildung, Entartung

Urachuspersistenz

- oft begleitend urachale Sinus, Urachuszysten, vesikourachale Divertikel
- sekundäre Infektionen
- Röntgen: ggf. Fistelfüllung vom Nabel aus
- KO: Entartung

Urethra

Entzündungen der Urethra

- infektiös
  - Gonokokkenurethritis
  - Condylomata acuminata
  - Tuberkulose
- nicht-infektiös
  - Reiter-Syndrom
  - Morbus Wegener
  - Malakoplakie

Kinderradiologie: Urethra

Fehlbildungen der Urethra

- Epispadie
- Hypospadie
- Urethralklappen
- Urethraldivertikel
- Urethralprolaps
- Urethraduplikaturen

Prostata

Prostatitis

- Formen
  - I: akute bakterielle Prostatitis
  - II: chronische bakterielle Prostatitis
  - III: chronisches abakterielles Schmerzsyndrom des Beckens
    - III a: entzündliches chronisches abakterielles Schmerzsyndrom des Beckens (chronische abakterielle Prostatitis)
    - III b: nichtentzündliches chronisches abakterielles Schmerzsyndrom des Beckens (Prostatodynie)
  - IV: asymptomatische entzündliche Prostatitis
- oft Assoziation mit Zystitis, Urethritis und Epididymitis
- akut: Dysurie, Algurie, Pollakisurie, Harndrang, Fieber, Schüttelfrost, Dammschmerzen, Stuhldrang
- chronisch: Dammschmerzen, Ausstrahlung in Hoden und Leisten, Kreuzschmerzen
- Sono
  - akute Prostatitis: ödematöse Organschwellung, echoarme Binnenstruktur
  - Prostataabszess: aufgehobene Zonalgliederung, echoarme Formation, unscharfe Berandung, einzelne Binnenechos
  - chronische Prostatitis: inhomogene Areale, oft Sekretsteine
- MR: bei akuter Prostatovesikulitis T2 diffus hyperintens, verdickte Kapsel

Prostatazysten

- Formen
  - kongenital
    - intraprostatisch: Utrikulus-Zysten (Mittellinie, keine Spermien), Ductus ejaculatorius-Zysten (Mittellinie, Spermien)
    - paraprostatisch: Müllergang-Zysten

- erworben
  - Retentionszysten (lateral, Prostatasekret, keine Spermien)
- Sono
  - echofreie Raumforderung
  - rundovale Form
  - glatte Wand
  - dorsale Schallverstärkung
  - lateraler Schallschatten

Benigne Prostatahyperplasie

- ÄP: Vergrößerung der epithelialen und fibromuskulären Anteile der Transitionalzone
- häufigste Ursache der männlichen Harnblasenentleerungsstörungen
- Miktionssymptome
  - obstruktive Symptome (Entleerungsstörungen)
    - abgeschwächter Harnstrahl
    - verlängerte Miktionszeit
    - verzögerter Miktionsbeginn
    - Harnstottern
    - Nachträufeln
    - Restharn
  - irritative Symptome (Reizerscheinungen)
    - erhöhte Miktionsfrequenz
    - schmerzhafte Miktion
    - imperativer Harndrang
- Stadien
  - I: Reizstadium
  - II: Restharnstadium
  - III: Rückstauungsstadium
- Urographie
  - Vergrößerung der Prostata
  - Anhebung des Harnblasenbodens
  - Harnblasentrabekulierung
  - Harnblasenpseudodivertikel
- Sono
  - Prostatavergrößerung
  - ggf. endovesikaler Prostataanteil
  - Restharn
- Endosono
  - transitionale Zone
  - symmetrische Vergrößerung
  - eventuell Vorwölbung in das Harnblasenlumen

  - gute Abgrenzbarkeit
  - expansives Wachstum
- MR
  - bei glandulärer Hyperplasie T2 hyperintens, bei fibromuskulärer Hyperplasie T2 iso- bis hypointens
  - Ausdünnung der peripheren Zone
- KO: Harnwegsinfektionen, Harnverhaltung, Restharnbildung, Harnblasentrabekulierung, Harnrückstauung, Niereninsuffizienz

Prostatakarzinom

- Adenokarzinom
- Formen
  - manifestes Prostatakarzinom
  - inzidentelles Prostatakarzinom
  - latentes Prostatakarzinom
  - okkultes Prostatakarzinom
- meistens multifokales Wachstum
- asymptomatisch oder Symptome wie bei benigner Prostatahyperplasie
- Kreuzschmerzen, ziehende Schmerzen im Beckenbereich und Ischiasbeschwerden bei Knochenmetastasen
- PSA 4-10 ng/ml bedeutet positiv prädiktiven Wert von 41 % für Prostatakarzinom, PSA > 10 ng/ml bedeutet positiv prädiktiven Wert von 69 % für Prostatakarzinom
- Infiltration von Harnblase, Samenbläschen, neurovaskulärem Bündel, Rektum, Beckenwand
- Lymphknotenmetastasen, Knochenmetastasen
- Endosono
  - periphere Zone
  - asymmetrische Vergrößerung
  - schlechte Abgrenzbarkeit
  - infiltratives Wachstum
    - Überschreiten der Prostatakapsel
    - Stauung der Samenbläschen
    - Tumornachweis in Samenbläschen
- Kombination der transrektalen Sonographie mit farbkodierter Dopplersonographie, kontrastverstärkter Sonographie und Elastographie
- MR
  - T1 isointens, T2 hypointens
  - antihormonelle Therapie kann in T2 zu diffuser Signalminderung der peripheren Zone und damit zur Maskierung des Tumors führen
  - organüberschreitendes Wachstum
    - Vorwölbung der Organkontur
    - Signalminderung des periprostatischen Fettgewebes

    - ◊ Verdrängung des neurovaskulären Bündels
    - ◊ Aufhebung des rektoprostatischen Winkels
    - ◊ Verdickung der Organkapsel
- **MRS**
  - deutlich erhöhtes Cholinsignal
- **Kombination der MR mit DWI, DCE und MRS**
- **Definition der dominanten intraprostatischen Läsion (DIL) als Ziel aller bildgebenden Verfahren**
- **DS**
  - sonographisch gesteuerte transrektale oder transperineale Biopsie
  - Vorbereitung: Antibiotikaprophylaxe, abführende Maßnahmen, Analgetika
  - Risiken: Hämaturie, Hämospermie, Prostatitis, Prostataabszess
  - Standard: Sextantenbiopsie mit zusätzlicher Biopsie suspekter Areale außerhalb der Standardbiopsiesektoren, höhere Sicherheit bei Protokollen mit mehr Stanzzylindern
- **Diagnostik des Lokalrezidivs**
  - Voraussetzung: PSA > 1 ng/ml
  - Methode: KM-MR in Kombination mit PET-CT (11C-Cholin)

TNM-Klassifikation Prostata

- **T1: weder tastbar noch sichtbar**
- **T1a: ≤ 5 %**
- **T1b: > 5 %**
- **T1c: Nadelbiopsie**
- **T2: begrenzt auf Prostata**
- **T2a: ≤ Hälfte eines Lappens**
- **T2b: > Hälfte eines Lappens**
- **T2c: beide Lappen**
- **T3: Kapseldurchbruch**
- **T3a: extrakapsulär**
- **T3b: Samenbläschen**
- **T4: fixiert, andere Nachbarstrukturen als Samenbläschen (Sphincter externus, Rektum, Levatormuskel, Beckenwand)**
- **N1: regionär**
- **M1a: nichtregionär**
- **M1b: Knochen**
- **M1c: andere Lokalisationen**

Hoden

Hydrozele

- **Formen**
  - primär: Hydrocele testis, Hydrocele funiculi spermatici

  - sekundär: Entzündung, Trauma, Torsion, Tumor
- Flüssigkeitsansammlung zwischen viszeralem und parietalem Blatt der Tunica vaginalis
- MR: T1 hypointens, T2 hyperintens, Septierungen
- DD: Hodentumor, Hernie

Spermatozele

- Retentionszyste der kleinen Tubuli im Nebenhoden
- meistens im Nebenhodenkopf
- asymptomatisch
- Sono: zystische Struktur am Nebenhoden
- DD: Nebenhodentumor

Varikozele

- ÄP: idiopathisch (insuffiziente Venenklappen, angeborene Gefäßwandschwäche), sekundär (extraperitoneale Tumoren, retroperitoneale Lymphome)
- abnorme Erweiterung und Schlängelung der Venen des Plexus pampiniformis
- 20 % der Männer, 98 % links
- KO: Oligoasthenoteratozoospermie
- interventionelle radiologische Therapie: Testikularisphlebographie zur Embolisation

Orchitis

- ÄP: bei Erwachsenen Mumps, Gonorrhoe, Tuberkulose, Trauma
- meistens im Alter von 9-16 Jahren
- allmählicher Beginn
- Schwellung, Schmerzen, Fieber, Entzündungszeichen
- Hoden an Sollstelle
- Sono: vergrößerter, echoarmer Hoden
- KO: Epididymitis, Hydrozele, Azoospermie, Hodenatrophie, Infertilität

Epididymitis

- ÄP: bei Erwachsenen Gonokokkenurethritis, Zystitis, Prostatahyperplasie, Harnröhrenstriktur, Katheterisierung, Zystoskopie
- meistens im Alter von 9-16 Jahren
- allmählicher Beginn
- Schwellung, Schmerzen, Fieber, Entzündungszeichen
- Hoden an Sollstelle
- Ausstrahlung der Schmerzen entlang des Samenstrangs in die Leistenregion und den Unterbauch
- Prehn-Zeichen: Schmerzabnahme bei Hodenanhebung
- Sono
  - aufgetriebener Nebenhoden

  - echoreiche Binnenstruktur
  - echoarme Einschmelzungen
  - oft Begleithydrozele
- Farbdopplersono
  - vermehrte Perfusion von Hoden und Nebenhoden
  - DD: bei Hodentorsion verminderte Perfusion
- MR
  - T2 Nebenhoden inhomogen hypointens, Hoden flächig hypointens
  - deutliches Enhancement
  - vermehrt Gefäßanschnitte
  - verdickte Skrotalhüllen
  - Nebenhodenvergrößerung
  - Hodenvergrößerung
  - Begleithydrozele
- KO: Orchitis, Hydrozele, Nekrosen, Abszesse, Infertilität

Hodentorsion

- ÄP: partielle oder totale Stieldrehung des Hodens, extravaginal (außerhalb der Tunica vaginalis) im Säuglingsalter, intravaginal (innerhalb der Tunica vaginalis) im Jugendlichenalter
- meistens Drehung des rechten Hodens im Uhrzeigersinn, des linken Hodens entgegen dem Uhrzeigersinn
- meistens im Alter von 12-18 Jahren
- akuter Beginn
- heftigste Schmerzen, druckschmerzhafter Samenstrang, fehlender Kremasterreflex, abdominelle Symptome, kein Fieber
- Retraktion des Hodens
- Farbdopplersono
  - zentral keine arterielle und venöse Perfusion: Torsion
  - zentral arterielle Perfusion, aber keine venöse Perfusion: partielle Torsion
  - zentrale Hyperperfusion: spontane Detorquierung, intermittierende Torsion
  - DD: bei Epididymitis vermehrte Perfusion von Hoden und Nebenhoden
- MR
  - Organvergrößerung
  - fehlendes Enhancement von Hoden und Nebenhoden
  - hämorrhagische Transformation von Hoden und Nebenhoden
  - Torsionsknoten
- KO: Hodeninfarzierung, Hodenatrophie, Hodenfibrose

Hydatidentorsion

- meistens im Alter von 6-12 Jahren
- subakuter Beginn
- weniger ausgeprägte Schmerzen, kein druckschmerzhafter Samenstrang, keine abdominellen Symptome, Blue dot-Zeichen
- Hoden an Sollstelle
- Sono: kleiner Prozess zwischen Nebenhodenkopf und oberem Hodenpol, Echoreichtum nach Torsion
- Farbdopplersono: Hyperperfusion

Idiopathisches Skrotalödem

- meistens im Alter von < 3 Jahren
- allmählicher Beginn
- geringe Schmerzen, Verdickung der gesamten Skrotalwand, deutliche Entzündungszeichen
- Hoden an Sollstelle
- Sono: unauffälliger Hoden und Nebenhoden
- Farbdopplersono: Hyperperfusion

Hodentumoren

- Formen
  - Seminome
  - Nicht-Seminome
    - Embryonalzellkarzinom
    - Teratokarzinom
    - Chorionkarzinom
  - Lymphome
  - Leukämieinfiltrate
  - Metastasen
- 5 % kontralateraler Zweittumor
- vor allem jüngere Männer
- bei 20-35jährigen Hodentumor häufigster maligner Tumor
- bei über 50jährigen malignes Lymphom häufigster Hodentumor
- schmerzlose Entwicklung einer unilateralen Hodenschwellung
- Schweregefühl, Spannungsgefühl, Rückenschmerzen, Gynäkomastie
- Sono
  - Seminome eher homogen-echoarm
  - Nicht-Seminome eher inhomogen-echoreich
- MR
  - Seminome
    - flächig-invasives Wachstum
    - Hoden komplett betroffen
    - T1 isointens, T2 hypointens, geringes Enhancement

- Nicht-Seminome
  - nodulär-expansives Wachstum
  - Hoden partiell betroffen
  - T1 hypointens, T2 hypointens, geringes Enhancement
- Lymphome
  - diffuse Infiltration von Hoden und Nebenhoden

TNM-Klassifikation Hoden

- **T1: Hoden und Nebenhoden, ohne Blut- bzw. Lymphgefäßinfiltration**
- **T2: Hoden und Nebenhoden, mit Blut- bzw. Lymphgefäßinfiltration oder Tunica vaginalis**
- **T3: Samenstrang**
- **T4: Skrotum**
- **N1: ≤ 2 cm**
- **N2: > 2 bis 5 cm**
- **N3: > 5 cm**
- **M1a: nichtregionäre Lymphknoten- oder Lungenmetastasen**
- **M1b: andere Fernmetastasen**

Kinderradiologie: Hoden

Fehlbildungen des Hodens

- Maldescensus testis
  - Hodenretention
    - Kryptorchismus
    - Retentio testis inguinalis, Retentio testis abdominalis
  - Hodenektopie
    - Ectopia testis inguinalis, Ectopia testis perinealis, Ectopia testis cruralis, Ectopia testis pubica
  - Pendelhoden
  - Gleithoden
- Sono: Differenzierung gegenüber Lymphknoten gelegentlich schwer
- MR
  - T1 hypointens, T2 hyperintens
  - bei Hodenatrophie in allen Wichtungen hypointens
  - DD: Lymphknoten
- KO: Infertilität, Entartung

Becken

Beckenfisteln

- vesikovaginale Fisteln
  - nach vaginaler Entbindung, gynäkologischen Operationen, Harnblasenkarzinom, Zervixkarzinom
- enterovesikale Fisteln
  - bei Divertikulitis, Morbus Crohn, Tumoren
- perianale Fisteln
  - bei Morbus Crohn
  - auch Kombination von Fisteln (intersphinkter, transsphinkter, suprasphinkter, extrasphinkter) mit Abszessen (perianal, ischiorektal, supralevatorisch, intramuskulär)

Beckenverkalkungen

- Phlebolithen
- Harnblasensteine
- Prostataverkalkungen
- Samenbläschenverkalkungen
- Teratome
- Uterusmyome

Beckenbodenerkrankungen

- Zystozele
  - Harnblasenhals unterhalb der Pubokokzygeallinie
  - am häufigsten
- Scheidenabschlussdeszensus
  - hinteres Scheidengewölbe unterhalb der Pubokokzygeallinie
- Rektozele
  - Vorwölbung der Rektumvorderwand gegenüber dem Septum rectovaginale um mehr als 1 cm
  - Ausdehnung nach ventral, perineal, dorsal und lateral
  - unmögliche oder unvollständige Entleerung des Rektums beim Pressen
  - DS: Defäkographie, MR-Defäkographie
- Enterozele
  - Douglasraum unterhalb der Pubokokzygeallinie
  - DS: Defäkographie, MR-Defäkographie

7. Uterus, Ovarien, Mamma

Anatomie

Vulva

- **Abschnitte**
  - Mons pubis
  - Labia maiora
  - Labia minora
  - Vestibulum vaginae
  - Klitoris

Uterus

- **Abschnitte**
  - Cervix uteri
    - Portio vaginalis
    - Portio supravaginalis
  - Isthmus uteri
  - Corpus uteri
    - Endometrium (Lamina basalis, Lamina functionalis)
    - Myometrium
    - Perimetrium
- **MR**
  - T1 Korpus, Zervix, Vagina isointens
  - T2 Korpus
    - innen hyperintens: Endometrium, Schleim
    - Mitte hypointens: Junktionalzone
    - außen isointens: Myometrium
  - T2 Zervix, Vagina
    - innen hyperintens: Epithel, Schleim
    - außen hypointens: Stroma
  - Dicke des Endometriums während der Sekretionsphase am größten, während der Menstruation am geringsten
  - unterschiedliche Dicke der Junktionalzone in Abhängigkeit von den uterinen Kontraktionen
  - Vortäuschung einer Adenomyomatose durch scheinbar verdickte Junktionalzone möglich
  - etwas Flüssigkeit im Douglasraum vor allem in der zweiten Zyklushälfte normal

- **Lagebegriffe**
  - Flexio: Winkel zwischen Corpus uteri und Cervix uteri
  - Versio: Winkel zwischen Uterus und Vagina
  - Positio: Stellung des Uterus im Beckenkanal
- **Arterien**
  - A. uterina (aus A. iliaca interna)
- **Lymphknoten**
  - Nd. lymphatici parauterini
  - Nd. lymphatici paravesicales
  - Nd. lymphatici paravaginales
  - Nd. lymphatici pararectales
  - Nd. lymphatici iliaci
  - Nd. lymphatici inguinales superficiales

Tuba uterina

- **Abschnitte**
  - Pars intramuralis
  - Pars isthmica
  - Pars ampullaris
- **Arterien**
  - A. ovarica (aus Aorta): im Lig. suspensorium ovarii
  - R. ovaricus (aus A. uterina): im Lig. ovarii proprium
  - R. tubarius (aus A. uterina): an der Tube entlang
- **Lymphknoten**
  - Nd. lymphatici lumbales
  - Nd. lymphatici parauterini
  - Nd. lymphatici iliaci interni
  - Nd. lymphatici inguinales superficiales
- **Topographie**
  - Harnblase
  - Appendix
  - Dünndarm
  - Dickdarm
  - Ovar

Ovar

- **Funktionszustände**
  - Follikelreifung (Primordialfollikel, Primärfollikel, Sekundärfollikel, Tertiärfollikel)
  - Ovulation
  - Gelbkörperbildung
  - Weißkörperbildung

- **Arterien**
  - A. ovarica (aus Aorta): im Lig. suspensorium ovarii
  - R. ovaricus (aus A. uterina): im Lig. ovarii proprium
  - R. tubarius (aus A. uterina): an der Tube entlang
- **Lymphknoten**
  - Nd. lymphatici lumbales
  - Nd. lymphatici parauterini
  - Nd. lymphatici iliaci interni
  - Nd. lymphatici inguinales superficiales
- **Topographie**
  - Tube
  - Uterus
  - Dünndarm
  - Dickdarm
  - Vasa obturatoria
  - N. obturatorius
  - Lig. suspensorium ovarii
  - Lig. ovarii proprium
  - Mesovarium

Halteapparat

- **Mutterbänder**
  - Lig. teres uteri
  - Lig. latum uteri
    - ◊ Mesosalpinx
    - ◊ Mesovarium
    - ◊ Mesometrium
- **parametraner Halteapparat**
  - Lig. pubocervicale
  - Lig. rectouterinum
  - Lig. sacrouterinum
  - Lig. cardinale

Mamma

- **Aufbau**
  - 15-25 zur Mamille konvergierende Drüsenlappen
  - Drüsenlappen aus Drüsenläppchen und Milchgängen
  - Drüsenläppchen aus Azini und Tubuli
  - Mantel-, Binde-Stütz- und Fettgewebe zwischen Drüsenläppchen
  - Drüsenläppchen summieren sich mammographisch zu Fleckschatten
  - Drüsenläppchen nehmen mit zunehmender Altersinvolution ab

  - bogig verlaufende Cooper-Ligamente für Verankerung des Drüsenkörpers
- Lymphknoten
  - Nd. lymphatici paramammarii
  - Nd. lymphatici parasternales
  - Nd. lymphatici axillares
    - Nd. lymphatici interpectorales
    - Nd. lymphatici axillares profundi
  - Nd. lymphatici supraclaviculares

Uterus

Ovula Nabothi

- oberflächliche Retentionszysten der endozervikalen Drüsen
- benigne, selten größer als 4 cm, asymptomatisch
- kolposkopisch glatter, gelblicher Tumor
- MR: T1 hypointens, T2 hyperintens

Bartholini-Zysten

- Sekretretention in den Drüsen von Vagina oder Vulva mit unterschiedlich hohem Proteingehalt
- MR: T1 isointens bis hyperintens, T2 hyperintens
- bei Bartholinitis Schmerzen und meistens einseitige entzündliche Rötung und Schwellung der großen und kleinen Labien

Uterusfehlbildungen

- Formen
  - Agenesie, Hypoplasie
  - Uterus unicornis
  - Uterus didelphys
  - Uterus bicornis unicollis/bicollis
  - Uterus septus/subseptus
  - Mayer-Rokitansky-Küster-Syndrom
    - Vaginalaplasie
    - verschiedene Uterusanomalien
    - hochstehende Ovarien
    - Harnwegsfehlbildungen
- DS: Hysterosalpingographie, transvaginale Sonographie, Laparoskopie

Endometriose

- ÄP: retrograde Menstruation, embryonal ektope Gewebereste, ektope Metaplasie

- Formen
  - Endometriosis genitalis interna
    - Endometrioseinseln in Myometrium oder Tuben
  - Endometriosis genitalis externa
    - Endometrioseinseln in Ovarien, Douglasraum, Vagina, Vulva oder Perineum
  - Endometriosis extragenitalis
    - Endometrioseinseln in Darm oder Harnblase
- **funktionierendes Endometrium in anormaler Lokalisation**
- **Frauen im geschlechtsreifen Lebensalter**
- **Dysmenorrhoe, Schmerzen, Sterilität**
- **Manifestation in Ovarien als Schokoladenzysten**
- MR
  - Erfassung der tief infiltrierenden extragenitalen Endometriose
  - Limitationen bei der peritonealen Endometriose
  - oft Nachweis von Methämoglobin
- DS: Laparoskopie

Endometriumpolypen

- Formen
  - hyperplastische Polypen
  - atrophische Polypen
  - funktionelle Polypen
- **keine Symptome oder unregelmäßige Blutungen oder ziehende Schmerzen**
- Endosono
  - intrauterine Raumforderungen mit kleinen Zysten
  - ggf. Hydrosonographie

Uterusmyom

- Formen
  - submukös (Menometrorrhagien)
  - intramural (Menorrhagien)
  - subserös (Symptomfreiheit)
  - intraligamentär (Kompressionserscheinungen)
- **häufigste benigne Neoplasie der Frau**
- **gutartiger Tumor aus glatter Muskulatur und bindegewebigem Anteil (Fibroleiomyom)**
- **Wachstum an Funktion der Ovarien gebunden**
- **keine Myome bei Kindern und keine neuentstehenden Myome in der Postmenopause**
- Sono
  - runde, scharf begrenzte, echoarme Raumforderung
  - expansives Wachstum

- kreisförmige Vaskularisierung
- **CT**
  - hypodense Raumforderung
  - oft Verkalkungen
- **MR**
  - T1 isointens
  - T2 hypointens
  - scharfe Abgrenzbarkeit
  - vermindertes Enhancement
  - Pseudokapsel, Zysten, Nekrosen, Verkalkungen
- **DD: Adenomyose, Endometriumpolyp, Leiomyosarkom**
- **interventionelle radiologische Therapie: Uterusarterienembolisation**
  - Prinzip
    - ischämische Nekrose, hyaliner Umbau und konsekutive Größenregredienz
  - Indikationen
    - symptomatische Myome
    - rezidivierende Myome nach anderweitiger Therapie
  - Kontraindikationen
    - Malignomverdacht
    - Schwangerschaft
    - isolierte subseröse gestielte Myome
    - Urogenitalinfektionen
    - Hyperthyreose
  - Komplikationen
    - Amenorrhoe
    - Postembolisationssyndrom
    - Myomabgang
    - Fluor
    - Endomyometritis
    - Punktionshämatom
    - Fehlembolisation
  - Vorgehen
    - Embolisation mit PVA-Partikeln bis zur Stase des Blutstroms im horizontalen Segment der A. uterina
    - Embolisation mit kalibrierten Mikrosphären bis zum Erreichen eines langsamen antegraden Flusses in der A. uterina
- **interventionelle radiologische Therapie: High intensity focused ultrasound (HIFU)**
  - Prinzip
    - Thermoablation mit Echtzeittemperaturüberwachung im MR

Vulvakarzinom

- **vulväre intraepitheliale Neoplasie**
  - Formen
    - ◊ Morbus Bowen
    - ◊ Erythroplasie Queyrat
    - ◊ Morbus Paget
  - Pruritus, Papulose, Pigmentanomalien, Parakeratose
- **invasives Vulvakarzinom**
  - ÄP: oft Infektion mit humanen Papillomaviren
  - Plattenepithelkarzinom
  - ältere und alte Frauen
  - Pruritus, Ulzerationen
  - erst inguinale, dann iliakale Lymphknotenmetastasen
  - MR zum Staging

Vaginalkarzinom

- **Plattenepithelkarzinom**
- **ältere und alte Frauen**
- **Vagina oft Ort einer sekundären Tumorausbreitung von Vulva bzw. Zervix**
- **Lymphknotenmetastasen**
  - aus dem unteren Drittel der Vagina inguinal
  - aus dem mittleren und oberen Drittel der Vagina iliakal
- **KO: Fistelbildungen zwischen Vagina, Harnblase und Rektum**

Zervixkarzinom

- **ÄP: frühe Kohabitarche, Promiskuität, Gonorrhoe, Rauchen, schlechte Genitalhygiene; meistens Infektion mit humanen Papillomaviren**
- **Plattenepithelkarzinom, Adenokarzinom**
- **exophytisches oder endophytisches Wachstum**
- **zweithäufigste maligne Neoplasie der Frau**
- **Altersgipfel zwischen 35 und 45 sowie zwischen 65 und 75 Jahren**
- **Fluor, Metrorrhagien, Kontaktblutungen**
- **MR**
  - T2 hyperintens
  - bei parametraner Infiltration hypointenses Stroma von hyperintenser Raumforderung durchbrochen und obliterierte Fettschichten
  - vaginale Infiltration schlechter beurteilbar als parametrane Infiltration oder lymphonodale Metastasierung
  - Lymphknotenmetastasen
    - ◊ parametran
    - ◊ obturatorisch

    - ◊ iliakal
    - ◊ paraaortal
- **Differenzierung Narbe/Rezidiv**
  - in den ersten 6 Monaten nach Operation/Radiotherapie schwierig
  - Fehlinterpretation durch reparative Vorgänge, Ödeme oder entzündliche Veränderungen
  - MR: T2 nach 12 Monaten Narbe hypointens, Rezidiv hyperintens; Kontrastmitteldynamik mit starkem und schnellem Enhancement des Rezidivs; Rezidive meistens im Scheidenstumpf

Endometriumkarzinom

- **ÄP: höheres Alter, langdauernde Östrogeneinwirkung, Adipositas**
- **Adenokarzinom, Sarkom**
- **Endometriumkarzinom häufigste maligne Neoplasie der Frau**
- **Altersgipfel zwischen 65 und 75 Jahren**
- **Formen**
  - östrogenassoziiertes Typ I-Karzinom
  - östrogenunabhängiges Typ II-Karzinom
- **Postmenopauseblutung, Zwischenblutung, Fluor, Kolpitis**
- **bei Obstruktion des Zervikalkanals Hydro-, Hämato- oder Pyometra**
- **Endosono**
  - Endometriumhöhe > 5 mm, unscharfe Begrenzung, großzystische Veränderungen, intraluminale Flüssigkeit
  - DD: teilweise schwierige Differenzierung von Endometriumproliferation, -hyperplasie, -polypen und -karzinom, ggf. kochsalzunterstützte sonographische Hysterographie
- **MR**
  - T1 isointens, T2 variabel
  - vergrößerter Uterus
  - dilatiertes Kavum
  - unterbrochene Junktionalzone Kriterium für tiefe Myometriuminfiltration
- **Bedeutung der MR in der Diagnostik der Myometrium- und der Zervixinfiltration**
- **DS: Hysteroskopie, fraktionierte Abrasio, Operation**

TNM-Klassifikation Vulva, Vagina, Zervix und Endometrium

- **Vulva**
  - T1: begrenzt auf Vulva/Perineum
  - T1a: ≤ 2 cm, Stromainfiltration ≤ 1 mm
  - T1b: > 2 cm, Stromainfiltration > 1 mm
  - T2: unteres Drittel Urethra/Vagina, Anus

- T3: obere 2 Drittel Urethra/Vagina, Blasenschleimhaut, Rektumschleimhaut, fixiert an Beckenknochen
- N1a: 1 bis 2 < 5 mm
- N1b: 1 ≥ 5 mm
- N2a: ≥ 3 < 5 mm
- N2b: 2 ≥ 5 mm
- N2c: extrakapsulär
- N3: fixiert/ulzeriert
- M1: Fernmetastasen

- **Vagina**
  - T1: Vaginalwand
  - T2: paravaginales Gewebe, nicht bis Beckenwand
  - T3: Beckenwand
  - T4: Blasenschleimhaut, Rektumschleimhaut, jenseits des Beckens
  - N1: regionär
  - M1: Fernmetastasen
- **Zervix**
  - T1: begrenzt auf Uterus
  - T1a: nur mikroskopisch diagnostiziert
  - T1a1: Tiefe ≤ 3 mm, horizontale Ausbreitung ≤ 7 mm
  - T1a2: Tiefe > 3-5 mm, horizontale Ausbreitung ≤ 7 mm
  - T1b: klinisch sichtbar, nur mikroskopisch diagnostiziert > T1a2
  - T1b1: ≤ 4 cm
  - T1b2: > 4 cm
  - T2: jenseits des Uterus, aber nicht zur Beckenwand und nicht zu unterem Vaginaldrittel
  - T2a: Parametrium frei
  - T2a1: ≤ 4 cm
  - T2a2: > 4 cm
  - T2b: Parametrium befallen
  - T3: unteres Vaginaldrittel, Beckenwand, Hydronephrose, stumme Niere
  - T3a: unteres Vaginaldrittel
  - T3b: Beckenwand, Hydronephrose, stumme Niere
  - T4: Blasenschleimhaut, Rektumschleimhaut, jenseits des kleinen Beckens
  - N1: regionär
  - M1: Fernmetastasen
- **Endometrium**
  - T1: begrenzt auf Corpus uteri einschließlich endozervikaler Drüsen
  - T1a: Endometrium, < Hälfte Myometrium
  - T1b: ≥ Hälfte Myometrium
  - T2: Zervix

- T3: lokal und/oder regionär
- T3a: Serosa, Adnexe
- T3b: Vagina, Parametrium
- T4: Blasenschleimhaut, Rektumschleimhaut
- N1: pelvin
- N2: paraaortal
- M1: Fernmetastasen

Interventionelle radiologische Therapie bei Blutungen im Beckenbereich

- **Formen**
  - temporäre Embolisation: posttraumatisch, puerperal, postoperativ
  - permanente Embolisation: neoplastisch
- **bei kontralateralem Zugang z.B. Kobra-Katheter, bei ipsilateralem Zugang z.B. Sidewinder-Katheter; koaxiale Systeme bei superselektiver Embolisation**
- **bei temporärer Embolisation z.B. Gelfoam, bei permanenter Embolisation z.B. Zyanoakrylat/Lipiodol**
- **vasospastische Reaktionen können erfolgreiche Embolisation vortäuschen, Kontrolle nach Wartezeit**
- **KO: Ischämieschmerz (Analgetika), Fieber und Leukozytose (Antibiotika), Nekrosen (Operation)**

Ovarien

Ovarialzysten

- **physiologische Zysten**
  - Formen
    - Follikelzyste
    - simple Zyste
    - Luteinzyste
  - DD: Paraovarialzysten, Peritonealzysten, Hydrosalpinx, Extrauteringravidität, Ovarialkarzinom
- **Stein-Leventhal-Syndrom**
  - polyzystische Ovarien
  - Amenorrhoe, Sterilität, Adipositas, Hirsutismus
  - MR: perlschnurartige periphere Aufreihung gleich großer Zysten

Adnexitis

- **Entzündung der Adnexe durch Aszension von Keimen aus dem unteren Genitale**
- **prädisponierende Faktoren**
  - Sexualkontakte
  - Geburt

  - Wochenbett
  - Menstruation
  - Operationen
- oft initial Dysurie, Vaginose und Zervizitis
- in der akuten Phase Schmerzen, Druckempfindlichkeit und Abwehrspannung im Unterbauch
- nach der akuten Phase Druckschmerzen, Zerrungsschmerzen und Dehnungsschmerzen im Unterbauch
- Sono
  - Tubenverdickung
  - Saktosalpinx
  - tuboovariale Raumforderung
  - Ovarialabszess
  - Douglasabszess
- DD: Appendizitis, Peritonitis, Extrauteringravidität, stielgedrehte Ovarialzyste, Ovarialkarzinom, Adnexendometriose, Divertikulitis
- KO: Sterilität

Benigne Ovarialtumoren

- seröses Zystadenom
  - wasserähnlicher Inhalt
  - sehr oft Binnensepten
  - keine soliden Anteile
  - cave Borderlinetumoren
- muzinöses Zystadenom
  - seltener
  - größer
  - multizystischer
  - cave Borderlinetumoren
- Dermoid
  - häufigste Ovarialneoplasie vor dem 20. Lebensjahr
  - Fettgewebe und Verkalkungen
  - Schichtungsphänomen durch zystische und solide Anteile
  - gelegentlich bilateral
- Ovarialfibrom
  - dominierende Stromatextur

Maligne Ovarialtumoren

- Ovarialkarzinom
  - ÄP: wenige Kinder, wenige Schwangerschaften, Mammakarzinom, seltene Ovulationshemmereinnahme, familiäre Formen; Assoziation mit Mammakarzinom (BRCA-Gen) und Kolonkarzinom (HNPCC-Gen)

- Formen
  - seröses Zystadenokarzinom
  - muzinöses Zystadenokarzinom
  - endometrioides Karzinom
  - klarzelliges Karzinom
  - undifferenziertes Karzinom
  - maligne Keimzelltumoren
- gynäkologische Neoplasie mit der höchsten Letalität
- ältere und alte Frauen
- keine Frühsymptome, später Bauchschmerzen
- früh lymphonodale, peritoneale, mesenteriale, omentale und pleurale Metastasen bzw. Implantate
- MR
  - Größe > 5 cm prämenopausal, Größe > 3 cm postmenopausal
  - Wanddicke > 3 mm
  - Septen > 3 mm
  - Solidität
  - Diffusionsrestriktion
  - Mehrperfusion
  - Infiltration
  - Nekrosen
  - Aszites
  - Pleuraerguss
  - Lymphknoten
  - Metastasen
- DD: benigne Ovarialtumoren, periovulatorisches Ovar, Tuboovarialabszess, Endometriose, Extrauteringravidität, Ovarialmetastase
- DS: CT/MR (Staging, Selektion der Patientinnen zur neoadjuvanten Chemotherapie, Biopsie), explorative Laparotomie (Histologie, Staging, Debulking)
- KO: Fistelbildung, Infektion, Ileus, Harnstau, Aszites, Eiweißverlustsyndrom

- **Ovarialmetastasen**
  - ÄP: meistens Karzinome der Mamma oder des Gastrointestinaltrakts (Krukenberg-Tumoren)

TNM-Klassifikation Ovar

- **T1: begrenzt auf Ovarien**
- **T1a: 1 Ovar, Kapsel intakt**
- **T1b: beide Ovarien, Kapsel intakt**
- **T1c: Kapselruptur, Tumor an Oberfläche, maligne Zellen in Aszites oder bei Peritonealspülung**

- T2: Ausbreitung im Becken
- T2a: Uterus, Tuben
- T2b: andere Beckengewebe
- T2c: maligne Zellen in Aszites oder bei Peritonealspülung
- T3: Peritonealmetastasen jenseits des Beckens und/oder regionäre Lymphknotenmetastasen
- T3a: mikroskopische Peritonealmetastasen
- T3b: makroskopische Peritonealmetastasen ≤ 2 cm
- T3c: makroskopische Peritonealmetastasen > 2 cm und/oder regionäre Lymphknotenmetastasen
- N1: regionär
- M1: Fernmetastasen

Fertilitätsstörungen

- Hysterosalpingographie
  - Darstellung von Uteruskavum und Tuben
  - Nachweis von Uterussynechien, Uterussepten, Uterusmyomen, Tubenverschlüssen
  - nur nach Ausschluss akut entzündlicher Genitalerkrankungen
- Hysterosalpingokontrastsonographie
- MR-Hysterosalpingographie

Postpartale septische Ovarialvenenthrombose

- ÄP: Stase in Ovarialvenen, wenn die Flussgeschwindigkeit nach der Entbindung plötzlich abfällt
- 80-90 % rechte Ovarialvene
- CT/MR: erweiterte thrombosierte Vene mit Wandenhancement
- DD
  - Endometritis
  - Tuboovarialabszess
  - stielgedrehte Ovarialzyste
  - Appendizitis
  - Pyelonephritis

Mamma

Mammographie

- Standardaufnahmen
  - kraniokaudal
  - oblique
- Zusatzaufnahmen
  - mediolateral: Zuordnung von Herdbefunden, Beurteilung von Kalkmilchzysten, Ausschluss von Überlagerungseffekten

  - vergrößert: Analyse von Mikroverkalkungen, Ausschluss von Überlagerungseffekten
  - komprimiert: Ausschluss von Überlagerungseffekten
  - gerollt: Ausschluss von Überlagerungseffekten
  - gedreht: Darstellung exzentrischer Herdbefunde
  - tangential: Darstellung kutaner Mikroverkalkungen
  - axillär: Darstellung axillärer Herdbefunde
  - Eklund: Darstellung des Brustdrüsengewebes nach Augmentation
- **Zusatztechniken**
  - Galaktographie
    - klinischer Nachweis einer blutigen Sekretion
    - zytologischer Nachweis einer blutigen Sekretion
    - Nachweis von Atypien oder Tumorzellen im Exfoliativabstrich
  - Pneumozystographie
    - diagnostische Intention: unklarer Sonographiebefund
    - therapeutische Intention: schmerzhafte Zyste
  - Stereotaxie
  - Präparatradiographie
- **digitale Mammographie für computergesteuerte Bildanalyse**

Mammasonographie

- **Schichten der Mamma von ventral nach dorsal**
  - Haut
  - subkutanes Fettgewebe
  - Cooper-Ligamente
  - oberflächliche Faszie
  - Brustdrüsenkörper
    - Drüsenläppchen
    - Milchgänge
    - Bindegewebe
    - Fettgewebe
  - tiefe Faszie
  - retromammäres Fettgewebe
  - Muskelfaszie
  - M. pectoralis maior
  - M. pectoralis minor
  - Rippen und Interkostalmuskulatur
  - Pleura

Strukturveränderungen der Mamma

- **Mammo**
  - juvenile Mamma: röntgendicht, homogen
  - Mamma der geschlechtsreifen Frau: sehr variabel, wabenartig

  - involutierte Mamma: röntgentransparent, homogen
- Sono
  - Haut: echoreich
  - Bindegewebe: echoreich
  - Fettgewebe: echoarm
  - Drüsenkörper
    - junge Frauen: Parenchym homogen echoreich
    - mittleres Alter: Parenchym aufgelockert echoreich
    - ältere Frauen: Parenchym überwiegend echoarm
  - Mamille: echoarm
  - Milchgänge: echofrei
  - Cooper-Ligamente: echoreich
- MR
  - normales Drüsenparenchym mit nur mäßigem Enhancement, bei jungen Frauen auch stärkeres Enhancement
  - starke Hormonabhängigkeit

Normvarianten der Mamma

- **Polymastie, Polythelie**
- **Amastie, Athelie**
- **Anisomastie**
- **Mikromastie, Makromastie**
- **Hohlwarze, Spaltwarze**

Makroverkalkungen in der Mammographie

- **Hautverkalkungen**
  - Mammo: Ablagerungen mit typisch transparentem Zentrum im Kutisniveau
- **Atherosklerose**
  - Mammo: gleisartige Makroverkalkungen im Verlauf arterieller Blutgefäße
- **Fettgewebsnekrose**
  - Mammo: bizarre Makroverkalkungen im Bereich stattgehabter Operationen oder nach Trauma
- **Ölzyste**
  - Mammo: rundliche Verkalkung mit fettäquivalentem Zentrum
- **Narbenkalk**
  - Mammo: irreguläre Makroverkalkungen im Bereich operativer Narben
- **Fibroadenom**
  - Mammo: erst zarte, dann grobe bis popkornartige, schließlich komplette Verkalkung

- **Plasmazellmastitis**
  - Mammo: meistens grobe nadelförmige, zur Mamille gerichtete, teilweise zentral transparente Verkalkungen
- **Adenose**
  - Mammo
    - ◊ Blunt duct-Adenose: rundliche Kalzifikate im Lobulusbereich
    - ◊ mikrozystische Adenose: Sedimentationsphänomene kalkmilchartiger Zysten (Teetassen-Zeichen)

Fibrozystische Mastopathie

- **Komponenten der Mastopathie**
  - Zysten: Mikrozysten, Makrozysten
  - Epitheliose: Hyperplasie intraduktaler Strukturen
  - Adenose: Hyperplasie extraduktaler Strukturen
    - ◊ einfache Adenose: zunehmende Lobuli hinsichtlich Zahl und Größe
    - ◊ Blunt duct-Adenose: Dilatation des Lobulus bis etwa 2 mm
    - ◊ mikrozystische Adenose: Ausbildung von Zysten bis etwa 5 mm
    - ◊ sklerosierende Adenose: periduktuläre Sklerose mit Einengung der Lobuluslumina
  - radiäre Narbe: Adenose mit zentraler Sklerose
- **Grad der Mastopathie**
  - I (70 %): Bindegewebsvermehrung, Zysten, Duktektasien, Drüsengewebsvermehrung
  - II (25 %): intraduktale/intralobuläre Zellproliferation
  - III (5 %): starke Proliferation, Zellatypien
  - Grad mammographisch nicht bestimmbar
- **histopathologische Veränderungen innerhalb des Gangsystems (duktal)**
  - duktale Hyperplasie (DH): benigne
  - atypische duktale Hyperplasie (ADH): erhöhtes Entartungsrisiko
  - duktales Carcinoma in situ (DCIS): maligne
  - duktal invasives Karzinom (ID): maligne
- **histopathologische Veränderungen innerhalb der Milchläppchen (lobulär)**
  - lobuläre Hyperplasie (LH): benigne
  - atypische lobuläre Hyperplasie (ALH): erhöhtes Entartungsrisiko
  - lobuläres Carcinoma in situ (CLIS): Präkanzerose
  - lobulär invasives Karzinom (IL): maligne
- **Anschwellung der Mammae und Schmerzhaftwerden etwa eine Woche vor Einsetzen der Menstruation bei dominierendem Östrogen- und niedrigem Gestagenspiegel**
- **Spannungen, Schweregefühl, Schmerzen, Verhärtungen, Knoten**

- Mammo
  - erhöhte Röntgendichte
  - zystische Veränderungen
  - benigne Tumoren
  - oft Mikroverkalkungen
- **mastopathische Mikroverkalkungen**
  - Formanalyse auf streng mediolateraler Projektion und in Vergrößerungstechnik
  - Benignitätskriterien
    - symmetrisch, punktförmig, monomorph
    - lobuläre Anordnung
    - Kalkmilchzysten (Teetassen-Zeichen, vor allem im mediolateralen Strahlengang)
    - kein Nachweis interponierter suspekter Mikroverkalkungen
- Sono
  - inhomogene Bruststruktur
  - echoreicher Drüsenkörper
  - abgeschwächte Schallfortleitung
  - geringe Kompressibilität
  - meistens Zysten
- MR
  - meistens diffuses oder fleckförmiges Enhancement
  - meistens langsamer und kontinuierlicher Signalanstieg
  - DD: duktales Carcinoma in situ (DCIS)

Mammazyste

- Mikrozysten ≤ 3 mm, Makrozysten > 3 mm
- Mammo
  - runde oder ovale, scharf begrenzte, solitäre oder multiple Verdichtung
  - Halo als Benignitätshinweis
- Sono
  - echofreier Raum
  - rundovale Form
  - glatte Wand
  - dorsale Schallverstärkung
  - lateraler Schallschatten
- MR
  - T2 homogen und sehr signalreich
  - kein Enhancement
- **bei atypischer Zyste (Einblutung, Infektion, Raumforderung) Punktion, ggf. Stanzbiopsie oder offene Biopsie, mindestens jedoch kurzfristige Kontrolle (üblicherweise drei Monate)**

- Ölzyste
  - nach Trauma, in Narben
  - rundliche Verkalkung mit fettäquivalentem Zentrum
  - gleichmäßig glatte Wand, bisweilen unregelmäßige Wandverkalkung
  - DS: Mammo

Radiäre Narbe

- **Adenose mit zentraler Sklerose, Spielart der fibrozystischen Mastopathie**
- **Koinzidenz mit Malignomen**
- **Mammo**
  - Architekturstörung ohne operativen Eingriff in der Anamnese
  - sternförmige Verdichtung ohne nachweisbaren Kernschatten
    - ◊ Dichte wie Parenchym (weißer Stern) oder geringer als Parenchym (schwarzer Stern)

Papillom

- **solitäre oder multiple benigne Tumoren mit intraduktalen und intrazystischen Formen**
- **blutige Sekretion aus der Mamille**
- **Mammo: peripherer Herdbefund mit oder ohne umgebende Blutungszyste**
- **Sono: echoarmer Herdbefund, auch echoarmer Herdbefund in echoärmerer Zyste**
- **Galakto: erweiterter Milchgang mit Kontrastmittelaussparung bzw. Gangabbruch**
- **MR: T1/T2 glatt, hypointens, unterschiedliches Enhancement**
- **juvenile Papillomatose**
  - fast nur bei jungen Frauen unter 40 Jahren
  - papilläre Epithelhyperplasien in Verbindung mit multiplen Duktektasien und Zysten
  - MR: T2 multiple kleine interne Zysten
- **DD: papilläres Karzinom**

Fibroadenom

- **fibroepithelialer Mischtumor mit mesenchymalen (Bindegewebe) und epithelialen (Milchgänge, Azini) Anteilen**
- **jedes Lebensalter, Gipfel vor dem 40. Lebensjahr**
- **Wachstum unter Hormonmedikation möglich**
- **Mammo**
  - runde, ovale oder lobulierte, meistens glatt begrenzte, homogene Verdichtung
  - Halo als Benignitätshinweis
  - erst zarte, dann grobe bis popkornartige, schließlich komplette Verkalkung

- Sono
  - echoarme Binnenstruktur
  - echoreicher Randsaum
  - dorsale Schallverstärkung
  - horizontale Tumorachse
  - ungestörte Umgebungsarchitektur
  - gute Verschieblichkeit
  - gute Kompressibilität
- MR
  - mäßiges Enhancement, kontinuierlicher Signalanstieg
  - Anreicherung von zentral nach peripher
  - stärkeres Enhancement bei jungen Frauen und unter Hormonmedikation möglich
- DD: Zyste, medulläres Karzinom, muzinöses Karzinom
- DS: Stanzbiopsie oder offene Biopsie

Phylloidestumor

- semimaligner Tumor mit Rezidiv- und sehr selten Metastasierungsrisiko
- Mammo: Bild wie Fibroadenom, aber rasches Wachstum
- Sono: zystische Hohlräume innerhalb des soliden Tumors
- MR: T2 hyperintens, zystische Hohlräume, rasches und kräftiges Enhancement
- DD: Fibroadenom

Lipom

- Mammo: Raumforderung mit zarter Kapsel und hoher Strahlentransparenz
- Sono: echoreiche, kompressible Raumforderung

Adenofibrolipom (Hamartom)

- Mammo: inhomogene Raumforderung aus röntgendichtem Drüsen- und röntgentransparentem Fettgewebe sowie zarte Pseudokapsel
- Sono: inhomogene Raumforderung aus echoreichem Drüsen- und echoarmem Fettgewebe
- "Mamma in der Mamma"

Lymphknoten

- intramammär (vor allem oberer äußerer Quadrant) oder axillär
- Mammo: ovale oder nierenförmige, glatt begrenzte Raumforderung mit kleiner zentraler oder peripherer Aufhellung (Lymphknotenhilus)
- Sono: echoarme Raumforderung, echoreicher Lymphknotenhilus
- MR: T1 Rinde hypointens, Hilus hyperintens
- metastatischer Befall
  - aufgehobene Lymphknotenarchitektur

- Größe über 1 cm
- rasches Enhancement

Blutung

- Mammo
  - diffuse Einblutung: unscharf begrenzte Transparenzminderung
  - postoperatives Hämatom: rundliche Transparenzminderung mit Lufteinschlüssen und Spiegelbildung
- DD: Karzinom

Narbe

- Mammo
  - streifige oder sternförmige Verdichtung
  - in verschiedenen Projektionen unterschiedliches Erscheinungsbild
  - gelegentlich Narbenkalk
- Sono
  - echoarme Areale mit oder ohne dorsalen Schallschatten
  - gelegentlich Verbindung zur Hautnarbe
- MR
  - Enhancement bei frischen Narben
  - kein Enhancement bei älteren Narben (ab 6 Monate nach Operation bzw. 12 Monate nach Radiotherapie)
- DD: Karzinom, radiäre Narbe

Bestrahlte Mamma

- ÄP: Folge einer Radiotherapie der Mamma nach brusterhaltender Therapie
- Mammo
  - Asymmetrie zur Gegenseite
  - erhebliche Hautverdickung
  - retikuläre Zeichnungsvermehrung
- Interpretation durch Verlaufskontrollen

Plasmazellmastitis

- Mammo: meistens grobe nadelförmige, zur Mamille gerichtete, teilweise zentral transparente Verkalkungen

Akute Mastitis

- Formen
  - puerperale Mastitis
  - nonpuerperale Mastitis
  - spezifische Mastitis
- meistens Staphylokokken, selten Anaerobier
- hohes Fieber, Schüttelfrost, lokale Entzündungszeichen, Knotenbildung

- Mammo
  - Verdickung der Kutis
  - Verdichtung des Drüsenparenchyms
  - während der Laktation nicht zu objektivieren, da Gewebe durch maximale Stimulation verdichtet erscheint
- MR
  - T2 diffus hyperintens
  - verdickte Kutis
  - deutliches Enhancement der gesamten Mamma
- **DD:** inflammatorisches Karzinom, Morbus Paget, Lymphangiosis carcinomatosa
- DS: immer Mammo zum Nachweis von suspektem Mikrokalk oder suspekten Verdichtungen; bei fehlendem Nachweis probatorische Antibiotikatherapie (zwei Wochen), bei fehlendem Ansprechen Exzisionsbiopsie mit Hautspindel
- **KO:** Abszess (subkutan, subareolär, intramammär, retromammär), Fistelbildung nach Spontanperforation
- bei Abszessverdacht Punktion zur Sicherung der Diagnose und Erstellung eines Antibiogramms

Mammakarzinom

- ÄP: frühe Menarche, späte Menopause, Nulliparität, Malignom (Mamma, Uterus, Ovar, Darm) in der Eigenanamnese, Adipositas, späte Erstgebärende, familiäre Belastung
- BRCA 1-Mutationsträgerinnen mit höchstem relativen Risiko
- Formen
  - 70 % invasives duktales Karzinom
  - 10 % invasives lobuläres Karzinom
  - 5 % medulläres, muzinöses, tubuläres, papilläres Karzinom
  - 15 % nichtinvasive Karzinome
    - ◊ 95 % duktales Carcinoma in situ
    - ◊ 5 % lobuläres Carcinoma in situ
- tastbarer Knoten, Plateauphänomen, ringförmige Perimamillärfurche, Ulzeration, blutige Sekretion
- in röntgendichtem Gewebe werden 10-15 % der Karzinome nur dadurch entdeckt, dass sie tastbar sind; daher kann ein Karzinom in röntgendichtem Gewebe bei suspektem Tastbefund nicht ausgeschlossen werden
- etwa 50 % der Karzinome im oberen äußeren Quadranten
  - Multifokalität: weitere Herde mit Beziehung zum Haupttumor, in einem Quadranten
  - Multizentrizität: weitere Herde ohne Beziehung zum Haupttumor, in unterschiedlichen Quadranten
  - Bilateralität: beide Mammae betroffen

- **lymphogene Metastasierung vor allem in die Axilla, hämatogene Metastasierung in Knochen, Lunge, Leber, Gehirn, Ovarien, Uterus**
- Mammo
  - suspekter Mikrokalk
    - ◊ Gruppierung von ≥ 5 Mikroverkalkungen in 1 cm^2 in zwei Ebenen
    - ◊ meistens polymorph (V-förmig, strichförmig, Y-förmig), selten monomorph
    - ◊ straßenförmige, dreiecksförmige, segmentale oder diffuse Anordnung
  - suspekte Verdichtung
    - ◊ irreguläre Form
    - ◊ unscharfe Kontur
    - ◊ parenchymäquivalente oder höhere Dichte
    - ◊ häufig endotumoral pleomorphe Verkalkungen
    - ◊ spikuläre Ausläufer
    - ◊ umschriebene Architekturstörung
  - weitere Zeichen
    - ◊ erweiterter Milchgang
    - ◊ Seitenasymmetrie
    - ◊ Mamillenretraktion
    - ◊ im Vergleich zur gesunden Gegenseite Eindruck einer zirkumskripten Gewebeschrumpfung im Sinne eines Shrinking-Zeichens
    - ◊ nachweisbare peritumorale Verkalkungen als möglicher Hinweis auf umgebende intraduktale Tumoranteile
    - ◊ Hautretraktion
    - ◊ Hautverdickung
    - ◊ pathologische Lymphknoten
  - Verbesserung der Sensitivität und Spezifität der Mammo
    - ◊ Tomosynthese
    - ◊ Elastographie
    - ◊ Kontrastverstärkung
- Sono
  - echoarme Binnenstruktur
  - unregelmäßiger Randsaum
  - dorsale Schallabschwächung
  - vertikale Tumorachse
  - gestörte Umgebungsarchitektur
  - fehlende Verschieblichkeit
  - fehlende Kompressibilität
  - Verbesserung der Sensitivität und Spezifität der Sono
    - ◊ Tissue harmonic imaging
    - ◊ Spatial compounding-Technik
    - ◊ Speckle reduction imaging

- Farbdopplersono
  - Asymmetrie zur Gegenseite
  - erhöhte Gefäßzahl
  - radiärer Gefäßverlauf
  - verzweigte Gefäße
  - hohe Gesamtdurchblutung
  - hohe Flussgeschwindigkeit
  - hoher Flusswiderstand
  - Variabilität der Flussprofile
- 3D-Sono
  - Retraktionsmuster
- MR
  - Mass like enhancement, Non mass like enhancement, Foci
  - duktal invasives Karzinom
    - Form des Enhancements: dendritisch, sternförmig
    - Begrenzung des Enhancements: unscharf
    - Muster des Enhancements: randständig
    - Kinetik des Enhancements: zentripetal
    - Dynamik des Enhancements: initial (1.-2. Minute) starker Signalanstieg mit zweifacher Ausgangsintensität („Hundert-Hundert-Faustregel": „100 % in 100 s"), postinitial (3.-8. Minute) Auswaschphänomen
    - zum Ausschluss eines duktalen Carcinoma in situ ungeeignet
  - lobulär invasives Karzinom
    - meistens schwieriger Nachweis wegen geringerer Kontrastmittelanreicherung als beim duktal invasiven Karzinom
    - zum Ausschluss eines lobulären Carcinoma in situ ungeeignet
  - muzinöses Karzinom
    - häufig Fehlen der charakteristischen Kontrastmittelanreicherung
  - Verbesserung der Sensitivität und Spezifität der MR
    - Fast dynamic imaging: Initialenhancement
    - MRS: Cholinsignal
    - Diffusion weighted imaging: Diffusionsrestriktion
- DS: stereotaktische Vakuumbiopsie
- nach neoadjuvanter Chemotherapie Ansprechen auf Therapie durch geringere Größe und geringeres Enhancement nachweisbar

TNM-Klassifikation Mamma

- T1: ≤ 2 cm
- T1a: > 0,1 bis 0,5 cm
- T1b: > 0,5 bis 1 cm
- T1c: > 1 bis 2 cm
- T2: > 2 bis 5 cm
- T3: > 5 cm

- T4: Brustwand, Haut
- T4a: Brustwand
- T4b: Hautödem, Ulzeration, Satellitenknoten
- T4c: T4a und T4b
- T4d: inflammatorisches Karzinom
- N1: beweglich axillär
- N2a: fixiert axillär
- N2b: A. mammaria interna, klinisch erkennbar
- N3a: infraklavikulär
- N3b: axillär und A. mammaria interna, klinisch erkennbar
- N3c: supraklavikulär
- M1: Fernmetastasen

Inflammatorisches Mammakarzinom

- kein histologischer Typ, sondern eine spezielle Ausbreitungsart innerhalb subepidermaler Lymphgefäße
- Mammo
  - Hautverdickung
  - unscharfe Begrenzung der Haut vom subkutanen Fettgewebe
  - Vergröberung des Bindegewebes
  - Verdickung der Cooper-Ligamente
  - retikuläre Zeichnung des Fettgewebes
  - erhöhte Dichte des Drüsengewebes
  - ggf. Nachweis suspekter Mikroverkalkungen
- MR: Bild wie akute Mastitis

Morbus Paget der Mamille

- intraepidermales Carcinoma in situ
- histologisch Paget-Zellen in der Epidermis von Mamille und Areola
- klinisch Entzündungsreaktion im Bereich von Mamille und Areola
- häufig zusätzlich duktales Carcinoma in situ oder duktal invasives Karzinom an anderer Stelle in der gleichen Mamma
- Mammo
  - verdickte Mamillenregion
  - abgeflachte Mamillenregion
  - eventuell retromamilläre Trabekelverdickung
  - eventuell pleomorphe Mikroverkalkungen
- MR: asymmetrisches rasches und kräftiges Enhancement der betroffenen Mamille
  - DD: physiologische Mamillenanreicherung

Weitere Malignome der Mamma

- **Lymphom**
  - nodulär
  - diffus
- **Metastasen**
  - Melanom
  - Bronchialkarzinom
  - Ovarialkarzinom

Malignomrezidiv

- **postoperative Ausgangsmammographie 3-6 Monate nach beendeter Radiotherapie**
- **beim Nachweis eines Lokalrezidivs oft kurative Therapiechance im Gegensatz zur Situation beim Auftreten von Fernmetastasen**
- **Mammo**
  - Zunahme der Größe und Dichte der Narbe
  - Auftreten eines soliden Herdbefundes in der Nähe der Narbe
  - Auftreten von suspektem Mikrokalk
- **MR**
  - deutliches Enhancement einer unkomplizierten Narbe

Implantatdefekte

- **Gelbluten**
  - Hülle um das Implantat intakt, jedoch Diffusion von Silikon aus dem Implantat
  - MR: Tränentropfen-Zeichen
- **Prothesendefekte**
  - intrakapsuläre Ruptur: Hülle um das Implantat defekt, Silikonaustritt aus dem Implantat, jedoch noch innerhalb der Bindegewebskapsel
    - ◊ Sono: Stepladder-Zeichen
    - ◊ MR: Linguini-Zeichen (lineare Strukturen parallel dem Implantatrand), irreguläre Implantatkontur, Implantat-Ausbuchtungen
    - ◊ DD: Falten im Implantat
  - extrakapsuläre Ruptur: Hülle um das Implantat defekt, Silikonaustritt aus dem Implantat, und zwar auch außerhalb der Bindegewebskapsel
    - ◊ Sono: Silikonnachweis außerhalb der Bindegewebskapsel mit schneegestöberartiger Morphologie
    - ◊ MR: Silikonnachweis außerhalb der Bindegewebskapsel
- **Serome**
- **Fremdkörpergranulome**
- **Kapselkontraktur**

Pathologische Veränderungen der männlichen Mamma

- Adiposomastie
- Gynäkomastie
  - ÄP: vermehrte Östrogenwirkung, verminderte Androgenwirkung; Adoleszenz, Hodentumor, Nebennierenrindentumor, Hypophysentumor, Leberzirrhose, Medikamente
  - Formen
    - nodulärer Typ
    - dendritischer Typ
    - femininer Typ
  - epitheliale Proliferation, erweiterte Milchgänge, verstärkte Blutzirkulation
- Mammakarzinom

Indikationen MR Mamma

- präoperatives Lokalstaging: Frage nach Multifokalität, Multizentrizität bzw. Bilateralität
- postoperative Differenzierung: Differenzierung von Narbe, Karzinom bzw. Rezidiv
- Therapie-Monitoring: Festlegung der Responder bzw. Nonresponder bei neoadjuvanter Therapie
- CUP-Syndrom: Suche nach Primärtumor
- Hochrisikoprofil: Früherkennung eines Mammakarzinoms bei Trägerinnen einer BRCA 1- und BRCA 2-Mutation
- Problemfall: Abklärung bei unklarer Konstellation oder nach Prothesenimplantation

Befundungskriterien MR Mamma

- Befundungskonzept im Kapitel zu Befundungschecklisten
- normales Drüsenparenchym, Zysten, nichtproliferierende Mastopathie sowie ein Teil der proliferierenden Mastopathien zeigen kein Enhancement
- vor allem bei jungen prämenopausalen Frauen und Frauen unter Hormonmedikation können kleine fokale Anreicherungen (< 5 mm) auftreten, die ein malignomähnliches Kontrastverhalten zeigen; diese Veränderungen sind jedoch in der Regel bei einer kurzfristigen Kontrolluntersuchung in einer anderen Zyklusphase oder nach Absetzen der Hormonmedikation nicht mehr nachweisbar
- bilaterale multiple Foci werden bei der asymptomatischen Frau als MRM-BIRADS 1 klassifiziert
- ein einzelner Focus in einer Mamma wird, kein Korrelat in der Mammo bzw. Sono vorausgesetzt, bei einer asymptomatischen Frau als MRM-BIRADS 2 eingestuft

- **bilaterales flächiges symmetrisches Enhancement ohne Korrelat in der Mammo bzw. Sono entspricht einem MRM-BIRADS 1**
- **asymmetrisches regionales Enhancement bzw. segmentales Enhancement wird in der Regel als MRM-BIRADS 4 bewertet**
- **Narben zeigen 6 Monate nach Operation bzw. 12 Monate nach Radiotherapie kein wesentliches Enhancement mehr**
- **aktive Narbengranulome und frische Fettnekrosen können Malignome imitieren**
- **fehlendes Enhancement schließt ein invasives Karzinom größer als die Schichtdicke mit sehr hoher Sicherheit aus (> 98 %)**
- **medulläres, tubuläres, lobuläres und papilläres Karzinom zeigen spätes Enhancement**
- **medulläres, muzinöses und papilläres Karzinom zeigen glatte Begrenzung**
- **duktales Carcinoma in situ (DCIS)**
  - vom Milchgangsepithel ausgehender nichtinvasiver und nichtmetastasierungsfähiger Prozess
    - häufig: Komedokarzinom
    - selten: solides, kribriformes, papilläres intraduktales Karzinom
  - hohes Risiko der Entstehung eines invasiven Karzinoms, bei hochgradigem DCIS 50 %, bei niedriggradigem DCIS 30 %
  - 40-50 % typisches Frühenhancement wie invasive Karzinome
  - 40 % atypisches Spätenhancement; herdförmiges und unregelmäßiges, duktales oder segmentales Enhancement
- **fokal unregelmäßig begrenztes Enhancement**
  - Karzinom
  - fokal proliferierende Mastopathie
  - Fettnekrose
  - Papillom
  - Fibroadenom
  - DS: Stanzbiopsie oder offene Biopsie auch bei unauffälliger Mammographie, Sonographie oder Klinik
- **fokal regelmäßig begrenztes Enhancement**
  - Fibroadenom
  - Papillom
  - Karzinom
  - DS: Stanzbiopsie oder offene Biopsie bei mammographisch, sonographisch oder klinisch nicht eindeutig benignem Befund; sonst Kontrolle in 6 Monaten
- **diffuses Enhancement**
  - diffus proliferierende Mastopathie
  - entzündliche Veränderungen
  - Karzinom
  - DS: MR beeinflusst diagnostisches Vorgehen nicht

Optipack Mamma

- **MR-Mammographie + digitale 1-Ebenen-Mammographie**
- **MR-Mammographie: höchste Sensitivität für den Nachweis eines invasiven Mammakarzinoms**
- **digitale 1-Ebenen-Mammographie: höchste Sensitivität für den Nachweis eines duktalen Carcinoma in situ**

Szintigraphie Mamma

- **Szintimammographie (99mTc-SESTAMIBI)**
  - positiver Befund macht malignen Befund sehr wahrscheinlich
  - negativer Befund schließt malignen Befund nicht aus
- **Sentinel node-Szintigraphie (99mTc-Kolloid)**
  - erste lymphogene Metastasenstation
  - Nachweis der Wächterlymphknoten nach radioaktiver Markierung mittels Sondentechnik und Szintigraphie, zusätzlich Visualisierung mittels Patentblau

8. Knochen, Gelenke

Anatomie

Schädel

- Schädelnähte
  - Sutura coronalis: zwischen Stirnbein und Scheitelbeinen
  - Sutura sagittalis: zwischen den beiden Scheitelbeinen
  - Sutura lambdoidea: zwischen den Scheitelbeinen und dem Hinterhauptsbein
  - Sutura frontalis: in der Mitte der Stirnschuppe zwischen den beiden paarig angelegten Stirnbeinen
  - Sutura squamosa: zwischen Scheitelbein und Schläfenbein
- Schädelbasisknochen
  - Os frontale
    - ◊ Squama frontalis
    - ◊ Facies temporalis
    - ◊ Facies interna
    - ◊ Pars orbitalis
    - ◊ Sinus frontalis
  - Os ethmoidale
    - ◊ Crista galli
    - ◊ Lamina perpendicularis
    - ◊ Labyrinthus ethmoidalis
  - Os sphenoidale
    - ◊ Korpus
    - ◊ Ala minor
    - ◊ Ala maior
    - ◊ Proc. pterygoideus
  - Os occipitale
    - ◊ Foramen magnum
    - ◊ Condylus occipitalis
    - ◊ Sulcus sinus sigmoidei
    - ◊ Sulcus sinus transversi
    - ◊ Protuberantia occipitalis externa
    - ◊ Squama occipitalis
  - Os temporale
    - ◊ Pars squamosa
    - ◊ Pars tympanica
    - ◊ Pars petrosa

- **Gesichtsschädelknochen**
  - Maxilla
  - Mandibula
  - Os palatinum
  - Os zygomaticum
  - Os nasale
  - Os lacrimale
  - Concha nasalis inferior
  - Vomer
- **Fossa pterygopalatina**
  - Topographie
    - ◊ ventral: Maxilla
    - ◊ dorsal: Proc. pterygoideus
    - ◊ medial: Os palatinum
  - Verbindungen: Nasenhöhle, Fossa infratemporalis, Orbita, mittlere Schädelgrube, Schädelbasis, Mundhöhle, Zahnfächer

Wirbelsäule

- **Wirbel: Corpus vertebrae, Arcus vertebrae, Proc. spinosus, Procc. transversi, Procc. articulares superiores et inferiores, Foramen vertebrale, Canalis vertebralis**
- **Bewegungssegment**
  - Discus intervertebralis
    - ◊ Nucleus pulposus
    - ◊ Anulus fibrosus
  - Foramina intervertebralia
  - Wirbelbogengelenke
  - Bänder
    - ◊ Lig. longitudinale anterius: Ventralseite Wirbelkörper
    - ◊ Lig. longitudinale posterius: Dorsalseite Wirbelkörper
    - ◊ Lig. flavum: Wirbelbögen
    - ◊ Lig. intertransversarium: Querfortsätze
    - ◊ Lig. interspinale: Dornfortsätze
    - ◊ Lig. supraspinale (am Hals Lig. nuchae): Spitze Dornfortsätze
- **Normalhaltung: Halslordose, Brustkyphose, Lendenlordose, Kreuzbeinkyphose**

MR Wirbelsäule

- **Spongiosa**
  - T1/T2 leicht hyperintens
  - im Alter durch Ersatz des Knochenmarks durch Fettgewebe zunehmende Signalintensität

- **Kortikalis**
  - T1/T2 hypointens
- **Nucleus pulposus**
  - T1 hypointens
  - T2 hyperintens
  - im Alter durch Dehydratation abnehmende Signalintensität
- **Anulus fibrosus**
  - T1/T2 hypointens
- **Gelenkspalt**
  - T1 hypointens
  - T2 hyperintens
- **epidurales Fettgewebe**
  - T1/T2 hyperintens
- **Nervenwurzel, Ganglion, Spinalnerv**
- **V. basivertebralis**

Rückenmuskeln

- **autochthone Rückenmuskeln: M. erector spinae**
  - M. iliocostalis
  - M. longissimus
  - M. spinalis
- **autochthone Rückenmuskeln: Mm. transversospinales**
  - M. semispinalis
  - Mm. multifidi
  - Mm. rotatores
- **autochthone Rückenmuskeln: Mm. spinotransversales**
  - M. splenius cervicis
  - M. splenius capitis
- **Muskeln zwischen benachbarten Dorn- und Querfortsätzen**
  - Mm. interspinales
  - Mm. intertransversarii

Schultergürtel

- **Knochen**
  - Klavikula
  - Skapula
    - Seiten: Facies costalis, Facies posterior (Fossa supraspinata, Fossa infraspinata)
    - Ränder: Margo medialis, Margo lateralis, Margo superior
    - Winkel: Angulus inferior, Angulus superior, Cavitas glenoidalis
    - Ansätze: Proc. coracoideus, Akromion

- **Gelenke**
  - Art. sternoclavicularis
  - Art. acromioclavicularis
  - Art. humeri
- **vordere Rumpf-Schultergürtel-Muskeln**
  - M. subclavius
  - M. pectoralis minor
  - M. serratus anterior
- **hintere Rumpf-Schultergürtel-Muskeln**
  - M. trapezius
  - M. levator scapulae
  - M. rhomboideus

Schultergelenk

- **Knochen**
  - Skapula
  - Humerus
    - Caput humeri, Collum anatomicum, Tuberculum majus, Tuberculum minus, Collum chirurgicum, Corpus humeri, Trochlea humeri, Capitulum humeri, Epicondylus medialis, Epicondylus lateralis, Fossa olecrani, Fossa coronoidea, Fossa radialis
- **Bänder**
  - Ligg. glenohumeralia
  - Lig. coracohumerale
  - Lig. coracoacromiale
- **Schleimbeutel**
  - Bursa subacromialis
  - Bursa subdeltoidea
- **Achselpyramide**
  - ventral: M. pectoralis maior, M. pectoralis minor
  - dorsal: M. subscapularis, Skapula, M. teres maior, M. latissimus dorsi
  - medial: M. serratus anterior, Thorax
  - lateral: Axillarhaut
- **Achsellücken**
  - mediale Achsellücke: A. circumflexa scapulae
  - laterale Achsellücke: N. axillaris, A. circumflexa humeri posterior
- **Schultergürtel-Oberarm-Muskeln**
  - M. deltoideus
  - M. teres minor
  - M. teres maior
  - M. subscapularis
  - M. coracobrachialis

  - M. supraspinatus
  - M. infraspinatus
- Rumpf-Oberarm-Muskeln
  - M. pectoralis maior
  - M. latissimus dorsi

Rotatorenmanschette

- Insertion am Tuberculum majus
  - M. supraspinatus: Abduktion
  - M. infraspinatus: Außenrotation
  - M. teres minor: Adduktion, Außenrotation
- Insertion am Tuberculum minus
  - M. subscapularis: Innenrotation

MR Normvarianten Labrum glenoidale

- hinteres Labrum glenoidale dreieckig oder abgerundet
- vorderes Labrum glenoidale mit zahlreichen Formvarianten (dreieckig, abgerundet, gespalten, gekerbt, kommaförmig, fehlend, zentrale Signalerhöhung, lineare Signalerhöhung)
- Normvarianten im oberen vorderen Bereich nicht mit Verletzungen verwechseln
  - sublabrales Foramen (teilweise fehlende Labrumanheftung an die Cavitas glenoidalis)
  - partielle Labrumaplasie

MR Ansatzvarianten vordere Schultergelenkkapsel

- Ansatz an der Basis des Labrum glenoidale
- Ansatz weiter medial
- Ansatz am Skapulahals
  - DD: traumatische Kapsellösung

Ellenbogengelenk

- Knochen
  - Humerus
  - Radius
    - Caput radii, Collum radii, Corpus radii, Proc. styloideus radii
  - Ulna
    - Olekranon, Proc. coronoideus, Corpus ulnae, Caput ulnae, Proc. styloideus ulnae
- Gelenke
  - Art. humeroulnaris
  - Art. humeroradialis
  - Art. radioulnaris proximalis

- **Bänder**
  - Lig. collaterale radiale
  - Lig. collaterale ulnare
  - Lig. anulare radii
- **Oberarmmuskeln**
  - Extensoren
    - ◊ M. triceps brachii
  - Flexoren
    - ◊ M. biceps brachii
    - ◊ M. brachialis
    - ◊ M. coracobrachialis
    - ◊ M. brachioradialis
- **Unterarmmuskeln**
  - Extensoren: radial und dorsal
  - Flexoren: ulnar und palmar

MR Karpaltunnel

- **N. medianus**
  - signalreiche Struktur
  - radialseitige Lage
  - querovale Form
- **Beugersehnen**
  - signalarm
- **Retinaculum flexorum**
  - signalarm

Handknochen

- **Karpus (Handwurzel)**
  - proximale Reihe
    - ◊ Os scaphoideum (Kahnbein)
    - ◊ Os lunatum (Mondbein)
    - ◊ Os triquetrum (Dreieckbein)
    - ◊ Os pisiforme (Erbsenbein)
  - distale Reihe
    - ◊ Os trapezium (großes Vieleckbein)
    - ◊ Os trapezoideum (kleines Vieleckbein)
    - ◊ Os capitatum (Kopfbein)
    - ◊ Os hamatum (Hakenbein)
- **Metakarpus (Mittelhand)**
  - Basis
  - Korpus
  - Kaput

- Digiti (Finger)
  - Phalanx proximalis
  - Phalanx media
  - Phalanx distalis

Schichtenfolge Hohlhand

- Palmaraponeurose
- oberflächlicher Hohlhandbogen, Fingernerven
- Beugersehnen der Finger, Mm. lumbricales
- tiefer Hohlhandbogen, motorische Äste des N. ulnaris
- Mittelhandknochen, Mm. interossei palmares

Schichtenfolge Handrücken

- Venennetz, Hautnerven
- dorsale Handfaszie
- Streckersehnen
- Arteriennetz
- Mittelhandknochen, Mm. interossei dorsales

MR triangulärer Faserknorpelkomplex

- triangulärer Faserknorpel
  - Insertion am ulnaren Anteil des distalen Radius und mit zwei Anteilen proximal und distal am Proc. styloideus der Ulna
- dorsale und volare radioulnare Ligamente
- ulnolunäre und ulnotriquetrale Ligamente
- Lig. collaterale carpi ulnare
- Meniscus ulnocarpalis

Hüftgelenk

- Knochen
  - Azetabulum
    - ◊ Os ilium, Os ischii, Os pubis
  - Femur
    - ◊ Caput femoris, Fovea capitis, Collum femoris, Trochanter maior, Trochanter minor, Corpus femoris, Condylus medialis, Condylus lateralis, Fossa intercondylaris, Facies patellaris, Epicondylus medialis, Epicondylus lateralis
- Schenkelhalswinkel
  - CCD-Winkel (Centrum-Collum-Diaphysen-Winkel)
  - beim Erwachsenen etwa 128°
- Bänder
  - Lig. iliofemorale
  - Lig. ischiofemorale
  - Lig. pubofemorale
  - Lig. capitis femoris

- **Foramen ischiadicum**
  - Foramen ischiadicum majus
    - ◊ kraniale Begrenzung: Iliosakralgelenk
    - ◊ kaudale Begrenzung: Lig. sacrospinale
    - ◊ durchtretende Strukturen: M. piriformis, A. et V. glutea superior, N. gluteus superior, A. et V. glutea inferior, N. gluteus inferior, N. ischiadicus, N. cutaneus femoris posterior
  - Foramen ischiadicum minus
    - ◊ kraniale Begrenzung: Lig. sacrospinale
    - ◊ kaudale Begrenzung: Lig. sacrotuberale
    - ◊ durchtretende Strukturen: A. et V. pudenda interna, N. pudendus
- **Leistenband**
  - Lacuna musculorum
    - ◊ lateral
    - ◊ M. iliopsoas, N. femoralis, N. cutaneus femoris lateralis
  - Lacuna vasorum
    - ◊ medial
    - ◊ A. femoralis, V. femoralis, Nd. lymphatici inguinales profundi
- **Hüftmuskeln: Gesäßmuskeln**
  - M. gluteus maximus
  - M. gluteus medius
  - M. gluteus minimus
  - M. tensor fasciae latae
- **Hüftmuskeln: kleine Außenrotatoren**
  - M. piriformis
  - M. gemellus superior
  - M. obturatorius internus
  - M. gemellus inferior
  - M. obturatorius externus
  - M. quadratus femoris
- **Hüftmuskeln: M. iliopsoas**
  - M. psoas maior
  - M. iliacus
  - M. psoas minor
- **Hüftmuskeln: Adduktoren**
  - M. pectineus
  - M. adductor longus
  - M. gracilis
  - M. adductor brevis
  - M. adductor magnus
- **Hüftmuskeln: ischiokrurale Muskeln**
  - M. semitendinosus

  - M. semimembranosus
  - M. biceps femoris

Oberschenkel

- **Oberschenkelmuskeln**
  - Extensoren
    - ◊ M. quadriceps femoris
    - ◊ M. vastus medialis
    - ◊ M. vastus intermedius
    - ◊ M. vastus lateralis
    - ◊ M. rectus femoris
    - ◊ M. sartorius
    - ◊ M. tensor fasciae latae
  - Adduktoren
    - ◊ M. pectineus
    - ◊ M. adductor longus
    - ◊ M. adductor brevis
    - ◊ M. adductor magnus
    - ◊ M. adductor minimus
    - ◊ M. gracilis
    - ◊ M. obturatorius externus
  - Flexoren
    - ◊ M. semitendinosus
    - ◊ M. semimembranosus
    - ◊ M. biceps femoris

Kniegelenk

- **Knochen**
  - Femur
  - Tibia
    - ◊ Condylus medialis, Condylus lateralis, Eminentia intercondylaris, Tuberculum intercondylare mediale, Tuberculum intercondylare laterale, Tuberositas tibiae, Corpus tibiae, Malleolus medialis
  - Patella
    - ◊ Basis, Apex
- **Gelenke**
  - Art. femorotibialis medialis
  - Art. femorotibialis lateralis
  - Art. femoropatellaris
- **Menisken**
- **Kreuzbänder**
- **Seitbänder**

- **Schleimbeutel**
  - Bursa suprapatellaris
  - Bursa subcutanea praepatellaris
- **Adduktorenkanal**
  - A. femoralis
  - V. femoralis
  - N. saphenus
- **Kniegelenkmuskeln**
  - M. quadriceps femoris
    - ◊ M. rectus femoris
    - ◊ M. vastus lateralis
    - ◊ M. vastus intermedius
    - ◊ M. vastus medialis
  - M. sartorius
  - M. popliteus
- **Pes anserinus**
  - M. sartorius
  - M. gracilis
  - M. semitendinosus

MR Menisken

- **äußere Schichten: bikonkave Scheiben bei sagittaler/koronarer Schnittführung**
- **innere Schichten: signalfreie Dreiecke bei sagittaler/koronarer Schnittführung**
- **jeweils Vorderhorn und Hinterhorn**

MR Kreuzbänder

- **vorderes Kreuzband**
  - Innenseite Condylus lateralis femoris - Area intercondylaris anterior tibiae
  - bei gestrecktem Knie angespannt
- **hinteres Kreuzband**
  - Innenseite Condylus medialis femoris - Area intercondylaris posterior tibiae
  - bei gestrecktem Knie entspannt

Unterschenkel

- **Gefäß-Nerven-Straßen**
  - Extensorenloge
    - ◊ A. und Vv. tibiales anteriores
    - ◊ N. fibularis profundus
  - Fibularis-Peroneus-Loge
    - ◊ N. fibularis superficialis

- Flexorenloge
  - A. und Vv. tibiales posteriores
  - N. tibialis
- **Unterschenkelmuskeln**
  - Extensoren
    - M. tibialis anterior
    - M. extensor digitorum longus
    - M. extensor hallucis longus
    - M. peroneus tertius
  - Fibularis-Peroneus-Loge
    - M. peroneus longus
    - M. peroneus brevis
  - Flexoren
    - oberflächlich: M. triceps surae, M. soleus, M. gastrocnemius, M. plantaris
    - tief: M. tibialis posterior, M. flexor hallucis longus, M. flexor digitorum longus

Sprunggelenk

- **Gelenke**
  - oberes Sprunggelenk
    - Art. talocruralis
  - unteres Sprunggelenk
    - Art. subtalaris
    - Art. talocalcaneonavicularis
- **Bänder**
  - laterales Seitenband
    - Lig. talofibulare anterius, Lig. talofibulare posterius, Lig. calcaneofibulare
  - mediales Seitenband
    - Lig. deltoideum (Pars tibiotalaris anterior, Pars tibiotalaris posterior, Pars tibionavicularis, Pars tibiocalcanearis)
  - tibiofibulare Syndesmose

Fußknochen

- **Tarsus (Fußwurzel)**
  - proximale Reihe
    - Talus (Sprungbein): Trochlea tali, Collum tali, Caput tali
    - Kalkaneus (Fersenbein): Tuber calcanei, Sustentaculum tali
    - Os naviculare (Kahnbein)
  - distale Reihe
    - Os cuneiforme mediale (mediales Keilbein)
    - Os cuneiforme intermedium (mittleres Keilbein)

        - Os cuneiforme laterale (laterales Keilbein)
        - Os cuboideum (Würfelbein)
- Metatarsus (Mittelfuß)
    - Basis
    - Korpus
    - Kaput
- Digiti (Zehen)
    - Phalanx proximalis
    - Phalanx media
    - Phalanx distalis

Hämatopoesemark bei Erwachsenen

- proximale Metaphysen von Humerus und Femur
- Schädelkalotte
- Wirbelkörper
- Sternum
- Rippen
- Skapula
- Becken
- Kalkaneus

Skelettszintigraphie

- 99mTc-MDP oder 99mTc-DPD
- Erfassung der metabolischen Aktivität des Knochens
- Phasen
    - 1. Phase
        - nach Injektion, Perfusionsphase
        - repräsentiert arterielle Anflutung
    - 2. Phase
        - 1-5 min p. i., Blutpoolphase
        - repräsentiert venöses Pooling
    - 3. Phase
        - > 2 h p. i., Skelettphase
        - repräsentiert ossären Metabolismus
- akute entzündliche oder traumatische Prozesse in allen drei Phasen positiv
- Weichteilprozesse nur in Perfusions- und Blutpoolphase positiv
- osteoblastische Metastasen nur in Skelettphase positiv
- Nachweis osteolytischer Metastasen unsicher
- Normalbefund
    - Anreicherung bei jungen Menschen stärker als bei älteren
    - Wachstumszonen als intensive, bandförmige, symmetrische Strukturen

- Anreicherung in Regionen mit viel Knochenmasse stärker als in Regionen mit wenig Knochenmasse
- physiologische Darstellung von Nieren, Harnblase und - bei menstruierenden Frauen - Mammae

Entzündungsszintigraphie

- **Radiopharmaka**
  - 111In-HMPAO-Leukozyten (Leukozytenszintigraphie)
  - 99mTc-Granulozytenantikörper (Immunszintigraphie)
  - 67Ga-Zitrat (Galliumszintigraphie)
- **Indikationen**
  - Fieber unklarer Genese
  - Leukozytose unklarer Genese
  - akute Osteomyelitis
  - Arthritis
  - Endoprothesenlockerung
- **Normalbefund**
  - physiologische Darstellung von Leber, Milz, Knochenmark und Darm

Kinderradiologie: Anatomie

Varianten bei Kindern

- **Schädel**
  - akzessorische Schädelnähte
    - ◊ Sutura intraparietalis
    - ◊ Sutura longitudinalis
  - Schaltknochen
    - ◊ Inkabein
  - lokale Kalottenaufhellung
    - ◊ Foramina parietalia permagna
    - ◊ große Pacchioni-Granulationen
- **Skelett**
  - Thorax
    - ◊ Halsrippe
    - ◊ Gabelrippe
  - Wirbelsäule
    - ◊ Spina bifida occulta
    - ◊ anteriore Kantendefekte
    - ◊ Hahn-Spalten
    - ◊ nummerische Variationen
    - ◊ Verkalkungen der Zwischenwirbelscheiben

- Becken
  - Kompaktainseln
- Extremitäten
  - benigner Kortikalisdefekt: spontane Rückbildungstendenz
  - unspezifische metaphysäre Verdichtungsbänder: Wachstumsstillstandslinien, Bleiintoxikation
  - ulnare/radiale Spiculae: Normvariante, Phenylketonurie
  - physiologische Periostreaktion: beschleunigtes Wachstum

Traumafolgen

Frakturzeichen

- klinisch
  - Schmerzen
  - eingeschränkte Funktion
  - massive Weichteilschwellung
  - abnorme Beweglichkeit
  - Krepitation
- radiologisch
  - Transparenzerhöhung
  - Kontinuitätsunterbrechung

Fraktur und Knochennaht

Kriterium	Fraktur	Knochennaht
Naht	Sprengt eine Naht	Mündet in eine Naht
Anatomische Grenzen	Respektiert keine anatomischen Grenzen	Überschreitet keine anatomischen Grenzen
Verlauf	Geradliniger Verlauf mit abruptem Richtungswechsel	Gezähnelter Verlauf

Fraktur und Gefäßimpression

Kriterium	Fraktur	Gefäßimpression
Aufhellungslinie	Gleich weite Aufhellungslinie über den gesamten Verlauf	Aufhellungslinie mit harmonischer Verjüngung
Symmetrie	Keine Symmetrie	Seitensymmetrie des Gefäßverlaufs
Kontrast	Größere Intensität von Kontrast und Zeichenschärfe	Geringere Intensität von Kontrast und Zeichenschärfe

Frakturformen

- bei Kindern und Jugendlichen vor allem chondrale Frakturen, bei Erwachsenen vor allem osteochondrale Frakturen
- **Lokalisation**
  - apophysär, epiphysär, metaphysär, diaphysär
- **Konfiguration**
  - Quer-, Längs-, Schräg-, Spiralfraktur
  - T-, Y-, V-förmige Fraktur
  - Stück-, Trümmer-, Splitterfraktur
  - Stauchungs-, Kompressionsfraktur
  - Abrissfraktur
- **Dislokation**
  - Längsverschiebung mit Verkürzung (Dislocatio ad longitudinem cum contractione)
  - Längsverschiebung mit Verlängerung (Dislocatio ad longitudinem cum distractione)
  - Seitverschiebung (Dislocatio ad latus)
  - Achsenabknickung (Dislocatio ad axim)
    - Varusfehlstellung
    - Valgusfehlstellung
    - Antekurvation
    - Rekurvation
  - Verdrehung (Dislocatio ad peripheriam)
    - Rotationsfehler

Fraktursonderformen im Erwachsenenalter

- **Infraktion**
- **Stressfraktur**
  - Ermüdungsfraktur: gesunder Knochen wird pathologisch belastet
    - Jogging: Fibula, Tibia, Becken
    - Fußball: Tibia, Metatarsalia, Navikulare
    - Tennis: Ulna, Metakarpalia, Ellenbogen
    - Wurfsportarten: Ulna, Humerus, Wirbelsäule
    - Fahrradfahren: Becken
  - Insuffizienzfraktur: pathologischer Knochen wird normal belastet
- **offene Fraktur**
- **pathologische Fraktur**
- **Looser-Umbauzonen**
  - Pseudofrakturen aus Osteoidkallus
  - Schambein, Sitzbein, Femurhals, Femurschaft, Rippen, Skapula
  - Röntgen: bandförmige Sklerose in der Spongiosa, Aufhellung in der Kortikalis
  - multipel als Milkman-Syndrom

Grundlagen der AO-Klassifikation der Frakturen

- 1. Schritt: Kodierung des Knochens und des Segments
  - 1 = Humerus, 2 = Unterarm, 3 = Femur, 4 = Unterschenkel
  - 1 = proximal, 2 = Schaft, 3 = distal
- 2. Schritt: Typisierung der Fraktur
  - Schaftfraktur: A = einfach, B = Keil, C = komplex
  - Gelenkfraktur: A = extraartikulär, B = partielle Gelenkfraktur, C = vollständige Gelenkfraktur
- 3. Schritt: Zuteilung nach Schwierigkeit und Prognose
  - 1 = einfach, 2 = schwieriger, 3 = schwierig

Osteosyntheseprinzipien

- Kompression
  - statisch: Zugschraubenosteosynthese, Plattenosteosynthese
  - dynamisch: Zuggurtung, DC-Platte
- Schienung
  - innere Schienung: Marknagelung
  - äußere Schienung: Fixateur externe
- Abstützung
  - Plattenosteosynthese
- Neutralisation
  - Plattenosteosynthese
- Kombinationen
  - Kompression und Neutralisation
  - Kompression und Schienung

Osteosyntheseverfahren

- Platten
- Schrauben
- Nägel
- Kirschnerdrähte
- Drahtzerklagen
- Fixateur interne
- Fixateur externe

Frakturheilung

- Abhängigkeit der Frakturheilung
  - Lebensalter des Patienten

  - Art der Fraktur
  - Lokalisation der Fraktur
  - Blutversorgung der Fragmente
  - Adaptation der Fragmentenden
  - Stabilität der Fraktur
- **Morphologie**
  - am Anfang Frakturlinie scharf, nach 10-14 Tagen Frakturlinie breiter, nach Kallusbildung Frakturlinie unscharf
- **Frakturheilungsformen**
  - primäre (direkte) Frakturheilung
    - geringe Kallusbildung
  - sekundäre (indirekte) Frakturheilung
    - Kallusbildung
    - Umwandlung des unreifen Faserknochens in reifen Lamellenknochen
    - Kallusabbau
- **radiologische Zeichen der knöchernen Konsolidierung**
  - kontinuierliche Überbrückung der Fraktur
  - homogene Dichte des Frakturkallus
  - Dichte Frakturkallus vergleichbar mit Dichte Kortikalis
  - Nachweisbarkeit dieser Zeichen in zwei Ebenen
- **Beurteilung**
  - primäre Frakturheilung schlechter zu beurteilen als sekundäre Frakturheilung
  - Frakturheilung gelenknaher, intrakapsulär gelegener, periostfreier Knochenabschnitte ohne externe Kallusbildung
  - bei zweifelhafter Frakturkonsolidierung CT
  - bei ungewöhnlichen Frakturlokalisationen an pathologische Fraktur denken
- **Mobilisierung**
  - Immobilisation bei Frakturen an der unteren Extremität länger als bei Frakturen an der oberen Extremität
  - zur Mobilisation an unterer Extremität scharfe kräftige Kallusbildung notwendig, an oberer Extremität unscharfe wolkige Kallusbildung ausreichend

Frakturheilungsdauer

Frakturlokalisation	Frakturheilungsdauer (Wochen)
Klavikula	4
Proximaler Humerus	4-5
Humerusschaft	6-8
Suprakondylärer Humerus	4-6
Olekranon	3-4
Radiusköpfchen	3-4
Unterarmschaft	12
Distaler Radius	3-4
Skaphoid	6-16
Metakarpale	4
Finger	3-4
Becken	4-10
Schenkelhals	12-20
Femurschaft	12-16
Patella	4
Unterschenkelschaft	12-16
Tibiaschaft	8-14
Fibulaschaft	4-6
Sprunggelenk	6-12
Mittelfuß	4-6
Zehen	2-3
Wirbelsäule	12-16

Frakturheilungsverzögerung

- ÄP: frakturbedingt (ungünstiger Frakturverlauf, Weichteilinterposition, Knochendefekte, Knochensequester, Infektion), therapiebedingt (unzureichende Ruhigstellung, ungünstige Fragmentstellung, fehlerhafte Osteosynthese, Infektion), allgemein (Steroide, Antikoagulantien, Innervationsstörungen)
- verzögerte Frakturheilung
  - nach 3-6 Monaten keine Frakturheilung
  - Abrundung der Fragmentenden

- Vergrößerung des Frakturspalts
- überschießender Kallus
- Materiallockerung
- Lysezonen

- **Pseudarthrose**
  - Formen
    - atrophe bzw. areaktive Pseudarthrose: keine Kallusbildung, schlechte Vaskularisation, vor allem bei Fragmentnekrosen
    - hypertrophe bzw. reaktive Pseudarthrose: gute Kallusbildung, gute Vaskularisation, vor allem bei Frakturinstabilität
    - Infektpseudarthrose
    - Defektpseudarthrose
  - Röntgen
    - Stadium I: Resorptionszonen am Frakturrand
    - Stadium II: Randsklerose und Zysten
    - Stadium III: Sklerosierung der Frakturränder
    - Stadium IV: Arthrose
  - MR
    - Stadium I: Spaltbildung mit fibrösem Inhalt oder Flüssigkeit
    - Stadium II: Randsklerose mit Knorpelbelag
    - Stadium III: subchondral Nekrosen, Zysten, Fibrose und Ödem
    - Stadium IV: Erguss und Synovitis
  - Endzustand mit Falschgelenk

Frakturfrühkomplikationen

- **Thrombose**
- **Nervenschädigungen**
- **Kompartmentsyndrom**
  - Lokalisation
    - dorsale Oberarmloge
    - ventrale Oberarmloge
    - Unterarmbeugerloge
    - Unterarmstreckerloge
    - Interosseilogen
    - Thenarloge
    - Gluteallogen
    - dorsale Oberschenkellogen
    - laterale Oberschenkellogen
    - Tibialisanteriorloge
    - oberflächliche Unterschenkelloge
    - tiefe Unterschenkelloge
    - Peronealloge

- Sono
  - akutes Kompartmentsyndrom: vergrößerter Muskeldurchmesser, diffus erhöhte Echogenität, fakultativ Hämatom
  - chronisches Kompartmentsyndrom: unter Belastung normale Volumenzunahme, aber verzögerte Rückbildung

Frakturspätkomplikationen

- **Inaktivitätsosteopenie**
- **Morbus Sudeck**
  - ÄP: Dystrophie und Atrophie von Weichteilen und Knochen durch Trauma, Infektion, Nervenschädigung
  - Algodystrophie als Alternativterminus
  - erst Entzündung, dann Dystrophie, schließlich Atrophie
  - diffuse Schmerzen, unterschiedliche Hautfarbe, diffuses Weichteilödem, unterschiedliche Hauttemperatur, eingeschränkte Beweglichkeit
  - Röntgen
    - Initialphase: keine Skelettveränderungen, verbreiterter Weichteilmantel
    - Dystrophiephase: fleckförmige Osteopenie (Resorption zunächst gelenknah, dann enostal, intrakortikal, subperiostal und subchondral)
    - Atrophiephase: diffuse Osteopenie (Rarefizierung der spongiösen Trabekel, Rahmenstruktur der ausgedünnten Kortikalis), verschmälerter Weichteilmantel
    - klinische Beschwerden vor radiographischen Veränderungen
  - Szintigraphie
    - Initialphase: gesteigerte arterielle Durchblutung
    - Dystrophiephase: keine wesentliche Vermehrung des venösen Blutvolumens
    - Atrophiephase: typische gelenkbetonte Mehrspeicherung
  - MR
    - Knochenmark T1 hypointens, T2 hyperintens
    - Verdickung von Subkutis, Muskulatur und Gelenkkapseln
    - Enhancement des Knochenmarks und der Weichteile
  - DD: Arthritis, Inaktivitätsosteopenie, Kollagenosen, Osteomyelitis
  - KO: Insuffizienzfraktur
- **Osteonekrose**
- **Arthrose**
- **Osteomyelitis**
- **Myositis ossificans**

Weichteilverletzungen

- **bei Frakturen oft begleitend Verletzungen der Muskulatur und der Sehnen**

- **myotendinöse Verletzungen**
  - Grad I: Zerrung, Muskelfunktion erhalten
    - ◊ Sono: Echogenitätszunahme des Muskels
    - ◊ MR: interstitielles Ödem und Hämorrhagie am Muskel-Sehnen-Übergang mit Ausdehnung in die angrenzenden Muskelfaszikel, Bild der Fiederung
  - Grad II: Partialruptur, Muskelfunktion eingeschränkt
    - ◊ Sono: echoarme intramuskuläre Raumforderung, regelmäßig dorsale Schallverstärkung, Tonusverlust, Aufwulstung
    - ◊ MR: keine Retraktion, Hämatom am Muskel-Sehnen-Übergang, perifasziale Flüssigkeitsansammlung
  - Grad III: Komplettruptur, Muskelfunktion erloschen
    - ◊ Sono: Kontinuitätsunterbrechung, Distraktion, Hämatom
    - ◊ MR: Retraktion, Hämatom, periostales Stripping am Sehnenansatzbereich, wellige Deformierung des Sehnenstumpfs
- **muskuläres Hämatom**
  - Sono: echoarmer Herd, dorsale Schallverstärkung, später echoreiche Koagel, fakultativ Septen, fakultativ Muskelschwellung

Weichteilverletzungen bei Frakturen

- **Sternumfraktur**
  - Aortenruptur, Tracheal- und Bronchialriss, Herzverletzung
- **obere Rippenfraktur**
  - Aortenruptur, Verletzung von brachiozephalen Gefäßen, Trachealriss
- **linksseitige untere Rippenfraktur**
  - Milzruptur, Zwerchfellruptur, Nierenverletzung, Duodenalhämatom
- **rechtsseitige untere Rippenfraktur**
  - Leberruptur, Nierenverletzung
- **Fraktur des Proc. transversus der LWS**
  - Nierenverletzung, Pankreasverletzung, Duodenalhämatom
- **Schambeinfraktur**
  - Harnblasenverletzung, Urethraverletzung

Weichteilverletzungen als Frakturzeichen

- **Wirbelsäulenfraktur: paravertebrales Hämatom**
- **Nasennebenhöhlenfraktur: posttraumatischer Luft-Flüssigkeits-Spiegel**
- **Orbitafraktur: Orbitaemphysem**
- **Schädelbasisfraktur: intrakranielle Luft**
- **Ellenbogenfraktur: Fat pad-Zeichen**
- **Kniefraktur: Fett-Flüssigkeits-Spiegel (Holmgren-Zeichen)**

Gelenkerguss

- **klar: Reizzustand**

- blutig: Binnenverletzung
- fibrinös: Entzündung
- eitrig: Infektion
- fettig: Knochenverletzung

Abklärung von Schädelfrakturen

- Schädelkalotte
  - Schädel ap und seitlich (frakturverdächtige Seite filmnah)
  - frontosubokzipitale Aufnahme nach Towne
    - radiographische Abklärung obsolet, da kein Ausschluss einer intrakraniellen Verletzung möglich
    - CT als Methode der Wahl
- Schädelbasis
  - Dünnschicht-CT (bei Schädelhirntrauma auch kraniozervikaler Übergang)

Schädelkalottenfrakturen

- lineare Fraktur
- Splitterfraktur
- Impressionsfraktur
- Nahtsprengung
- komplizierte Fraktur
  - intrakranielle Traumafolgen vor allem bei Schädelkalottenfrakturen über der Temporalschuppe, in der Nähe der großen venösen Blutleiter, über dem Motorkortex bzw. bei Impressionsfrakturen > 1 cm Tiefe

Schädelbasisfrakturen

- frontobasale Frakturen
  - Escher I: ausgedehnte frontobasale Trümmerfraktur
  - Escher II: lokalisierte frontobasale Fraktur
  - Escher III: Impression des Gesichtsschädels in Richtung auf die Frontobasis
  - Escher IV: lateroorbitale Fraktur
- Frakturen der mittleren Schädelbasis
- laterobasale Frakturen
- Frakturen der hinteren Schädelbasis

Schädelpseudofrakturen

- Gefäßfurchen
- Suturen
- Nahtvarianten

Orbitafrakturen

- **Orbitarandfraktur**
  - meistens Begleitkomponente von komplexen Frakturen
  - Röntgen: Frakturlinie, Fragmentdislokation, Suturensprengung
- **Orbitabodenfraktur**
  - meistens Begleitkomponente von komplexen Frakturen
  - Röntgen: Verschattung am Kieferhöhlendach, Luftsichel am Orbitadach, Sekretspiegel in der Kieferhöhle
  - DS: CT
- **Blow out-Fraktur**
  - ÄP: Faustschlag, Ballsport
  - Fraktur und Dislokation der dünnsten ossären Wände in die Sinus maxillares oder Sinus ethmoidales
  - Schwellung, Einblutung, Augenmotilitätsstörung, Enophthalmus
  - Sensibilitätsstörungen an Wange und Oberlippe bei Läsion des N. infraorbitalis im Orbitaboden
  - Röntgen: Fraktur des Orbitabodens, "hängender Tropfen"
  - DS: CT
  - KO: Augenmuskeleinklemmung, Einblutung, Fremdkörper, Bulbusruptur, Linsenluxation, Orbitaemphysem
- **Blow in-Fraktur**
  - Verlagerung von Knochenfragmenten oder Weichteilen in die Orbita
  - Röntgen: Frakturlinie, Fragmentdislokation
  - DS: CT

Felsenbeinfrakturen

- **Felsenbeinlängsfraktur (75 %)**
  - direktes Trauma des Felsenbeins (temporoparietal)
  - Gehörgangsblutung, Schalleitungsschwerhörigkeit, Fazialisparese
  - Verlauf durch äußeren Gehörgang und Mittelohr
- **Felsenbeinquerfraktur (25 %)**
  - indirektes Trauma des Felsenbeins (okzipital)
  - Hämatotympanon, Schallempfindungsschwerhörigkeit, Fazialisparese
  - Verlauf durch inneren Gehörgang und Labyrinth
- **Nachweis einer Liquorfistel**
  - Dünnschicht-CT
  - CT-Zisternographie
  - intrathekale Fluoreszeininjektion
  - Nachweis von β_2-Transferrin im Nasensekret
  - Liquorszintigraphie mit 111In-DTPA
- **KO: Hirnblutung, Meningitis, Hirnabszess**

Abklärung von Gesichtsschädelfrakturen

- CT
- viertel- und halbaxiale Schädelaufnahme
- seitliche Nasenbeinaufnahme
- Henkeltopfaufnahme
- subokzipitofrontale Aufnahme nach Clementschitsch
- Oberkieferaufbissaufnahme
- Orthopantomographie

Mittelgesichtsfrakturen

- infrazygomatikale Mittelgesichtsfrakturen
  - Sagittalfraktur
  - Alveolarfortsatzfraktur
  - Le Fort I-Fraktur
    - ◊ Absprengung der Maxilla oberhalb des harten Gaumens
- zentrale Mittelgesichtsfrakturen
  - Nasenbeinfraktur
  - Le Fort II-Fraktur
    - ◊ Absprengung der Maxilla mit dem Nasenskelett unter Beteiligung der Orbita
- zentrolaterale Mittelgesichtsfraktur
  - Le Fort III-Fraktur
    - ◊ Absprengung des gesamten Mittelgesichts von der Schädelbasis
- laterale Mittelgesichtsfraktur
  - Jochbeinfraktur
  - Jochbogenfraktur
  - Orbitabodenfraktur
- kraniofaziale Trümmerfraktur
- panfaziale Trümmerfraktur

Unterkieferfrakturen

- Frakturen des Corpus mandibulae
- Frakturen des Angulus mandibulae
- Frakturen des Ramus mandibulae
- Frakturen der Art. temporomandibularis

Abklärung von Wirbelsäulenfrakturen

- WS ap und seitlich
- Densaufnahme
- Spezialaufnahmen
  - Schrägaufnahme: Luxationsfrakturen
  - Pillar view: Wirbelbogenfrakturen
  - Schwimmeraufnahme: zervikothorakaler Übergang

- **Funktionsaufnahmen**
  - Instabilitätsnachweis
- **CT**

HWS-Frakturen

- **obere HWS**
  - atlantookzipitale Dislokation
  - atlantoaxiale Dislokation
  - atlantoaxiale Rotationsdislokation
  - Atlasfrakturen
    - ◊ Frakturen des vorderen Atlasbogens
    - ◊ Frakturen des hinteren Atlasbogens
    - ◊ kombinierte Atlasbogenfrakturen (Jefferson-Frakturen)
  - Densfraktur
    - ◊ Anderson I: Abriss der Spitze
    - ◊ Anderson II: Fraktur der Densbasis
    - ◊ Anderson III: Beteiligung des Axiskörpers
  - Axisfrakturen
    - ◊ Effendi I: Fraktur ohne oder mit nur geringer Dislokation von HWK 2 gegenüber HWK 3 (< 3 mm) und ohne Angulation des Axiskörpers gegenüber Wirbelbogen und HWK 3
    - ◊ Effendi II: Fraktur mit mäßiger Dislokation von HWK 2 gegenüber HWK 3 (> 3 mm) und mit Angulation (> 10°) des Axiskörpers gegenüber Wirbelbogen und HWK 3
    - ◊ Effendi III: instabile Luxationsfraktur durch Beteiligung des diskoligamentären Komplexes, der Wirbelbogengelenke und der dorsalen Bandstrukturen; starke Dislokation, Luxationsfehlstellung der Intervertebralgelenke HWK 2/3, ausgeprägte Antelisthesis
- **mittlere und untere HWS**
  - Flexionstrauma
    - ◊ Flexionsdistorsion
    - ◊ Flexionsfraktur
    - ◊ Gelenkluxation
    - ◊ Flexionsluxationsfraktur
    - ◊ Dornfortsatzabrissfraktur
  - Extensionstrauma
    - ◊ Extensionsdistorsion
    - ◊ Massalateralisfraktur
    - ◊ Extensions-Tear drop-Fraktur
    - ◊ Extensionsluxationsfraktur
    - ◊ Wirbelbogenfraktur
  - vertikales Kompressionstrauma
    - ◊ Berstungsfraktur

HWS-Fraktursonderformen

- Jefferson-Fraktur: Fraktur des vorderen und hinteren Atlasbogens
- Hangman-Fraktur: Fraktur beider Bogenwurzeln des Axis
- Tear drop-Fraktur: Knochenausriss der Unterkante eines Wirbelkörpers
- DS: CT

HWS-Schleudertrauma

- I: Schmerzen < 96 h, keine Läsionen
- II: Symptome bis 3 Wochen, muskuläre Verspannung
- III: Fehlstellung ohne/mit Neurologie
- IV: Luxation/Luxationsfraktur ohne/mit Neurologie

BWS- und LWS-Frakturen

- Formen
  - Magerl Typ A: Kompressionsfrakturen
    - A1: stabile Impressionsfraktur
    - A2: Berstungsspaltfraktur
    - A3: instabile Berstungsfraktur
  - Magerl Typ B: Flexions- bzw. Distraktionsfrakturen
    - B1: dorsale intraartikuläre Zerreißung
    - B2: transossäre Verletzung (Chance-Fraktur)
    - B3: Distraktion-Hyperextension
  - Magerl Typ C: Rotationsfrakturen
    - C1: Rotationsfraktur
    - C2: Distraktionsrotationsfraktur
    - C3: Rotationstranslationsfraktur
- Stabilität
  - 3-Säulen-Modell von Denis
  - komplette Verletzungen von mindestens 2 Säulen werden als instabil bezeichnet
    - 1. Säule: vordere zwei Drittel des Wirbelkörpers, Anulus fibrosus, vorderes Längsband
    - 2. Säule: hinteres Drittel des Wirbelkörpers, Bogenwurzeln, hinteres Längsband
    - 3. Säule: Wirbelbögen, Wirbelgelenke, Gelenkkapseln

Rippenfrakturen

- Formen
  - singuläre Rippenfraktur
  - Rippenserienfraktur
  - instabiler Thorax
- am häufigsten 4.-9. Rippe

- **oft Kombination mit Klavikula-, Skapula-, Sternum- und BWS-Fraktur**
- **Begleitverletzungen**
  - bei den drei obersten Rippen: Trachea, Bronchien, Aorta
  - bei den drei untersten Rippen: Leber, Milz, Nieren
- **Begleitbefunde**
  - Thoraxwandhämatom
  - Weichteilemphysem
  - Hämatothorax
  - Pneumothorax
  - Lungenkontusion
  - Zwerchfellruptur
    - 95 % linksseitig
    - Kombination mit Rippenfrakturen, Milzruptur und Leberruptur
- **KO: respiratorische Insuffizienz**

Abklärung von Schulterfrakturen

- **Schulter ap**
- **Schulter glenoidtangential**
- **Schulter axial**
- **Schulter transskapulär**
- **Schulter transthorakal**
- **CT**

Schulterfrakturen

- **Klavikulafrakturen**
  - 80 % mittleres Segment, 15 % laterales Segment, 5 % mediales Segment
  - KO: exuberanter Kallus mit Kompression des neurovaskulären Bündels (Plexus brachialis und A. subclavia)
- **Akromioklavikulargelenksverletzungen**
  - Gelenkstabilisatoren
    - akromioklavikuläre Bänder
    - korakoklavikuläre Bänder
    - trapezoidodeltoidale Faszie
  - Gelenkinstabilität
    - Tossy I: Distorsion, Akromion und Klavikula in einer Ebene
    - Tossy II: Subluxation mit partieller Bandruptur, Klavikulaelevation um halbe Schaftbreite
    - Tossy III: Luxation mit kompletter Bandruptur, Klavikulaelevation um ganze Schaftbreite
    - Klassifikation nach Rockwood: Typ IV als horizontale Instabilität

- **Skapulafrakturen**
  - Korpusfrakturen
  - Randfrakturen
  - Korakoidfrakturen
  - Akromionfrakturen
  - Kollumfrakturen
  - Glenoidfrakturen

Schulterluxationen

- **anteriore**
  - 95 %
  - Luxatio subcoracoidea, subglenoidalis, subclavicularis, intrathoracica
  - Impressionsfraktur des posterolateralen Humeruskopfs (Hill-Sachs-Läsion)
  - Abriss des anteroinferioren Labrums (Bankart-Läsion)
  - Abriss der anterioren Gelenkkapsel (Hartmann-Broca-Läsion)
- **posteriore**
  - 4 %
  - Luxatio subacromialis, infraspinata, subglenoidalis
  - Impressionsfraktur des anteromedialen Humeruskopfs (umgekehrte Hill-Sachs-Läsion)
- **superiore**
  - sehr selten
  - Luxatio supracoracoidea
- **inferiore**
  - sehr selten
  - Luxatio axillaris erecta, axillaris horizontalis

Periarthropathia humeroscapularis

- **Sammelbezeichnung für alle degenerativen Veränderungen des Subakromialraums**
- **Subakromialsyndrom als Alternativterminus**
- **Klassifikation**
  - Periarthropathia humeroscapularis simplex (funktionell)
    - Rotatorensehnen: Peritendinitis, Bursitis subacromialis, Insertionstendopathie
    - Bizepssehne: Peritendinitis, Tendosynovitis
  - Periarthropathia humeroscapularis deformans (strukturell)
    - Rotatorensehnen: Periarthropathia humeroscapularis calcificans, Periarthropathia humeroscapularis adhaesiva, Periarthropathia humeroscapularis destructiva, Rotatorensehnenruptur
    - Bizepssehne: Bizepssehnenruptur

Erkrankungen der Rotatorenmanschette

- Impingement
  - ÄP
    - ◊ Akromialsporn
    - ◊ Osteophyten
    - ◊ Humeruskopfformvarianten
    - ◊ kalzifizierende Tendinopathie
    - ◊ glenohumerale Instabilität
    - ◊ chronische Bursitis subacromialis
    - ◊ Akromioklavikulargelenksarthrose
    - ◊ Akromioklavikulargelenkserguss
    - ◊ Akromioklavikulargelenksdislokation
  - Verschmälerung der Fettschichten, Einengung der Supraspinatussehne
  - schmerzhafte Bewegungseinschränkung, starker Abduktionsschmerz, starker Außenrotationsschmerz, Druckschmerz, Muskelatrophie, Humeruskopfhochstand
  - sog. schmerzhafter Bogen (Painful arc)
  - aktivierte Akromioklavikulargelenksarthrose als wichtiger Hinweis auf subakromiales Impingement
  - bei pathologischer Verringerung des Abstands zwischen Proc. coracoideus und Caput humeri Schädigung der Sehne des M. subscapularis möglich
  - Stadien
    - ◊ Neer I: reversibles Stadium; etwa 3. Lebensjahrzehnt; Ödem, Hämorrhagien
    - ◊ Neer II: chronisch-entzündliches Stadium; etwa 4. Lebensjahrzehnt; Tendinitis, Fibrose
    - ◊ Neer III: degeneratives Stadium; etwa 5. Lebensjahrzehnt; Ruptur, Osteophyten
  - oft gleichzeitig Enthesiopathie mit degenerativen Veränderungen des tendinoossären Übergangs, akute Tendinitis der langen Bizepssehne
- akute Tendinitis
  - MR: T2 Sehne geschwollen und hyperintens (Ödem), Bursen hyperintens (Ergüsse)
- chronische Tendinitis
  - MR: T1 Sehne hyperintens (mukoide Gewebsumwandlung), Verkalkungen signalfrei
- partielle Ruptur
  - ÄP: meistens Impingement, seltener Trauma, Überbeanspruchung
  - vor allem Sehne des M. supraspinatus, seltener des M. infraspinatus oder des M. subscapularis

- MR
  - T1 variabel, T2 sehr signalreich, Flüssigkeitseinlagerungen
  - geringere Treffsicherheit als bei kompletter Ruptur
- DD: Übergänge zwischen Tendinitis und Partialruptur fließend
- therapeutische Injektionen von Lokalanästhetika oder Steroiden können zu atypischen Signalveränderungen führen

- **komplette Ruptur**
  - bei Ruptur der Supraspinatussehne Pseudoparalyse des Arms mit vollständiger Aufhebung der aktiven Abduktionsfähigkeit
  - Röntgen: horizontale und/oder vertikale Dezentrierung des Humeruskopfes
  - Sono
    - fehlende Darstellbarkeit der Rotatorenmanschette
    - Defekt in der Rotatorenmanschette
    - alleinige echoarme Zone (Ödem)
    - alleiniger echoreicher Fokus (Narbe, Verkalkung)
  - MR
    - komplette Kontinuitätsunterbrechung der Sehne
    - gelegentlich Retraktion der Sehne
    - frischere Ruptur: Defekt T1 hypointens, T2 hyperintens, Füssigkeitseinlagerungen, Bursaerguss, Gelenkerguss
    - ältere Ruptur: Defekt T1 hypointens, T2 iso- oder hypointens, Fettatrophie der Muskulatur
    - nach Rotatorenmanschettenrekonstruktion oft eingeschränkte Beurteilbarkeit der magnetresonanztomographischen Bilder durch Metallabrieb
  - Größe des Sehnenrisses nach Bateman
    - I: < 1 cm
    - II: 1-3 cm
    - III: 3-5 cm
    - IV: > 5 cm
  - Grade der Muskulaturfettatrophie nach Goutallier
    - I: vereinzelte Fettstreifen in der Muskulatur
    - II: Fettmasse < Muskelmasse
    - III: Fettmasse = Muskelmasse
    - IV: Fettmasse > Muskelmasse
  - DD: Magic angle-Artefakt, Überlagerungseffekt durch eine flüssigkeitsgefüllte Sehnenscheide der Bizepssehne, Überlagerungseffekt durch eine Ruptur der Infraspinatussehne, mukoide Degeneration

Bizepssehnentendinitis

- **ausstrahlende Schmerzen entlang dem ventralen Oberarm**

- MR
  - hyperintense Sehne mit deutlicher Verdickung
  - Ergussbildung in der extraartikulären Sehnenscheide der langen Bizepssehne
  - kräftiges Enhancement durch fibrovaskuläres Reizgewebe

Bizepssehnenruptur

- **Flexionsschwäche am Ellenbogen, Supinationsschwäche des Unterarms**
- **distale Ruptur meistens nahe der Insertion an der Tuberositas radii**
- **gelegentlich Mitverletzung der Brachialissehne**
- **oft Osteophyten am Tuberculum radiale, Entzündung der Bursa bicipitoradialis**
- Sono/MR
  - leerer Sulcus intertubercularis
  - kleinere Einblutungen
  - kontinuitätsunterbrochene Sehne
  - retrahierter Sehnenanteil
  - medialisierte Bizepssehne
  - leerer Sulcus bicipitalis
- DD: Tendinitis

Labrumläsionen

- **anteroinferiorer Abschnitt**
  - Bankart-Läsion
    - ◊ Abriss des Labrums und des Kapselbandapparats vom Knochen und Periost der Cavitas glenoidalis
  - Perthes-Läsion
    - ◊ Abriss des Labrums mit Abhebung des Periosts
  - ALPSA-Läsion
    - ◊ Anterior labroligamentous periosteal sleeve avulsion
    - ◊ Abriss und Verlagerung des Labrums nach ventral und medial zwischen Knochen und Periost
  - GLAD-Läsion
    - ◊ Glenolabral articular cartilage disruption
    - ◊ Abhebung eines Knorpelfragments mit dem abgerissenen Labrum
  - HAGL-Läsion
    - ◊ Humeral avulsion of the glenohumeral ligament
    - ◊ Kapselbandabriss am Humerus
- **posteriorer Abschnitt**
  - umgekehrte Bankart-Läsion
    - ◊ Abriss des Labrums und des Kapselbandapparats vom Knochen und Periost der Cavitas glenoidalis

- POLPSA-Läsion
  - ◊ Posterior labroligamentous periosteal sleeve avulsion
- Bennett-Läsion
  - ◊ Impingement oder Enthesiopathie am posteroinferioren Labrum in Form von Verkalkungen

- **superiorer Abschnitt**
  - SLAP-Läsion
    - ◊ ÄP: Sturz auf Arm, Trauma bei Wurfbewegung
    - ◊ Superior labrum from anterior to posterior relative to the biceps tendon insertion on the supraglenoid tubercle
    - ◊ Traumatisierung der langen Bizepssehne im Bereich des Ansatzes am superioren Labrum
    - ◊ Verletzung des superioren Labrums im anterioren und posterioren Anteil
    - ◊ oft Begleitverletzungen der Rotatorenmanschette und der Bizepssehne
    - ◊ Instabilität mit Pseudoluxation, Schnappen der Schulter
    - ◊ MR: Detektion und Klassifizierung der SLAP-Läsion
    - ◊ Typ I: punktförmiges hyperintenses Areal im Labrum
    - ◊ Typ II: punktförmiges hyperintenses Areal im Labrum und Signalanhebung zwischen Labrum und Cavitas glenoidalis
    - ◊ Typ III: punktförmiges hyperintenses Areal im Labrum und Nachweis eines dislozierten Labrumanteils
    - ◊ Typ IV: punktförmiges hyperintenses Areal im Labrum, Nachweis eines dislozierten Labrumanteils und diffuse Signalanhebung in der proximalen langen Bizepssehne
- **anterosuperiorer Abschnitt**
  - sublabrales Foramen
    - ◊ Normvariante
  - Buford-Komplex
    - ◊ Normvariante

Abklärung von Handgelenks- und Handfrakturen

- Standardprojektionen
  - Handgelenk dorsovolar und lateral
  - Hand dorsovolar und schräg
  - Strahl bzw. Finger dorsovolar und lateral
- Spezialprojektionen
  - Navikularequartettaufnahmen
  - Karpaltunnelaufnahme
  - Ulnaduktionsaufnahme (Stecher-Aufnahme)
  - Radialduktionsaufnahme
  - Zielaufnahmen

- CT
- MR

Unterarm- und Handgelenksfrakturen

- **Monteggia-Fraktur**
  - proximale Ulnafraktur und luxiertes Radiusköpfchen
- **Galeazzi-Fraktur**
  - distale Radiusfraktur und luxiertes Ulnaköpfchen
  - seltener als Monteggia-Fraktur
- **Essex-Lopresti-Fraktur**
  - Radiusköpfchentrümmerfraktur mit eingestauchtem Radiushals und konsekutiver Dislokation des distalen Radioulnargelenks
- **Chassaignac-Verletzung**
  - Subluxation des Radiusköpfchens bei Kindern
- **distale Radiusfraktur**
  - Colles-Fraktur: distales Radiusfragment nach dorsal abgekippt
  - Smith-Fraktur: distales Radiusfragment nach palmar abgekippt
  - Barton-Fraktur: am Radius dorsales Kantenfragment abgebrochen
  - reverse Barton-Fraktur: am Radius palmares Kantenfragment abgebrochen
  - Chauffeur-Fraktur: Proc. styloideus radii frakturiert
  - Pilon radial-Fraktur: durch axiale Last Zertrümmerung der distalen Radiusgelenkfläche mit radiolunärer Luxation
  - KO: Medianuslähmung, Karpaltunnelsyndrom
- **Skaphoidfraktur**
  - Formen
    - kortikale Fraktur
    - trabekuläre Fraktur
  - 80 % Lokalisation in der Taille
  - bei unklarem Röntgenbefund (Stecher-Aufnahme) Dünnschicht-CT oder MR
  - MR
    - Primärdiagnostik: Knochenmarksödem, Frakturlinie, Weichteilödem
    - Verlaufskontrolle: Differenzierung von Heilung und Nonunion
  - KO
    - Frühkomplikationen: ischämisches Knochenmarksödem, Diastase, Dislokation
    - Spätkomplikationen: verzögerte Frakturheilung, Pseudarthrose, Osteonekrose
- **Hamulus ossis hamati-Fraktur**
  - Sturz auf gestreckte Hand
  - Karpaltunnelaufnahme oder CT

Handfrakturen

- **Bennett-Fraktur**
  - Luxationsfraktur der Basis des ersten Metakarpale
- **Rolando-Fraktur**
  - Trümmerfraktur der Basis des ersten Metakarpale
- **Boxer-Fraktur**
  - subkapitale Fraktur des fünften Metakarpale
- **Busch-Fraktur**
  - Knochenabriss aus der Basis der Endphalanx

Lunatumluxation

- **ÄP: Trauma**
- **bei Ruptur des lunotriquetralen Bandes Subluxation des Os lunatum und karpale Instabilität vom VISI-Typ (Volar intercalated segment instability-Typ)**
- **Röntgen**
  - auf ap-Aufnahme dreieckige Form (Spitze nach distal) statt der normalerweise rhomboiden Form
  - auf Seitaufnahme Unterscheidung zwischen Lunatumluxation (Lunatum nach volar verlagert) oder perilunärer Luxation (Lunatum an normaler Stelle, übrige Karpalia nach dorsal verlagert)

Skapholunäre Dissoziation

- **ÄP: Ruptur oder Insuffizienz des skapholunären Bandes bei Trauma oder rheumatoider Arthritis**
- **Stadien**
  - I (prädynamisch): Teilruptur des Lig. scapholunatum, sekundäre Stabilisatoren intakt, in Ruhe und unter Belastung normale Gefügeanordnung
  - II (dynamisch): Komplettruptur des Lig. scapholunatum, sekundäre Stabilisatoren intakt, Dissoziation nur unter Belastung (Bewegungsstörungen von Skaphoid und Lunatum)
  - III (statisch): Komplettruptur des Lig. scapholunatum, sekundäre Stabilisatoren dehiszent, Dissoziation bereits in Ruhe (Fehlstellung von Skaphoid und Lunatum)
  - IV (arthrotisch): Komplettruptur des Lig. scapholunatum, sekundäre Stabilisatoren dehiszent, deformierende Arthrose
    - IV a: Arthrose radioskaphoidal
    - IV b: Arthrose mediokarpal
    - IV c: karpaler Kollaps
- **karpale Instabilitäten**
  - RSS-Typ (Rotationssubluxation des Skaphoids)
  - PISI-Typ (Palmar intercalated segment instability)
  - DISI-Typ (Dorsal intercalated segment instability)

- Röntgen
  - Stressaufnahmen, Kinematographie
  - Abstand zwischen Skaphoid und Lunatum größer als 2 mm verdächtig (Terry-Thomas-Zeichen), größer als 3 mm sicher
  - Ringstruktur in Skaphoid (Siegelring-Zeichen)
- MR
  - I: Riss des Lig. scapholunatum
  - II: skapholunäre Diastase
  - III: Palmarflexion des Skaphoids
  - IV: Dorsalextension des Lunatums
- **sichere Beurteilung der einzelnen Bandsegmente in der MR-Arthrographie**

MR Lunatumerkrankungen

- Nekrose
  - MR: hypointense Formation, Enhancement zunächst stark, dann reduziert, schließlich fehlend
- ulnolunäres Impactionsyndrom
  - MR: zunächst Knochenmarksödem, dann Chondropathie, schließlich Zystosklerose
- intraossäres Ganglion
  - MR: extraintraossäre Ganglienanteile, randständiges Enhancement
- traumatische Kontusion
  - MR: Knochenmarksödem ohne Frakturlinie
- deformierende Arthrose
  - MR: höhengeminderter Knorpel, subchondrales Ödem, subchondrale Sklerose
- rheumatoide Arthritis
  - MR: fokales Knochenmarksödem, kontrastmittelaffines Pannusgewebe, erosive Defekte
- Osteopenie
  - MR: fleckförmige Signaleinschlüsse, fokales Enhancement
- Enostom
  - MR: hypointense Formation, kein Enhancement
- Fraktur
  - MR: hypointense Frakturlinie, ödematöse Fragmente
- Pseudarthrose
  - MR: flüssigkeitsgefüllter Pseudarthrosenspalt, fleckförmige Fragmente
- Chondrokalzinose
  - MR: fokales Knochenmarksödem, intraossäres Enhancement, synoviales Enhancement

MR triangulärer Faserknorpel

Kriterium	Trauma	Degeneration
Signalintensität	Signalanhebung primär T2	Signalanhebung primär T1
Form	Scharf begrenzt, bandförmig	Unscharf begrenzt, diskusförmig
Lokalisation	Exzentrisch	Zentral
Klassifikation nach Palmer	1A: zentral 1B: ulnar 1C: distal 1D: radial	2A: Degeneration 2B: A + Chondromalazie 2C: B + Perforation 2D: C + Lig. lunotriquetrum 2E: D + Arthrose

Abklärung von Beckenfrakturen

- Becken ap
- Inlet-Aufnahme
- Outlet-Aufnahme
- Obturatoraufnahme
- Alaaufnahme
- CT

Beckenfrakturen

- Formen
  - Typ A-Verletzung (50 %, stabil): Beckenrandfrakturen, isolierte Verletzung des vorderen Beckenrings, Sakrumfrakturen
  - Typ B-Verletzung (30 %, rotationsinstabil): komplette vordere Beckenringruptur plus inkomplette hintere Beckenringruptur
  - Typ C-Verletzung (20 %, translationsinstabil): komplette vordere Beckenringruptur plus komplette hintere Beckenringruptur
- stabile Spezialformen
  - Abrissfraktur
  - Fraktur des Sakrums
    - sakrale Stressfrakturen
  - Fraktur der Crista iliaca
  - Fraktur der Schambeinäste
- instabile Spezialformen
  - Sattelfraktur
  - Fraktur der vier Schambeinäste
  - Frakturen des vorderen und hinteren Beckenrings
  - Malgaigne-Fraktur
    - einseitig, Fraktur der beiden gleichseitigen Schambeinäste und Iliosakralfraktur bzw. -sprengung

- Korbhenkelfraktur
  - Fraktur der beiden gleichseitigen Schambeinäste und kontralaterale Iliosakralfraktur bzw. -sprengung
- Beckensprengung
  - Sprengung der Symphyse (Symphysenspalt breiter als 8 mm, Stufenbildung am unteren Rand des Arcus symphysis) und eines oder beider Iliosakralgelenke
- Trümmerfraktur

Azetabulumfrakturen

- **Fraktur des hinteren (ilioischialen) Pfeilers**
  - Dashboard-Fraktur
  - oft zusätzlich hintere Hüftluxation
- **zentrale Azetabulumfraktur**
  - fast immer zusätzlich zentrale Hüftluxation
- **Fraktur des vorderen (iliopubischen) Pfeilers**

Femurkopfluxationen

- **Formen**
  - hintere: Femurkopf in Innenrotation, Adduktion, Flexion
  - zentrale: Kombination mit zentraler Azetabulumfraktur
  - vordere: Femurkopf in Außenrotation, Abduktion, Flexion
- **Röntgen: auf der Postrepositionsaufnahme spricht Erweiterung des Gelenkspalts um mehr als 2 mm im Vergleich zur Gegenseite für interponiertes Fragment**
- **KO: aseptische Femurkopfnekrose, bei hinterer Luxation Ischiadikuslähmung**

Abklärung von Schenkelhalsfrakturen

- **Becken ap**
- **entsprechende Hüfte axial**

Schenkelhalsfrakturen

- **Formen**
  - zervikal
  - medial
  - lateral
  - pertrochantär
  - subtrochantär
- **Röntgen: bei Osteopenie Frakturlinie schwer zu erkennen, ggf. Wiederholung der Aufnahme nach 10 Tagen**
- **KO: aseptische Femurkopfnekrose, Pseudarthrose, posttraumatische Arthrose**

Transkortikale Synoviaherniation (Herniation pit)

- **Zusammenhang mit femoroazetabulärem Impingement**
- **Defekte im oberen äußeren, selten unteren inneren Quadranten des Schenkelhalses**
- **MR**
  - T1 hypointens, T2 hyperintens (überwiegend Flüssigkeit) oder hypointens (überwiegend Bindegewebe), Sklerosesaum
  - bei femoroazetabulärem Impingement auch Konturauffälligkeiten am Femur, Konturauffälligkeiten am Azetabulum, Knorpelverletzungen, Labrumverletzungen

Abklärung von Kniefrakturen

- **Knie ap**
- **Knie seitlich**
- **Patella axial**
- **Patella tangential**
- **Tunnelaufnahme nach Frik**
- **CT**
- **MR**

Kniefrakturen

- **Fraktur der Femurkondylen**
- **Fraktur der proximalen Tibiakondylen (Tibiaplateaufraktur)**
  - Holmgren-Zeichen
  - KO: Varusfehlstellung, Valgusfehlstellung, Arthrose
- **Fraktur der Eminentia intercondylica**
  - immer Läsion des vorderen Kreuzbands
  - häufigste Ursache freier Gelenkkörper im Kniegelenk
- **Abrissfraktur der Tuberositas tibiae**
- **Patellafraktur**
  - DD: Patella bi- oder tripartita (gut definierte Kortikalis, immer am oberen lateralen Rand der Patella gelegen)
- **Kniegelenksluxation**
- **Meniskusriss**
  - MR zur Darstellung von Begleitverletzungen an Kreuz- und Seitenbändern
  - Unhappy triad: Innenmeniskus, vorderes Kreuzband, mediales Seitenband

MR Meniskusläsionen

- **Meniskuszeichen (Böhler, Payr, Steinmann I, Steinmann II)**
- **Klassifikation**
  - 0: signalfreie dreieckige Struktur (Normalbefund)

  - I: punktförmige Signalerhöhung ohne Verbindung zur Oberfläche (muzinöse Degeneration, Magic angle-Artefakt)
  - II: lineare Signalerhöhung ohne Verbindung zur Oberfläche (ausgedehnte muzinöse Degeneration, Riss in Meniskussubstanz)
  - III: lineare Signalerhöhung mit Verbindung zur Oberfläche (Riss)
    - III a: eine Oberfläche
    - III b: beide Oberflächen
  - IV: mehrere Signalanhebungen, Deformation, Fragmentation (komplexe Verletzung)
- **Korbhenkelriss**
  - Defekt der Pars intermedia
  - Amputation von Meniskusvorderhorn und/oder Meniskushinterhorn
  - Korbhenkelfragmentnachweis im zentralen Gelenkraum
  - Zeichen des “doppelten vorderen/hinteren Kreuzbands”
    - auf sagittalen Schichten wird das Meniskusfragment vor dem vorderen/hinteren Kreuzband abgebildet, so dass das vordere/hintere Kreuzband gedoppelt wirkt
  - Zeichen des “Flipped meniscus”
    - das Meniskusfragment wird unmittelbar dorsal des Vorderhorns abgebildet, so dass das Vorderhorn vergrößert wirkt
- **DD**
  - Imitation einer Meniskusdegeneration
    - Vakuumphänomen
    - Magic angle-Artefakt: T2-Verlängerung, wenn Fasern in einem bestimmten Winkel relativ zum statischen Magnetfeld orientiert sind
    - Chondrokalzinose
  - Imitation eines Meniskusrisses
    - Vorderhorn Außenmeniskus: Lig. transversum genus, A. geniculata inferior lateralis
    - Hinterhorn Außenmeniskus: Ligg. meniscofemoralia anteriores et posteriores, Sehne des M. popliteus

MR Kreuzbandläsionen

- **vorderes Kreuzband**
  - Kontinuitätsunterbrechung
  - globale Auftreibung und diffuse Signalerhöhung
  - welliger Verlauf und fokale Signalerhöhung
  - Bone bruise (Knochenmarkskontusion)
  - vermehrte Angulation des hinteren Kreuzbands
  - fehlende Darstellung in anatomischer Position
  - Begleitfrakturen
- **hinteres Kreuzband**
  - wesentlich seltener

- Begleitverletzungen
  - Knochenkontusion
  - Frakturen
  - Läsionen der posterolateralen Gelenkecke
  - Meniskusläsionen
  - Knorpelschäden

MR Seitbandläsionen

- 0 (Normalbefund): signalfreie bandförmige Struktur
- I (Zerrung): fokale Signalerhöhung, Kontinuität erhalten; Funktion erhalten
- II (Teilruptur): Bandverdünnung, Fasern unterbrochen; Funktion eingeschränkt
- III (Ruptur): welliger Verlauf, Kontur unterbrochen, evtl. meniskokapsuläre Separation, Femurkontusion, Blutung; Funktion aufgehoben

MR Gelenkknorpelläsionen

- Klassifikation nach Outerbridge
  - I: Malazie, Ödem
  - II: Fibrillationen, Fissurierungen, Blasenbildungen
  - III
    - ◊ III a: Oberflächendefekte < 50 %
    - ◊ III b: Oberflächendefekte > 50 %
  - IV: Knorpelglatze

Patellofemoralsyndrom

- ÄP: Trauma, Überlastung, Fehlgleiten, Entzündung
- vorderer Knieschmerz
- MR
  - subchondrales Patellaödem als Zeichen für Instabilität, Überlastung der Knochenstrukturen oder Knorpeldefekt
  - Knorpelläsionen, Patellaluxation, Sehnenläsionen
  - dynamische Untersuchung am offenen System
- KO: Arthrose

Patellaspitzensyndrom

- ÄP: überlastungsbedingte kleinste Sehnenrisse durch exzessives Laufen oder Springen
- Insertionstendinose der Patellarsehne
- Sono
  - Stadium I: Sehnenverdickung an der Patellaspitze < 2 mm
  - Stadium II: Sehnenverdickung an der Patellaspitze > 2 mm
  - Stadium III: verdickte Patellarsehne, normale Echogenität, glatte Oberfläche

  - Stadium IV: verdickte Patellarsehne, erhöhte Echogenität, unregelmäßige Oberfläche
  - Stadium V: partielle Ruptur der Sehne
  - Stadium VI: totale Ruptur der Sehne
- MR
  - Auftreibung und Signalanhebung der Sehne am unteren Patellapol (proximaler fibroossärer Ansatz)
  - umschriebenes Ödem der Umgebung

Unterschenkelfrakturen

- **Fibulafraktur**
  - KO: Lähmung N. peroneus (Steppergang, Hypästhesien), Verletzung A. tibialis anterior (Blutung, Ischämie)
- **Maisonneuve-Fraktur**
  - hohe Fibulaschaftfraktur, komplette Syndesmosenruptur und Innenknöchelfraktur
- **Pilon tibial-Fraktur**
  - axiale Stauchungs- und Biegungsfraktur der distalen Tibiametaphyse mit Einschluss der Gelenkfläche

Abklärung von Sprunggelenksfrakturen

- **oberes Sprunggelenk ap (5-10° Innenrotation, um Malleolargabel freizuprojizieren)**
- **oberes Sprunggelenk seitlich**
- **Schrägaufnahmen**
- **gehaltene Aufnahmen im Vergleich zur gesunden Seite**

Sprunggelenksfrakturen

- **Formen nach Lauge-Hansen**
  - Richtung der Gewalteinwirkung: seitlich
    - Stellung des Fußes zum Unfallzeitpunkt in Supination: Supinations-Adduktions-Fraktur
    - Stellung des Fußes zum Unfallzeitpunkt in Pronation: Pronations-Abduktions-Fraktur
  - Richtung der Gewalteinwirkung: Außenrotation des Talus
    - Stellung des Fußes zum Unfallzeitpunkt in Supination: Supinations-Eversions-Fraktur
    - Stellung des Fußes zum Unfallzeitpunkt in Pronation: Pronations-Eversions-Fraktur
- **Formen nach Weber**
  - Weber A: Fraktur infrasyndesmal, Syndesmose intakt
  - Weber B: Fraktur transsyndesmal, Syndesmose fraglich intakt

- Weber C: Fraktur suprasyndesmal, Syndesmose nicht intakt
  - bei Typ B und C oft Abriss eines Fragments an der distalen Tibiahinterkante (Volkmann-Dreieck)
- **KO: Arthrose, Pseudarthrose, Fehlstellung, Morbus Sudeck, Infektion, Chondromatose, Peronealsehnenruptur**

Begleitverletzungen bei Außenknöchelfrakturen

Weber	A	B	C
Verletzung der Syndesmosenbänder	Nie	Möglich	Immer
Verletzung der Membrana interossea	Nie	Nie	Häufig
Innenknöchelfraktur oder Innenbandruptur	Möglich	Möglich	Immer

Achillessehnenruptur

- **ÄP: sportliche Überlastung, längere Kortisoneinnahme, rheumatoide Arthritis, Diabetes, Gicht, Hyperparathyreoidismus**
- **meistens 2-6 cm oberhalb des kalkanearen Ansatzes**
- **im Rupturbereich Interposition von Fett und Flüssigkeit (Ödem, Blut)**
- **Schmerzen, tastbare Delle, kein Zehenstand, Hinken**
- **Sono**
  - akut: unterbrochene Kontur, echoarme Defektzone, echoreiche Ränder
  - nach 2 Wochen: Wiederherstellung der Kontur
  - nach 4 Wochen: Verdickung der Sehne, Beginn des Remodellings
  - nach 5 Wochen: Abschluss der Regeneratbildung
  - permanent: verdickte Sehne, unregelmäßige Begrenzung, irreguläre Binnenstruktur
- **MR: Kontinuitätsunterbrechung, Flüssigkeit in der Rupturstelle, Einblutung**

Abklärung von Fußfrakturen

- **Sprunggelenk ap**
- **Sprunggelenk lateral**
- **Mittel- und Vorfuß dorsoplantar**
- **Mittel- und Vorfuß schräg**
- **Mittel- und Vorfuß lateral**
- **CT**
- **MR**

Fußfrakturen

- **Talusfraktur**
  - Formen
    - osteokartilaginäre Frakturen (Flake-Frakturen) der talaren Gelenkfläche des oberen Sprunggelenks nach Pronations- und Supinationstrauma
    - periphere Fraktur
    - nicht dislozierte Korpus- und Kollumfraktur
    - zentrale Fraktur
    - Luxationsfraktur
  - KO: wegen schlechter Vaskularisation des Talus oft avaskuläre Talusnekrose, Arthrose, Pseudarthrose, Osteitis
- **Kalkaneusfraktur**
  - ÄP: Fall aus der Höhe auf die Füße
  - Formen
    - extraartikulär: Tuber calcanei, Proc. anterior calcanei, Sustentaculum tali
    - intraartikulär: Tongue type-Fraktur, Joint depression-Fraktur
  - 20 % bilaterale Kalkaneusfraktur, 30 % auch Wirbelsäulenfrakturen
  - KO: posttraumatische Dystrophie, posttraumatische Tendosynovitis, Knickplattfuß, Tarsaltunnelsyndrom, chronische Osteomyelitis, subtalare Arthrose
- **Luxationsfrakturen im Chopart-Gelenk (Art. tarsi transversa)**
  - Luxation meistens mit großen ossären Bandausrissen kombiniert
  - Schrägaufnahmen und CT mit Rekonstruktionen erforderlich
- **Luxationsfrakturen im Lisfranc-Gelenk (Art. tarsometatarsale)**
  - Luxationsfraktur des ersten bzw. ersten und zweiten Metatarsale nach mediodorsal
  - homolaterale Luxation des ersten bis fünften Metatarsale nach laterodorsal
  - divergierende Luxation mit Verrenkung des ersten Metatarsale nach tibial und des zweiten bis fünften Metatarsale nach fibular
- **Jones-Fraktur**
  - Fraktur der Basis des fünften Metatarsale an der Ansatzstelle des M. peroneus brevis
- **Marschfraktur**
  - Diaphyse des zweiten oder dritten Metatarsale

Plantarfasziitis

- **ÄP: Ansatzüberlastung der Plantarfaszie am Kalkaneus**
- **aktivierter Fersensporn**
- **Schmerzen in der Ferse**
- **Röntgen:** Fersensporn

- MR
  - verdickte Plantarfaszie
  - intratendinöser Signalanstieg
  - peritendinöses Weichteilödem
  - angrenzendes Knochenmarksödem

Os trigonum-Syndrom

- **ÄP: Überlastung**
- **wichtigste Form eines posterioren Ankleimpingements**
- **starke Schmerzen bei forcierter Plantarflexion**
- **Balletttänzer, Tänzerferse**
- MR
  - akzessorisches Knöchelchen
  - Knochenmarksödem
  - kleine Zysten
  - Ergussbildung
- **KO: Tendosynovitis der Sehnenscheide des M. flexor hallucis longus**

Sinus tarsi-Syndrom

- **ÄP: Verletzung der Ligamente des Sinus durch Supinationstrauma; Rückfußdeformitäten, rheumatoide Arthritis, ankylosierende Spondylarthritis, Gicht**
- **Sinus tarsi zwischen plantarem Talushals und kranialem Anteil des distalen Kalkaneus**
- **chronischer Schmerz im unteren Sprunggelenk, Unsicherheit beim Gehen**
- MR
  - diffus Weichteilgewebe im Sinus tarsi
  - Knochenmarksödem im angrenzenden Talus und im angrenzenden Kalkaneus
  - kleine Ganglionzysten im Sinus tarsi
  - Enhancement im gesamten Sinus und im unteren Sprunggelenk

Metabolische Osteopathien

Leitbefunde am Knochen

- Osteopenie
  - verminderter Kalkgehalt, vermehrte Strahlentransparenz
  - generalisiert: Osteoporose, Anämien, Hyperthyreose, Hyperparathyreoidismus, Diabetes mellitus, Gravidität, Malnutrition, Plasmozytom, Steroide
  - lokalisiert: Immobilisation, Morbus Sudeck, transiente Osteoporose, Morbus Paget

- **Osteolyse**
  - Destruktion von Knochengewebe
  - spongiöser Knochen eher als kompakter Knochen
  - Morphologie bestimmt durch Aggressivitätsgrad
  - Klassifikation nach Lodwick
    - Lodwick IA: geographisch mit Randsklerose (z.B. solitäre Knochenzyste)
    - Lodwick IB: geographisch ohne Randsklerose und/oder mit Kortikalisvorwölbung (z.B. Epidermoidzyste)
    - Lodwick IC: geographisch mit Kortikalispenetration und/oder unscharfer Begrenzung (z.B. Riesenzelltumor)
    - Lodwick II: mottenfraßähnlich (z.B. Plasmozytom, Metastasen)
    - Lodwick III: permeativ (z.B. Ewingsarkom, Osteosarkom)
- **Osteosklerose**
  - vermehrter Kalkgehalt, verminderte Strahlentransparenz
  - kongenital: Osteopetrose, Melorheostose, Osteopoikilie, Osteopathia striata, diaphysäre Dysplasie, endostale Hyperostose
  - neoplastisch: Metastasen, Lymphom, Leukämie, Plasmozytom, Osteomyelosklerose, Knochentumoren
  - metabolisch: Schwermetallintoxikation, Hyperparathyreoidismus, renale Osteopathie, Morbus Paget
  - traumatisch: Fraktur, Kallus
  - vaskulär: Osteonekrose, Knocheninfarkt
  - inflammatorisch: Osteomyelitis
- **Periostreaktion**
  - solide: langsam wachsend (Osteoidosteom)
  - zwiebelschalenartig: intermittierend wachsend (Osteomyelitis, Ewingsarkom)
  - unterbrochen: schnell wachsend (Codman-Dreieck, Spiculae) (Osteosarkom)
- **Akroosteolysen**
  - Hyperparathyreoidismus
  - Systemsklerose
  - Angiomatose der Knochen (Morbus Gorham-Stout)
  - Lepra
  - Morbus Raynaud
  - Polyvinylchloriderkrankung

Hyperparathyreoidismus

- **primärer Hyperparathyreoidismus**
  - ÄP: Adenom, Hyperplasie, Karzinom
  - 30 % Skelettveränderungen
  - Nierensteine, Skelettveränderungen, Magenulzera

- Hyperkalzämie, Hypophosphatämie, erhöhte aP, erhöhtes P
- Röntgen
  - braune Tumoren (Osteodystrophia fibrosa cystica generalisata Recklinghausen) durch intraossäre Einblutungen
  - Looser-Umbauzonen
  - Chondrokalzinose
  - Pepper pot skull

- **sekundärer Hyperparathyreoidismus**
  - ÄP: Niereninsuffizienz, Dialyse, Malabsorption
  - renale Osteopathie
  - immer Skelettveränderungen
  - Knochenschmerzen, Frakturen
  - Röntgen
    - Osteomalazie
    - Weichteil- und Gefäßverkalkungen
    - Rugger jersey spine
- **gemeinsame Zeichen**
  - dissezierende Fibroosteoklasie
  - Röntgen
    - Osteopenie
    - Kompaktaspleißung
    - subperiostale Knochenresorption an radialseitigen Mittelphalangen
    - Gelenkranderosionen
    - Akroosteolysen
- **Szintigraphie**
  - bei generalisierter Osteopathie diffuse Mehrspeicherung (Overscan)
  - Korrelation zur Erhöhung der alkalischen Phosphatase im Serum

Osteopathien mit verminderter Knochendichte

Osteoporose

- ÄP
  - primär: juvenil, prämenopausal, postmenopausal, senil, idiopathisch
  - sekundär: Sexualhormonmangel, Hyperthyreose, Steroide, Malassimilation, Knochendysplasien, Plasmozytom, Immobilisation
- Formen
  - Low turnover-Osteoporose: niedriger Knochenumsatz
  - High turnover-Osteoporose: hoher Knochenumsatz
  - Very high turnover-Osteoporose: besonders hoher Knochenumsatz
- Überwiegen der Knochenresorption gegenüber der Knochenformation

- **gleichmäßige Verringerung von Grundsubstanz und Mineralien mit negativer Skelettbilanz**
- **typischer Osteoporosepatient**
  - schlanke Frau
  - weiße Rasse
  - sitzende Beschäftigung
  - geringe Sonnenexposition
  - starker Nikotinabusus
  - kalziumarme Ernährung
- **nur Frakturen beweisend, sonst lediglich Osteopenie**
- **Frakturklassifikation**
  - Grad 1: leicht, < 25 % Höhenminderung
  - Grad 2: mittelgradig, 25-40 % Höhenminderung
  - Grad 3: schwer, > 40 % Höhenminderung
- **Schmerzen**
  - Frakturschmerz
  - Sinterungsschmerz
  - Hyperlordosekreuzschmerzen
  - Rippenbogenrandschmerz
  - Myotendopathien
- **Schmerzen vor allem in der unteren BWS und der oberen LWS**
- **Kyphose im Thorakalbereich mit kompensatorischer Lordose im Lumbalbereich**
- **Röntgen**
  - Spongiosararefizierung
  - Frakturen
  - Rahmenwirbel
  - Fischwirbel
  - Keilwirbel
  - Flachwirbel
- **DS**
  - Dual-Energy-X-Ray-Absorptiometry (DXA, Messung am Femurhals), quantitative Computertomographie (QCT, Messung an der Lendenwirbelsäule), quantitative Sonographie (QUS, Messung an der Ferse)
  - Kategorien der Knochendichte auf der Basis einer DXA am Femurhals
    - normale Knochendichte: nicht mehr als 1 SD (T-Score > - 1)
    - Osteopenie: 1 bis 2,5 SD (T-Score - 1 bis - 2,5)
    - Osteoporose: mehr als 2,5 SD (T-Score < - 2,5)
    - schwere Osteoporose: mehr als 2,5 SD (T-Score < - 2,5) bei mindestens einer Fragility-Fraktur
  - MR: lange T2*-Relaxationszeit bei osteoporotischem Knochen
  - radiographisch erst Kalziumverlust von 30-50 % zu erkennen

- **Sonderformen**
  - aggressive regionale Osteoporose
    - ◊ Röntgen: metastasenähnliche Demineralisation
  - transiente Osteoporose
    - ◊ 40-50 Jahre
    - ◊ nacheinander Befall von Hüfte, Knie, Knöchel und Füßen
    - ◊ vollständige Rückbildung in wenigen Monaten
    - ◊ Schmerzen gehen Entkalkung um mehrere Wochen voraus
    - ◊ MR: T1 hypointens, T2/STIR hyperintens
- **DD: Metastasen, Plasmozytom**

Osteoporotische und metastatische Fraktur

- **osteoporotische Fraktur**
  - mittlere BWS
  - symmetrische Deck- und Bodenplatteneinbrüche
  - intravertebrales Vakuumphänomen
- **metastatische Fraktur**
  - inhomogene Wirbelkörperdichte
  - asymmetrische Mitbeteiligung der Wirbelbögen
  - begleitende Weichteilmasse

Osteomalazie

- **ÄP: Vitamin D-Mangel (Malnutrition, Magenoperationen, Darmoperationen, Gallenwegserkrankungen, Zöliakie, Sprue, Nierenerkrankungen)**
- **Störung der Mineralisation des Osteoids, wodurch die Ausbildung von reifem spongiösen und kortikalen Knochen behindert wird**
- **Rachitis des Erwachsenen**
- **Schmerzen, Frakturen, Hypokalzämie, Tetanie**
- **Röntgen**
  - Osteopenie
  - Looser-Umbauzonen
  - Knochendeformierungen
    - ◊ Glockenform des Thorax
    - ◊ Kyphoskoliose der Wirbelsäule
    - ◊ Coxa vara
    - ◊ Kartenherzform des Beckens
    - ◊ Protrusion der Hüftpfannen
  - verwaschene Spongiosazeichnung
    - ◊ Radiergummi- bzw. Milchglas-Zeichen
- **Assoziation mit Knochen- und Weichteiltumoren**
  - Knochen- und Weichteilhämangiome
  - Riesenzelltumoren

- Perizytome
- maligne Neurinome

Osteopathien mit erhöhter Knochendichte

Osteodystrophia deformans (Morbus Paget)

- ÄP: Nebeneinander von gesteigertem Knochenabbau und noch stärker gesteigertem Knochenanbau
- Männer, mittleres und höheres Alter
- asymptomatisch oder schmerzhaft (Wirbelsäulenbeschwerden)
- erhöhte alkalische Phosphatase, erhöhte Hydroxyprolinausscheidung im Urin
- monostotisch oder polyostotisch (Generalisation)
- am häufigsten Schädel, Wirbelsäule, Becken, Humerus, Femur betroffen
- Röntgen
  - Stadium I (osteolytisch): an Röhrenknochen peripher flammenförmig begrenzt
  - Stadium II (osteolytisch-osteosklerotisch): Kompaktaaufblätterung
  - Stadium III (osteosklerotisch): Volumenzunahme, weißer Knochen, Verbiegungen
  - alle Stadien gleichzeitig in einem Knochen möglich, wobei die Osteolyse den Bereich der Krankheitsprogression markiert
  - Leontiasis ossea, Elfenbeinwirbel, Säbelscheidentibia, basiläre Impression
- Szintigraphie
  - Mehrspeicherung vor allem in Phase II und III
  - meistens massive Mehrspeicherung im Knochenverlauf, selten fokales Muster
- DD: Metastase, Osteodystrophia fibrosa cystica generalisata Recklinghausen (befällt gesamtes Skelett), Hämangiomwirbel
- KO: pathologische Fraktur, degenerative Veränderungen, neurologische Symptome, sarkomatöse Entartung, oft Metastasenansiedlung durch starke Vaskularisation der erkrankten Skelettabschnitte

Osteopoikilie

- ÄP: Einlagerung von Knocheninseln in die Spongiosa
- Übergänge zur Osteopathia striata
- Röntgen: symmetrische, kleine, rundliche, gelenknahe Skleroseherde
- Szintigraphie: negativ

Osteopathia striata

- Assoziation mit Goltz-Gorlin-Syndrom
  - Hautatrophie

- Teleangiektasien
- Fettgewebshernien
- Augenanomalien

- Röntgen: streifige Verdichtungen in den Epiphysen der langen Röhrenknochen

Melorheostose

- im Kindesalter progressive Hyperostose einer Gliedmaße unklarer Ätiologie
- eingeschränkte Beweglichkeit, Weichteilschwellung, chronische Schmerzen
- im Erwachsenenalter meistens Beschwerdefreiheit
- Röntgen: klassischerweise wachskerzenartig am Knochen herabfließende Hyperostose

Hyperostosis triangularis ilii

- Frauen
- Röntgen: uni- oder bilaterale Sklerosierung auf der iliakalen Seite des Iliosakralgelenks

Hypertrophische Osteoarthropathie Marie-Bamberger

- ÄP: pulmonale (Bronchialkarzinom, Lungenmetastasen, Bronchiektasen) und intestinale (Morbus Crohn, Colitis ulcerosa, Morbus Whipple) Erkrankungen
- Röntgen
  - solide, zwiebelschalenartige oder spikuläre Periostverknöcherungen an den Diaphysen der langen Röhrenknochen
  - meistens bilateral-symmetrisch

Fluorose

- toxische Osteopathie
- Skelettschmerzen, pathologische Frakturen, Muskelschmerzen
- Röntgen: charakteristischerweise bandartige Verdichtungen der Grund- und Deckplatten an der Wirbelsäule

Zirkulatorische Osteopathien

Osteonekrose

- ÄP: lokale Unterbrechung der Blutversorgung des Knochens bei Trauma, Diabetes, Steroiden, Alkoholismus, Speicherkrankheiten, Caissonkrankheit, Sichelzellanämie, Kollagenosen, Radiotherapie
- Formen
  - Morbus Perthes: Femurkopf
  - Morbus Ahlbäck: medialer Femurkondylus

  - Morbus Osgood-Schlatter: Tuberositas tibiae
  - Morbus Blount: mediales Tibiaplateau
  - Morbus Köhler I: Os naviculare
  - Morbus Köhler II: Metatarsalköpfchen
  - Morbus Scheuermann: Wirbelkörpergrund- und -deckplatten
  - Morbus Friedrich: mediales unteres Klavikulaende
  - Morbus Panner: Capitulum humeri
  - Morbus Thiemann: Phalangenbasen
  - Morbus Kienböck: Os lunatum
  - Morbus Preiser: Os scaphoideum
- **pathomorphologisch gleichen sich die Osteonekrosen des Kindes- und des Erwachsenenalters**
- **belastungsabhängiger Schmerz**
- **Röntgen**
  - Stadium I: Osteopenie
  - Stadium II: Osteosklerose
  - Stadium III: Fragmentation
  - Stadium IV: Gelenkflächenkollaps
  - Stadium V: Sekundärarthrose
- **MR**
  - Stadium I: Knochenmarksödem
  - Stadium II: T1 subchondrale Hypointensität, T2 nekroseseitig Hyperintensität (Granulationsgewebe) und nekrosefern Hypointensität (Sklerosezone) (Doppellinien-Zeichen)
  - Stadium III: Fragmentation
  - Stadium IV: Gelenkflächenkollaps
  - Stadium V: Sekundärarthrose
- **CT**
  - Stadium I: Osteopenie
  - Stadium II: zunehmender Strukturverlust, Veränderungen des Asterisk-Zeichens bei Hüftkopfnekrose, sklerotischer Randsaum
  - Stadium III: Subchondralfraktur, Gelenkkopfabflachung, Fragmentation
  - Stadium IV: Gelenkflächenkollaps
  - Stadium V: Sekundärarthrose
- **Szintigraphie**
  - Stadium I: diffus oder Cold spot
  - Stadium II: Cold in hot spot
  - Stadium III: Hot in hot spot
  - Stadium IV: Hot in hot spot
  - Stadium V: Hot spot
- **DD: transiente Osteoporose, Insuffizienzfraktur**

Osteochondrosis dissecans

- 20-40 Jahre
- oft asymptomatisch
- ischämische Nekrose eines gelenkknorpeltragenden Knochenabschnitts
- Condylus medialis femoris, Trochlea tali, Capitulum humeri
- Röntgen: erst Demarkation, dann Dissektion (Gelenkmaus in Mausbett)
- MR
  - I: subchondrale Signalminderung
  - II: Demarkation
  - III: Knorpeldefekt, partielle Separation, Zysten
  - IV: Knorpeldefekt, komplette Separation, Zysten
  - V: freier Gelenkkörper
  - zunehmender Signalverlust des Dissekats

Knocheninfarkt

- ÄP: Diabetes, Polyglobulie, Steroide, Morbus Gaucher, Alkoholismus, Sichelzellanämie, Tauchen
- Femur, Tibia, Humerus, metadiaphysär
- Röntgen/CT
  - stippchenförmige fleckige Verkalkungen
  - dystropher Sklerosesaum um die Verkalkungen
  - nur selten Kompaktakontakt
- MR
  - Frühstadium (Ödem) T1 signalarm, T2 signalreich
  - Spätstadium (Verkalkungen, Randsklerosierung) T1/T2 signalarm mit signalfreiem Randsaum
  - Fettnachweis und Girlandenform als differentialdiagnostische Kriterien gegenüber Enchondrom
- DD: Enchondrom
- KO: Osteomyelitis, Zystenbildung, Entartung

Gelenkerkrankungen

Arthrose

- ÄP
  - primär: Missverhältnis zwischen Belastung und Belastbarkeit
  - sekundär: posttraumatisch, postentzündlich, metabolisch, endokrin
  - symmetrisches Befallsmuster typisch für primäre Arthrosen

- **Formen**
  - deformierende Arthrose: Anlaufschmerz, Belastungsschmerz, Schwellung, Muskelverspannung, Knirschen, Bewegungseinschränkung, Deformitäten
  - aktivierte Arthrose: Ruheschmerz, Entzündungszeichen
- **am häufigsten MCP, PIP, DIP, Schultergelenk, Hüftgelenk, Kniegelenk betroffen**
- **Rhizarthrose im Karpometakarpalgelenk I, Bouchard-Arthrose im PIP, Heberden-Arthrose im DIP**
- **Röntgen**
  - Gelenkspaltverschmälerung
  - Subchondralsklerose
  - Geröllzysten
  - Knorpelaufbruch
  - Knochenanschliff
  - Osteophyten
  - Subluxationen
- **MR**
  - inhomogenes Knorpelsignal
  - abnehmende Knorpeldicke
  - unregelmäßige Knorpeloberfläche
  - schließlich Knorpelglatze
- **KO: Achsenfehlstellungen, Gelenkinstabilität, Muskelatrophie**

Neurogene Osteoarthropathie

- **ÄP: Diabetes mellitus, Trauma, Alkoholismus, Syringohydromyelie, Lues, hämorrhagische Arthropathie**
- **Verlust der Tiefensensibilität und Propriozeption → Relaxation und Hypotonie der gelenkstabilisierenden Strukturen → repetitive Verletzungen → schlechtes Alignement → Knorpeloberflächenerosionen, Subchondralsklerosierung → Frakturen, Fragmentationen → Gelenkdesorganisation**
- **meistens Arthrosebild in exzessiver Form**
- **groteske Gelenkdestruktionen in auffallender Diskrepanz zum klinischen Befund**
- **Röntgen**
  - Gelenkdesorganisation
  - Nebeneinander von Knochenresorption, -produktion und -fragmentation
  - Infektionszeichen
- **beim diabetischen Fuß unscharfe Knochengrenzen, Lufteinschlüsse in den benachbarten Weichteilen und lamelläre Periostreaktionen**

Arthritis

- ÄP
  - endogen: Osteomyelitis
  - exogen: Gelenkverletzung, Injektion, Punktion, Operation
- vor allem Knie- und Hüftgelenk betroffen
- klassische Entzündungszeichen (Calor, Dolor, Tumor, Rubor, Functio laesa)
- Verlauf
  - Gelenkempyem
  - Kapselphlegmone
  - Panarthritis
  - Ankylose
- Röntgen
  - Weichteilschwellung
  - Osteopenie
  - Gelenkspaltverschmälerung
  - Gelenkflächenarrosionen
  - Gelenkflächenusuren
  - Geoden
  - Deformation
  - Mutilation
  - Ankylose
- MR: Frühdiagnostik von Gelenkerguss, Weichteilschwellung, hypervaskularisiertem Pannusgewebe, Knorpelerosionen und Tendosynovitis
- DD: infektiöse Arthritiden mit schnellem, tuberkulöse Arthritiden mit langsamem Verlauf
- DS: bakteriologische Untersuchung des Gelenkpunktats

Infizierter Gelenkersatz

- Formen
  - Frühinfekt
    - ÄP: Bakterienkontamination bei Operation
    - klassische Entzündungszeichen
  - Spätinfekt
    - ÄP: Lockerung des Gelenkersatzes, Verschleiß am Material
    - progrediente Belastungsschmerzen
- Röntgen
  - oft unauffällig, sonst Lockerungssaum, Sklerosierung, Periostreaktion
  - DD: schwierige Abgrenzbarkeit gegenüber aseptischer Prothesenlockerung (Prothesenfraktur, Prothesenbeweglichkeit, Prothesenwanderung)

- Szintigraphie: positiv

Rheumatoide Arthritis

- systemische Erkrankung mit Bevorzugung der kleinen Gelenke (Handwurzelgelenk, Metakarpophalangealgelenk, proximales Interphalangealgelenk), schubweisem Verlauf und Fortschreiten in zentripetaler Richtung
- aggressive Synovialitis, die durch Enzymprozesse und Pannusgewebe die Knorpeldestruktion und Gelenkdestruktion vorantreibt
- 75 % Rheumafaktor
- Klassifikationskriterien
  - klassisch
    - Morgensteifigkeit in und um die Gelenke von mehr als einer Stunde Dauer
    - Synovialitis (Arthritis) von mindestens drei Gelenkbereichen
    - Synovialitis (Arthritis) von Hand-, Fingergrund- und Fingermittelgelenk
    - symmetrisches Gelenkbefallsmuster
    - subkutane Knoten (Rheumaknoten)
    - positiver Rheumafaktor
    - typische radiologische Veränderungen an den Händen
  - neu
    - ACR/EULAR
- Beginn als Monoarthritis im Bereich der Großgelenke möglich
- symmetrische Gelenkschwellungen, Morgensteifigkeit, Tendovaginitiden, Karpaltunnelsyndrom, multiple Organbeteiligungen
- Verlauf
  - proliferative Phase
  - destruktive Phase
  - degenerative Phase
  - ausgebrannte Phase
- Syndrome
  - Felty-Syndrom: rheumatoide Arthritis, Splenomegalie, Neutropenie, Lymphadenopathie, Infektanfälligkeit, erhöhte Malignominzidenz
  - Caplan-Syndrom: rheumatoide Arthritis, Silikose
  - Sjögren-Syndrom: Arthritis, Xerostomie, Keratoconjunctivitis sicca, Rhinopharyngitis sicca
  - Still-Syndrom: Arthritis, Fieberschübe, Rash, blassrotes Exanthem, Lymphadenopathie, Hepatosplenomegalie, Serositis
- Sono
  - Stadien
    - 0: unauffälliger Befund
    - I: bandförmige Synovialitis
    - II: Pannusgewebe
    - Begleitbefund: Sehnengleitlagererguss

  - Nachweis der Veränderungen vor allem an den Metakarpophalangealgelenken, der Sehne des M. extensor carpi ulnaris und den Fingerbeugersehnen
  - qualitative Messung der Hypervaskularisation mittels Powerdoppler als indirektes Zeichen der Entzündungsaktivität
- **Röntgen**
  - artikuläre Zeichen
    - Weichteilschwellung
    - Osteopenie
    - Gelenkspaltverschmälerung
    - Gelenkflächenusuren
    - Synovialzysten
    - Ankylose
    - Mutilation
    - Subluxationen
    - Hand: Schwanenhalsdeformität, Knopflochdeformität, Spindelfinger, Ulnardeviation
  - extraartikuläre Zeichen
    - subkutane Knoten
    - obstruktive Bronchopneumonie
    - fibrosierende Alveolitis
    - Pleuraerguss
    - Pleuraverdickungen
    - Perikarderguss
- **Testgelenke**
  - Karpus
  - Metakarpophalangealgelenke
  - Metatarsophalangealgelenke
- **MR**
  - synovitisches Proliferationsgewebe (Pannus) T1 hypointens, T2 hyperintens, Enhancement
  - Stärke des Enhancements als Ausdruck der Floridität
  - Gelenkknorpelerosionen
  - ödematöse Veränderungen im periartikulären Weichteilgewebe
  - Gelenkerguss
- **Bedeutung der MR in der Frühdiagnostik (Auftreten inflammatorischer Veränderungen vor strukturellen Veränderungen) und in der Verlaufskontrolle (Stärke des Enhancements als Korrelat für Entzündungsaktivität)**

Seronegative Spondylarthritiden

- **Formen**
  - ankylosierende Spondylarthritis (Morbus Bechterew)

  - psoriatische Arthritis
  - reaktive Arthritis (Reiter-Syndrom)
  - enteropathische Arthritis
- **gemeinsame Merkmale**
  - Sakroiliitis
  - periphere Arthritis
  - oft Enthesiopathien
  - jüngeres Erwachsenenalter
  - positive Familienanamnese
  - keine Rheumafaktoren
  - HLA-B27

Ankylosierende Spondylarthritis (Morbus Bechterew)

- **wichtigster Vertreter der axialen SpA**
- **weit überwiegend Männer**
- **Hauptsymptom ist Wirbelsäulenversteifung**
- **nächtliche Kreuzschmerzen, Motilitätsverlust des Achsenskeletts, schmerzhafter Achillessehnenansatz, Einschränkung der Atembreite**
- **entzündlicher Rückenschmerz**
  - Morgensteifigkeit > 30 min
  - Besserung bei Bewegung
  - schmerzbedingtes Aufwachen
  - alternierender Gesäßschmerz
- **95 % HLA-B27**
- **Röntgen**
  - Iliosakralgelenk
    - meistens bilateraler und symmetrischer Befall (Sakroiliitis Typ buntes Bild)
    - Frühzeichen: Gelenkflächenusuren, reaktive subchondrale Sklerosierung, Gelenkspaltverschmälerung
    - Spätzeichen: Durchbauung, Ankylose
  - Wirbelsäule
    - Kastenwirbel
    - Tonnenwirbel
    - marginale Spongiosasklerose („glänzende Ecke“)
    - Syndesmophyten
    - Bambusstab
  - Fibroostitis an Sitzbein und Kalkaneus
- **LWS ap in Steinschnittlage mit Darstellung der Sakroiliakalgelenke und der beiden unteren Brustwirbel als Testregion**

- im Vergleich zu Osteophyten zeigen Syndesmophyten ein Wachstum in Richtung Wirbelkörperlängsachse; Parasyndesmophyten dehnen sich nach lateral und erst dann nach ventral aus
- MR
  - Sakroiliitis (strukturelles Korrelat: subchondrale Sklerose, Erosionen, Fettdepositionen, ossäre Überbrückung)
    - STIR akut inflammatorische Veränderungen in Form des typischen subchondralen Knochenmarksödems
  - Synovitis (strukturelles Korrelat: Ossifikation, Ankylose)
  - Kapsulitis (strukturelles Korrelat: Ossifikation, Ankylose)
  - Enthesitis (strukturelles Korrelat: Ligamentdegeneration)
- Bedeutung der MR in der Frühdiagnostik (Auftreten inflammatorischer Veränderungen vor strukturellen Veränderungen) und in der Verlaufskontrolle (Stärke des Enhancements als Korrelat für Entzündungsaktivität)

Psoriatische Arthritis

- Psoriasisformen
  - Psoriasis vulgaris
  - Psoriasis arthropathica (bis zu einem Drittel der Psoriasispatienten)
  - Psoriasis pustulosa
- scharf begrenzte, entzündliche Papel mit parakeratotischer Schuppung an den Streckseiten der Extremitäten und am behaarten Kopf
- Kerzentropfenphänomen, Phänomen des letzten Häutchens, Blutstropfenphänomen
- Köbner-Phänomen (isomorpher Reizeffekt, krankheitsspezifische Hautreaktion auf unspezifische Reize)
- Tüpfelnägel, Ölflecknägel, Krümelnägel
- Oligoarthritis, Fibroostitis, Daktylitis
- psoriatische Arthritis
  - Formen
    - asymmetrische Oligoarthritis
    - symmetrische Polyarthritis
    - distale interphalangeale Arthritis
    - mutilierende Arthritis
    - ankylosierende Spondylarthritis
  - KO: Destruktion, Mutilation, Ankylose
- Röntgen
  - Sakroiliitis Typ buntes Bild
  - Parasyndesmophyten
  - Gelenke
    - Protuberanzen
    - Gelenkranderosionen
    - metadiaphysäre Kompaktaarrosionen
    - diaphysäre Periostossifikationen

  - Enthesitis
  - Fibroostitis oft am Kalkaneus
- Sono
  - qualitative Messung der Hypervaskularisation mittels Powerdoppler als indirektes Zeichen der Entzündungsaktivität
- Szintigraphie
  - strahlförmiger Befall der kleinen Gelenke
  - Traceranreicherung im Weichteilgewebe
- DD: rheumatoide Arthritis
- Bedeutung der MR in der Frühdiagnostik (Auftreten inflammatorischer Veränderungen vor strukturellen Veränderungen) und in der Verlaufskontrolle (Stärke des Enhancements als Korrelat für Entzündungsaktivität)

Psoriatische Arthritis

Befund	Psoriatische Arthritis	Rheumatoide Arthritis
DIP-Affektion	Häufig	Selten
Symmetrie	Seltener	Häufiger
Wirbelsäulenaffektion	Häufig	Selten
Hautmanifestation	Immer	Selten
Nagelmanifestation	Häufig	Selten
Daktylitis	Häufig	Selten
Enthesitis	Häufig	Selten
Rheumaknoten	Fehlend	Selten
Rheumafaktor	Selten	Häufig
HLA-B27	Etwa 50 %	Etwa 5 %

Reaktive Arthritis (Reiter-Syndrom)

- ÄP: postinfektiöse Erkrankung (Darminfekt, Urethritis, Konjunktivitis)
- überwiegend Männer
- meistens asymmetrischer und oligoartikulärer Gelenkbefall
- Fieber, Urethritis, Prostatitis, Konjunktivitis, Iridozyklitis, Polyarthritis, Fasziitis, Exantheme, Hyperkeratosen, Balanitis
- Röntgen
  - Sakroiliitis Typ buntes Bild
  - Parasyndesmophyten

  - erosiv destruktive Arthropathie an Gelenken der unteren Extremität mit zarten begleitenden Periostverknöcherungen
  - Fibroostitis an Sitzbein und Trochanteren
  - Achillobursitis

Enteropathische Arthritis

- **ÄP: Colitis ulcerosa, Morbus Crohn, Morbus Whipple, Zöliakie, pseudomembranöse Kolitis**
- **Röntgen**
  - Oligo- und Polyarthritiden der Knie- und Sprunggelenke
  - seltener Sakroiliitis Typ buntes Bild

Pustulöse Arthroosteitis

- **Pustulosis palmoplantaris oder Psoriasis pustulosa**
- **SAPHO-Syndrom**
  - Synovitis
  - Akne
  - Pustulosis
  - Hyperostosis
  - Osteitis
- **Röntgen: sklerosierende Veränderungen an Wirbelkörpern und großen Röhrenknochen mit oder ohne sternokostoklavikuläre Hyperostose**
- **Szintigraphie: Stierkopf-Zeichen**

Metabolische Arthropathien

- **Gicht**
  - ÄP
    - primär: metabolisch
    - sekundär: hämatologisch, endokrin, vaskulär, renal
  - Natriumuratkristalle
  - vor allem Männer
  - Podagra, Tophi
  - Sono
    - echoreiche intraartikuläre Strukturen
    - partielle dorsale Schallauslöschung
    - echoreiches Band am Übergangsbereich zwischen Knorpel und Synovia (Doppelkontur-Zeichen)
    - intraartikuläre Hyperperfusion bei aktiver Synovitis
    - erosive Veränderungen bei chronischer Synovitis
  - Röntgen
    - meistens Großzehengrundgelenk, selten Knie- und kleine Handgelenke
    - Akutstadium: keine Veränderungen

        - ◊ Spätstadium: Gelenkspaltverschmälerung, Gelenkflächenusuren, stachelartige Periostverkalkungen, Destruktionen, Tophi
    - o CT: spezifische und quantitative Darstellung von Uratablagerungen mit der Dual energy CT (Multispektrenbildgebung)
    - o MR: Tophus T2 hyperintens
    - o DD
        - ◊ When in doubt, think of gout
        - ◊ DD der akuten polyartikulären Gicht: akutes rheumatisches Fieber
        - ◊ DD der chronisch rezidivierenden Gicht: rheumatoide Arthritis, Morbus Bechterew, psoriatische Arthritis
- **Chondrokalzinose**
    - o Pyrophosphatkristalle
    - o vor allem Männer
    - o Sono
        - ◊ echoreiche Strukturen im Knorpel selbst
    - o Röntgen
        - ◊ Arthrosezeichen
        - ◊ Knorpelverkalkungen an Knie-, Hand- und Ellenbogengelenk
        - ◊ Verkalkungen von Sehnen, Bändern und Symphyse
        - ◊ skapholunäre Nekrose und Kollaps
- **Hydroxylapatitkrankheit**
    - o Hydroxylapatitkristalle
    - o Röntgen
        - ◊ Arthrosezeichen
        - ◊ kalzifizierende Tendinitis am Schultergelenk
        - ◊ extraartikuläre Verkalkungen
        - ◊ Milwaukee-Schulter mit hochgradiger Destruktion des Gelenks
- **Hämochromatose**
    - o Eisenablagerungen
    - o Röntgen
        - ◊ Arthrosezeichen
        - ◊ Dropping osteophyts an den Metakarpophalangealgelenken
        - ◊ Knorpelverkalkungen an Knie- und Handgelenk
- **Wilsonarthropathie**
    - o Kupferablagerungen
    - o Röntgen
        - ◊ Arthrosezeichen
        - ◊ Osteoporose mit sekundären Spontanfrakturen
- **Ochronose**
    - o Homogentisinsäureablagerungen
    - o Röntgen
        - ◊ Arthrosezeichen
        - ◊ multiple Verkalkungen in allen Bandscheiben

Gelenkchondromatose

- ÄP: Umwandlung von synovialem Gewebe zu Knorpel, der als freier Gelenkkörper in den Gelenkraum abgestoßen wird
- Einklemmungserscheinungen durch die zahlreichen freien Gelenkkörper
- Röntgen: multiple runde Gelenkkörper

Artikuläre und periartikuläre Verkalkungen

- Arthrose
- Trauma
- Entzündung
- Hämatom
- Myositis ossificans
- Dialyse
- Stoffwechselstörung
- Kollagenose
- Gelenkchondromatose

Sehnenerkrankungen

Tendinose

- Sono
  - akute Tendinose: echoarme Verdickung, fakultativ Halophänomen, normales Peritendineum
  - chronische Tendinose: zunehmende Echogenität, zunehmende Inhomogenität, Konturunregelmäßigkeit, Kalkeinlagerung
  - allgemein: diffuse oder noduläre Verdickungen

Tendovaginitis

- Sono: Halophänomen, behinderter Gleitvorgang, echoreiche Sehnenverdickung, verdicktes Peritendineum, sekundäre Sehnenveränderungen, Verkalkung

Insertionstendopathien

- Epicondylitis humeri radialis (Tennisellenbogen)
  - ÄP: chronische Überlastungsreaktion der gemeinsamen Extensorenaufhängung am lateralen Epikondylus
  - Sono
    - echoarme Ansatzverdickung der Sehne
    - Verbreiterung der echoarmen knorpeligen Insertion
    - echoreiche knöcherne Ausziehungen
  - MR
    - geschwollene Sehne
    - diffuses Ödem

    - ◊ deutliches Enhancement
    - ◊ Flüssigkeitsansammlungen um die Sehne bei Peritendinitis
  - DD: fokale Synovitis, Bursitis, nervales Engpasssyndrom
- **Epicondylitis humeri ulnaris (Golferellenbogen)**
  - ÄP: chronische Überlastungsreaktion der gemeinsamen Flexorenaufhängung am medialen Epikondylus

Kompressionssyndrome

- **Karpaltunnel-Syndrom**
  - ÄP
    - ◊ akut: Fraktur
    - ◊ chronisch: idiopathisch
  - 30-60 Jahre, Frauen, oft beidseitig
  - Brachialgia paraesthetica nocturna
  - Klopfschmerzhaftigkeit des Karpaltunnels bei Extensionsstellung im Handwurzelbereich (Tinel-Hoffmann-Zeichen)
  - MR
    - ◊ Vorwölbung des Retinaculum flexorum
    - ◊ proximale Schwellung, distale Abflachung des N. medianus
    - ◊ T2 Signalanhebung, Enhancement
    - ◊ Erguss der Sehnenscheide
  - DD: bei sekundärem Karpaltunnelsyndrom Ausschluss raumfordernder Prozesse (Tumoren, Ganglien, Lipome, Synovitiden, Einblutungen)
- **Ulnartunnel-Syndrom**
  - ÄP
    - ◊ akut: Schlag, Schnittverletzung, Hamulusfraktur
    - ◊ chronisch: Gehhilfen, Radfahren, Werkzeuge
  - Guyon-Loge zwischen Os pisiforme und Hamulus ossis hamati volar ulnarseitig
  - N. ulnaris, A. ulnaris

Muskelerkrankungen

Fibromyalgie

- chronische muskuloskelettale Schmerzen in verschiedenen Körperregionen
- stark erhöhte Druckschmerzhaftigkeit an definierten Testpunkten
- Morgensteifigkeit, Schlafschwierigkeiten, Tagesmüdigkeit, Konzentrationsprobleme
- Frauen häufiger als Männer
- Prävalenz der Erkrankung bei Rheumapatienten erhöht
- Untersuchung der Tender points mittels Dolorimeter

- MR: STIR fakultativ Ödemzonen in betroffenen Regionen

Inaktivitätsatrophie

- Sono: verringerte Muskelquerschnittsfläche, verringerter Muskeldurchmesser, echonormale Muskulatur, normale Septenzeichnung, normale Faszienzeichnung

Myositis

- Sono: echoarme Areale, echoreiche Umgebungsreaktion, Septen, Lufteinschlüsse, fakultativ Muskelschwellung, fakultativ Fettgewebsbeteiligung

Muskelabszess

- Sono: echoarme oder echoreiche Herde, echoreiche Einschlüsse, Zystenbildung, echoreicher Randsaum

Muskelzyste

- Sono: echofreie Raumforderung, rundovale Form, glatte Wand, dorsale Schallverstärkung, lateraler Schallschatten
- DD: Hämatom, Synovialzyste, Tumor, Myositis, Muskelabszess, Gefäßaneurysma, Echinokokkuszyste

Benigne Muskeltumoren

- Hämangiom
- Angiomyolipom
- Histiozytom
- arteriovenöse Malformation
- Myxom
- Desmoid
- Lipom

Maligne Muskeltumoren

- Rhabdomyosarkom
- Liposarkom
- Lymphom
- Metastase

Knochentumoren

Abklärung von Knochentumoren

- Röntgenaufnahmen
- Szintigraphie: Multiplizität, Aktivität
- CT: Kortikalisdestruktion, Periostreaktion
- MR: Weichteilinfiltration, Knochenmarksinfiltration
- Kontrastmittel: Vitalität, Biopsiestelle

- **Biopsie**
  - offen chirurgisch: primäre Knochentumoren, unklare Knochenprozesse
  - perkutan radiologisch: Metastasen, Plasmozytom, malignes Lymphom, entzündliche Prozesse
- **Befundungsschritte**
  - Akronym: LAMA
    - ◊ Lokalisation
    - ◊ Alter
    - ◊ Morphologie
    - ◊ Aggressivität

Lokalisation von Knochentumoren

- **epiphysär**
  - Riesenzelltumor
  - Chondroblastom
- **metaphysär**
  - Chondrom
  - Chondromyxoidfibrom
  - aneurysmatische Knochenzyste
  - Osteochondrom
  - Osteosarkom
- **diaphysär**
  - Ewingsarkom
  - Retikulumzellsarkom

Multiple Knochenprozesse

- **benigne**
  - fibröse Dysplasie
  - Morbus Ollier
  - Maffucci-Syndrom
  - Morbus Paget
  - eosinophiles Granulom
- **maligne**
  - Metastasen
  - malignes Lymphom
  - Plasmozytom

Epiphysäre Knochenprozesse

- Riesenzelltumor
- Chondroblastom
- degenerative Geröllzyste
- intraossäres Ganglion
- villonoduläre Synovitis

Exzentrische Knochenprozesse

- Riesenzelltumor
- Chondroblastom
- Osteochondrom
- Adamantinom
- aneurysmatische Knochenzyste
- nichtossifizierendes Knochenfibrom

TNM-Klassifikation Knochen

- T1: ≤ 8 cm
- T2: > 8 cm
- T3: diskontinuierlich in primär befallenem Knochen
- N1: regionär
- M1a: Lungenmetastasen
- M1b: andere Fernmetastasen

Chondrogene Skelettneoplasien

- Osteochondrom (kartilaginäre Exostose)
  - 5-30 Jahre, häufigster benigner Knochentumor
  - Femur, Humerus, metaphysär, metadiaphysär
  - Röntgen/CT: pilzartige Knochenauswüchse
  - MR
    - Exostose mit Fettmark
    - keine Kortikalis zwischen Exostose und Knochen
    - T2 Knorpelkappe hyperintens, Perichondrium hypointens
  - Szintigraphie: variabel
  - KO: Wachstumsstörung
  - multiple kartilaginäre Exostosen vor allem bei Männern, Entartungstendenz
  - Knorpelkappendicke > 2 cm suspekt auf Chondrosarkom
- Enchondrom (Chondrom)
  - 20-80 Jahre
  - Phalangen, Femur, diaphysär, metaphysär
  - Lodwick IA-IB
  - in kurzen Knochen fast immer benigne, in langen Röhrenknochen Entartungstendenz
  - Röntgen/CT
    - scharf begrenzte Osteolyse mit verdünnter und vorgewölbter Kortikalis im Sinne eines Scalloping, Randsklerose, Verkalkungen
    - pathologische Frakturen
  - MR: T1 isointens, T2 sehr signalreich, lobulierte Kontur, Septierungen, Matrixmineralisationen, bogenförmiges Enhancement
  - Szintigraphie: stark positiv

- DD: Knocheninfarkt
- Morbus Ollier (Enchondromatose): multiple Enchondrome, eine Körperhälfte, Entartungstendenz
- Maffucci-Syndrom (Enchondromatose): multiple Enchondrome, kutane Hämangiome, Entartungstendenz
- Entartungszeichen: Schmerzen, Größenzunahme, Kortikalisdestruktion, Weichteilprozess
  - CT: kortikale Erosionen, kortikale Penetration

- **Chondroblastom**
  - 20-30 Jahre, selten
  - Femur, Humerus, epiphysär, exzentrisch
  - Lodwick IB-IC
  - Röntgen/CT
    - Osteolyse, Randsklerose
    - fleckige Verkalkungen im Zentrum
  - MR: inhomogenes Bild aus Matrixverkalkungen, Zystenformationen, Randsaum und Perifokalödem
  - Szintigraphie: deutlich positiv
- **Chondromyxoidfibrom**
  - 15-25 Jahre
  - Tibia, Femur, metaphysär
  - Lodwick IB-IC
  - Röntgen/CT: Osteolyse, Randsklerose, Septierung
  - große Rezidivneigung
  - DD: aneurysmatische Knochenzyste
- **Chondrosarkom**
  - 50-70 Jahre, nach Plasmozytom, Osteosarkom und Ewingsarkom häufigster maligner Knochentumor
  - Becken, Schultergürtel, Femur, metadiaphysär
  - primär oder sekundär auf dem Boden eines Enchondroms oder Osteochondroms
  - je rumpfnäher ein knorpelproduzierender Tumor, desto wahrscheinlicher ist ein Chondrosarkom
  - Röntgen/CT
    - Osteolyse, Matrixverkalkungen, Weichteilausdehnung
    - langsames Wachstum, bei fortschreitendem Wachstum unscharfe Osteolyseränder
  - MR
    - starke Knochenauftreibung
    - kortikale Erosionen
    - destruierte Kompakta
    - inhomogenes Enhancement
    - heterogene Weichteile

- Szintigraphie: positiv

Osteogene Skelettneoplasien

- Osteoidosteom
  - 5-30 Jahre, 10 % aller benignen Knochentumoren
  - Femur, Tibia, diaphysär
  - nächtlicher Schmerz mit Linderung nach ASS
  - Lodwick IA
  - Röntgen/CT
    - Röhrenknochen: spindelförmige Osteosklerose (Umgebungssklerose) mit zentraler Osteolyse (Nidus) in der Diaphyse
    - Wirbelsäule: kleine Osteolyse mit zentraler Mineralisation im Wirbelbogen, Skoliose
    - Nachweis des Nidus im CT
  - MR
    - Nidus T1 isointens, T2 hyperintens, kräftiges arterielles Enhancement
    - Umgebungssklerose signalfrei
    - regionales Knochenmarks- und Weichteilödem (Prostaglandinsekretion)
    - Begleitödem kann aggressiven Tumor vortäuschen
    - bei intraartikulären Osteoidosteomen reaktive Synovitiden und Gelenkergüsse
  - Szintigraphie: Double density-Zeichen (starke Anreicherung Nidus, schwache Anreicherung Umgebungssklerose)
  - interventionelle radiologische Therapie: Radiofrequenzablation, Entfernung des Nidus für Therapie entscheidend
  - KO: Wachstumsbeschleunigung, Rezidiv
- Osteoblastom
  - 10-20 Jahre, Männer, selten
  - Wirbelsäule, Tarsus
  - Lodwick IB-IC
  - Röntgen/CT
    - scharf begrenzte Osteolyse mit expansivem Charakter und schwach ausgeprägter Sklerose
    - zystische Anteile bei sekundärer aneurysmatischer Knochenzyste
  - MR: T1 isointens, T2 hyperintens, kräftiges Enhancement, perifokales Ödem
  - Szintigraphie: stark positiv
  - DD: aneurysmatische Knochenzyste, Brodie-Abszess
- Osteom
  - 20-50 Jahre
  - Schädel, Nasennebenhöhlen, Mandibula
  - Röntgen/CT: scharf begrenzte Sklerose

- Szintigraphie: negativ
- Gardner-Syndrom: multiple Osteome, Zahnanomalien, Epidermoidzysten, intestinale Polyposis

- **Osteosarkom**
  - 10-30 Jahre, nach Plasmozytom häufigster maligner Knochentumor
  - Femur, Tibia, Humerus, metaphysär
  - Lodwick III
  - 50 % gemischt, 30 % osteosklerotisch, 20 % osteolytisch
  - Röntgen/CT
    - unscharfe Begrenzung, Kortikalisdurchbruch, periostale Reaktion (Codman-Dreieck, Spiculae)
    - Weichteilkomponente
    - pathologische Frakturen
    - Metastasen als Skip lesions proximal des Primärtumors, in anderen Knochen, Lunge und Lymphknoten
  - MR: inhomogenes Signalverhalten, fokale Hämorrhagien, zystische Komponenten, deutliches Enhancement
  - Szintigraphie: stark positiv
  - selten parossales Osteosarkom
    - 20-40 Jahre
    - Metaphyse des distalen dorsalen Femurs
    - der Kompakta aufsitzend
  - selten teleangiektatisches Osteosarkom
    - Bild wie aneurysmatische Knochenzyste

Fibrohistiozytäre Skelettneoplasien

- **malignes fibröses Histiozytom**
  - 40-60 Jahre
  - Femur, Tibia, metaphysär
  - Lodwick IC-II
  - Röntgen/CT: aggressive Osteolyse
  - Szintigraphie: stark positiv
  - Entstehung auch auf dem Boden von Knocheninfarkten

Rundzelltumoröse Skelettneoplasien

- **eosinophiles Granulom**
  - 5-15 Jahre
  - Schädel, Mandibula, Wirbelsäule, Rippen
  - Lodwick I-II
  - Röntgen
    - geographische Osteolyse

    - am Schädel oft röntgendichter Sequester (Button sequestrum) und multiples Auftreten (Landkartenschädel)
    - Vertebra plana
  - MR: T1 isointens, T2 hyperintens, ausgeprägte Periostreaktionen, zirkuläres Weichteilödem, kräftiges Enhancement
  - Szintigraphie: unterschiedlich
  - DD: Osteomyelitis, Ewingsarkom
- Ewingsarkom
  - 10-20 Jahre, Männer
  - Becken, Femur, Tibia, diaphysär
  - unter 20 vor allem Röhrenknochen, über 20 flache Knochen betroffen
  - Lodwick II-III
  - Röntgen/CT
    - fleckige, permeative Knochendestruktion
    - lamelläre, zwiebelschalenartige Periostverdickung
    - mottenfraßähnliches Bild mit Osteolysen und Osteosklerosen
    - Weichteilkomponente
    - pathologische Frakturen
  - MR
    - unspezifisches Bild, extraossäre Weichteilkomponente, peritumorales Ödem
    - Ganzkörperuntersuchung zum Ausschluss eines multifokalen Skelettbefalls
  - Szintigraphie: deutlich positiv, variabel
  - DD: akute Osteomyelitis (unschärfere Begrenzung)

Riesenzelltumoröse Skelettneoplasien

- Riesenzelltumor (Osteoklastom)
  - 20-40 Jahre
  - Femur, Tibia, Radius, epiphysär, exzentrisch
  - Lodwick IB-IC
  - Röntgen/CT
    - reine Osteolyse, keine Randsklerose
    - Spontanfrakturen
    - Ausdehnung bis zum Gelenk
  - MR
    - T1 isointens, T2 hyperintens, bei Hämosiderinablagerungen Signalminderungen
    - zystische Areale mit Blutabbauprodukten und Spiegelbildung
    - homogenes Enhancement
  - Szintigraphie: stark positiv oder peripher positiv mit zentralem Defekt

  - große Rezidivneigung
  - Entartungshäufigkeit 15 %

Vaskuläre Skelettneoplasien

- Hämangiom
  - 30-60 Jahre
  - Schädel, Wirbelsäule
  - Röntgen/CT
    - strähnige Strukturauflockerungen
    - vertikale Verdichtungen (Gitterstruktur)
    - pathologische Frakturen
  - selten Hämangiomatose mit multiplem Skelettbefall und Beteiligung viszeraler Organe
  - MR
    - Bild abhängig von überwiegender Komponente (vaskulär, lipomatös)
    - vaskulär: T1 signalgleich, T2 sehr signalreich, sehr signalreich bei Fettsuppression (STIR)
    - lipomatös: T1 signalreich, T2 signalreich, Signalverlust bei Fettsuppression (STIR)
    - unterschiedliches Enhancement
  - Szintigraphie: deutlich positiv
  - DD: fokale Verfettung in T2 nicht hyperintens

Lipogene Skelettneoplasien

- Lipom
  - jedes Alter, selten
  - lange Röhrenknochen, Kalkaneus
  - Röntgen/CT
    - scharf begrenzte Osteolyse, dünne sklerotische Schale
    - zentral oft kleine Verkalkung (Fettnekrose)
  - MR: T1 sehr signalreich, T2 signalreich, Signalverlust bei Fettsuppression

Andere Skelettneoplasien

- Chordom
  - 50-80 Jahre
  - Sakrum, Klivus, Wirbelkörper
  - Röntgen/CT
    - Osteolyse, lokale Destruktion, Lokalrezidive
    - Intervertebralraum möglicherweise überschritten
  - MR: lobulärer Aufbau, fibröse Septierungen, amorphe Kalzifikationen
- Adamantinom
  - 20-30 Jahre, Männer, selten

- Tibia, diaphysär, exzentrisch
- Lodwick IA-IC
- Röntgen/CT: blasige Auftreibung mit Umgebungssklerose

Tumorähnliche Skelettneoplasien

- **Kompaktainsel (Enostom)**
  - 20-50 Jahre
  - Wirbelkörper, Becken, Hand, Fuß
  - Röntgen/CT
    - runde, ovale oder längliche Sklerose
    - Spongiosastruktur bis in Skleroseherde zu verfolgen (bei osteosklerotischen Knochenmetastasen nicht)
- **Glomustumor**
  - Fingerspitzen
  - Röntgen/CT: Arrosion der äußersten Knochenrinde ohne Umgebungsreaktion
- **aneurysmatische Knochenzyste**
  - 0-20 Jahre
  - Tibia, Femur, Fibula, Wirbelbögen, metaphysär, exzentrisch
  - primär oder seltener sekundär auf dem Boden anderer Knochenläsionen wie Osteoblastom, Chondroblastom oder Riesenzelltumor
  - Lodwick IB-IC
  - Röntgen/CT: blasige Strukturauslöschung mit zarter eierschalenartiger Periostverknöcherung
  - MR
    - zystischer Anteil, Septierung, Flüssigkeitsspiegel durch Blutabbauprodukte (Flüssigkeits-Flüssigkeits-Spiegel), Randsaum, solider Anteil
    - Enhancement der Septen
  - Szintigraphie: stark positiv
  - DD: teleangiektatisches Osteosarkom, Chondromyxoidfibrom
- **nichtossifizierendes Knochenfibrom (fibröser Kortikalisdefekt)**
  - 10-20 Jahre
  - Tibia, Femur, metaphysär, exzentrisch
  - Lodwick IA
  - Röntgen/CT
    - weintraubenartige Läsion
    - scharf begrenzte Osteolyse
    - typische Randsklerose
  - Szintigraphie: negativ
  - nach Wachstumsabschluss spontane Heilung mit Sklerosierung
  - DD: Adamantinom (Erwachsene)
  - Jaffé-Campanacci-Syndrom: nichtossifizierende Knochenfibrome, Café au lait-Flecken

- **juvenile Knochenzyste (solitäre Knochenzyste)**
  - 0-20 Jahre, Männer
  - Humerus, Femur, metadiaphysär
  - Lodwick IA-IB
  - Röntgen/CT
    - ◊ konzentrische Auftreibung des Knochens
    - ◊ deutliche Verdünnung der Kortikalis
    - ◊ keine Periostreaktion
    - ◊ pathologische Frakturen
  - MR
    - ◊ T1 hypointens, T2 hyperintens
    - ◊ häufig Periostschale
  - Szintigraphie: peripher positiv mit zentralem Defekt
- **Epidermoidzyste**
  - 20-40 Jahre
  - Schädel, Endphalanx
  - Lodwick IA
  - Röntgen/CT: scharf begrenzte Osteolyse
- **intraossäres Ganglion**
  - Lodwick IA
  - Röntgen/CT
    - ◊ subchondrale Osteolyse
    - ◊ manchmal Gelenkraumverbindung
    - ◊ keine Ossifikation
    - ◊ keine Arthrosezeichen
- **fibröse Dysplasie**
  - 5-25 Jahre
  - Femur, Tibia, Rippen, Schädel
  - 80 % monostotisch, 20 % polyostotisch
  - Lodwick IA-IC
  - Röntgen/CT
    - ◊ seifenblasenartige Auftreibung
    - ◊ milchglasartige Trübung (Mattglasphänomen)
    - ◊ Hirtenstabdeformierung Femur
    - ◊ Nachweis einer Milchglasmatrix im CT
  - Albright-McCune-Syndrom: Café au lait-Flecken, Pubertas praecox, polyostotische fibröse Dysplasie

Knochenmetastasen

- **ÄP: 75 % aller Knochenmetastasen durch Mamma-, Prostata-, Bronchial-, Schilddrüsen- und Nierenzellkarzinom**

- **vor allem Wirbelsäule, Becken, Humerus, Femur, Schädel, Rippen betroffen**
- **selten distal des Ellenbogen- oder Kniegelenks**
- **MR**
  - Ganzkörper-MR
  - T1 hypointens, T2 hyperintens, STIR hyperintens, Enhancement
  - diffuse Signalveränderung, aufgebrauchtes Fettsignal, konkave Wirbelkörperkontur, befallene Wirbelbögen, destruierte Abschlussplatten, begleitender Weichteilprozess
  - osteoplastische Metastasen in allen Sequenzen hypointens
  - Vorteil im Vergleich zur Szintigraphie
    - ◊ höhere Sensitivität
    - ◊ exakte anatomische Zuordnung
    - ◊ auch Erfassung von osteolytischen Metastasen und Metastasen ohne kortikale Beteiligung
    - ◊ präzise morphologische Abbildung
    - ◊ höhere Spezifität
  - DD: Hämatopoesemark (Lokalisation), Hämangiom (T1 hyperintens), Osteoporose (bandförmige Signalveränderung, erhaltenes Fettsignal, konvexe Wirbelkörperkontur, normale Wirbelbögen, intakte Abschlussplatten, kein Weichteilprozess), Enostom (ausgeprägte Signalminderung in allen Sequenzen), Plasmozytom (variable Signalalterationen durch unterschiedliche Befallsmuster)
  - Imitation einer Knochenmarkskarzinose, insbesondere in T1, durch GCSF-Therapie möglich
- **Szintigraphie: solitäre oder multiple Nuklidmehrbelegungen**
- **Röntgen**
  - osteolytisch, osteosklerotisch, gemischt
  - häufig pathologische Frakturen
  - selten periostale Reaktion oder Weichteilkomponente
- **CT**
  - Beurteilung der Stabilität
  - Limitationen bei Knochenmarkskarzinose
- **interventionelle radiologische Therapie: Vertebroplastie, Kyphoplastie**
  - Indikationen
    - ◊ schmerzhafte benigne oder maligne Tumoren (Hämangiom, Plasmozytom, Metastase)
    - ◊ gescheiterte konservative Therapie bei traumatischer oder osteoporotischer Fraktur
  - Kontraindikationen
    - ◊ Schmerzlosigkeit
    - ◊ junge Patienten
    - ◊ lokale Infektion

    - ◊ destruierte Wirbelkörperhinterkante
    - ◊ Radikulopathien
  - o Komplikationen
    - ◊ Zementaustritt
  - o Begleittherapie
    - ◊ Kalzium
    - ◊ Vitamin D
    - ◊ Bisphosphonat

MR Knochentumoren

- **hohes T1-Signal**
  - o fetthaltige Tumoren: Lipom, Liposarkom, Hämangiom
  - o methämoglobinhaltige Tumoren: teleangiektatisches Osteosarkom, hämorrhagische Metastasen, maligne Tumoren nach Radiotherapie oder Chemotherapie, arteriovenöse Malformation, melanotische Metastasen
- **Flüssigkeitsspiegel**
  - o aneurysmatische Knochenzyste
  - o Osteoblastom
  - o Osteosarkom
  - o Chondroblastom
  - o Riesenzelltumor
  - o Abszess
  - o brauner Tumor
- **neurovaskuläre Infiltration**
  - o Nachweis einer intakten perinervalen/perivaskulären Fettlamelle entscheidend
  - o Infiltration nicht auszuschließen, wenn Fettlamelle nicht komplett erhalten
  - o Infiltration wahrscheinlich, wenn keine Fettlamelle erhalten

MR Knochenmarkserkrankungen

- **Rekonversion**
  - o chronische Anämien, chronische Infektionen, chronische Herzinsuffizienz, Hyperparathyreoidismus, Leistungssport, Rauchen
  - o zunehmendes Hämatopoesemark durch ausgedehnte Infiltration, Verfettung oder Fibrose
  - o GCSF-Therapie
- **Infiltration**
  - o Metastasen, Plasmozytom, Lymphom, Leukämie, Polyzythämie
- **Verfettung**
  - o aplastische Anämie, Radiotherapie, Chemotherapie
- **Fibrosierung**
  - o Osteomyelosklerose

MR Knochenmarksödem

- Begriff mit deskriptivem Charakter und pathologisch-anatomisch verschiedensten Entitäten als Substrat
- besser: Ödemäquivalent, Osteitis, Knochenmarksläsion
- vaskulär-ischämisch
  - Knochenmarksödemsyndrom
  - Osteochondrosis dissecans
  - Osteonekrose
- mechanisch-traumatisch
  - Knochenkontusion
  - Achsenfehler
  - Stressfraktur
- reaktiv
  - Osteoarthrose
  - Operation
  - Knochentumor

Plasmozytom

- meistens IgG-, IgA- oder Leichtketten-Plasmozytome
- ältere Menschen
- Skelettschmerzen, Hyperkalzämiesyndrom (Übelkeit, Erbrechen, Adynamie, Polydipsie, Polyurie)
- Paraproteine in Serum/Urin, Plasmazellen im Knochenmarksausstrich, Plasmazellinfiltration in der Histologie
- extramedulläres Myelom in Nasopharynx und Lymphknoten
- Formen
  - solitäres Myelom
    - Röhrenknochen
    - Röntgen: zystisch expandierende Läsion (Seifenblasenbild), scharfe Begrenzung
  - multiples Myelom
    - Wirbelsäule, Becken, Schädel, Rippen
    - Röntgen: unterschiedlich große, scharf begrenzte Osteolysen ohne Randsklerose (Stanzdefekte), Ausbiegung der Kortikalis
  - Myelomatose
    - Wirbelsäule
    - Röntgen: strähnig rarefizierte Spongiosa (Osteoporosebild), diffuse Manifestation
- MR
  - Ganzkörper-MR
  - Typ I: normal erscheinendes Knochenmark bei geringer interstitieller Infiltration
  - Typ II: fokaler Befall

  - Typ III: diffuser Befall
  - Typ IV: kombiniert fokaler und diffuser Befall
  - Typ V: Salz und Pfeffer-Muster
- **Szintigraphie: oft negativ**
- **DD: Metastasen (unscharfe Begrenzung, Destruktion der Kortikalis, asymmetrische Manifestation), Osteoporose**
- **KO: Antikörpermangelsyndrom, Anämie, Niereninsuffizienz, Hämorrhagie, Zweitneoplasie, Amyloidose, Polyneuropathie**

POEMS-Syndrom

- **Symptomenkomplex**
  - Polyradikulitis
  - Organomegalie
  - Endokrinopathie
  - monoklonales M-Protein
  - Hautveränderungen
- **Röntgen: multiple osteosklerotische Herde**

Histiozytosis X (Langerhanszellhistiozytose)

- **ÄP: klonale Proliferation von Histiozyten vom Langerhanszelltyp und Organinfiltration zusammen mit Lymphozyten, Eosinophilen und Histiozyten**
- **Formen**
  - Single system disease: unifokal (isolierte Osteolyse, Hautläsion, solitäre Lymphknotenläsion), multifokal (multiple Osteolysen, Lymphknotenläsionen)
  - Multi system disease: mit oder ohne Organfunktionsstörung
- **Manifestationen**
  - eosinophiles Granulom
    - ◊ 5-15 Jahre
    - ◊ Single system disease
    - ◊ Schädel, Mandibula, Wirbelsäule, Rippen
    - ◊ Lodwick I-II
    - ◊ Röntgen
    - ◊ geographische Osteolyse
    - ◊ am Schädel oft röntgendichter Sequester (Button sequestrum) und multiples Auftreten (Landkartenschädel)
    - ◊ Vertebra plana
    - ◊ MR: T1 isointens, T2 hyperintens, ausgeprägte Periostreaktionen, zirkuläres Weichteilödem, kräftiges Enhancement
    - ◊ Szintigraphie: negativ
    - ◊ DD: Osteomyelitis, Ewingsarkom
  - Hand-Schüller-Christian-Syndrom
    - ◊ 1-5 Jahre

        - Multi system disease
        - Diabetes insipidus, Exophthalmus, multiple Osteolysen, Lungenfibrose
    - Abt-Letterer-Siwe-Syndrom
        - 0-3 Jahre
        - Multi system disease
        - generalisierte Organinfiltration
    - KO: Frakturen, Knochendeformitäten, Wachstumsstörungen
- **Szintigraphie: fokale Mehrspeicherung in der Spätphase**

Mastozytose

- **ÄP: klonale Vermehrung der Mastzellen**
- **Urticaria pigmentosa, gastrointestinale Beschwerden, Flushsymptomatik**
- **Röntgen: fleckige Osteopenie oder fleckige Osteosklerose oder weißer Knochen**
- **Szintigraphie: positiv**
- **DS: Klinik, Mastzellinfiltrate in Organbiopsien, Tryptasespiegel**

Leukämie

- Formen
    - akute Leukämien: akute myeloische Leukämie, akute lymphatische Leukämie
    - chronische Leukämien: chronische myeloische Leukämie, chronische lymphatische Leukämie, Haarzellenleukämie
- Röntgen
    - Osteopenie
    - Metaphysenanomalien
    - osteolytische Läsionen
    - Periostreaktionen
    - Osteosklerose
- MR
    - diffuse Infiltration der Wirbelsäule
    - fehlendes Fettmark in den Epiphysenkernen

Osteomyelosklerose

- ÄP: eigenständige Erkrankung oder Endzustand myeloproliferativer Erkrankungen
- blutbildendes Knochenmark durch faserreiches Bindegewebe ersetzt
- mittleres und höheres Alter
- Anämiesymptome, Oberbauchbeschwerden, Hepatosplenomegalie

- **Röntgen**
  - generalisierte homogene Osteosklerose, an der Wirbelsäule im Bereich der Deck- und Bodenplatten
  - Mattglasphänomen der Knochenstruktur
- **MR:** T1/T2/STIR homogen massiv hypointenses Knochenmark

Weichteiltumoren

MR Weichteiltumoren

- Lipom
  - Signalverhalten wie subkutanes Fettgewebe
  - oft Kapsel, fibröse Septen, kein Enhancement
- Hämangiom
  - T1 signalarm, T2 sehr signalreich
  - deutliche Signalabsenkung durch rezidivierende Hämorrhagien
  - rundliche Signalauslöschungen durch Flow void oder Phlebolithen
  - deutliches Enhancement, geschlängelte Gefäße
- Neurinom
  - T1 signalgleich, T2 sehr signalreich
  - schießscheibenartiges Enhancement (starkes Enhancement in der myxomatösen Peripherie, schwaches Enhancement im fibrosierten Zentrum)
  - inhomogenes Signalverhalten bei Zysten, Einblutungen, Nekrosen
- Liposarkom
  - je geringer der Differenzierungsgrad, desto geringer der Fettgehalt
- Rhabdomyosarkom
- Synovialsarkom

TNM-Klassifikation Weichteile

- T1: ≤ 5 cm
- T1a: oberflächlich
- T1b: tief
- T2: > 5 cm
- T2a: oberflächlich
- T2b: tief
- N1: regionär
- M1: Fernmetastasen

Pigmentierte villonoduläre Synovitis

- proliferative Synovialerkrankung mit Befall von Gelenken, Schleimbeuteln und Sehnenscheiden
- 30-40 Jahre
- meistens Kniegelenk oder Hüftgelenk

- Schmerzen, Schwellungen, rezidivierende serosanguinöse Gelenkergüsse
- Röntgen
  - Gelenkspaltverschmälerung
  - multilobulierte Osteolysen im gelenknahen Bereich
- MR
  - synoviale Proliferate
  - inhomogenes bis niedriges Signal durch Suszeptibilitätseffekte des Hämosiderins in allen Wichtungen
  - diffuses Enhancement
  - ossäre Arrosionen
  - subchondrale Zysten
- DD
  - hämophile Arthropathie
  - Amyloidarthropathie
  - rheumatoide Arthritis im Stadium des Narbenpannus
    - ◊ alle ebenfalls hypointense Synovia, jedoch typische Anamnese und polyartikuläres Auftreten

MR Ganglien

- gallertige Raumforderungen, die ihren Ursprung von ligamentären, ossären oder tendinösen Strukturen nehmen und sich in der Nähe von Gelenken ausbreiten
- Os lunatum als häufigste Lokalisation intraossärer Ganglien
- oft im Handgelenksbereich
- T1 signalarm, T2 sehr signalreich; Septierungen

Bakerzyste

- ÄP: Ausstülpung der dorsalen Gelenkkapsel des Kniegelenks zwischen dem M. gastrocnemius und dem M. semimembranosus als Folge eines Kniebinnenschadens
- prallelastische Raumforderung in der Kniekehle mit Fluktuation und eventuell Schmerzen
- DD: Gefäßaneurysma
- KO: Kompressionseffekt, Ruptur, Leckage

Knocheninfektionen

Osteomyelitis

- akute Osteomyelitis
  - ÄP: Sepsis (endogene Form), Trauma (exogene Form); Staphylococcus aureus, Pseudomonas aeruginosa
  - lange Röhrenknochen, Wirbelsäule
  - Schmerzen, Funktionseinschränkung, Allgemeinsymptome

- Frühstadium
  - Röntgen: verschwundene Fettlinien, keine Knochenalteration
  - Sono: Weichteilschwellung und Abdrängung der Fettlinien
  - Szintigraphie: Perfusionsphase stark positiv
- Spätstadium
  - Röntgen: zirkumskripte Osteopenie, mottenfraßähnliche Destruktion, periostale Reaktion
- MR: T1 hypointens im Vergleich zum Fettmark, T2 hyperintens, Enhancement
- DD: Ewingsarkom
- KO: Knochennekrosen, Sequesterbildung, Periostitis, Subperiostalabszess, Weichteilphlegmone, Rezidiv, Multifokalität, Epiphyseolyse, Wachstumsstörung

- **Brodie-Abszess**
  - subakute Osteomyelitis bei guter Abwehrlage
  - Kniegelenksnähe
  - wenig Beschwerden
  - Röntgen: scharf begrenzte Osteolyse mit Sklerosesaum
  - Szintigraphie: positiv
  - MR
    - T2 Abszess hyperintens, Sklerosesaum hypointens
    - oft kanalartige Konfiguration
  - DD: Osteoidosteom (rundliche Konfiguration)
- **plasmazelluläre Osteomyelitis**
  - wenig Beschwerden
  - Röntgen
    - viel Sklerose um polygonale Aufhellungen
    - selten Sequester
- **sklerosierende Osteomyelitis**
  - oft Mandibula betroffen
  - Röntgen: Sklerosierung und Auftreibung des betroffenen Knochenabschnitts ohne Destruktion und Sequestration
- **chronische Osteomyelitis**
  - ÄP: posttraumatisch, nach akuter hämatogener Osteomyelitis, postoperativ
  - Röntgen
    - buntes Bild aus Kortikalisverdickung, Sklerosierung und Osteolysen
    - Sequester
    - Fisteln
  - Szintigraphie: Perfusionsphase meistens negativ
- **tuberkulöse Osteomyelitis**
  - ÄP: Tuberkulose
  - vor allem untere Brust- und obere Lendenwirbelsäule betroffen

  - Gibbusbildung, Querschnittslähmung, Senkungsabszesse
  - an den Phalangen Jugendlicher Spina ventosa mit spindelförmiger Auftreibung

Spondylitis

- Verlust der Grenze zwischen Wirbelkörper und Bandscheibe
- paraspinale Ausdehnung möglich
- MR: T1 hypointens, T2 hyperintens, inhomogenes Enhancement
- KO: Abszess

Spondylodiszitis

- ÄP: infektiös, tuberkulös
- Verlauf bei infektiöser Spondylodiszitis im Vergleich zur tuberkulösen Spondylodiszitis
  - schneller
  - monosegmental
  - hohe Entzündungsparameter
  - frühe Bandscheibenbeteiligung
- Frühzeichen
  - Röntgen/CT
    - höhengeminderter Intervertebralraum
    - erst Erosion, dann Destruktion der angrenzenden Deck- und Bodenplatte
    - paravertebrale Abszesse
  - MR
    - T1 Bandscheibe, Deck- und Bodenplatte hypointens
    - T2 Bandscheibe, Deck- und Bodenplatte hyperintens
    - Enhancement
  - DD: erosive Osteochondrose, frische osteoporotische Fraktur, neoplastische Knochenmarksinfiltration
  - Aktivitätsbeurteilung durch Szintigraphie
- Spätzeichen
  - Röntgen/CT
    - Sklerosierung
    - Osteophyten
    - Blockwirbel
    - Kavernen
    - Gibbus
  - MR: T1 hyperintenser Markraum durch fettige Regeneration
  - DD: erosive Osteochondrose

Befunde bei Grunderkrankungen

Kollagenosen

- **Lupus erythematodes**
  - ÄP: Autoimmunerkrankung
  - harmlose diskoide Form (DLE), bedrohliche systemische Form (SLE)
  - überwiegend Frauen jüngeren Alters
  - Schmetterlingserythem, uncharakteristische disseminierte Rumpfexantheme, Raynaudsymptomatik
  - Arthralgien, Myalgien, Lymphknotenschwellungen
  - Pleuritis, Perikarditis, Serositis
  - Lupusnephritis bestimmt Prognose
  - Röntgen
    - Handskelettosteoporose, Fußskelettosteoporose
    - kleine subartikuläre Zysten am Handskelett
- **Systemsklerose**
  - Sklerodermie
  - Formen
    - Akrosklerodermie: Raynaudsymptomatik, Fingerschwellung, Madonnenfinger, Mikrostomie
    - diffuse Sklerodermie: stammlokalisierte Ödeme, nachfolgende Sklerosen, frühzeitiger Organbefall (Ösophagus, Lunge)
    - kutane Sklerodermie: Calcinosis, Raynaud phenomenon, Esophageal dysmotility, Sclerodactyly, Teleangiectasia, Arthritis (CRESTA-Syndrom)
  - überwiegend Frauen mittleren Alters
  - Röntgen
    - Handskelettosteoporose
    - Handwurzelzysten
    - reaktionsloser Akrenschwund
    - interstitielle Kalzinose
- **Dermatomyositis**
  - überwiegend Frauen jeden Alters
  - fliederfarbene Erytheme, poikilodermatisches Bild, Myositis, Glomerulonephritis
  - Röntgen
    - gelenknahe Handskelettosteoporose
    - interstitielle Kalzinose
- **Mischkonnektivitis**
  - Sharp-Syndrom
  - überlappende Symptome der verschiedenen Kollagenosen

- bei typischem Krankheitsbild Nachweis von Anti-nRNP-Antikörpern in hoher Konzentration
- Röntgen
  - Mischbild der Kollagenosen

Sarkoidose

- **Ostitis multiplex cystoides Jüngling**
- **Hand als häufigste Lokalisation der Skelettsarkoidose**
- **Röntgen**
  - fleckförmige Sklerosen, Osteolysen
  - polyzystische Veränderungen an der Hand
  - oft Periostverknöcherungen, Weichteilschwellungen
- **Szintigraphie: multilokuläre Anreicherungen**

Diabetes mellitus

- **Manifestationsformen am Skelett**
  - neurogene Osteoarthropathie
  - progrediente Demineralisation
  - Skelettdeformitäten
  - Überlastungsfrakturen

Pankreatikopathien

- **Röntgen**
  - kleine Osteolysen mit begleitenden Periostverknöcherungen wie bei Osteomyelitis
  - Knocheninfarkte, Osteonekrosen

Varikosis

- **ÄP: venöse Abflussbehinderung, auch der Venen des Periosts, führt zu periostaler Knochenneubildung**
- **Röntgen: solide oder zwiebelschalenartige Periostverknöcherungen an der Tibia oder Fibula**

Hämoglobinopathien

- **Sichelzellanämie**
  - Röntgen: strähnige Osteopenie, H-Wirbel
- **Thalassämie**
  - Röntgen: strähnige Osteopenie, Bürstenschädel

Diffuse idiopathische skelettale Hyperostose (DISH) (Morbus Forestier)

- **steigende Prävalenz bei älteren Menschen**
- **Nackenschmerzen, Rückenschmerzen, Bewegungseinschränkung**

- **Röntgen/CT**
  - Verkalkungen oder Verknöcherungen am ventralen oder lateralen Rand von mindestens vier benachbarten Wirbelkörpern
  - normale Intervertebralräume, keine Osteochondrosezeichen
  - keine Ankylose der Intervertebralgelenke, keine Ankylose der Iliosakralgelenke
- **MR:** Knochenmark in den Neoossifikationen

Kinderradiologie: Knochen, Gelenke

Geburtstraumatische Schäden

- **Weichteile**
  - Zephalhämatom
  - subgaleales Hämatom
  - Caput succedaneum
  - Sternokleidomastoideushämatom
- **Nervensystem**
  - obere Plexusparese Erb-Duchenne
  - untere Plexusparese Klumpke
  - periphere Fazialisparese
  - hypoxisch-ischämische Enzephalopathie
  - subdurales Hämatom
  - Schädelfraktur
  - Hirnkontusion
- **Skelett**
  - Klavikulafraktur
  - Epiphyseolyse
- **Organe**
  - Leberruptur
  - Milzruptur
  - Nebennierenrindenblutungen

Abklärung der Knochenreife

- **linke Hand dv**
- **bei Frühgeborenen linkes Knie lateral**
- **Beurteilungskriterien**
  - Grad des Verschlusses der Epiphysenfugen der Röhrenknochen
  - Zahl, Form und Größe der Knochenkerne
  - Bestimmung des Knochenalters durch Vergleich mit dem Normalkollektiv
- **Ossifikationszeitpunkte**
  - Os capitatum 3 Monate
  - Os hamatum 3 Monate

  - Os triquetrum 3 Jahre
  - Os lunatum 4 Jahre
  - Os trapezium 5 Jahre
  - Os scaphoideum 6 Jahre
  - Os trapezoideum 6 Jahre
  - Os pisiforme 10 Jahre

Abklärung von Skelettdysplasien

- Wirbelsäule seitlich
- Becken ap
- Hand dv
- evtl. obere/untere Extremität ap

Achondroplasie

- ÄP: autosomal-dominanter Erbgang
- Störung der enchondralen Ossifikation
- häufigste Skelettdysplasie
- dysproportionierter Minderwuchs
- großer Hirnschädel, eingesunkene Nasenwurzel, kurze Extremitäten, plumpe Hände, verstärkte Lumballordose, normale Intelligenz
- Röntgen
  - enger Spinalkanal
  - kleine rechteckige Wirbelkörper
  - verbreiterte Röhrenknochen

Dysostosis cleidocranialis

- ÄP: autosomal-dominanter Erbgang
- fehlende oder hypoplastisch angelegte Schlüsselbeine, vergrößerte und verspätet geschlossene Fontanellen
- vorgewölbte Stirn, verspäteter Zahndurchbruch, offene Symphyse, enges Becken
- Röntgen: Ossifikationsstörungen an Schlüsselbeinen, Fontanellen, Wirbelsäule und Becken

Marfan-Syndrom

- ÄP: autosomal-dominanter Erbgang
- Hochwuchs, Arachnodaktylie, Trichterbrust, Kyphoskoliose, Linsenluxation, Aortenklappeninsuffizienz, Aortenaneurysmen

Ehlers-Danlos-Syndrom

- ÄP: Kollagenreifungsstörung mit unterschiedlicher Heredität
- Hyperlaxität, Hautverletzbarkeit, Gelenkhypermobilität, Gelenkinstabilität, Luxationen, Skoliose

Osteogenesis imperfecta

- ÄP: verschiedene Störungen der Kollagensynthese und periostalen Knochenformation
- Haupttypen
  - Typ I: autosomal-dominanter Erbgang, mild
  - Typ II: autosomal-rezessiver Erbgang, letal
  - Typ III: autosomal-rezessiver Erbgang, deformierend
  - Typ IV: autosomal-dominanter Erbgang, moderat
- weitere Typen meistens mit rezessivem Erbgang
- blaue Skleren, Minderwuchs, Knochenbrüchigkeit, Bandlaxität, Dentinveränderungen, otosklerotische Schwerhörigkeit
- Röntgen
  - deforme Röhrenknochen
  - bikonkave Wirbelkörper
  - kleeblattförmiges Becken
  - multiforme Knochenzysten
  - fehlende Kortikalis
  - multiple Frakturen

Vitamin D-resistente hypophosphatämische Rachitis

- ÄP: X-chromosomal-dominanter Erbgang
- Mädchen meistens deutlich geringer erkrankt als Jungen
- Hypophosphatämie, keine Hyperaminoazidurie, Normokalzämie
- Kleinwuchs, O-Beine, Spontanfrakturen

Chondrodystrophia calcificans

- ÄP: X-chromosomal-dominanter Erbgang
- asymmetrische Verkürzung der langen Röhrenknochen
- mäßiggradiger Minderwuchs, asymmetrische Katarakte, zirkumskripte Alopezie, asymmetrische Ichthyosen

Meckel-Syndrom

- ÄP: autosomal-rezessiver Erbgang
- okzipitale Enzephalozele, Mikrozephalie, Lippen-Kiefer-Gaumen-Spalte, Polydaktylie, polyzystische Nieren

Mukopolysaccharidosen

- ÄP: meistens autosomal-rezessiver Erbgang, Störungen im Abbau der Glykosaminoglykane durch Enzymdefekte
- Gesichtsdysmorphie, Wachstumsstörungen, Gelenkkontrakturen, Hernien, Hepatosplenomegalie, Hornhauttrübung, Retardierung
- am wichtigsten Dysostosis multiplex (Mukopolysaccharidose Typ I, Morbus Pfaundler-Hurler)

- Röntgen
  - generalisierte Osteoporose
  - thorakolumbaler Gibbus
  - verkürzte und plump konfigurierte Röhrenknochen
  - oval oder hakenförmig konfigurierte Wirbelkörper
  - ruderblattförmige Rippen
  - abnorme Beckenform

Hämophilie A

- ÄP: X-chromosomal-rezessiver Erbgang
- Mangel an Faktor VIII
- Blutungen in Haut, Muskeln, Gelenke und Schleimhäute nach Bagatelltraumen
- Röntgen: chronisch deformierende Gelenkerkrankung mit sehr ausgeprägten Knochendestruktionen
- MR
  - Gelenkdestruktion mit Arthritisbild
  - Suszeptibilitätsartefakte durch Blutabbauprodukte

Down-Syndrom

- ÄP: zusätzliches Chromosom 21; freie Trisomie (95 %), Translokationstrisomie (2,5 %) oder Mosaiktrisomie (2,5 %)
- kraniofaziale Dysmorphien
  - Brachyzephalus
  - Epikanthus
  - lateral ansteigende Lidachsen
  - flache breite Nasenwurzel
  - offener Mund
  - gefurchte Zunge
  - Makroglossie
  - Hypertelorismus
- Extremitäten
  - Brachydaktylie
  - kurze breite Hände
  - Sandalenlücke
- weitere Merkmale
  - geistige Behinderung
  - muskuläre Hypotonie
  - verzögerte Reflexe
  - erhöhte Infektanfälligkeit
  - Gelenkhyperflexibilität

  - Hüftdysplasie
  - Herzfehler
  - Leukämie

Prader-Willi-Syndrom

- ÄP: Mikrodeletionssyndrom
- Kleinwuchs, Muskelhypotonie, Hyperphagie, Adipositas, Hypogenitalismus, Minderbegabung

Pes equinovarus

- angeborener Klumpfuß
- Spitzfuß, tiefstehende Ferse, Varus- und Hohlfußstellung, mediale Längswölbung, Vorfußadduktion
- Jungen doppelt so häufig wie Mädchen
- in der Hälfte bilateral

Osteopetrose (Marmorknochenkrankheit, Morbus Albers-Schönberg)

- Formen
  - frühmanifeste Form
    - hochgradige Anämie, erhebliche Hepatosplenomegalie, septische Infektionen
    - Röntgen: generalisierte Verdichtung und Verdickung des gesamten Skeletts (außer Unterkiefer), Markräume nicht mehr abgrenzbar, Knochen in Knochen-Bildungen
  - spätmanifeste Form
    - oft keine Krankheitszeichen
    - Röntgen: weniger ausgeprägte und mit Latenz auftretende Veränderungen
- KO: Frakturen, Koxarthrose, Skoliose

Diaphysäre Dysplasie Camurati-Engelmann

- ÄP: autosomal-dominanter Erbgang
- Kleinkinder
- Vergesellschaftung mit Muskeldystrophie
- Röntgen: symmetrische spindelförmige Kortikalisverbreiterung der langen Röhrenknochen
- DD: endostale Hyperostose van Buchem (autosomal-rezessiv), endostale Hyperostose Worth (autosomal-dominant)

Morbus Gaucher

- zunächst Hepatosplenomegalie, Gedeihstörungen
- dann Opisthotonus, Schluckstörungen
- früher Tod
- Röntgen: Erlenmeyerkolbendeformität der Röhrenknochen

Lipoatrophischer Diabetes mellitus

- Fehlen von Fettgewebe
- Diabetes mellitus, Hirsutismus, Totenkopf-Facies, Gigantismus, Acanthosis nigricans
- Röntgen
  - kongenitale Form: vorzeitiger Epiphysenfugenschluss, epimetaphysäre Sklerosen
  - akquirierte Form: Knochendichteerhöhung, Kompaktaverdichtung

Madelung-Deformität

- speichen- und hohlhandwärts gerichtete Abweichung der Hand (Bajonettstellung) durch erbliche Wachstumsstörung der distalen Radiusepiphyse

Radioulnäre Synostose

- angeborene Verknöcherung zwischen Radius und Ulna, meistens im proximalen Drittel des Unterarms

Rachitis

- ÄP: mangelhafte Mineralisation des Osteoids im wachsenden Knochen
- Formen
  - kalzipenische Rachitis
  - phosphopenische Rachitis
  - kongenitale Hypophosphatasie
- Wachstumszonen der Metaphysen besonders betroffen
- Hypokalzämiesymptome, Skelettveränderungen, Myopathie
- Kraniotabes, Glockenthorax mit Harrison-Furche und Rosenkranz, Sitzkyphose
- Knochenverbiegungen, Kartenherzbecken
- Nervenübererregbarkeit
- Röntgen
  - rachitischer Rosenkranz
  - verbreiterte Epiphysenfuge
  - konkave Becherung der distalen Metaphysen
  - Skelettdeformierung
  - Grünholzfrakturen
- DD: Battered child-Syndrom

Fraktursonderformen im Kindesalter

- epimetaphysäre Verletzungen
  - Verletzungen der Epiphysenfugen typisch für Wachstumsalter
  - Epiphysenfugen in bis zu 20 % aller Frakturen mitbeteiligt

  - Klassifikation
    - Salter-Harris I/Aitken 0: Epiphyseolyse; Stratum germinativum nicht verletzt, keine Wachstumsstörung
    - Salter-Harris II/Aitken I: Epiphyseolyse und Metaphysenfraktur; Stratum germinativum nicht verletzt, keine Wachstumsstörung
    - Salter-Harris III/Aitken II: Epiphyseolyse und Epiphysenfraktur; Stratum germinativum verletzt, Wachstumsstörung möglich
    - Salter-Harris IV/Aitken III: Epiphyseolyse, Metaphysenfraktur und Epiphysenfraktur; Stratum germinativum verletzt, Wachstumsstörung möglich
    - Salter-Harris V/Aitken IV: Epiphysenkompression; Stratum germinativum verletzt, Wachstumsstillstand
- **Wulstfraktur**
  - Kompressionstrauma in der Längsachse
  - Metaphyse
  - Vorwölbung des Periosts und der Kortikalis, Verdichtung der Spongiosa
- **Grünholzfraktur**
  - Metaphyse, Diaphyse
  - Fraktur der Kortikalis auf der Spannungsseite (Konvexität), Verbiegung auf der Kompressionsseite (Konkavität)
- **Biegungsfraktur**
  - nur Verbiegung des Röhrenknochens
- **Kindesmisshandlung (Battered child-Syndrom)**
  - unerklärbare Verhaltensstörungen, psychomotorische Entwicklungsverzögerungen
  - multiple Hämatome an ungewöhnlichen Körperpartien
  - Brandverletzungen, Bissspuren, Haarausrisse
  - radiographisch Frakturen von unterschiedlichem Alter
  - unglaubwürdige Verletzungsursachen, verharmlosende Erklärungen
  - Röntgen
    - metaphysäre Absprengungen
    - Schädelfraktur
    - Nahtsprengung
    - Subduralblutung
    - kortikale Hyperostose im Bereich der Diaphysen langer Röhrenknochen
    - Mandibulafrakturen
    - Klavikulafrakturen
    - Skapulafrakturen
    - posteriore Rippenfrakturen

- Szintigraphie
  - Frakturen im Akutstadium (nach 1 Tag) in allen Phasen positiv
  - Frakturen im Subakutstadium (4-12 Wochen) in der Skelettphase positiv
  - Frakturen im Heilungsstadium (> 6 Monate) in allen Phasen negativ
- weitere Verletzungen mit hoher Spezifität
  - subdurale Hämatome
  - Darmwandhämatom
  - Hohlorganperforation
  - verletzte Oberbauchorgane

Morbus Perthes

- **4-8 Jahre, Jungen deutlich häufiger als Mädchen**
- **gelegentlich bilaterales, jedoch nicht simultanes Auftreten**
- **Hinken, Bewegungseinschränkung, Schmerzen, Beinlängendifferenz**
- **Einschränkung der Abduktion und Innenrotation im Hüftgelenk**
- **Stadien nach Waldenström**
  - Initialstadium
  - Kondensationsstadium
  - Fragmentationsstadium
  - Reparationsstadium
  - Ausheilungsstadium
- **Klassifikation entsprechend der lateralen Epiphysenhöhe nach Herring**
  - A: laterale Epiphysensäule nicht höhengemindert
  - B: laterale Epiphysensäule < 50 % höhengemindert
  - C: laterale Epiphysensäule > 50 % höhengemindert
- **Frühdiagnose**
  - MR: T1 Signalverlust im Femurkopf
  - Szintigraphie: Aktivitätsausfall im Femurkopf in allen Phasen
- **Röntgen**
  - Frühzeichen
    - Weichteilschwellung
    - Lateralisation, Fragmentation, Sklerosierung und Abflachung des Femurkopfs
    - Gelenkerguss
  - Spätzeichen
    - Deformierung des Femurkopfs
    - Verkürzung des Femurhalses
    - Coxa vara
    - Gelenkspaltverschmälerung
    - Subluxation

- Sono
  - Hüftkopfveränderungen
  - Synovialitis
  - Ergussbildung
- **Ausheilungsergebnisse**
  - I: normales Gelenk
  - II: sphärischer Femurkopf, fakultativ Coxa magna, abnormes Azetabulum, Schenkelhalsverkürzung
  - III: nichtsphärischer Femurkopf, fakultativ Coxa magna, abnormes Azetabulum, Schenkelhalsverkürzung
  - IV: Coxa plana mit abnormem Azetabulum
  - V: Coxa plana mit normalem Azetabulum
- **DD: Coxitis fugax, Epiphyseolysis capitis femoris, juvenile idiopathische Arthritis, perthesähnliche Erkrankungen**

Perthesähnliche Erkrankungen

- **Dysplasia epiphysealis capitis femoris (Meyer-Dysplasie)**
  - frühes Kindesalter
  - bilaterale, symmetrische, unregelmäßige Ossifikationen der Femurköpfe
  - fehlende klinische Symptomatik, radiologisch vollständige Befundnormalisierung
- **unbehandelte Hypothyreose**

Coxitis fugax

- **ÄP: Infekt in der Anamnese**
- **3-10 Jahre**
- **ausstrahlende Schmerzen, Schonhaltung, humpelndes Gangbild, Bewegungseinschränkung**
- **kein Fieber, allenfalls subfebrile Temperaturen**
- **normale Laborwerte, allenfalls geringe BSG-Beschleunigung**
- **Sono: Ergussnachweis**
- **Röntgen: Normalbefund**

Juvenile idiopathische Arthritis

- **Formen**
  - systemische Arthritis (Still-Syndrom)
    - ◊ Fieberschübe, Rash, Arthritis
    - ◊ blassrotes Exanthem
    - ◊ Lymphadenopathie, Hepatosplenomegalie, Serositis
  - seronegative Polyarthritis
    - ◊ kindliche und häufigere Verlaufsform
    - ◊ mögliche Ausheilung

- seropositive Polyarthritis
  - adoleszente und seltenere Verlaufsform
  - rasches Fortschreiten
- Oligoarthritis Typ I
  - Kleinmädchenform
  - Iridozyklitistyp
- Oligoarthritis Typ II
  - Großjungenform
  - Sakroiliitistyp
  - Insertionstendopathien
  - Kreuzschmerzen
  - Fersenschmerzen
  - HLA-B27
- psoriatische Arthritis
  - Arthritis
  - Psoriasis
  - Daktylitis
  - Nagelabnormitäten
- enthesitisassoziierte Arthritis
  - Arthritis
  - Enthesitis

- **Manifestation einer entzündlichen Systemerkrankung am Gelenk**
- **Synovitis großer und kleiner Gelenke**
- **Schwellung, Schmerzen, Rötung, Überwärmung, Bewegungseinschränkung**
- **Ankylose**
- **Befall der Halswirbelsäule in 65 % (fünfte Extremität des juvenilen Rheumatikers)**
- **Sono**
  - Gelenkerguss
  - Synovialishypertrophie
- **Röntgen**
  - Frühstadium
    - periartikuläre Weichteilschwellung
    - gelenknahe Osteopenie
    - ossäre Hypertrophie
    - ausgeprägte Periostreaktion
  - Spätstadium
    - Erosionen
    - Synostosen
    - Ankylosen
    - Subluxationen

9. Gehirn, Rückenmark

Anatomie

Gehirn

- Medulla oblongata
- Pons
- Mesenzephalon
  - Crura cerebri
  - Tegmentum mesencephali
  - Tectum mesencephali
    - Colliculus superior
    - Colliculus inferior
- Dienzephalon
  - Thalamus
  - Hypothalamus
    - Corpus mamillare
    - Tuber cinereum
    - Infundibulum
    - Neurohypophysis
    - Chiasma opticum
    - Tractus opticus
  - Epithalamus
    - Corpus pineale
    - Habenula
    - Nuclei praetectales
    - Commissura posterior
  - Subthalamus
    - Globus pallidus
    - Nucleus subthalamicus
- Telenzephalon
  - Lobus frontalis
  - Lobus parietalis
  - Lobus temporalis
  - Lobus occipitalis
- Zerebellum
  - Hemispheria cerebelli
  - Vermis cerebelli

Wesentliche Kerngebiete

- **Mesenzephalon**
  - Substantia nigra
    - Pars compacta
    - Pars reticularis
- **Dienzephalon**
  - Thalamus
  - Nucleus subthalamicus
  - Pallidum
- **Telenzephalon**
  - Striatum
    - Nucleus caudatus
    - Putamen

Capsula interna

- **Crus anterius**
  - Aa. centrales anteromediales und A. striata medialis distalis Heubner (aus A. cerebri anterior)
- **Genu**
  - Aa. centrales anterolaterales (aus A. cerebri media)
- **Crus posterius**
  - Rr. capsulae internae (aus A. chorioidea anterior)
  - kortikospinale Fasern der Pyramidenbahn in somatotopischer Ordnung
    - vorne: obere Extremität
    - Mitte: Rumpf
    - hinten: untere Extremität

Inselschnitt

- **topographische Anatomie im axialen Inselschnitt von innen nach außen**
  - Thalamus
  - Capsula interna
  - mediales Pallidum
  - Lamina medullaris medialis palladi
  - laterales Pallidum
  - Lamina medullaris lateralis palladi
  - Putamen
  - Capsula externa
  - Claustrum
  - Capsula extrema
  - Inselrinde
- **Nucleus lentiformis bestehend aus Pallidum und Putamen**

MR Signalveränderungen im Gehirn durch Substanzablagerungen

Substanz	T1	T2
Fett, Cholesterol	↑	↔
Eisen	↑	↓
Kupfer	↑	↓
Melanin	↑	↓
Turbulenzfluss	↓	↓
Knochen, Kalk	↓ (manchmal ↑)	↓

Sinus

- **Sinus sagittalis superior**
  - an der Oberkante der Falx cerebri
- **Sinus sagittalis inferior**
  - an der Innenkante der Falx cerebri
- **Sinus rectus**
  - am Zusammentreffen von Falx cerebri und Tentorium cerebelli
- **Sinus occipitalis**
  - in der Falx cerebelli
- **Sinus transversus**
  - an der Hinterkante des Tentorium cerebelli
- **Sinus sigmoideus**
  - zwischen Sinus transversus und Foramen jugulare
- **Sinus cavernosus**
  - neben der Hypophyse
- **Sinus petrosus superior et inferior**
  - zwischen Sinus cavernosus und Sinus sigmoideus am Felsenbein

Zisternen

- Cisterna magna
- Cisterna chiasmatica
- Cisterna interpeduncularis
- Cisterna ambiens
- Cisterna fossae lateralis cerebri

Segmente A. carotis interna

- C1: zervikales Segment
- C2: petröses Segment
- C3: Foramen lacerum-Segment

- C4: kavernöses Segment
- C5: Klinoid-Segment
- C6: ophthalmisches Segment
- C7: terminales Segment

Segmente A. cerebri media

- M1: Pars sphenoidalis
- M2: Pars insularis
- M3: Pars opercularis
- M4: Pars terminalis

Segmente A. vertebralis

- V1: Pars praevertebralis
- V2: Pars transversaria
- V3: Pars atlantica
- V4: Pars intracranialis

Abgänge A. vertebralis

- A. spinalis anterior
- A. cerebelli inferior posterior
- A. basilaris
  - A. cerebelli inferior anterior mit A. labyrinthi
  - Aa. pontis
  - A. cerebelli superior

Circulus arteriosus cerebri

A. cerebri anterior	→	A. communicans anterior	←	A. cerebri anterior
↑				↑
A. carotis interna				A. carotis interna
↓				↓
A. cerebri media				A. cerebri media
↓				↓
A. communicans posterior				A. communicans posterior
↑				↑
A. cerebri posterior	←	A. basilaris	→	A. cerebri posterior

Abgänge A. carotis externa

- A. thyreoidea superior
- A. lingualis
- A. facialis
- A. pharyngea ascendens

- **A. occipitalis**
- **A. auricularis posterior**
- **A. temporalis superficialis**
- **A. maxillaris**
  - A. meningea media

Lage der Nervenbahnen im Rückenmarksquerschnitt

- **Vorderstrang**
  - Pyramidenvorderstrangbahn: Willkürmotorik
  - Tractus spinothalamicus anterior: protopathische Sensibilität
  - extrapyramidalmotorische Bahnen: Nicht-Willkürmotorik
- **Seitenstrang**
  - Pyramidenseitenstrangbahn: Willkürmotorik
  - Tractus spinothalamicus lateralis: protopathische Sensibilität
  - Kleinhirnseitenstrangbahnen: Kleinhirninformationen
  - extrapyramidalmotorische Bahnen: Nicht-Willkürmotorik
- **Hinterstrang**
  - Hinterstrangbahnen: epikritische Sensibilität
    - Fasciculus gracilis Goll: medial
    - Fasciculus cuneatus Burdach: lateral

Arterien Rückenmark

- **A. spinalis anterior (unpaar), A. spinalis posterior (paarig)**
- **Zuflüsse**
  - A. vertebralis
  - Aa. intercostales posteriores
  - Aa. lumbales

Nervensystem

- **zentral**
  - Gehirn (ohne Hirnnervenkerne)
  - Rückenmark (ohne Vorderhornganglienzellen)
- **peripher**
  - Hirnnervenkerne
  - Vorderhornganglienzellen
  - Wurzel
  - Plexus
  - peripherer Nerv
  - Endplatte
  - Muskel

Normalbefund Hirnnerven

- I: aromatische Stoffe werden beidseits wahrgenommen, differenziert und benannt
- II: Visus nicht herabgesetzt, Sehnervenpapillen beidseits scharf begrenzt, Gesichtsfeld perimetrisch intakt
- III, IV, VI: seitengleiche Lidspalten, normale Bulbusstellung, regelrechte Bulbusmotorik, isokore Pupillen, prompte Lichtreaktion, prompte Konvergenzreaktion
- V: ungestörte Gesichtssensibilität, lebhafter Kornealreflex, kräftige Kaumuskulatur, lebhafter Masseterreflex
- VII: Gesichtsmuskulatur mimisch und willkürlich intakt
- VIII: Gehör normal
- IX, X: seitengleiches Gaumensegel, mittelständige Uvula, positiver Würgreflex
- XI: Mm. trapezius et sternocleidomastoideus beidseits intakt
- XII: Zunge wird gerade herausgestreckt

Plexusbildung

- Plexus cervicalis
  - Segmente: C1-C4
  - Lage: vor den Ursprüngen des M. scalenus medius und des M. levator scapulae
  - Versorgungsgebiet: Kopf, Hals, Zwerchfell, Schulter
- Plexus brachialis
  - Segmente: C5-Th1
  - Lage: oberhalb des Schlüsselbeins bis Achselhöhle
  - Versorgungsgebiet: Schulter, Arme, Brust, Rücken
- Plexus lumbalis
  - Segmente: L1-L4
  - Lage: am Ursprung des M. psoas maior
  - Versorgungsgebiet: Hüfte, Genitalien, Oberschenkel, Unterschenkel
- Plexus sacralis
  - Segmente: L4-S3
  - Lage: innen auf dem M. piriformis
  - Versorgungsgebiet: Gesäß, Oberschenkel, Unterschenkel, Fuß
- Plexus coccygis
  - Segmente: S4-S5 plus meistens ein Kokzygealsegment
  - Lage: im kleinen Becken vor dem Os coccygis
  - Versorgungsgebiet: Haut von Steißbein und Anus

Normalbefund Reflexe

- Bizepssehnenreflex: C5-C6
- Radiusperiostreflex: C5-C6
- Trizepssehnenreflex: C6-C7
- Trömnerreflex: C7-C8
- Bauchhautreflexe: Th6-Th12
- Kremasterreflex: L1-L2
- Adduktorenreflex: L2-L4
- Patellarsehnenreflex: L3-L4
- Tibialisposteriorreflex: L5
- Achillessehnenreflex: S1-S2
- Bulbokavernosusreflex: S3-S4
- Analreflex: S3-S5

Normalbefund Liquor

- Druck: 5-18 cm H_2O
- Farbe: wasserklar
- Zellzahl: < 5 Zellen/µl
- Differentialzellbild: etwa 2/3 Lymphozyten, etwa 1/3 Monozyten
- Eiweiß: Pandy negativ, 0,2-0,5 g/l
- Glukose: 2,2-3,9 mmol/l
- Laktat: 1-2 mmol/l

Zentrale und periphere Lähmungen

Charakteristika	Zentrale Lähmung	Periphere Lähmung
Eigenreflex	↑	↓
Fremdreflex	↓	↓
Babinskireflex	+	-
Atrophien	-	+
Muskeltonus	↑	↓

Radikuläre Syndrome

Syndrom	Parese	Reflexverlust	Dermatom
C5	Mm. deltoideus et biceps	BSR	Schulter und Oberarm lateral
C6	Mm. biceps et brachioradialis	BSR	Oberhalb des Ellenbogens lateral, Unterarm radial, Daumen und Zeigefinger radial
C7	Mm. triceps, pronator teres et pectoralis maior	TSR	Unterarm dorsal, mittlere drei Finger
C8	Kleine Handmuskeln	Trömner, TSR	Unterarm dorsal, Ring- und Kleinfinger
L3	Mm. quadriceps femoris et iliopsoas	PSR	Vom Trochanter maior über den Oberschenkel nach medial bis zum Knie
L4	Mm. quadriceps femoris et tibialis anterior	PSR	Über die Hüfte und den lateralen Oberschenkel auf den medialen Knöchel zu
L5	Mm. extensor hallucis longus et extensor digitorum brevis	TPR	Vom Oberschenkel zum Kniegelenk lateral, entlang der Schienbeinkante über die Dorsalseite des Fußes bis zur Großzehe und folgenden Zehe
S1	Mm. peronei, triceps surae et gluteus maximus	ASR	Hinterseite von Ober- und Unterschenkel zum äußeren Knöchel und Fußrand, Kleinzehenbereich und Fußsohle lateral

Segmentale Hautinnervation

- Klavikula: C4
- lateraler Oberarm: C5
- lateraler Unterarm und Daumen: C6
- 2. bis 4. Finger: C7
- 5. Finger und medialer Unterarm: C8
- Unterarm und medialer Oberarm: T1
- Brustwarze: T5
- Nabel: T10
- Leiste: L1
- obere Hälfte der Oberschenkelvorderseite: L2
- untere Hälfte der Oberschenkelvorderseite: L3

- **Tibialseite des Unterschenkels: L4**
- **Fibularseite des Unterschenkels und 1. bis 2. Zehe: L5**
- **3. bis 5. Zehe und dorsolateraler Unterschenkel: S1**

Gehirn

Vaskuläre Syndrome

- **A. chorioidea anterior**
  - sensomotorische Hemisymptomatik
- **A. cerebri anterior**
  - beinbetonte Hemiparese, Harninkontinenz
- **A. cerebri media**
  - brachiofaziale Hemiparese, hemisensible Defizite, Blickparesen, Ataxie
- **A. cerebri posterior**
  - kontralaterale Hemihypästhesie, Hemianopsie
- **A. basilaris**
  - nukleäre Okulomotoriusparese, vertikale Blicklähmung, Ataxie, Hypersomnie
- **A. cerebelli superior**
  - Hemiataxie, Dysarthrie, Schwindel, Übelkeit
- **A. cerebelli inferior anterior**
  - Tinnitus, Dysarthrie, Schwindel
- **A. cerebelli inferior posterior**
  - Wallenberg-Syndrom

Schlaganfall

- **80 % Ischämie**
  - Gefäßverschluss
  - Embolie
- **15 % Blutung**
  - Hypertonie
  - Aneurysma
  - Gefäßmalformation
  - Tumor
  - Infarkt
  - Amyloidangiopathie
  - Koagulopathie
- **5 % Subarachnoidalblutung**
  - Aneurysma
  - Gefäßmalformation

Ätiologie des ischämischen Insults

- **mikroangiopathisch bedingter Infarkt**
  - lakunärer Infarkt
    - kleinere Läsionen in Stammganglien, Thalamus, Kapsel und Pons
  - subkortikale vaskuläre Enzephalopathie (Morbus Binswanger)
    - perivaskuläre Demyelinisierung und verstärkte Gliose durch langjährige Hypertonie
    - diffuse subkortikale Läsionen
    - flächenförmig konfluierende ventrikelnahe Läsionen
    - oft interne Hirnvolumenminderung
  - CADASIL (Cerebral autosomal dominant arteriopathy with subcortical infarcts and leukoencephalopathy)
    - ÄP: Gendefekt auf Chromosom 19q12 durch Mutation des Notch-3-Gens
    - nicht-arteriosklerotische und nicht-kongophile Angiopathie
    - häufigstes familiäres Schlaganfallsyndrom
    - kein Zusammenhang mit Hypertonie
    - Migräne, Depression, Schlaganfall, Demenz
    - symmetrische Beteiligung des anterioren Temporallappens
    - flächige Leukenzephalopathie, Mikroblutungen, lakunäre Defekte
- **hämodynamisch bedingter Infarkt**
  - Endstrominfarkt
    - Perfusionsminderung im Bereich der letzten Wiese
  - Grenzzoneninfarkt
    - Perfusionsminderung im Bereich von Wasserscheiden zwischen Gefäßterritorien
    - äußere (kortikale) Grenzzoneninfarkte: im frontalen Kortex (zwischen A. cerebri anterior und A. cerebri media), im okzipitalen Kortex (zwischen A. cerebri media und A. cerebri posterior), in der paramedianen weißen Substanz (zwischen A. cerebri anterior und A. cerebri media); embolisch-hämodynamisch; gutartiger Verlauf
    - innere (subkortikale) Grenzzoneninfarkte: typischerweise im Centrum semiovale, meistens zwischen Aa. lenticulostriatae und A. cerebri media; hämodynamisch; erhöhtes Schlaganfallrisiko
- **thromboembolisch bedingter Infarkt**
  - Territorialinfarkt
    - embolischer Verschluss bei arterioarterieller Emboliequelle
    - arteriosklerotische Obstruktion der hirnversorgenden Halsgefäße
    - aortale Emboliequelle, kardiale Emboliequelle
    - A. cerebri anterior, A. cerebri media, A. cerebri posterior, Aa. lenticulostriatae, AICA, PICA, SUCA

Mikroangiopathische Hirngewebsläsionen

Kriterium	White matter lesion	Lakune	Virchow-Robin-Raum
Ätiologie	Inkompletter Infarkt durch Perfusionsminderung	Kleiner und kompletter Infarkt durch totalen oder subtotalen Arteriolenverschluss, Lokalisation vor allem Stammganglien, Thalamus, Kapsel und Pons	Sind perivaskuläre Räume, umgeben die penetrierenden Gefäße, kommunizieren mit dem subpialen Raum, sind gefüllt mit interstitieller Flüssigkeit, Lokalisation vor allem Basalganglien, subkortikal, mesenzephal und Pons
MR T1	Hypointens	Hypointens	Hypointens
MR T2	Hyperintens	Hyperintens	Hyperintens
MR FLAIR	Hyperintens	Hypointens	Hypointens
MR T1 + KM	Kein Enhancement	Kein Enhancement	Kein Enhancement

Diagnostik des ischämischen Insults

- **akute Phase**
  - CT
    - Frühzeichen: verstrichene Rindenfurchen, dichtegeminderte Stammganglien, fehlende Mark-Rinden-Differenzierbarkeit, hyperdense Media, hyperdense Basilaris ab 2 h, Demarkation ab 6-12 h
    - Perfusions-CT: Minderdurchblutung
    - Verlaufszeichen: hämorrhagische Infarkttransformation in der 1.-8. Woche mit maskiertem Infarktareal (Fogging-Effekt)
  - CTA: Gefäßverschluss
  - MR
    - T2 unscharf begrenzt, hyperintens, schwach raumfordernd
    - früh intravaskuläres, ab 12 h meningeales Enhancement
    - diffusionsgewichtete Sequenzen (DWI): hohe Signalintensität durch geringe Diffusionsbewegung der Wasserprotonen im Infarktödem
    - ADC-Bild: geringe Signalintensität wenige Minuten bis 9 Tage nach Symptombeginn
    - perfusionsgewichtete Sequenzen (PWI): unmittelbar nach Gadoliniumgabe (First pass) deutliche Signalabsenkung des perfundierten Hirngewebes bei persistierend hoher Signalintensität in den nicht perfundierten Infarktarealen
    - irreversible Ischämie: Areale mit Veränderungen in PWI und in DWI

- reversible Ischämie: Areale mit Veränderungen in PWI, aber nicht in DWI (Penumbra)
- ischämisches Gewebe: erhöhte MTT, erhöhte TTP
  - MRA: Gefäßverschluss
  - MRS
    - irreversible Ischämie: Abfall von NAA
    - reversible Ischämie: Anstieg von Lac
- **subakute Phase**
  - MR
    - T2 scharf begrenzt, hyperintens, raumfordernd
    - ab 3. Tag fleckiges, ab 6. Tag kräftiges Enhancement
    - Enhancement des Infarkts vom 3. Tag bis zur 6. Woche durch gestörte Blut-Hirn-Schranke und/oder reaktive Luxusperfusion
- **chronische Phase**
  - MR
    - T2 sehr scharf begrenzt, liquorisointens, nicht raumfordernd
    - kein Enhancement
    - benachbarte Sulci und Ventrikel erweitert
- **DD**
  - CT: hyperdenses Gefäßzeichen bei hohen Hämatokritwerten in allen Hirnarterien, Fehlinterpretation als Infarktfrühzeichen möglich
  - MR
    - FLAIR physiologische linienförmige Signalanhebungen an den Vorderhörnern und Hinterhörnern durch normale subependymale Gliose oder erhöhten interstitiellen Wassergehalt, Fehlinterpretation als mikroangiopathische Veränderungen möglich
    - DWI Signalanhebungen auf Grund von T2-Durchschein-Effekten bei mikroangiopathischen Veränderungen, Fehlinterpretation als frische Infarkte möglich
    - Beachtung des ADC für die Differentialdiagnose
- **KO: hämorrhagische Transformation, ischämisches Hirnödem, symptomatische Epilepsie, Vigilanzminderung, Schluckstörung, Atemstörung**

Therapie des ischämischen Insults

- Penumbrakonzept
  - Infarktkern
    - CBF < 10 ml/100g/min
    - Funktionsausfall
  - Penumbra
    - CBF 10-25 ml/100g/min
    - passagerer Funktionsausfall
    - bei Persistenz der Ischämie Übergang in Infarktkern

  - Oligämie
    - CBF 25-80 ml/100g/min
    - keine Funktionsstörung
- **MR Indikationen für lokale/systemische Fibrinolyse**
  - wenn erstens ein Perfusionsdefizit besteht und
  - wenn zweitens das Perfusionsdefizit größer als das Diffusionsdefizit ist
- **Kontraindikationen für lokale/systemische Fibrinolyse**
  - Überschreiten des therapeutischen Fensters
    - vorderes Stromgebiet: 3 h (bis 4,5 h) für systemische Fibrinolyse, 6 h für lokale Fibrinolyse
    - hinteres Stromgebiet (Basilaristhrombose): großzügigeres Zeitfenster (bis 12 h), falls nicht Koma > 3 h oder Tetraplegie > 6 h
  - spontane Rückbildung der neurologischen Symptome
  - akute Blutung
  - akute Blutungsneigung
  - operative Eingriffe
  - demarkierter Infarkt
- **Differentialindikation für lokale/systemische Fibrinolyse**
  - A. cerebri media frei, seitengleich: keine i.a.-Lyse, fraglich i.v.-Lyse
  - proximale A. cerebri media frei, Hauptäste verschlossen: i.v.-Lyse
  - A. cerebri media verschlossen, Karotis-T frei: mögliche i.v.- oder i.a.-Lyse
  - Karotis-T verschlossen: keine i.v.-Lyse, mögliche i.a.-Lyse
- **Vorgehen bei lokaler intraarterieller Fibrinolyse**
  - Platzierung der Mikrokatheterspitze (2 F) in den proximalen Thrombusanteil
  - 0,9 mg/kg KG rt-PA, davon 10 % als Bolus, Rest über 1 h, maximal 90 mg rt-PA
  - Abbruch der Infusion nach erreichter Rekanalisation
  - intravenöse Vollheparinisierung nach PTT bzw. Thrombozytenaggregationshemmer erst > 24 h nach Fibrinolyse
  - regelmäßige Angiographiekontrolle
- **KO: zentrale Blutungen, periphere Blutungen**
- **MR: zerebrale Mikroangiopathie, große Diffusionsstörungen und multiple Mikroblutungen als gesicherte Risikofaktoren für thrombolyseassoziierte Blutungen**
- **Alternative zur Fibrinolyse: mechanische Rekanalisation (z.B. bei Basilaristhrombose)**

Sinusvenenthrombose

- **ÄP**
  - lokal
    - ◊ extradurale Infektion: Halsinfektionen, Osteomyelitis, Mastoiditis
    - ◊ intradurale Infektion: Meningitis, Abszess, Empyem
    - ◊ Trauma
    - ◊ Neoplasma
  - systemisch
    - ◊ Dehydrierung
    - ◊ Herzvitien
    - ◊ Hyperkoagulopathie
- **Lokalisation**
  - Sinus sagittalis superior
  - Sinus transversus
  - Sinus sigmoideus
  - Sinus cavernosus
- **fokale Ausfälle, akuter Kopfschmerz, zentrale Paresen, Bewusstseinstrübung, Anfälle, Psychosen**
- **bei Thrombose der inneren Hirnvenen beidseitige Infarkte von Stammganglien, Thalamus, Hypothalamus und Kleinhirn**
- **Frühdiagnose für Prognose entscheidend**
- **CT**
  - hyperdenser Sinus
  - kein Sinusenhancement (Empty triangle-Zeichen)
  - tentorielles Enhancement (Cord-Zeichen)
    - ◊ Kontrastmittel gefüllte Kollateralen
    - ◊ dilatierte oberflächliche Venen
- **MR**
  - Stadium I (1.-5. Tag): Thrombus T1 isointens, T2 hypointens
  - Stadium II (5.-15. Tag): Thrombus T1 hyperintens, T2 hyperintens
  - Stadium III (ab 15. Tag): Thrombus T1 hypointens, T2 hypointens
  - Stadium IV (ab mehrere Monate): Signalinhomogenitäten im Sinus
- **MRA: Füllungsdefekt im Sinus**
- **Begleitbefunde**
  - Hirnödem
  - Stauungsblutungen und -infarkte im Drainagegebiet des Sinus
  - Ventrikelkompression
- **DD: Sinushypoplasie, Sinusaplasie, Pacchioni-Granulationen**

Intrakranielle Blutung

- **ÄP**
  - Stammganglienblutung: Hypertonie
  - parenchymale und subarachnoidale Blutung: Aneurysma

  - Lobärblutung: Gefäßmalformation, Tumor, Infarkt, Amyloidangiopathie
- **fokale Ausfälle, akuter Hirndruck, epileptische Anfälle**
- **CT**
  - akut: hyperdens, raumfordernd, perifokales Ödem, unterschiedlich hyperdense Areale bei zweizeitiger Blutung
  - subakut: isodens, ringförmiges Enhancement
  - chronisch: hypodens, nicht raumfordernd
- **MR**
  - initial
    - ◊ Oxyhämoglobin, bis 24 h
    - ◊ T1 isointens, T2 hyperintens, T2* hypointens
  - akut
    - ◊ Deoxyhämoglobin, bis 3. Tag
    - ◊ T1 isointens, T2 hypointens, T2* stark hypointens
  - früh subakut
    - ◊ intrazelluläres Methämoglobin, ab 3. Tag
    - ◊ T1 hyperintens, T2 hypointens, T2* stark hypointens
  - spät subakut
    - ◊ extrazelluläres Methämoglobin, ab 7. Tag
    - ◊ T1 hyperintens, T2 hyperintens, T2* hypointens
  - chronisch
    - ◊ Hämosiderin und Ferritin, ab 1.-3. Monat
    - ◊ T1 hypointens, T2 hypointens, T2* hypointens
- **Angio: Nachweis der Blutungsursache**
- **DD: eingebluteter Hirntumor mit ringförmigem Enhancement (Verlaufskontrolle)**
- **KO: Erbrechen, Hirnödem, Nachblutung, Hydrozephalus**
- **Amyloidangiopathie**
  - häufigste Ursache rezidivierender Blutungen bei älteren Patienten ohne Hypertonie
  - klassische Symptome einer intrakraniellen Blutung
  - subakute Demenz
  - MR
    - ◊ vaskuläre Enzephalopathie und lobäre Blutungen
    - ◊ T2* oft Residuen früherer Blutungen
- **Mikroblutungen**
  - fokale Hämosiderinablagerungen nach zirkumskripten Blutungen
  - gehäuftes Auftreten bei zerebraler Mikroangiopathie, arterieller Hypertonie und höherem Alter
  - MR: T2* rundliche, < 5 mm messende, hypointense Läsionen

- Ursachen für multiple Black dots in der T2*
  - hypertensive Mikroblutungen
  - zerebrale Amyloidangiopathie
  - multiple kleine Kavernome
  - diffuser axonaler Schaden

Subarachnoidalblutung

- **ÄP: Aneurysma, arteriovenöse Malformation, Trauma**
- **heftige Kopfschmerzen, vegetative Symptome, Hirnnervenausfälle, epileptische Anfälle, intraokuläre Blutungen**
- **Schweregrad nach Hunt und Hess**
  - I: leichte Kopfschmerzen, leichter Meningismus
  - II: schwere Kopfschmerzen, schwerer Meningismus, Hirnnervenparesen
  - III: Somnolenz, Verwirrtheit, Herdsymptome
  - IV: Sopor, Hemiparese, Streckphänomene
  - V: Koma
- **CT**
  - Blut in basalen Zisternen, lateraler Fissur, über Konvexität, im Interhemisphärenspalt, präpontin, interpedunkulär
  - fakultativ Einbruch in Ventrikelsystem
  - fakultativ Aufstau der Ventrikel
  - Hirnödem
  - Infarkte
- **MR**
  - frische Blutung: optimaler Nachweis etwa ab dem 5. Tag
  - ältere Blutung: optimaler Nachweis mit der T2*
  - präpontine Lokalisation: optimaler Nachweis mit der PD
  - hemisphärische Lokalisation: optimaler Nachweis mit der FLAIR
- **bei klinischem Verdacht und negativem CT MR oder Liquorpunktion zur Sicherung der Diagnose**
- **Differenzierung der Aneurysmablutung von der Traumablutung durch Aneurysmanachweis mit der CTA oder DSA**
- **Angiographie (ggf. mit Rotationsangiographie) zur Suche nach der Blutungsquelle**
  - bei Viergefäßangiographie ohne jeden pathologischen Befund und Subarachnoidalblutung nur in perimesenzephale Zisternen venöse Blutungsquelle wahrscheinlich, ansonsten Reangiographie nach zehn Tagen zur weiteren Abklärung
  - in 20 % der Subarachnoidalblutungen selbst bei Reangiographie keine Blutungsquelle nachweisbar
- **DD: Meningitis, Meningeosis carcinomatosa**
- **KO: Rezidivblutung, Vasospasmus mit der Gefahr von Infarzierungen, Hydrozephalus**

Aneurysmen

- ÄP: Gefäßwandschwäche, Gefäßwanddegeneration
- Hochrisikogruppe: autosomal-dominante polyzystische Nephropathie mit Aneurysmen in 25 %
- Lokalisation
  - A. communicans anterior
  - Mediabifurkation
  - A. communicans posterior
  - Karotissiphon
  - A. chorioidea anterior
  - Basilariskopf
  - Abgang A. ophthalmica
- 98 % sackförmig, 2 % fusiform
- 10-20 % multipel
- 85 % im vorderen Kreislauf, 15 % im hinteren Kreislauf
- Rupturrisikofaktoren
  - Größe
  - Symptome
  - hinterer Kreislauf
  - weibliches Geschlecht
  - höheres Alter
  - Rauchen
  - Hypertonie
- Subarachnoidalblutung, Hirnnervenausfälle (Okulomotoriusparese), Hemiparese
- CTA/MRA
  - Sensitivität der CTA höher als der MRA
  - Einschränkungen der MRA
    - sehr kleine Aneurysmen
    - thrombosierte Aneurysmen
    - sehr langsamer Fluss
- Angio
  - Aufgaben der DSA
    - Identifizierung Ursprungsgefäß
    - Darstellung Aneurysmahals
    - Lagebeziehung Aneurysma
    - Morphologie Aneurysma
    - Nachweis Zweitaneurysma
  - Einschränkungen der DSA
    - thrombosierte Aneurysmen
- DD: Gefäßschlinge, infundibulärer Gefäßabgang, Tumor
- DS: Viergefäßangiographie (ggf. mit Rotationsangiographie)

- **interventionelle radiologische Therapie: endovaskuläres Coiling**
- **KO**
  - Rezidivblutung meistens in den ersten Wochen nach der Erstblutung, Maximum 10. Tag, 50 % der Rezidivblutungen in den ersten 6 Monaten nach der Erstblutung
  - Vasospasmus vom 3. Tag bis zur 3. Woche, 20 % ischämische Insulte
  - Hydrocephalus occlusivus oder malresorptivus

Gefäßmalformationen

- **arteriovenöse Angiome (arteriovenöse Malformationen)**
  - Klassifikation nach Spetzler-Martin
    - Größe: klein (< 3 cm) 1, mittel (3-6 cm) 2, groß (> 6 cm) 3
    - eloquente Lokalisation: nein 0, ja 1
    - tiefe vaskuläre Komponente: nein 0, ja 1
    - total: 1-5
  - lokaler arteriovenöser Shunt auf Piaebene ohne zwischengeschaltetes normales Kapillarbett
  - dilatierte zuführende Arterie, arteriovenöses Konvolut (Nidus), dilatierte drainierende Venen
  - je nach Ausprägung des Shunts Differenzierung von fistulöser und plexiformer arteriovenöser Malformation
  - Stealphänomene bei benachbarten Gefäßterritorien
  - Blutung, Ischämie, Kopfschmerzen, Anfälle
  - CT
    - hyperdenses Gefäßkonvolut
    - dilatierte innere oder äußere Hirnvenen
    - girlandenförmiges Enhancement
  - MR
    - T2 knäuelförmiges Flow void
    - T2 angrenzend hyperintense Herde durch Ischämie und Gliose, hypointense Herde durch Hämosiderin
    - deutliches Enhancement
  - Angio
    - erweiterter arterieller Feeder
    - unterschiedlich großes Gefäßkonvolut
    - frühzeitig drainierende und deutlich dilatierte Venen
    - eventuell arterielle oder venöse aneurysmatische Veränderungen
  - DD: bei Blutung Gefahr des Übersehens der Malformation
  - DS: Angiographie
  - interventionelle radiologische Therapie: Embolisation
- **arteriovenöse Fisteln**
  - lokaler arteriovenöser Shunt auf Duraebene

- Lokalisation
  - Sinus transversus
  - Sinus cavernosus
- Klassifikation nach Cognard und Merland
  - Typ I: venöse Drainage mit antegrader Flussrichtung in den Sinus
  - Typ II: venöse Drainage in einen Sinus mit Reflux in andere Sinus bzw. Venen
  - Typ II a: Reflux in benachbarte Sinus
  - Typ II b: Reflux in kortikale Venen
  - Typ III: direkte Drainage in kortikale Venen
  - Typ IV: direkte Drainage in kortikale Venen, zusätzlich venöse Ektasien
  - Typ V: kraniale Fisteln mit perimedullärer venöser oder radikulomedullärer Drainage
- je nach Fisteltyp Ohrgeräusch, Exophthalmus, Visusstörung, Chemosis, Kopfschmerzen, Hirnnervenausfälle
- Angio
  - solitärer arterieller Feeder, multiple arterielle Feeder oder direkte Fistel aus größerer Arterie wie A. carotis interna
  - Mündung über ein diffuses Gefäßnetz in den duralen Sinus mit vorzeitiger Kontrastierung
  - je nach Fisteltyp auch Kontrastierung von kortikalen Venen oder der V. ophthalmica superior
- interventionelle radiologische Therapie: endovaskulärer Fistelverschluss

- **kavernöse Angiome (Kavernome)**
  - venöse zerebrale Malformation aus dilatierten sinusoidalen Räumen
  - bevorzugt im Marklager und im Pons
  - Krampfanfälle
  - CT: hypodenser Rundherd, gelegentlich Verkalkung, kein Perifokalödem, geringes Enhancement
  - MR
    - T2 hyperintens
    - T2* hypointenser Randsaum (Hämosiderin)
    - meistens Enhancement
    - signalinhomogene Läsionen mit Blut in allen Abbaustadien
    - maulbeerartige, wabige oder popkornartige Struktur
  - KO: Blutung
- **Developmental venous anomaly**
  - breite Drainagevene mit venösen Zuflüssen
  - bevorzugt im Frontallappen und im Kleinhirn
  - häufige Assoziation mit anderen Gefäßmalformationen
  - meistens Zufallsbefund ohne klinische Relevanz

  - MR
    - erweiterte drainierende Venen
    - transzerebrale, schirmförmige oder sternförmige Struktur
    - meistens kräftiges Enhancement
- **kapilläre Teleangiektasien**
  - dünnwandige ektatische Blutgefäße vom Kapillartyp
  - bevorzugt im Pons
  - häufige Assoziation mit kräftiger Drainagevene (transitionale Malformation)
  - meistens Zufallsbefund ohne klinische Relevanz
  - MR
    - T1 hypo- bis isointens, T2 iso- bis hyperintens, T2* hypointens
    - flächige, bürstenartige oder stippchenförmige Struktur
    - meistens schwaches Enhancement

Vaskulitis

- **ÄP: heterogene Krankheitsgruppe mit Gefäßwandentzündung, Leukozyteninfiltration, Gefäßstenosen, Mikroaneurysmen, Thrombosen**
- **Formen**
  - idiopathische primäre Vaskulitis
  - Vaskulitis bei primär systemischen Vaskulitiden
  - Vaskulitis bei Kollagenosen
  - infektbedingte oder -assoziierte Vaskulitis
  - drogen- oder substanzinduzierte Vaskulitis
  - Vaskulitis assoziiert mit lymphoproliferativen Erkrankungen und anderen Malignomen
- **Fieber, Krankheitsgefühl, Myalgien, fokale Defizite, Enzephalopathie, Anfälle**
- **Entzündungsparameter, Vaskulitisserologie**
- **MR**
  - multiple kleine, teilweise kontrastmittelaffine Läsionen (ischämische Infarkte, entzündliche Infiltrate)
  - bei Morbus Wegener durale Verdickungen mit Enhancement in der Nähe des granulomatösen Befalls (orbital, nasal, paranasal)
  - DD: embolische Hirninfarkte, multiple Sklerose
- **Angio/MRA**
  - multiple Kalibersprünge der intrakraniellen Arterien
  - keine Atherosklerose der extrakraniellen Arterien
  - unregelmäßige Stenosen
  - kleine Aneurysmen
  - normales Angiogramm der intrakraniellen Gefäße schließt vaskulitischen Befall kleinkalibriger Gefäße nicht aus

- Szintigraphie: 99mTc-HMPAO, 99mTc-ECD oder PET (18F-Fluordesoxyglukose)
- DS: Biopsie

Gefäßkompressionssyndrome

- ÄP: Kontakt zwischen Arterie und Hirnnerv, Schädigung des Hirnnerven durch das Pulsationstrauma
- Formen
  - Trigeminusneuralgie: N. trigeminus durch SUCA oder AICA
    - ◊ scharfe einschießende Schmerzen im Innervationsareal für einige wenige Sekunden
  - Hemispasmus facialis: N. facialis durch PICA oder AICA
    - ◊ einseitiges Zucken der fazialisinnervierten Gesichtsmuskulatur
  - Glossopharyngeusneuralgie: N. glossopharyngeus durch PICA oder A. vertebralis
    - ◊ scharfe pharyngeale Schmerzen mit Schluckassoziation und stets unilateraler Manifestation
- MR
  - kein Liquorsignal zwischen Arterie und Hirnnerv
  - Verlagerung des Hirnnerven
  - Atrophie des Hirnnerven

Bakterielle Infektionen

- Meningitis
  - ÄP
    - ◊ hämatogen, per continuitatem (Sinusitis, Mastoiditis, Otitis media, Liquorfistel, Osteomyelitis), traumatisch
    - ◊ bei Neugeborenen Escherichia coli, Streptokokken; bei Kindern Haemophilus influenzae, Pneumokokken, Meningokokken; bei Erwachsenen Pneumokokken, Meningokokken
  - Formen
    - ◊ eitrige (bakterielle) Meningitis
    - ◊ lymphozytäre (virale, aseptische) Meningitis
    - ◊ chronische (tuberkulöse) Meningitis
  - Kopfschmerzen, Fieber, Nackensteifigkeit, Bewusstseinstrübung, Erbrechen, Anfälle
  - Meningismus-Zeichen, Brudzinski-Zeichen, Kernig-Zeichen
  - ggf. entzündlicher Liquor
  - MR
    - ◊ Enhancement der Leptomeningen bzw. Pachymeningen
    - ◊ bakterielle Meningitis meistens frontoparietal, tuberkulöse Meningitis meistens basal
    - ◊ parenchymale Läsionen bei gleichzeitiger Zerebritis bzw. zusätzlichen Hirnabszessen

- DD
  - Meningeosis carcinomatosa (kein lineares, sondern noduläres Enhancement der Meningen)
  - Meningenenhancement bei Liquorunterdrucksyndrom
  - Meningenenhancement nach Operation
  - Meningenenhancement nach Liquorpunktion (kein noduläres, sondern lineares Enhancement der Meningen)
- KO: Hygrom, Abszess, Empyem, Zerebritis, Ependymitis, Ventrikulitis, Hydrozephalus, Hirnödem, Infarkt, Sinusvenenthrombose

- **Hirnabszess**
  - ÄP: fortgeleitet (Sinusitis, Otitis, Mastoiditis; Lokalisation meistens frontotemporal), traumatisch (Gehirnverletzungen, Gehirnoperationen; Lokalisation meistens oberflächlich), hämatogen (Pneumonie, Endokarditis, Vitien; Lokalisation meistens multipel)
  - zunächst eitrige Zerebritis, dann bakterieller Hirnabszess
  - Kopfschmerzen, Erbrechen, Fieber, Hirndruck, Somnolenz, Anfälle
  - MR
    - kortikomedulläre Grenze als häufigste Lokalisation
    - frühe Zerebritis: fokales Hirnödem
    - späte Zerebritis: zunehmende Nekrosedemarkierung
    - früher Abszess: unregelmäßige Begrenzung, ringförmiges Enhancement
    - später Abszess: regelmäßige Begrenzung, ringförmiges Enhancement
    - Abszesskapsel zur Hirnoberfläche dicker als zum Ependym
    - solitär bei fortgeleiteten Abszessen, multipel bei hämatogenen Abszessen
  - MRS: pathologische Laktatpeaks
  - DD: Glioblastom, Metastasen, Toxoplasmose, Tuberkulose, Sarkoidose
  - DS: stereotaktische Aspiration des Abszesses
  - KO: Tochterabszesse, Meningitis, Ependymitis, Ventrikulitis
- **septische Herdenzephalitis**
  - ÄP: bakterielle Endokarditis, akute Sepsis
  - MR
    - multiple kleine Hirnabszesse
    - Mikroblutungen bzw. Blutungen
    - multiple ischämische Infarkte
- **Neurotuberkulose**
  - ÄP: Mycobacterium tuberculosis

- Formen
  - leptomeningeale Tuberkulose
  - pachymeningeale Tuberkulose
  - parenchymale Tuberkulose
- zunächst unspezifische Symptome, dann basale Meningitis, schließlich epileptische Anfälle
- MR
  - leptomeningeale Tuberkulose: Enhancement der basalen Meningen, Hydrozephalus, Hirninfarkte in supratentoriellen Strukturen, meningeale Verkalkungen, ependymale Verkalkungen
  - pachymeningeale Tuberkulose: duraständige Raumforderungen mit homogenem Enhancement
  - parenchymale Tuberkulose: zunächst Granulome mit ringförmigem Enhancement, schließlich Verkalkungen mit regionaler Hirnatrophie
- DD: Fehlinterpretation neuer kontrastmittelaffiner Herde unter wirksamer tuberkulostatischer Therapie als Fortschreiten der Erkrankung (vermehrte Freisetzung von Tuberkuloprotein durch zerstörte Tuberkelbazillen, dadurch Auslösung einer Entzündungsreaktion)

- **Empyem**
  - epidurales Empyem bikonvex, subdurales bikonkav
  - Fieber, Kopfschmerzen, Hemiparese, Bewusstseinstrübung, Meningismus, Anfälle
  - CT/MR: nach einer Woche an der medialen Begrenzung des Empyems Enhancement

Virale Infektionen

- **Herpes-simplex-Enzephalitis**
  - ÄP: Herpes-simplex-Virus
  - grippales Stadium, enzephalitisches Stadium, psychotisches Stadium
  - Fieber, Kopfschmerzen, Verwirrtheit, Temporallappenanfälle, Aphasie, Quadrantenanopsie
  - gefährliche Erkrankung, hohe Mortalität, schwere Langzeitschäden
  - MR
    - Erstbefund: T2 Hyperintensitäten zingulär, mediotemporal, basotemporal und insulär, pathognomonischer Befund eines Befalls des limbischen Systems, kein Enhancement
    - Verlaufsbefund: oft Befall der übrigen Hirnlappen, meningeales und kortikomedulläres Enhancement, petechiale Einblutungen an der kortikomedullären Grenze
    - Endbefund: zystisches oder gliotisches Residuum mit fokaler oder diffuser Hirnatrophie
  - DS: Erregernachweis im Liquor

- **Zytomegalie-Virus-Enzephalitis**
  - ÄP: Zytomegalievirus
  - oft opportunistische Infektion bei immunsupprimierten Patienten
  - MR: T2 Hyperintensitäten periventrikulär und subependymal, Enhancement
- **Epstein-Barr-Virus-Enzephalitis**
  - ÄP: Epstein-Barr-Virus
  - Enzephalitis oder Guillain-Barré-Syndrom im Rahmen der Primärinfektion oder bei Virusreaktivierung
  - Assoziation mit Nasopharynxkarzinom und Burkitt-Lymphom
  - MR: meistens Stammganglienbefall, seltener Kleinhirnbefall
- **Varizella-Zoster-Virus-Enzephalitis**
  - ÄP: Varizella-Zoster-Virus
  - oft opportunistische Infektion bei immunsupprimierten Patienten
  - MR
    - territoriale Hirninfarkte
    - ischämische Läsionen in der tiefen weißen Substanz
    - akute Ventrikulitis
- **progressive multifokale Leukenzephalopathie**
  - ÄP: Papovavirus
  - bei AIDS, Leukämien, Lymphomen, Immunsuppression
  - Rindenblindheit, Aphasie, Verwirrtheit, Demenz, Hemiparese, Ataxie
  - MR: T2 bilaterale konfluierende Hyperintensitäten oft im parietookzipitalen Marklager, U-Fasern beteiligt, selten Raumforderungszeichen, kein Enhancement
  - DD: HIV-Enzephalitis, akute disseminierte Enzephalomyelitis
- **Frühsommer-Meningoenzephalitis**
  - ÄP: Arbovirus
  - Meningitis, Enzephalitis, Radikulomyelitis
  - MR: meistens Normalbefund
- **HIV-Enzephalitis**
  - ÄP: Human-Immunodeficiency-Virus
  - hirnorganisches Psychosyndrom, subkortikale Demenz
  - MR: zunächst T2 symmetrische, flächige, konfluierende Hyperintensitäten im Marklager unter Aussparung der subkortikalen U-Fasern, später Atrophie des Kortex
  - Szintigraphie
    - 99mTc-HMPAO, 99mTc-ECD oder PET (18F-Fluordesoxyglukose)
    - Erhöhung der Sensitivität durch zusätzliche Austestung der zerebralen Perfusionsreserve nach Gabe von Azetazolamid
    - multiple kleine Perfusionsdefekte in der Frühphase der Erkrankung

- **Masernvirus-Enzephalitis**
  - ÄP: Masernvirus
  - Formen
    - postinfektiöse Masernvirus-Enzephalitis: wiederauftretendes Fieber, Krampfanfälle, neurologische Defizite
    - subakute Masernvirus-Enzephalitis: therapierefraktäre Anfälle
    - subakut sklerosierende Panenzephalitis: psychische Veränderungen, Sprachveränderungen, unwillkürliche Bewegungen
  - MR: bei subakut sklerosierender Panenzephalitis zunächst T2 Hyperintensitäten in Marklager, Stammganglien und Kortex, später Hirnatrophie
- **DD: neoplastische Erkrankungen, ischämische Veränderungen**

AIDS des Zentralnervensystems

- **Stadien**
  - I: akute Infektion (wie Mononukleose)
  - II: Latenzphase (positive Serologie, keine Symptome)
  - III: Lymphadenopathie (verschiedene Lymphknotenschwellungen)
  - IV: AIDS
    - IV a: Fieber, Gewichtsverlust, Durchfälle
    - IV b: neurologische Manifestationen
    - IV c: opportunistische Infektionen
    - IV d: sekundäre Neoplasien
    - IV e: nicht einzuordnende Verläufe
- **HIV-Enzephalitis**
- **opportunistische Infektionen**
  - häufig Toxoplasmose
    - ÄP: Toxoplasma gondii
    - Aufbau des Toxoplasmoseherds: innen Nekrose, in der Mitte Entzündungsgewebe, außen Erregerzysten
    - hirnorganisches Psychosyndrom
    - CT/MR: ringförmig anreichernde Läsionen mit deutlichem perifokalen Ödem in Basalganglien, Mark-Rinden-Grenze und Hirnrinde, hämorrhagische Komponente, später Verkalkungen
    - DD: Lymphom, Neurotuberkulose, Neurolues, Mykosen
  - seltener Tuberkulose, Kryptokokkose, Kandidose, Nokardiose, Aspergillose, Zytomegalie
- **Neoplasmen**
  - Lymphome

Mykotische Infektionen

- **Aspergillose**
  - ÄP: Aspergillus
  - Manifestation als Hirnabszesse, Granulome, Meningitiden, Ventrikulitiden
  - CT: Verkalkungen
  - MR
    - T2 kortikosubkortikale parenchymale Hyperintensitäten
    - ringförmiges Enhancement
    - durales Enhancement bei sinunasalem Befall
  - KO: hämorrhagische Hirninfarkte, pilzbedingte Aneurysmen
- **Kandidose**
  - subakute basale Meningoenzephalitis, klinisch flüchtige Hirnnervenparesen, Stauungspapille, Tetraparesen
  - MR: multiple Abszesse
- **Kryptokokkose**
  - ÄP: Cryptococcus neoformans
  - MR: Kryptokokkome mit Enhancement

Helminthosen

- **Neurozystizerkose**
  - ÄP: Taenia solium
  - Klassifikation nach Escobar
    - I: einfacher Vesikel
    - II: kolloidaler Vesikel
    - III: granuläres Knötchen
    - IV: verkalktes Knötchen
  - klinisches Bild einer chronischen Meningitis
  - CT: stadienabhängig Zysten, Granulome, Verkalkungen, Ringenhancement
  - MR: randständiges Knötchen durch den Skolex als wichtiges Diagnosekriterium, Enhancement als Zeichen für Krankheitsaktivität
  - DD: im Stadium I neuroepitheliale Zyste, im Stadium II Glioblastom und Metastase, im Stadium III Tuberkulom und Hirnabszess, im Stadium IV kavernöses Hämangiom
- **Echinokokkose**
  - ÄP: Echinococcus granulosus, Echinococcus multilocularis
  - fokale Ausfälle, gesteigerter Hirndruck
  - CT: solitäre runde Zysten mit hypodensem Zysteninhalt und scharfem isodensen Rand, gelegentlich Zystenwandverkalkung, kein Perifokalödem, kein Enhancement

Neuroborreliose

- **ÄP: Borrelia burgdorferi**
- **zunächst grippeähnliche Symptome, dann radikuläre Schmerzen, periphere Paresen und entzündliches Liquorsyndrom, schließlich vaskulitische Komplikationen, motorische Defizite und dementielle Entwicklung**
- **MR**
  - T2 fokale Hyperintensitäten, flächiges Enhancement
  - kleine Abszesse mit knötchenförmigem Enhancement, bevorzugt im Hirnstamm und im Kleinhirn
  - auch Normalbefund möglich

Prionerkrankungen

- **Creutzfeldt-Jakob-Erkrankung CJD**
  - subakute spongiforme Enzephalopathie
  - zunächst mentale Symptome wie Stimmungsschwankungen, Depressionen, Ermüdbarkeit, Vergesslichkeit, dann neurologische Symptome wie Tonusanomalien, Pyramidenzeichen, Faszikulationen, Myoklonien, schließlich Demenz, Dekortikation
  - höheres Todesalter, kürzere Erkrankungsdauer, immer periodische Sharp wave-Komplexe im EEG, Plaques in 10 %
  - MR: T2/FLAIR Hyperintensität im Nucleus caudatus und im Putamen
  - DD: Morbus Alzheimer, Lewy-Körperchen-Erkrankung
- **Creutzfeldt-Jakob-Erkrankung vCJD**
  - niedrigeres Todesalter, längere Erkrankungsdauer, keine periodischen Sharp wave-Komplexe im EEG, Plaques in 100 %
  - MR: T2/FLAIR bilaterale Hyperintensität im Pulvinar thalami

Neurosarkoidose

- **basale granulomatöse Meningoenzephalitis mit Beteiligung von Hirnnerven und Hirnbasisgefäßen**
- **periphere Fazialisparese, hypothalamische Störungen (Diabetes insipidus, Amenorrhoe), verschiedene Sehstörungen (Optikusatrophie, Stauungspapille), fokale Krampfanfälle**
- **MR**
  - verschiedenartige Morphologien
  - T2 periventrikuläre und medulläre Hyperintensitäten
  - multiple supratentorielle und infratentorielle Läsionen
  - solitäre intraaxiale Raumforderung
  - solitäre extraaxiale Raumforderung
  - leptomeningeales Enhancement

Limbische Enzephalitis

- ÄP: chronische nichtinfektiöse Hirnentzündung mit hauptsächlichem Befall temporomedialer Strukturen
- Formen
  - paraneoplastisch
  - nichtparaneoplastisch
- Neugedächtnisstörung, Temporallappenanfälle, Affektstörung
- MR
  - T2/FLAIR nicht anders erklärbare temporomediale Hyperintensität
  - manchmal Hirnödem oder Enhancement
  - gelegentlich Hirnatrophie im Spätstadium

Multiple Sklerose

- Encephalomyelitis disseminata
- Inflammation und Neurodegeneration als Hauptkomponenten der Erkrankung
- 10-50 Jahre, Frauen häufiger als Männer
- wiederholte Schübe, verschiedene Anteile des Zentralnervensystems betroffen, progrediente Behinderung
- Nackenbeugezeichen, imperativer Harndrang, Retrobulbärneuritis, Diplopie, Nystagmus, internukleäre Ophthalmoplegie, Paraspastik
- Stadien
  - Stadium I: akutes Entzündungsstadium
  - Stadium II: Reparations-Remyelinisationsstadium
  - Stadium III: Gliosestadium
  - Stadium IV: chronisches Defektstadium
- MR
  - T2/FLAIR fokale Hyperintensitäten
  - räumlich
    - ◊ periventrikulär
    - ◊ subkortikal
    - ◊ infratentoriell
    - ◊ spinal
  - zeitlich
    - ◊ anreichernd: homogen oder randständig; Enhancement normalerweise bis 1 Monat, höchstens bis 4 Monate; kein Enhancement nach systemischer Steroidgabe (Abdichtung der Blut-Hirn-Schranke)
    - ◊ nicht anreichernd
- Kriterien nach McDonald
  - räumliche Dissemination
    - ◊ 1 T2 Läsion in mindestens 2 von 4 Arealen (periventrikulär, subkortikal, infratentoriell, spinal)
    - ◊ symptomatische Hirnstamm- bzw. Spinalläsionen zählen nicht

- zeitliche Dissemination
  - gleichzeitiger Nachweis asymptomatischer anreichernder und nicht anreichernder Läsionen in einer Untersuchung oder
  - Nachweis einer neuen T2 Läsion und/oder einer anreichernden Läsion in einem Follow up-MR, unabhängig vom zeitlichen Abstand zwischen beiden Untersuchungen
- DD
  - zerebrale Mikroangiopathie
    - über 50 Jahre
    - meistens konfluierende Läsionen
    - ausgesparte subkortikale U-Fasern
    - keine spinalen Läsionen
  - akute disseminierte Enzephalomyelitis
    - asymmetrisch verteilte Läsionen
    - typischerweise monophasischer Krankheitsverlauf
  - Neurosarkoidose
    - leptomeningeales Enhancement
  - progressive multifokale Leukenzephalopathie
    - kein Enhancement
    - bekannter Immundefekt
  - Metastasen
  - Lymphom
  - Lupus erythematodes
  - Morbus Behçet
- spinale multiple Sklerose
  - 10 % nur spinale und keine zerebralen Läsionen
    - 75 % zervikale Lokalisation
    - 50 % multiples Auftreten
- DS: Gesamtbild aus Klinik (Neurostatus!), Elektrophysiologie (visuell evozierte Potentiale, akustisch evozierte Potentiale, somatosensorisch evozierte Potentiale), Liquordiagnostik (leichte Pleozytose, erhöhtes IgG, oligoklonale Banden) und MR (Verlaufskontrollen!)
- Vorgehen bei für eine multiple Sklerose typischen Zufallsbefunden im MR (radiologisch-isoliertes Syndrom): regelmäßige Wiedervorstellung, alternativ Abwarten

Akute disseminierte Enzephalomyelitis

- ÄP: parainfektiös, postvakzinal, postchemotherapeutisch
- monophasische Erkrankung
- bevorzugt Kinder
- zunächst Fieber, Kopfschmerzen, Vigilanzstörungen, dann Hemisymptome, Kleinhirnzeichen, Optikusneuritis

- **MR**
  - T2 multifokale paraventrikuläre Hyperintensitäten mit unregelmäßiger asymmetrischer Verteilung
  - infratentoriell gelegentlich Lage im Kleinhirn bzw. im mittleren Kleinhirnstiel
  - kein Mischbild aus anreichernden und nicht anreichernden Läsionen
- **DD:** multiple Sklerose

Tumoren des Zentralnervensystems

- **10 % aller Tumoren**
- **Lokalisation**
  - 85 % intrakraniell, 15 % intraspinal
  - meistens supratentoriell bei Erwachsenen, infratentoriell bei Kindern
  - extraaxial meistens benigne, intraaxial meistens maligne
- **grobe Häufigkeitsverteilung**
  - 40 % Hirnmetastasen
  - 35 % Gliome
  - 15 % Meningeome
  - 5 % Akustikusneurinome
  - 5 % Hypophysenadenome
- **Kopfschmerzen, Hirndruck, epileptische Anfälle, psychische Veränderungen**

Hirntumoren nach Lokalisation

- **intraaxial supratentoriell**
  - Astrozytom, Oligodendrogliom, Glioblastom, Lymphom, Metastase
- **extraaxial supratentoriell**
  - Meningeom
- **intraaxial infratentoriell**
  - Kleinhirn
    - ◊ Astrozytom, Medulloblastom, Hämangioblastom, Metastase
  - Hirnstamm
    - ◊ Astrozytom, Glioblastom
- **extraaxial infratentoriell**
  - Kleinhirnbrückenwinkel
    - ◊ Akustikusneurinom, Meningeom, Epidermoid, Arachnoidalzyste
  - Foramen jugulare
    - ◊ Glomustumor
  - Klivus
    - ◊ Chordom, Chondrom, Chondrosarkom
  - Foramen magnum
    - ◊ Meningeom, Neurofibrom

- **Sella**
  - Hypophysenadenom, Kraniopharyngeom, Meningeom, Rathke-Tasche
- **Corpus callosum**
  - Astrozytom, Glioblastom, Lymphom
- **Corpus pineale**
  - Pinealiszyste, Pineozytom, Pineoblastom, Teratom, Gliom, Meningeom
- **Ventrikel**
  - Gliom, Plexuspapillom, Ependymom, Neurozytom, Meningeom, Kolloidzyste

Hirntumoren nach Alter

- **bis 2 Jahre**
  - Astrozytom, PNET, Teratom
- **ältere Kinder, Jugendliche**
  - supratentoriell: Astrozytom, Oligodendrogliom, PNET, Kraniopharyngeom, Pinealistumoren
  - infratentoriell: Astrozytom, Medulloblastom, PNET
- **Erwachsene**
  - supratentoriell: Astrozytom, Oligodendrogliom, Meningeom, Hypophysenadenom
  - infratentoriell: Akustikusneurinom, Meningeom, Epidermoid, Hämangioblastom

Diagnosekriterien bei Hirntumoren

- **Nachweis (MR)**
  - Tumoren: T1 hypointens, T2 hyperintens
  - Melanin, hoher Eiweißgehalt, subakute Blutung, Fett: T1 hyperintens
  - Eisen, Melanin, Kalzifikationen, chronische Blutung, hohe Zelldichte, kollagenreiches Stroma: T2 hypointens
- **Malignitätskriterien**
  - unscharfer Tumorrand
  - Tumornekrose
  - Tumorneovaskularisation
  - Tumorpleomorphie
  - destruierte Knochenstrukturen
- **Verkalkungen (CT)**
  - Oligodendrogliom
  - Kraniopharyngeom
  - Ependymom
  - Plexuspapillom
  - Meningeom
  - Teratom

- Chordom
- Chondrom

Astrozytom

- **pilozytisches Astrozytom**
  - WHO-Grad I
  - 10-20 Jahre
  - Kleinhirn, Chiasma opticum, Pons
  - MR: solider Tumoranteil, zystischer Tumoranteil, höhere ADC-Werte, kaum Perifokalödem, starkes Enhancement
  - DD: Hämangioblastom
- **diffuses Astrozytom**
  - WHO-Grad II
  - 30-40 Jahre
  - frontal, temporal
  - MR
    - keine Nekrosen, wenig Perifokalödem, kein oder wenig Enhancement
    - T2 Tumorinfiltration entspricht mindestens Ausdehnung der Hyperintensität
  - DD: Infarkt
- **anaplastisches Astrozytom**
  - WHO-Grad III
  - 35-45 Jahre
  - frontotemporal, parietal
  - MR: unscharfe Begrenzung, deutliches Perifokalödem, inhomogenes Enhancement
- **Glioblastoma multiforme**
  - WHO-Grad IV
  - Formen
    - Typ I: rundlich solide
    - Typ II: zentral nekrotisch
    - Typ III: diffus infiltrierend
  - 90 % primäre Glioblastome, 10 % sekundäre Glioblastome (aus vorbekannten Gliomen Grad II und III)
  - 50-70 Jahre
  - Marklager, Balken
  - Multizentrizität möglich
  - MR
    - unscharfe Begrenzung
    - erhebliches Perifokalödem
    - girlandenförmiges Enhancement
    - Raumforderungszeichen

    - ◊ Nekrosen
    - ◊ Blutungen
  - DD: Abszess, Metastase
  - Bestimmung der Ausdehnung eines Glioms im Rahmen der Strahlentherapieplanung sowie Differenzierung eines Tumorrezidivs von Therapieveränderungen auch durch PET (11C-Methionin, 18F-Fluorethyltyrosin)
  - neuroradiologische Responsekriterien bei malignen Gliomen entsprechend den RANO-Kriterien (Response assessment in neuro-oncology)
    - ◊ CR: keine kontrastmittelaffine Läsion, T2/FLAIR stabil oder regredient, keine neue Läsion
    - ◊ PR: kontrastmittelaffine Läsion ≥ 50 % regredient, T2/FLAIR stabil oder regredient, keine neue Läsion
    - ◊ SD: kontrastmittelaffine Läsion < 50 % regredient und < 25 % progredient, T2/FLAIR stabil oder regredient, keine neue Läsion
    - ◊ PD: kontrastmittelaffine Läsion ≥ 25 % progredient, T2/FLAIR progredient, neue Läsion
- **Gliomatosis cerebri**
  - ausgeprägte Form eines diffusen Wachstums
  - rasche Progredienz innerhalb weniger Monate
  - bihemisphärischer und auch infratentorieller Befall
  - MR
    - ◊ T2 homogen hyperintens, T1 homogen hypointens
    - ◊ ausgeprägte Raumforderungszeichen
    - ◊ kein Enhancement
  - DD: niedriggradiges Astrozytom, Leukodystrophie, Enzephalitis

Oligodendrogliom

- 50 % der Oligodendrogliome enthalten Anteile von Astrozytomen (Mischgliome)
- Verkalkungen charakteristisch, aber nicht obligat
- epileptische Anfälle häufigstes Initialsymptom
- CT: hypodens, raumfordernd, perifokales Ödem, schollige Verkalkungen
- MR: Verkalkungen als Suszeptibilitätsartefakte

Lymphom

- ÄP: malignes extranodales Lymphom mit diffuser zerebraler Infiltration und ohne extrazerebrale Manifestation, zerebrales Lymphom sehr selten Manifestation eines systemischen Lymphoms
- vor allem bei immungeschwächten Patienten
- unspezifische Symptomatik, fokale Defizite, neuropsychiatrische Symptome

- CT
  - hyperdense Raumforderung
  - periventrikuläre Lage
  - geringes Perifokalödem
  - homogenes Enhancement
- MR: T1 hypointens, T2 isointens oder leicht hypo- bzw. hyperintens
- subependymale, meningeale und intraokuläre Ausbreitung
- stets auch MR der gesamten Neuroachse
- DD: Glioblastom, Metastase, Abszess, multiple Sklerose, akute disseminierte Enzephalomyelitis
- DS: Biopsie vor Steroidgabe
- Größenabnahme unter Steroidgabe für Lymphom zwar typisch, aber nicht beweisend

Ependymom

- Ursprung von den Ependymzellen der Ventrikelwände und des Zentralkanals
- meningeale Aussaat und spinale Metastasen möglich
- MR
  - Nähe zum Ventrikelsystem
  - kein perifokales Ödem
  - Kompression des Ventrikelsystems
- stets auch MR der gesamten Neuroachse
- DD: Medulloblastom

Medulloblastom

- Lokalisation im Kleinhirnwurm
- häufigster Hirntumor im Kindesalter
- Ataxie, Übelkeit, Erbrechen, Kopfschmerzen
- MR
  - inhomogenes Signalmuster
  - inhomogenes Enhancement
  - infiltrierendes Wachstum
  - Ventrikelkompression
  - Liquorzirkulationsstörung
  - Abtropfmetastasen
- stets auch MR der gesamten Neuroachse
- DD: Ependymom

Primitive neuroektodermale Tumoren

- Ursprung von nicht klassifizierbaren, unreifen neuroektodermalen Zellen
- bei Kindern, selten aber auch bei Erwachsenen

- **MR**
  - heterogene Raumforderung mit Zysten, Nekrosen und intratumoralen Blutungen
  - fokale Kalzifikationen
  - kräftiges Enhancement
  - multizentrisches Wachstum
- **stets auch MR der gesamten Neuroachse**

Meningeom

- **ÄP: langsam wachsender, von den Deckzellen der Arachnoidea ausgehender, extraaxialer meningothelialer Tumor**
- **häufigste Lokalisationen und typische Initialsymptomatik**
  - Konvexität: Epilepsie
  - Falx cerebri: Fußheberschwäche, Epilepsie
  - Tuberculum sellae: Sehstörungen
  - Tentorium cerebelli: Kleinhirnsymptome
  - Keilbeinflügel: Sehstörungen
  - Olfaktoriusrinne: Anosmie
  - Kleinhirnbrückenwinkel: Hörminderung, Schwindel
  - Foramen magnum: Hirnstammsymptome
- **in 10 % multiple Meningeome**
- **meistens gutartig, selten atypisch, sehr selten anaplastisch**
- **Epilepsie, fokale Defizite, Vigilanzminderung**
- **CT/MR**
  - breitbasiger Tumorsitz (Dural tail-Zeichen)
  - scharfe Begrenzung
  - häufig Perifokalödem
  - expansives Wachstum
  - keine Infiltration
  - intratumorale Verkalkungen
  - starkes Enhancement
  - meningeales Enhancement
  - fakultativ Sinusinfiltration
- **Angio**
  - hypertrophe und vermehrt geschlängelte tumorversorgende Meningealarterien
  - strahlenförmige Tumorgefäße
  - rasche Entwicklung eines Tumorblush und Persistenz bis in die venöse Phase
- **vor allem bei Keilbeinflügelmeningeomen häufig tapetenartiges (en plaque) oder intraossäres Wachstum (Hyperostosis)**
- **DD: Ästhesioneuroblastom (gegenüber Olfaktoriusmeningeom), Akustikusneurinom (gegenüber Felsenbeinmeningeom)**
- **interventionelle radiologische Therapie: Embolisation**

Hypophysenadenom

- **Formen**
  - Einteilung nach Hormonproduktion
    - endokrininaktive Adenome: bitemporale Hemianopsie
    - Prolaktin-produzierende Adenome: Galaktorrhoe, Amenorrhoe, Hirsutismus, Kopfschmerzen, Libidoverlust, Impotenz
    - ACTH-produzierende Adenome: Morbus Cushing
    - STH-produzierende Adenome: Akromegalie, Sellavergrößerung, Kopfschmerzen, Menstruationsstörungen, Sehstörungen, Hyperhidrosis
  - Einteilung nach Größe
    - Mikroadenome: Durchmesser bis 10 mm, keine supraselläre Ausdehnung
    - Mesoadenome: Durchmesser 10-20 mm, supraselläre Ausdehnung bis 10 mm
    - Makroadenome: Durchmesser über 20 mm, supraselläre Ausdehnung über 10 mm
  - Einteilung nach Wachstum
    - expansives Wachstum: Ausweitung der ossären Strukturen
    - invasives Wachstum: Infiltration der ossären Strukturen
- **Einblutung mit konsekutivem Ödem möglich (Hypophysenapoplex)**
- **CT/MR**
  - Ballonierung der Sella
  - Arrosion des Sellabodens
  - Zunahme der Hypophysenhöhe (> 8-10 mm)
  - Verlagerung des Hypophysenstiels
  - Kompression der Sehnervenkreuzung
- **MR: verzögertes Enhancement und langsameres Washout der Adenome gegenüber dem normalen Hypophysengewebe (Kontrastmitteldynamik)**
- **Enhancement bei Hypophysenadenomen**
  - Tumor: minimales Enhancement
  - Hypophysenvorderlappen: geringes Enhancement
  - Hypophysenhinterlappen: mäßiges Enhancement
  - Hypophysenstiel: starkes Enhancement
- **Szintigraphie: 123I-IBZM (Prolaktin-produzierende Adenome), 111In-Pentatreotide (STH-produzierende Adenome)**
- **DD: Rathke-Taschen-Zyste (rundliche Zyste, glatte Begrenzung, kein Enhancement)**

Kraniopharyngeom

- ÄP: epithelialer Tumor aus der ehemaligen Rathke-Tasche
- meistens kombiniert intra- und supraselläre Lokalisation
- bei Kindern (adamantinöser Typ) Tumor häufig verkalkt, bei Erwachsenen (papillärer Typ) selten
- Visusstörungen, Hypophysenvorderlappeninsuffizienz, bitemporale Hemianopsie, gelegentlich Hydrozephalus
- CT
  - buntes Bild mit hypodensen (Zysten), isodensen (Tumor) und hyperdensen (Verkalkungen) Anteilen
  - ausschließlich Enhancement der soliden Anteile
- MR: Signalintensität vom Zysteninhalt abhängig
- hohe Rezidivrate
- DD: Rathke-Taschen-Zyste (rundliche Zyste, glatte Begrenzung, kein Enhancement)

Hämangioblastom

- Assoziation mit dem von Hippel-Lindau-Syndrom
- am häufigsten Kleinhirn
- meistens bei Erwachsenen
- MR: große raumfordernde Zyste mit exzentrisch kontrastmittelanreicherndem Tumoranteil
- wegen multilokulären Auftretens stets MR der gesamten Neuroachse
- DD: pilozytisches Astrozytom, Gangliogliom, pleomorphes Xanthoastrozytom

Kolloidzyste

- ventraler Anteil des III. Ventrikels, Fornixregion
- Symptome bei Entwicklung eines Hydrozephalus
- CT: hyperdense Raumforderung
- MR
  - T1 hyperintens, T2 variabel
  - Verlagerung oder Blockade der Foramina interventricularia Monroi mit konsekutiver Liquorzirkulationsstörung
  - randständiges Enhancement
- DD: Zyste des Septum pellucidum (mittelständig, länglich, liquorisointens)

Ästhesioneuroblastom

- ÄP: vom Riechnerven bzw. vom Riechepithel ausgehender Tumor
- Klassifikation nach Kadish
  - Typ A: Tumor in der Nasenhaupthöhle
  - Typ B: Übergreifen auf die Nasennebenhöhlen
  - Typ C: weitere Ausdehnung

- Wachstum von der Frontobasis durch die Lamina cribrosa in die Ethmoidalzellen und die Nasenhaupthöhle
- Raumforderung der Nase, Obstruktion der Nasenhaupthöhle, Epistaxis, Anosmie
- MR
  - homogene Raumforderung mit intermediärem Signal
  - deutliches Enhancement
  - T2 Differenzierung von solidem Tumor und zystischen Anteilen
- DD: Olfaktoriusmeningeom, Nasennebenhöhlenkarzinom

Klivuschordom

- ÄP: lokal destruierender Mittellinientumor aus den Zellen des Notochord
- 50-70 Jahre
- an der Schädelbasis
- Kopfschmerzen, Diplopie, Hirnnervensymptomatik
- CT/MR
  - destruktive Mittellinienläsion
  - extraossärer Anteil
  - kräftiges Enhancement
  - Verkalkungen
  - Knochenfragmente
  - Einblutungen
- DD: Chondrosarkom, Plasmozytom, Metastase

Hirntumoren bei Phakomatosen

- Neurofibromatose I (90 %)
  - Astrozytome, Neurofibrome
- Neurofibromatose II (10 %)
  - Meningeome, Akustikusneurinome
- tuberöse Sklerose Bourneville-Pringle
  - subependymale Hamartome, Riesenzellastrozytome, kortikale Tuber, Parenchymzysten
- von Hippel-Lindau-Syndrom
  - Hämangioblastome
- Sturge-Weber-Syndrom
  - Gefäßmalformationen

Hirnmetastasen

- ÄP: Bronchialkarzinom, Mammakarzinom, gastrointestinale Karzinome, Nierenzellkarzinom, Melanom

- **Formen**
  - Hirnmetastasierung
  - Kalottenmetastasierung
  - leptomeningeale Metastasierung
  - pachymeningeale Metastasierung
- **bei einem Drittel der Patienten zum Diagnosezeitpunkt eine Metastase, bei einem Drittel zwei Metastasen, bei einem Drittel multiple Metastasen**
- **Kopfschmerzen, Hemiparese, organisches Psychosyndrom, epileptische Krampfanfälle, Hirnnervenparesen, Hirndruckzeichen**
- **CT/MR**
  - kleine Raumforderungen mit großem Ödem
  - scharfe Begrenzung, multiples Auftreten, bekannter Primärtumor
  - homogenes, inhomogenes, noduläres oder zirkuläres Enhancement
  - Nekrosen, Blutungen
- **MR: in T2 bei Gastrointestinaltumoren oft hypointens, in T1 bei Melanomen oft hyperintens (Ausnahmen)**
- **DD**
  - solitärer Herd: Glioblastom, resorbierendes Hämatom, Infarkt, thrombosierte Gefäßmalformation
  - multiple Herde: Abszesse, Tuberkulose, Sarkoidose, Toxoplasmose, Zystizerkose

Meningeosis neoplastica

- **ÄP: solide Tumoren, Leukämien, Lymphome, hirneigene Tumoren**
- **polyradikuläre Symptome, Hirnnervensymptome, zentrale Symptome (Kopfschmerzen, Übelkeit, Erbrechen), Visusstörungen, meningitische Symptome**
- **MR**
  - knotige oder flächige Verdickung und Enhancement der Meningen
    - ◊ zerebral (MR des Schädels)
    - ◊ spinal (MR der Neuroachse)
  - Enhancement des Ependyms, der basalen Zisternen und des Tentoriums
  - Hirnmetastasen
  - Hydrozephalus
- **DS: Liquorzytologie**

Hirnabszess, zystisch-nekrotisches anaplastisches Gliom bzw. Glioblastom und Hirnmetastase

Kriterium	Hirnabszess	Zystisch-nekrotisches anaplastisches Gliom bzw. Glioblastom	Hirnmetastase
MR T2	Signalverhalten des Zysteninhalts abhängig vom Proteingehalt, hypointense Kapsel, ausgeprägtes Perifokalödem	Hyperintenser Zysteninhalt, kein durchgehender Randsaum, ausgeprägtes Perifokalödem mit Ventrikelausrichtung	Hyperintenser Zysteninhalt, kein durchgehender Randsaum
MR T1	Signalverhalten des Zysteninhalts abhängig vom Proteingehalt, isointense Kapsel, ausgeprägtes Perifokalödem	Hypointenser Zysteninhalt, kein durchgehender Randsaum, ausgeprägtes Perifokalödem mit Ventrikelausrichtung	Hypointenser Zysteninhalt, kein durchgehender Randsaum
MR T1 + KM	Kräftiges, außen glatt begrenztes, ringförmiges Enhancement	Kräftiges, unscharf begrenztes, peripheres Enhancement, Wachstum mit Ventrikelausrichtung	Kräftiges, ringförmiges Enhancement
Diffusions-MR	ADC-Verminderung im Zystenanteil	ADC-Erhöhung im Zystenanteil	ADC-Erhöhung im Zystenanteil
Perfusions-MR	Kaum Erhöhung des rCBV im soliden Anteil gegenüber normalem Hirngewebe	Erhöhung des rCBV im soliden Anteil gegenüber normalem Hirngewebe um 100 % und mehr	Erhöhung des rCBV im soliden Anteil gegenüber normalem Hirngewebe um 100 % und mehr

Spektroskopie intrakranieller Prozesse

Raumforderung	Cholin	Kreatin, Kreatinphosphat	N-Azetylaspartat, N-Azetylaspartylglutamat	Laktat	Lipide	Aminosäuren
Astrozytom I/II	+	-	-	∅	∅	∅
Astrozytom III	++	- -	- -	+	∅	∅
Astrozytom IV	+++	- - -	- - -	+	+	∅
Hirnmetastase	++	- - -	- - -	+	++	∅
Hirnabszess	-	- -	- - -	+	+	++
Hirninfarkt	-	-	-	+++	∅	∅

Epilepsie

- **chronische Erkrankung mit wiederholt spontan auftretenden anfallsartigen Veränderungen der Wahrnehmung oder des Verhaltens, die auf einer abnormen Synchronisation kortikaler Neuronenverbände beruhen**
- **idiopathische Epilepsie, symptomatische Epilepsie**
- **MR**
  - Hippokampussklerose
    - T1 Atrophie des Hippokampus, T2 Signalanhebung im Hippokampus
  - gutartige Hirntumoren und glioneuronale Hamartien
    - 40 % Gangliogliome, 30 % Astrozytome, 15 % Oligodendrogliome; 80 % temporal
    - kortikale Dysplasien
  - Migrations- und Gyrierungsstörungen
    - Heterotopien
    - Lissenzephalie, Pachygyrie, Polymikrogyrie, Schizenzephalie
  - vaskuläre Läsionen und posttraumatische Epilepsien
    - Kavernome
    - Kontusionen
  - Entzündungsherde
- **postiktale Veränderungen bei magnetresonanztomographischen Verlaufskontrollen**
  - kortikosubkortikale Signalalterationen
  - Signalalterationen des Pulvinar
  - piales Enhancement

- Szintigraphie
  - 99mTc-ECD
  - iktal Mehrperfusion, interiktal Minderperfusion des epileptogenen Fokus
- DD: Synkope, Hyperventilationstetanie, Drop attack, paroxysmale Dyskinesien, psychogene Anfälle

Organische Psychosyndrome

- Auffälligkeit des psychischen Erlebens und Verhaltens, die mit einer vorübergehenden oder persistierenden Funktionsstörung des Gehirns einhergeht
- akut, chronisch; hirnlokal, hirndiffus; primär, sekundär
- Delir, Demenz, Amnesie
- vor allem bei Demenz radiologische Diagnostik zum Nachweis organischer Ursachen

Morbus Alzheimer

- ÄP: Synapsendysfunktion, Amyloidplaques, neurofibrilläre Degeneration, immunologische Veränderungen, Ablagerung von Beta-Amyloid (extrazellulär) und Tau-Protein (intrazellulär)
- Risikofaktoren: Bildungsmangel, Rauchen, Bewegungsmangel, Depression, Hypertonie, Diabetes, Adipositas
- häufigste Ursache für eine Demenz im Alter
- Gedächtnisstörungen, Orientierungsstörungen, Wortfindungsstörungen
- unproportionale Neugedächtnisstörung
- kortikale Demenz, psychiatrische Symptome, progredienter Abbau
- MR
  - frontal, temporal, hippokampal und parahippokampal betonte Hirnatrophie
    - automatisierte Hippokampusvolumetrie
  - betonte Temporalhörner, Sylvische Fissuren und perimesenzephale Zisternen
  - vermehrte Virchow-Robin-Räume
  - T2 Hyperintensitäten im medialen Temporallappen, insbesondere im Hippokampus
  - in der PWI Hypoperfusion des Hippokampus
- PET: temporoparietale Glukoseminderutilisation
- Protonen-MRS: Abnahme N-Azetylaspartat, Zunahme Myoinositol
- Phosphor-MRS: Abnahme Phosphodiester, Zunahme Phosphomonoester
- DD: vaskuläre Demenz, Pseudodemenz bei Depression, Morbus Pick

Vaskuläre Demenz

- ÄP: Territorialinfarkte, embolische Infarkte, strategische Infarkte, hämodynamische Infarkte, zerebrale Mikroangiopathie, zerebrale Blutungen, zerebrale Vaskulitis, Amyloidangiopathie
- neurologische Defizite durch vaskuläre Hirnläsionen, zeitlicher Zusammenhang zu kognitiven Einbußen
- Infarkte von geringer Ausdehnung, aber bilateraler Lokalisation können auch zur Demenz führen (z.B. bilaterale Infarkte im Hippokampus und Thalamus)
- exekutive Defizite eher im Vordergrund des Krankheitsbildes als kognitive Defizite
- MR
  - generalisierte hirnatrophische Veränderungen
  - ausgeprägte vaskuläre Läsionen
  - zahlreiche strategische Infarkte
    - Capsula interna
    - Thalamus
    - Nucleus caudatus
- PET: diffuse heterogene Minderperfusion
- Protonen-MRS: zunächst Zunahme Laktat, dann starke Abnahme Laktat und N-Azetylaspartat
- Phosphor-MRS: Abnahme Phosphokreatinin und Adenosintriphosphat

Frontotemporale Lobärdegeneration

- präsenile degenerative Hirnerkrankung, die bevorzugt das Frontal- und Temporalhirn betrifft
- mehrere Formen mit verschiedenen Untertypen
  - FTLD-tau mit Einschlüssen von Tau-Protein und zusätzlich Nachweis von Pick-Zellen (angeschwollene kortikale Neurone) bei der Pick-Krankheit
- Frontalhirnsyndrom mit Veränderungen von Persönlichkeit, Sozialverhalten, Emotionalität
- im Verlauf Demenz
- MR: einseitig betonte frontotemporale Atrophie
- PET: einseitig betonte frontotemporale Minderperfusion

Morbus Friedreich

- Kinder, Jugendliche
- progrediente Ataxie, fehlende Beineigenreflexe, Störung der Hinterstrangsensibilität, Entwicklung einer Dysarthrie
- MR: zervikale Rückenmarksatrophie

Amyotrophische Lateralsklerose

- ÄP: Degeneration der Vorderhornzellen, motorischer Hirnnervenkerne und der Pyramidenbahn
- Motoneuronerkrankung
- atrophische Paresen, Muskelatrophien, bulbäre Symptome (Dysarthrie, Dysphagie), Faszikulationen, spastische Zeichen
- keine Sensibilitätsstörungen
- MR
  - Kortexatrophie
  - T2 Hypointensitäten entlang dem Präzentralgyrus (Eisenablagerung)
  - T2 Hyperintensitäten entlang der Pyramidenbahnen (vor allem im Bereich Capsula interna und Pedunculi cerebri)
  - Myelonatrophie
- KO: frontale Demenz

Morbus Parkinson

- ÄP: unkontrollierte Aggregation von Alpha-Synuklein in der Substantia nigra, pathoanatomischer Nachweis von Lewy-Körperchen in der Substantia nigra, Mangel von Dopamin in den Basalganglien als Konsequenz
- Akinesie, Rigor, Tremor
- vegetative und psychopathologische Begleitsymptome
- MR
  - T2 Hypointensitäten im Putamen und in der Pars compacta der Substantia nigra
  - in chronischen Fällen generalisierte Hirnatrophie
- Szintigraphie
  - 123I-IBZM
  - Perfusionsdefekte
- DD: akinetisch-rigides Syndrom, atypische Parkinsonsyndrome

Atypische Parkinsonsyndrome

- Multisystematrophie
  - Formen
    - ◊ striatonigrale Degeneration
    - ◊ olivopontozerebelläre Degeneration
  - autonome Symptome wie Harnblasenfunktionsstörungen und orthostatische Degeneration
  - Zusatzsymptome abhängig von Unterform
  - MR
    - ◊ T2 Hypointensitäten im Putamen
    - ◊ Atrophie des Putamens
    - ◊ T2 hyperintenser putaminaler Randsaum
    - ◊ T2 Hyperintensitäten im mittleren Kleinhirnstiel

    - ◊ Dilatation des vierten Ventrikels
- **progressive supranukleäre Parese**
  - progressive supranukleäre Blickparese, posturale Instabilität, Stürze nach hinten (Richardson-Syndrom)
  - MR
    - ◊ T2 periaquäduktale Hyperintensitäten
    - ◊ mesenzephale Atrophie
    - ◊ konsekutives Kolibri-Zeichen
- **kortikobasale Degeneration**
  - FTLD-tau mit Einschlüssen von Tau-Protein
  - unilaterale Extremitätenapraxie mit Myoklonus, Dystonie, Bradykinesie und Rigor der betreffenden Extremität
  - MR: asymmetrische frontoparietale Atrophie

Morbus Huntington

- **ÄP: autosomal-dominante Vererbung**
- **arrhythmische Hyperkinesien, Grimassieren, Phonationsstörungen, Sprachstörungen, Schluckstörungen, Rigor, athetotische Hyperkinesien**
- **Hyperhidrose, Hypersalivation**
- **Persönlichkeitsstörungen, Demenz**
- **MR**
  - T2 Hypointensitäten im Putamen und im Nucleus caudatus
  - Atrophie der Kaudatusköpfe mit aufgehobener Taillierung der Vorderhörner

Morbus Wilson

- **ÄP: durch Zäruloplasminmangel abnorme Kupferspeicherung in Leber, Gehirn und Kornea**
- **Tremor, Dysarthrie, Dysphagie, dementielles Syndrom, Ikterus, Hepatosplenomegalie, Thrombozytopenie**
- **Kayser-Fleischer-Kornealring**
- **erhöhtes Serumkupfer, erniedrigter Zöruloplasminspiegel**
- **MR**
  - T2 Hyperintensitäten in Basalganglien, Tectum mesencephali, Pons und Nucleus dentatus
  - T2 Hypointensitäten im zentralen Putamen
  - Hirnatrophie

Morbus Hallervorden-Spatz

- **zwischen dem 5. und 15. Lebensjahr beginnende Chorea, Rigor, Demenz**
- **MR: T2 in den inneren Segmenten des Globus pallidus Hyperintensitäten, in den äußeren Segmenten fast vollständiger Signalverlust (Tigeraugen-Zeichen)**

Hydrozephalus

- **Missverhältnis der Weite von internen und externen Liquorräumen**
- **bei moderater Hirndrucksteigerung Kopfschmerzen, Übelkeit, Erbrechen, Lichtscheu, Geräuschempfindlichkeit**
- **bei akuter Einklemmung progrediente Vigilanzminderung, Cushing-Reflex, Störungen der Pupillo- und Bulbusmotorik (Anisokorie, Blickdivergenz), Hirnstammreflex-Ausfall, vegetative Entgleisung**
- **Hydrocephalus e vacuo**
  - ÄP: Hirnatrophie, Hirninfarkt
  - CT/MR: generalisierte oder fokale Erweiterung der Ventrikel
- **Hydrocephalus hypersecretorius**
  - ÄP: Plexuspapillom, Plexuskarzinom
  - vermehrte Liquorproduktion
- **Hydrocephalus occlusivus**
  - ÄP: Fehlbildung, Blutung, Infektion, Tumor
  - behinderter Liquorfluss
  - CT/MR
    - Erweiterung der Ventrikel proximal der Obstruktionsstelle
    - Liquordiapedese
- **Hydrocephalus malresorptivus**
  - ÄP: Subarachnoidalblutung, Meningitis, Sinusvenenthrombose, Trauma
  - Normaldruckhydrozephalus
    - Hydrocephalus communicans
    - Hakim-Trias: Kognitionsdefizite, Gangstörung, Harninkontinenz
    - Paraspastik, Pyramidenzeichen
    - nach ausgiebiger Liquorpunktion oft eindrucksvolle Besserung
    - klinischer Kontext für radiologische Diagnose entscheidend
    - CT/MR: plump erweiterte Ventrikel, ballonierte Vorderhörner, enge hochfrontoparietale Sulci, transependymale Liquordiapedese
    - MR-Liquorflussmessung: Zunahme der Flussgeschwindigkeit des Liquors im Aquädukt, Volumenfluss von 24,5 ml/min als Schwellenwert

Hirndruck

- **ÄP: Raumforderung, Entzündung, Trauma, Liquorabflussstörung, Toxine, Höhenkrankheit**
- **Kopfschmerzen, Erbrechen, Apathie**
- **Benommenheit, Atemstörungen, Bradykardie, Hypertonie, Pupillenerweiterung**
- **Stauungspapille, Okulomotoriusparese, Abduzensparese**
- **Röntgen**
  - vertiefte Impressiones digitatae
  - weite Sella turcica

  - osteopenisches Dorsum sellae
- CT/MR
  - Ventrikelengstellung
  - Liquordiapedese

Hirnödem

Kriterium	Vasogenes Ödem	Zytotoxisches Ödem
Ätiologie	Tumor, Trauma, Blutung, Abszess	Ischämie, Infektion
Pathophysiologie	Gestörte Bluthirnschranke	Hydropische Zellschwellung
Lage	Extrazellulär	Intrazellulär
Verteilungsmuster	Weiße Substanz	Graue und weiße Substanz

Pseudotumor cerebri

- benigne intrakranielle Hypertonie, deutlich erhöhter Liquordruck, keine fokale Hirnläsion
- adipöse junge Frauen
- oft in der Gravidität oder in der Postpartalzeit
- diffuse Kopfschmerzen, Erbrechen, Schwindel, Tinnitus, Nystagmus, Visusminderung, regelmäßig Stauungspapille
- MR
  - Ausdehnung der suprasellären Zisterne nach intrasellär (Empty sella)
  - Abflachung des Bulbus oculi an der Eintrittsstelle des N. opticus
  - erweiterter Liquorraum um den N. opticus
  - normale Ventrikelweite

Zentrale pontine Myelinolyse

- ÄP: zu rascher Ausgleich einer Hyponatriämie
- Extremitätenschwäche, Dysarthrie, Dysphagie, Blicklähmung, Tetraparese, Dezerebration
- MR: T2 Hyperintensität der zentralen Abschnitte des Pons ohne raumfordernde Komponente
- DD: Ponsgliom, pontine Mikroangiopathie

Reversibles posteriores Enzephalopathiesyndrom

- ÄP: Hypertonie, Nierenerkrankungen, Präeklampsie, Eklampsie
- Kopfschmerzen, Verwirrtheit, Sehstörungen, Anfälle
- bei schneller Therapie meistens gute Prognose
- MR
  - T2 kortikale und subkortikale flächige Hyperintensitäten
  - meistens relativ symmetrisch parietookzipital

  - meistens Diffusionsrestriktion
  - geringes Enhancement
- **KO: Hämorrhagie, raumforderndes Ödem, Herniation**

Toxische Leukenzephalopathie

- **ÄP: Radiotherapie, Chemotherapie, Alkohol**
- **akute Enzephalopathie, Störungen der Okulomotorik, psychoorganische Veränderungen**
- **MR: diffuse Schäden der weißen Substanz**
- **DD: hypertensive Enzephalopathie (Veränderungen reversibel)**

Wernicke-Enzephalopathie

- **ÄP: alkoholtoxische vaskuläre Enzephalopathie, Vitamin B_1-Mangel (Thiaminmangel)**
- **Diplopie, Gangataxie, Vigilanzstörungen**
- **Korsakowpsychose**
  - Desorientierung
  - mnestische Störungen
  - Konfabulationen
- **MR**
  - frontale (Gyrus cinguli) und infratentorielle (Vermis) Hirnvolumenminderung
  - T2 symmetrische Hyperintensitäten im Bereich III. Ventrikel, Corpora mamillaria und Aquädukt (periventrikuläre Regionen)
  - atrophische Corpora mamillaria

Funikuläre Myelose

- **ÄP: Vitamin B_{12}-Mangel (Cobalaminmangel)**
- **Abgeschlagenheit, Schwäche, Kribbelparästhesien, Gangunsicherheit**
- **Hunter-Glossitis**
- **megalozytäre Anämie**
- **MR: T2 Hyperintensitäten in den Hintersträngen des zervikalen und thorakalen Rückenmarks**

Depression

- **gedrückte Stimmung, Antriebshemmung, Schlafstörungen, Denkhemmung, vegetative Störungen**
- **somatogene Depression**
  - symptomatische Depression: Folge extrazerebraler Erkrankungen (z.B. postinfektiös, pharmakogen)
  - organische Depression: Folge zerebraler Erkrankungen (z.B. Hirnatrophie, Hirninfarkt)
  - ggf. radiologische Diagnostik zur Abklärung der Ursache

- **CT/MR**
  - gehäuft Hirnvolumenminderung
  - White matter hyperintensities
  - gehäuft Kleinhirnwurmatrophie

Schizophrenie

- **Wahneinfall, Wahnwahrnehmung, Halluzinationen, Ich-Störungen (Gedankeneingebung, Gedankenausbreitung, Fremdbeeinflussung, Depersonalisation, Derealisation), formale Denkstörungen, affektive Störungen, katatone Symptome**
- **radiologische Diagnostik zum Ausschluss organischer Ursachen**
- **MR**
  - Erweiterung der Ventrikel
  - zahlreiche fMRT-Befunde der aktuellen Schizophrenieforschung bezüglich z.B. Psychomotorik, Akustik, Aufmerksamkeit, Arbeitsgedächtnis
- **PET: Hypometabolismus des Frontalhirns**

Generalisierte Hirnatrophie

- **Hirnvolumenminderung, Ventrikelerweiterung**
- **MR**
  - T2 periventrikuläre kappenförmige Hyperintensitäten durch Störung des ependymalen Zellwalls mit subependymaler Gliose und Myelinverlust
  - medulläre punktförmige Hyperintensitäten durch perivaskulären Myelinverlust
  - große konfluierende Hyperintensitäten durch ischämische Gewebeschädigung

Fokale Hirnatrophie

- **Trauma**
- **Blutung**
- **Infarkt**
- **Entzündung**
- **Radiotherapie**

Zerebelläre Hirnatrophie

- **Morbus Alzheimer**
- **Alkoholabusus**
- **Phenytoinintoxikation**
- **Hypothyreose**
- **olivopontozerebelläre Degeneration**

Schädelhirntrauma

- **Epiduralhämatom**
  - ÄP: Trauma
  - zwischen Tabula interna und Dura
  - schnell intrakranielle Druckerhöhung
  - meistens arterielle Blutung (A. meningea media), seltener venöse Blutung (Diploevenen, Duralsinus)
  - meistens temporoparietal
  - CT
    - ◊ hyperdense semikonvexe Blutung
    - ◊ nicht überschrittene Suturengrenze
    - ◊ ausgeprägte Raumforderungszeichen
    - ◊ meistens dislozierte Schädelkalottenfraktur
- **Subduralhämatom**
  - ÄP: Trauma
  - zwischen Dura und Arachnoidea
  - langsamere intrakranielle Druckerhöhung
  - meistens venöse Blutung (Brückenvenen)
  - meistens frontoparietal, seltener beidseitig
  - CT
    - ◊ akutes Subduralhämatom: hyperdense konkave Blutung, überschrittene Suturengrenze, ausgeprägte Raumforderungszeichen, meistens keine Schädelkalottenfraktur
    - ◊ chronisches Subduralhämatom: iso- bis hypodense konkave Blutung, überschrittene Suturengrenze, deutliche Raumforderungszeichen, meistens keine Schädelkalottenfraktur
    - ◊ bilaterales chronisches Subduralhämatom: Hasenohr-Zeichen, ggf. Kontrastmittelapplikation zur Detektion
  - MR: Bestimmung des Hämatomalters über die Signalintensität der Blutabbauprodukte

Hirnkontusion

- **ÄP: Trauma**
- **Prädilektionsstellen**
  - frontobasaler Kortex
  - temporopolarer Kortex
  - dorsolaterales Mittelhirn
- **Stadien**
  - I: fokales traumatisches Ödem
  - II: fokale Kontusionsblutung
  - III: multifokale Kontusionsblutungen
  - IV: diffuses traumatisches Ödem
- **Kopfschmerzen, Übelkeit, Erbrechen, Schwindel, Vigilanzstörung**

- CT
  - zunächst hypodens, dann hyperdens mit hypodensem Randsaum (perifokales Ödem)
  - wenige Millimeter bis mehrere Zentimeter
  - Coup und Contrecoup
  - Raumforderungszeichen
    - Hirnschwellung mit Verstreichen der Hirnrindenzeichnung
    - Mittellinienverlagerung
    - Kompression des Ventrikelsystems mit Liquorzirkulationsstörung
- MR: T2* Suszeptibilitätsartefakt als Zeichen einer Blutung
- DD: hämorrhagische Infarzierung, venöse Infarzierung, kongophile Blutung

Scherverletzungen

- ÄP: Trauma, Drogenabusus
- diffuser axonaler Schaden mit Zerreißung von Nervenfasern und Untergang von Nervenzellen
- bei Beteiligung der perineuralen Gefäße auch petechiale Einblutungen
- im Spätstadium durch Untergang von Neuronen Atrophie
- Bewusstseinsstörung, Krampfanfälle, Strecksynergismen
- Prädilektionsstellen
  - subkortikale Mark-Rinden-Grenze
  - Splenium des Corpus callosum
  - oberer Hirnstamm
- Diskrepanz zwischen kritischem klinischen Befund und harmlosem radiologischen Befund
- CT: kleine Blutspiegel in den Seitenventrikelhinterhörnern und in der interpedunkulären Zisterne als Hinweise
- MR
  - T2* Suszeptibilitätsartefakt als Zeichen einer Hämorrhagie
  - meistens strichförmige Einblutung
  - kein perifokales Ödem
  - ADC-Verminderung
- DD: Kontusionsblutung, Subarachnoidalblutung

Hirneinklemmung

- schwer kranker Patient, vital bedrohliche Situation
- Einklemmungssyndrome
  - zingulär
  - unkal
  - transtentoriell nach kaudal
  - transtentoriell nach rostral

  - tonsillär
  - extrakraniell
- **KO:** Ischämie, Liquorzirkulationsstörungen, Tod

Traumafolgen

- **Pneumatozele**
- **Substanzdefekt**
- **Zyste**
- **Liquorfistel**
- **Infektion**
  - Meningitis, Empyem, Enzephalitis, Abszess, Pyozephalus
- **Infarkt**
- **Atrophie**
- **Hydrozephalus**
- **Hygrom**

Kinderradiologie: Gehirn

Hirnfehlbildungen

- **Zephalozele**
  - Meningozele
  - Enzephalozele
  - Meningoenzephalozele
- **Holoprosenzephalie**
  - alobär
  - semilobär
  - lobär
  - MR: fehlende oder unvollständige Aufteilung des Gehirns in zwei Großhirnhemisphären
- **Arnold-Chiari-Malformation**
  - Formen
    - I: Herniation der Kleinhirntonsillen in das Foramen magnum um mehr als 5 mm
    - II: Dislokation des kaudalen Kleinhirns, des IV. Ventrikels und der Medulla oblongata in den kranialen Zervikalkanal, spinale Meningomyelozelen, Syringohydromyelie, Hydrozephalus, ossäre Malformationen
    - III: Typ II in Kombination mit einer okzipitalen Zephalozele
  - Assoziationen
    - Hydrozephalus
    - Platybasie
    - basiläre Impression
    - Klippel-Feil-Syndrom
    - atlantookzipitale Assimilation

    - ◊ Myelomeningozelen
    - ◊ Skoliose
- **Dandy-Walker-Malformation**
  - hypoplastischer Kleinhirnwurm, ballonierter IV. Ventrikel, Tentoriumhochstand, Hydrozephalus
- **Arachnoidalzyste**
  - arachnoidale Flüssigkeitsansammlung in der mittleren Schädelgrube
  - Deformierung der Schädelkalotte, Pneumatosinus dilatans, Rostralverlagerung der Keilbeinflügel
  - meistens keine klinische Relevanz
  - MR: liquorisointenses Signal, kein Enhancement, Liquorflussmessung zur Überprüfung der Kommunikation zwischen Zyste und Subarachnoidalraum
  - DD: Epidermoid, große Cisterna cerebellomedullaris
- **Empty sella**
  - Herniation des suprasellären Subarachnoidalraums durch das Diaphragma sellae nach intrasellär
  - durch Verlagerung der Sehnervenkreuzung Visusminderung und Gesichtsfeldeinschränkung möglich
  - DD: supraselläre Arachnoidalzyste
- **Kleinhirnfehlbildungen**
  - Lhermitte-Duclos-Syndrom
    - ◊ MR: T2 alternierend hyper- und isointense Areale mit gestreiftem und zebraartigem Muster zerebellär
  - Rhombenzephalosynapsis
    - ◊ MR: Fehlen des Vermis, Aneinanderlagerung der Kleinhirnhemisphären
  - Joubert-Syndrom
    - ◊ MR: fledermausflügelartige Konfiguration des kaudalen Anteiles des IV. Ventrikels

Kortexfehlbildungen

- **Störungen der neuronalen Proliferation**
  - Hemimegalenzephalie
    - ◊ MR: Vergrößerung einer Hemisphäre oder einer Teilhemisphäre
  - Mikrolissenzephalie
    - ◊ MR: Verminderung des Kopfumfangs, Verminderung der Gyrierung
  - transhemisphärische kortikale Dysplasien
    - ◊ MR: Dysplasiestraße von der Ventrikeloberfläche bis zur Hirnoberfläche
  - dysembryoplastische neuroepitheliale Tumoren
    - ◊ MR: kortikale multizystische Raumforderung mit typischerweise keilförmiger Konfiguration

- Gangliogliom
  - MR: kortikale zystische Raumforderung mit peripherem nodulären Enhancement, oft Verkalkungen
- Gangliozytom
  - MR: kortikale zystische Raumforderung mit peripherem nodulären Enhancement, oft Verkalkungen

- **Störungen der neuronalen Migration**
  - Heterotopie
    - subependymal
    - fokal subkortikal
    - bandförmig
    - MR: graue Substanz an atypischen Lokalisationen
  - Lissenzephalie
    - Agyrie: Fehlen der Gyrierung
    - Pachygyrie: Verminderung der Gyrierung
- **Störungen der kortikalen Organisation**
  - Polymikrogyrie
    - MR: zu viele und zu kleine Gyri, gewellter Übergang von der grauen zur weißen Substanz
  - Schizenzephalie
    - Open lip-Schizenzephalie: Spalte komplett liquorgefüllt
    - Closed lip-Schizenzephalie: Spaltlippen direkt aneinander
    - MR: Spaltbildung im Gehirn von der Ventrikeloberfläche zur Hirnoberfläche, Auskleidung der Spalte in ihrer gesamten Länge mit grauer Substanz

Balkenfehlbildungen

- Balkenagenesie
  - MR: Fehlen des Balkens, direktes Einstrahlen der Sulci in den III. Ventrikel
- Balkenlipom
- Interhemisphärenzyste

Angeborene Erkrankungen der weißen Substanz (Leukodystrophien)

- Adrenoleukodystrophie
  - Nebennierendysfunktion
  - MR: Befall des Okzipitallappens, marginales Enhancement der signalalterierten Marklagerareale
- metachromatische Leukodystrophie
  - Polyneuropathie
  - MR: Befall auch des Kleinhirns

- **Morbus Alexander**
  - Makrozephalus
  - MR: Befall des Frontallappens, gelegentlich Enhancement
- **Morbus Canavan**
  - Makrozephalus
  - MR: diffuser Befall des gesamten Marklagers, pathognomonische MR-Spektroskopie
- **Pelizaeus-Merzbacher-Krankheit**
  - Nystagmus
  - MR: diffuser Befall des gesamten Marklagers
- **Phenylketonurie**
  - Neugeborenenscreening
  - MR: unspezifische Veränderungen der weißen Substanz

Prämature Kraniosynostosen

- **Sagittalnaht**
  - Dolichozephalus (schmal, lang, hoch)
- **beide Koronarnähte**
  - Brachyzephalus (kurz, breit, hoch)
- **eine Koronarnaht**
  - Plagiozephalus (asymmetrisch)
- **Frontalnaht**
  - Trigonozephalus (dreieckig)

Makrozephalus

- **Megalenzephalie**
- **Hydrozephalus**
- **Kalottenverdickung**
  - hämolytische Anämien
  - abgeheilte Rachitis
- **Raumforderung**
- **Subduralerguss**

Mikrozephalus

- **Gehirnfehlbildung**
- **Chromosomenaberration**
- **Toxoplasmose**
- **Alkoholembryopathie**
- **Kraniosynostose**

Erweiterte Schädelnähte bei jüngeren Kindern

- **Osteogenesis imperfecta**
- **Rachitis**
- **Hypothyreose**

- Hypophosphatasie
- Dysostosis cleidocranialis

Erweiterte Sella bei älteren Kindern

- Hydrozephalus
- Hirnödem
- Raumforderung
- Meningitis
- Leukämie

Hydrozephalus

- ÄP: posthämorrhagische Aquäduktstenose, idiopathische Aquäduktstenose, postinfektiöser Hydrozephalus, intrakranielle Tumoren, Arnold-Chiari-Malformation II, Dandy-Walker-Malformation, Arachnoidalzyste
- Symptome abhängig von Ätiologie
- DS: MR

Rückenmark

Wirbelsäulenfehlbildungen

- Spaltbildungen
  - Spondylolyse
    - Spaltbildung im Wirbelbogen
    - meistens bilateral
  - Spondylolisthesis
    - Spaltbildung im Wirbelbogen
    - Ventralverschiebung und Verkippung des kranialen Wirbels im erkrankten Segment
    - Klassifikation nach Meyerding
    - Grad 1: Versatz < 25 %
    - Grad 2: Versatz 25-50 %
    - Grad 3: Versatz 50-75 %
    - Grad 4: Versatz > 75 %
    - Grad 5: Spondyloptose
  - Pseudospondylolisthesis
    - ÄP: Bandscheibendegeneration mit Lockerung der kleinen Wirbelgelenke
    - Ventralgleiten ohne Spaltbildung im Wirbelbogen
- Assimilationsvorgänge
  - Lumbalisation
  - Sakralisation
  - Atlasassimilation

  - Blockwirbel
- **basiläre Impression**
  - ÄP: Verschiebungen der Halswirbelsäule nach kranial, so dass die Densspitze in Höhe des Foramen magnum oder kranial davon lokalisiert ist
  - zervikookzipitale Fehlbildung
  - Schwindel, Nackenkopfschmerz, Bewegungseinschränkung
  - Röntgen
    - auf der ap-Aufnahme Dens 7 mm und mehr über der Linie Mastoidspitze zu Mastoidspitze
    - auf der Seitaufnahme Dens 5 mm und mehr über der Linie Oberrand harter Gaumen zu tiefstem Punkt Okziput
- **Os odontoideum**
  - isolierter Knochenkern proximal des Axiskörpers
  - DD: Densfraktur, Denspseudarthrose
- **Klippel-Feil-Syndrom**
  - zervikale Blockwirbelbildung
  - oft assoziiert mit Atlasassimilation, Spina bifida im Zervikalbereich, Gaumenspalte
  - kurzer Hals, niedriger Haaransatz, Schulterhochstand, Schiefhals, Spastik, Minderbegabung

Myelopathie

- **Formen**
  - Querschnittmyelitis
  - demyelinisierend
  - vaskulitisch
  - ischämisch
  - metabolisch
  - medikamentös
  - toxisch
  - paraneoplastisch
  - degenerativ
  - radiogen
  - Syringomyelie
- **Querschnittsymptomatik, unterschiedliche Affektion sensibler und motorischer Bahnen, Harnblasenfunktionsstörungen**
- **MR**
  - Myelonauftreibung
  - Myelonödem
  - T2 Hyperintensität
  - ggf. Enhancement
- **DD: multiple Sklerose, spinaler Infarkt, intramedullärer Tumor**

Akute transverse Myelitis

- ÄP: virale Infektion, bakterielle Infektion, multiple Sklerose, akute disseminierte Enzephalomyelitis, zahlreiche Systemerkrankungen, paraneoplastisches Syndrom, arteriovenöse Malformation
- neurologische Dysfunktion motorischer, sensibler und autonomer Bahnen durch eine fokale Rückenmarksentzündung
- Beinschwäche, Harnblasenfunktionsstörungen, Parästhesien, Rückenschmerzen
- kontrastmittelaffine Läsion im MR bei gleichzeitiger Pleozytose oder erhöhtem IgG im Liquor
- MR
  - Auftreibung des Myelon
  - Ausdehnung der Läsion über mehr als zwei Drittel der Querschnittsfläche des Rückenmarks
  - oft Ausdehnung über mehrere Wirbelsegmente
  - zwischen befallenen Segmenten Abschnitte mit normalem Myelon
  - häufig verzögertes, randständig betontes, irreguläres, transientes Enhancement

Strahlenmyelopathie

- kritische Dosis ab etwa 40 Gy
- Formen
  - transitorisch
  - chronisch
- initial Reizerscheinungen in segmentaler Verteilung, später verschiedene Querschnittsyndrome
- MR
  - T2 intramedulläre Hyperintensität
  - später zirkumskripte Myelonatrophie
  - assoziiertes Fettmark in benachbarten Wirbelkörpern

Akute spinale Ischämie

- ÄP: Atherosklerose, Embolie, Blutdruckabfall, Aortenruptur, Angiographie, Gefäßinterventionen, Vaskulitis, Riesenzellarteriitis
- A. spinalis anterior-Syndrom
  - gürtelförmige Parästhesien und Schmerzen
  - dissoziierte Sensibilitätsstörung kaudal der Läsion
  - initial schlaffe, dann spastische Paraparese
  - Sphinkterstörungen, Potenzstörungen
  - schlaffe Paresen und Atrophien in Höhe des betroffenen Segments
- A. spinalis posterior-Syndrom
  - Hinterstrangstörung
  - erhaltene Kraft und Reflexe

- **A. radicularis magna-Syndrom**
  - thorakales Querschnittsyndrom
- **A. radicularis magna (Adamkiewicz) aus der Aorta in Höhe T10-L1**
- **MR**
  - DWI hyperintenses Signal schon im absoluten Frühstadium
  - meistens bilateral paramediane Lage, T2 hyperintens, erst subakut leichtes Enhancement
  - Ausschluss eines Tumors bzw. einer arteriovenösen Malformation
  - zirkumskripte Myelonatrophie als permanentes Residuum
- **DD: akute transverse Myelitis**

Spinale arteriovenöse Malformation

- **Formen**
  - durale arteriovenöse Fistel
    - Zufluss aus Radikulararterien, Abfluss in Rückenmarksvenen, intradurale Lage
    - MR: spinales Ödem, erweiterte perimedulläre Gefäße, leichtes Enhancement
  - perimedulläre Fistel
    - Zufluss aus Rückenmarksarterien, Abfluss in Rückenmarksvenen, intradurale Lage
  - intramedulläres arteriovenöses Angiom
    - Zufluss aus Rückenmarksarterien, Abfluss in Rückenmarksvenen, intramedulläre Lage
- **Querschnittsymptomatik**
- **interventionelle radiologische Therapie: Embolisation**

Arachnoiditis

- **ÄP: postoperativ, posttraumatisch, infektiös**
- **Entzündung der Meningen und des Subarachnoidalraums**
- **meistens lumbosakral**
- **radikuläre Schmerzen**
- **MR**
  - Typ I: Nervenwurzelkonglomerat durch Verklebungen
  - Typ II: Bild des „leeren" Duralsacks auf axialen Aufnahmen durch Adhäsion der Kaudafasern am Duralsack
  - Typ III: Weichteilmasse im Duralsack
- **DD: leptomeningeale Metastasierung, Neurosarkoidose, intraduraler Tumor**
- **DS: MR, MR-Myelographie, Myelographie, CT-Myelographie**
- **KO: Syringomyelie, Arachnoiditis ossificans, Arachnoidalzysten**

Syringomyelie

- ÄP: Höhlenbildung im Rückenmark
- Formen
  - angeboren (Arnold-Chiari-Malformation, Dandy-Walker-Malformation, Arachnoidalzyste, Tethered cord-Syndrom)
  - erworben (Trauma, Tumoren)
  - idiopathisch
- Sonderformen
  - Hydromyelie: Erweiterung des Zentralkanals
  - Syringobulbie: Erweiterung in der Medulla oblongata, Nystagmus und Hirnnervenausfälle
- bohrende Dauerschmerzen, dissoziierte Sensibilitätsstörung, schlaffe Paresen der oberen Extremität, spastische Paresen der unteren Extremität
- DS: MR einschließlich Darstellung der Liquorpulsation

Spinales Trauma

- Akutfolgen
  - Myelonkontusion
  - Myelonkompression
  - Myelondurchtrennung
  - Myeloneinblutung
  - subdurales Hämatom
  - epidurales Hämatom
- Spätfolgen
  - Myelonatrophie
  - Syringohydromyelie
  - gliotische Veränderungen
  - zystische Degenerationen
- MR: MR, Funktions-MR in Inklination und Reklination
- bei Wurzelausriss Nachweis leerer Wurzeltaschen und ausgetretenen Kontrastmittels

Spinale epidurale Blutung

- ÄP: Gerinnungsstörungen, Antikoagulantien, Trauma, Periduralkatheter, Lumbalpunktion
- Blutung aus epiduralen Venenplexus (Unterschied zum kranialen Epiduralhämatom)
- akute heftige, zunächst lokale, dann radikuläre Schmerzen
- Querschnittsyndrom
- DS: MR

Spinaler epiduraler Abszess

- ÄP: Diabetes, Alkoholismus, Drogenabusus, Spondylitis, Spondylodiszitis, Psoasabszess
- spinale und radikuläre Ausfälle
- MR: Randenhancement

Spinale Tumoren

- Formen
  - extradural
    - Knochenmetastase, Knochentumor, Plasmozytom, Hämangiom
  - intradural-extramedullär
    - primär: Meningeom, Neurinom, Neurofibrom, Lipom
    - metastatisch: Medulloblastom, Ependymom, PNET, Meningeosis
  - intradural-intramedullär
    - Ependymom: Erwachsene, häufig zervikal, zentrale Lage, scharfe Begrenzung, sehr starkes Enhancement
    - Astrozytom: Kinder, häufig thorakal, exzentrische Lage, unscharfe Begrenzung, fleckig inhomogenes Enhancement
    - Hämangioblastom: Flow voids
    - Metastase: onkologische Anamnese
- Schmerzen, Paresen, Sensibilitätsstörungen
- kompletter Querschnitt, Brown-Séquard-Syndrom, zentrale Rückenmarkschädigung, Hinterstrangsyndrom

Spinale Metastasen

- ÄP: Bronchialkarzinom, Mammakarzinom, Prostatakarzinom, Nierenzellkarzinom
- Schmerzen, Paraparese, Paraplegie, Harnblasenstörungen

Benigne Wirbelkörpertumoren

- Hämangiom
- Kompaktainsel
- Osteoidosteom
- Osteoblastom
- aneurysmatische Knochenzyste
- eosinophiles Granulom

Semimaligne und maligne Wirbelkörpertumoren

- Riesenzelltumor
- Chordom
- Plasmozytom
- Osteosarkom
- Chondrosarkom

Wirbelkörpermetastasen

- ÄP: Mammakarzinom, Bronchialkarzinom, Prostatakarzinom, Nierenzellkarzinom
- Manifestation an Wirbelkörpern und Wirbelbögen
- osteolytisch, osteoplastisch, gemischt
- MR: T1 hypointens, STIR hyperintens, Enhancement
- KO: pathologische Wirbelkörperfraktur, Rückenmarkskompression

Phakomatosen

- Neurofibromatose
  - Neurofibrome, Optikusgliome, Café au lait-Flecken, axilläre Hyperpigmentierungen, epileptische Anfälle
  - progrediente radikuläre oder periphere Nervenläsionen
  - Kleinhirnbrückenwinkeltumoren, Meningeome
  - Röntgen
    - verbogene Röhrenknochen
    - Keilbeindysplasie
    - Crus varum congenitum
    - Skoliose
    - nichtossifizierende Knochenfibrome
- tuberöse Sklerose Bourneville-Pringle
  - weiße blattförmige Flecken, zentrofaziales Adenoma sebaceum, oft bindegewebige Nävi
  - epileptische Anfälle, Intelligenzminderung, renale Angiomyolipome
  - Röntgen
    - fleckige Sklerosen an Schädel, LWS und Becken
  - CT
    - intrakranielle Verkalkungen
- Gorlin-Goltz-Syndrom
  - Basalzellnävussyndrom
  - Röntgen
    - große Zysten an Mandibula und Röhrenknochen
    - frontoparietale Hyperostose
    - ausgeprägte Falxverkalkungen

Spondylose

- Röntgen: Osteophytenbildung, keine Bandscheibenerniedrigung
- MR: Osteophyten können Knochenmark enthalten

Osteochondrose

- **Röntgen: Osteophytenbildung, bandscheibennahe Knochenverdichtung, Bandscheibenerniedrigung**
- **MR**
  - Bandscheibendegeneration nach Modic
    - ◊ Typ I (Ödem): T1 angrenzendes Knochenmark hypointens, T2 hyperintens, Enhancement
    - ◊ DD: Knochenmarksmetastasierung (Verlaufskontrolle), Spondylodiszitis (T1 Bandscheibe hypointens, T2 hyperintens, starkes Enhancement)
    - ◊ Typ II (Fettgewebe): T1 angrenzendes Knochenmark hyperintens, T2 hyperintens, kein Enhancement
    - ◊ DD: Hämangiom (gesamter Wirbelkörper oder nur Wirbelkörperzentrum betroffen)
    - ◊ Typ III (Sklerose): T1 angrenzendes Knochenmark hypointens, T2 hypointens, kein Enhancement
    - ◊ DD: bei opponierender Sklerose eindeutiger Befund

Bandscheibenprotrusion

- **ÄP: Vorwölbung der Bandscheibe innerhalb des Anulus fibrosus**
- **Formen**
  - umschriebene Protrusion
  - Bulging

Bandscheibenprolaps

- **ÄP: Vorfall von Bandscheibengewebe aus dem Anulus fibrosus**
- **Formen**
  - subligamentär: Bandscheibenvorfall vom Lig. longitudinale posterius gedeckt
  - extraligamentär: Bandscheibenvorfall hat Lig. longitudinale posterius perforiert
  - Sequester: Bandscheibenvorfall ohne Kontakt zur Bandscheibe
- **Sonderformen**
  - lateraler Vorfall
    - ◊ intraforaminal
    - ◊ extraforaminal
  - intraduraler Vorfall
  - ventraler Vorfall
  - Limbusvorfall
- **Klassifikation der Diskuspathologie auch in Bulging, asymmetrisches Bulging, breitbasige Herniation, fokale Herniation, Protrusion und Extrusion**

- **bei lumbalem Bandscheibenprolaps Lumboischialgie, Sensibilitätsstörungen, Lähmungen**
  - DD: extramedullärer Tumor, Synovialzyste an den Facettengelenken (L4/5, L5/S1), arachnoidale Wurzelzyste
- **bei zervikalem Bandscheibenprolaps mit mediolateraler Manifestation heftiger Nackenarmschmerz, distale Parästhesien, radikuläre Verteilung, mit medialer Manifestation inkomplette Querschnittsausfälle, komplette Querschnittslähmung, zervikale Myelopathie**
  - DD: spinale Tumoren, spinale Verlaufsform einer multiplen Sklerose, amyotrophische Lateralsklerose
- **bei Cauda equina-Syndrom Stuhlabgang, Urinabgang, Reithosenanästhesie, beidseitiges Fehlen des Achillessehnenreflexes**
- **in der Zervikalregion Nervenwurzeln oberhalb des gleich nummerierten Wirbelkörpers, in der Thorakal- und Lumbalregion unterhalb des gleich nummerierten Wirbelkörpers betroffen**
  - Beispiele: mediolateraler Bandscheibenprolaps in Höhe HWK 4/5 komprimiert die Wurzel C5, mediolateraler Bandscheibenprolaps in Höhe LWK 4/5 komprimiert die Wurzel L4
  - Ausnahme: Wurzel C8 zwischen HWK 7 und BWK 1
- **bei Radikulitis Enhancement der Nervenwurzel**
  - DD: Wurzelenhancement oft länger als sechs Monate nach einer Operation
- **interventionelle radiologische Therapie: Chemonukleolyse mit Chymopapain oder Kollagenase bei konservativ therapieresistenter Ischialgie mit einer radiologisch verifizierten Bandscheibenhernie**
- **postoperative Wirbelsäule**
  - Differenzierung von Bandscheibengewebe (Rest, Rezidiv) und Narbengewebe
    - ◊ Bandscheibengewebe: deutlicher Kontakt zur Bandscheibe, scharfe Begrenzung, deutlicher Volumeneffekt; geringes, langsames und marginales Enhancement
    - ◊ Narbengewebe: diskreter Kontakt zur Bandscheibe, unscharfe Begrenzung, kaum Volumeneffekt; starkes, schnelles und homogenes Enhancement
  - Nachweis von Komplikationen
    - ◊ Diszitis
    - ◊ Spondylodiszitis
    - ◊ Abszess
    - ◊ Empyem

Bandscheibenprotrusion und Bandscheibenprolaps

Kriterium	Bandscheibenprotrusion	Bandscheibenprolaps
Symmetrie	Symmetrisch	Asymmetrisch
Breite	Breiter als hoch	Höher als breit
Oberfläche	Glatte Oberfläche	Unregelmäßige Oberfläche
Bandscheibenhöhe	Immer in Bandscheibenhöhe	Sequester auch ober- und unterhalb der Bandscheibe
Verdrängung	Mäßige Verdrängung von Dura und Nervenwurzel	Starke Verdrängung von Dura und Nervenwurzel

Spinalkanalstenose

- **ÄP**
  - angeboren
    - ◊ idiopathische Spinalkanalstenose
    - ◊ Down-Syndrom
    - ◊ Klippel-Feil-Syndrom
    - ◊ basiläre Impression
  - degenerativ
    - ◊ Osteophyten
    - ◊ Bandscheibendegeneration
    - ◊ Synovialzyste
    - ◊ Facettengelenksarthrose
    - ◊ Epidurallipomatose
    - ◊ Spondylolisthesis
    - ◊ Wirbelkörperfrakturen
    - ◊ Verkalkung Lig. longitudinale posterius
    - ◊ Hypertrophie Ligg. flava
- **Kreuzschmerzen, Claudicatio spinalis, Lähmungen**
- **lumbaler Spinalkanal**
  - Sagittaldurchmesser: relative Stenose 10-12 mm, absolute Stenose < 10 mm
  - Interpedikularabstand: pathologisch < 15 mm
  - Recessus lateralis: Stenose wahrscheinlich 3 mm, Stenose sicher ≤ 2 mm
  - Lig. flavum: pathologisch ≥ 5 mm
- **DS: MR einschließlich Funktionsaufnahmen und MR-Myelographie**

Morbus Baastrup

- ÄP: Hyperlordose, kräftig ausgebildete Dornfortsätze, Osteochondrose
- Schmerzsyndrom im Bereich der Lendenwirbelsäule durch sich berührende Dornfortsätze (Kissing spine)
- Röntgen: Sklerosierung der Knochenabschnitte an den Berührungsstellen der Dornfortsätze
- MR
  - STIR Aktivierungsreaktion zwischen den Dornfortsätzen
  - Remodelling der Kontaktflächen
  - deutliches Enhancement durch fibrovaskuläres Aktivierungsgewebe

Kinderradiologie: Rückenmark

Rückenmarksfehlbildungen

- Meningozele
  - häufig Hautbedeckung
  - keine neurologischen Ausfälle
- Meningomyelozele
  - keine Hautbedeckung
  - Konussyndrom, Querschnittslähmung
- Tethered cord
  - ÄP: lumbosakrales Lipom, Lipomyelomeningozele, Fibrolipomatose des Filum terminale, Dermalsinus, intraspinale Tumoren
  - Anheftung des Rückenmarks an der Dura mit Beeinträchtigung des wachstumstypischen Aszensus und zunehmender Traktionswirkung
  - Konustiefstand, Konusfixierung, Konusformveränderungen
  - assoziierte Veränderungen
    - Fusionsstörungen der Wirbelkörper
    - Blockwirbelbildungen
    - Skoliosen
    - Rippenfehlbildungen
    - Erweiterungen des Spinalkanals
  - Schmerzen, Sensibilitätsstörungen, spastische Gangstörung, Muskelatrophie, Harnblasenfunktionsstörungen
- Dermalsinus
  - epithelialisierter Gang, der bis intradural reichen, aber auch extradural enden kann

- **Diastematomyelie**
  - Split cord-Malformation
  - Aufteilung des Rückenmarkkanals in sagittaler Richtung durch ein bindegewebiges Septum oder einen knöchernen Sporn
  - assoziierte Veränderungen
    - Wirbelkörperfehlbildungen
    - Hydromyelie
    - Lipome
    - Meningomyelozele
- **Syringohydromyelie**
  - ÄP: Arnold-Chiari-Malformation, Dandy-Walker-Malformation, Arachnoidalzyste, Tethered cord-Syndrom

Morbus Scheuermann

- **Adoleszentenkyphose**
- **bei thorakaler Manifestation Hohlrundrücken, bei lumbaler Manifestation Flachrücken**
- **Röntgen**
  - Frühzeichen: leichte Wirbelkörperkeilform, segmentale Brustwirbelkyphose, verringerte Diskushöhe, oft Vakuumphänomen
  - Spätzeichen: Keilwirbel, vergrößerter Wirbelkörperdurchmesser, Schmorl-Knötchen, unregelmäßige Abschlussplatten, Osteophyten
- **MR**
  - höhengeminderte dehydrierte Bandscheibe
  - Schmorl-Knötchen als zentrale intramedulläre Eindellung der Deckplatte mit vergleichbarer Signalintensität wie das umgebende Bandscheibengewebe auch nach Kontrastmittelgabe, akut eventuell mit Begleitödem
  - mindestens drei Etagen

10. Augen, Hals, Nase, Ohren, Schilddrüse

Anatomie

Auge

- **Abschnitte**
  - vorderer
    - Sklera, Konjunktiva, Kornea, Iris, Corpus ciliare, Lens, vordere Augenkammer, hintere Augenkammer, Kammerwasser
  - hinterer
    - Corpus vitreum, Chorioidea, Retina, Sehnervenpapille
- **Innervation**
  - motorisch
    - N. oculomotorius: Mm. rectus superior, rectus inferior, rectus medialis, obliquus inferior, levator palpebrae
    - N. trochlearis: M. obliquus superior
    - N. abducens: M. rectus lateralis
    - N. facialis: M. orbicularis oculi
  - sensibel
    - N. trigeminus

Orbita

- **Begrenzung**
  - Os maxillare
  - Os ethmoidale
  - Os sphenoidale
  - Os palatinum
  - Os frontale
  - Os zygomaticum
  - Os lacrimale
- **Öffnungen**
  - Foramen opticum
    - N. opticus
    - A. ophthalmica (aus A. carotis interna)
  - Fissura orbitalis superior
    - Nn. oculomotorius, trochlearis, trigeminus, abducens
    - V. ophthalmica superior
  - Fissura orbitalis inferior
    - N. trigeminus
    - V. ophthalmica inferior

- **Topographie**
  - vordere Schädelgrube
  - Stirnhöhle
  - Siebbeinzellen
  - Kieferhöhle
  - Fossa infratemporalis
  - M. temporalis
  - mittlere Schädelgrube

Sinus cavernosus

- **Nn. oculomotorius, trochlearis, trigeminus, abducens**
- **A. carotis interna**

Sehbahn

- **N. opticus**
- **Chiasma opticum**
- **Tractus opticus**
  - ungekreuzte Fasern der ipsilateralen temporalen Netzhauthälfte, gekreuzte Fasern der kontralateralen nasalen Netzhauthälfte
  - rechter Tractus opticus mit Fasern, die die linke Gesichtsfeldhälfte beider Augen repräsentieren
  - linker Tractus opticus mit Fasern, die die rechte Gesichtsfeldhälfte beider Augen repräsentieren
- **Corpus geniculatum laterale**
- **Radiatio optica**
- **Area striata im Bereich des Sulcus calcarinus**

Halsmuskeln

- **Platysma**
- **M. sternocleidomastoideus**
- **M. longus colli**
- **M. longus capitis**
- **M. scalenus anterior**
- **M. scalenus medius**
- **M. scalenus posterior**
  - vordere Skalenuslücke
    - ◊ zwischen M. scalenus anterior und Klavikula
    - ◊ V. subclavia
  - hintere Skalenuslücke
    - ◊ zwischen M. scalenus anterior und M. scalenus medius
    - ◊ Plexus brachialis, A. subclavia

Zervikale Lymphknotenstationen

- Level I: Mundboden
- Level II: obere jugulare Gruppe, von der Schädelbasis bis zum Os hyoideum
- Level III: mittlere jugulare Gruppe, vom Os hyoideum bis zum Ringknorpel
- Level IV: untere jugulare Gruppe, vom Ringknorpel bis zur Fossa supraclavicularis
- Level V: seitliches Halsdreieck
- Level VI: Trachea, Larynx, Schilddrüse
- Level VII: Trachea, Ösophagus, Mediastinum

Speicheldrüsen

- Glandula parotis
  - Topographie
    - ◊ ventral: Ramus mandibulae, M. masseter, M. pterygoideus medialis
    - ◊ dorsal: äußerer Gehörgang, Warzenfortsatz, M. sternocleidomastoideus, M. digastricus
    - ◊ kranial: Jochbogen
    - ◊ medial: M. styloglossus, V. jugularis interna
- Glandula submandibularis
- Glandula sublingualis
- kleine Speicheldrüsen
  - Glandulae labiales
  - Glandulae palatinae
  - Glandulae buccales
  - Glandulae linguales

Pharynx

- Nasopharynx (Nasenrachen, Epipharynx)
- Oropharynx (Mundrachen, Mesopharynx)
- Hypopharynx (Kehlkopfrachen, Laryngopharynx)

Waldeyer-Rachenring

- Rachenmandel
- Gaumenmandeln
- Zungenmandeln
- Seitenstränge
- Rachenhinterwand

Larynx

- Kehlkopfgerüst
  - Epiglottis (Kehldeckel)
  - Cartilago thyreoidea (Schildknorpel)

  - Cartilago cricoidea (Ringknorpel)
  - Cartilago arytaenoidea (Stellknorpel)
    - ◊ Proc. vocalis
    - ◊ Proc. muscularis
- **Kehlkopfinneres**
  - supraglottischer Raum: Kehlkopfeingang bis Taschenfalten
  - glottischer Raum: zwischen den Stimmlippen
  - subglottischer Raum: Stimmlippe bis Ringknorpelunterrand
- **Kehlkopfmuskeln**
  - Stimmlippenspanner: M. cricothyreoideus, M. vocalis (M. thyreoarytaenoideus)
  - Stimmritzenöffner: M. posticus (M. cricoarytaenoideus posterior)
  - Stimmritzenschließer: M. lateralis (M. cricoarytaenoideus lateralis), M. transversus (M. arytaenoideus transversus)

Nase und Nasennebenhöhlen

- **Nasengänge**
  - Meatus nasi superior: Sinus sphenoidalis, Cellulae ethmoidales posteriores
  - Meatus nasi medius: Sinus frontalis, Sinus maxillaris, Cellulae ethmoidales anteriores
  - Meatus nasi inferior: Ductus nasolacrimalis
- **Nasenmuscheln**
  - Concha bullosa: Pneumatisation der mittleren Muschel und Vorwölbung in den mittleren Nasengang
- **Nasennebenhöhlenpneumatisation**
  - Cellulae ethmoidales: 6. Lebensmonat
  - Sinus maxillaris: 1. Lebensjahr
  - Sinus sphenoidalis: 4. Lebensjahr
  - Sinus frontalis: 6. Lebensjahr
  - endgültige Ausgestaltung der Nasennebenhöhlen erst mit der Pubertät
- **Topographie**
  - Orbita
  - vordere Schädelgrube
  - mittlere Schädelgrube
  - Rachen
  - Fossa pterygopalatina
  - Zähne

Ohr

- **Abschnitte**
  - Außenohr: Ohrmuschel, äußerer Gehörgang
  - Mittelohr: Trommelfell, Ohrtrompete, Paukenhöhle, pneumatische Räume
    - ◊ Epitympanon: von Tegmen tympani bis Unterrand Attiksporn
    - ◊ Mesotympanon: von Unterrand Attiksporn bis Unterrand knöcherner äußerer Gehörgang
    - ◊ Hypotympanon: von Unterrand knöcherner äußerer Gehörgang bis Boden Tympanon
  - Innenohr: Labyrinth, Schnecke, Vorhof, Bogengänge, Hörnerv
- **Warzenfortsatzformen**
  - kompakt
  - spongiös
  - periantral pneumatisiert
  - ausgedehnt pneumatisiert
- **Topographie**
  - äußerer Gehörgang
    - ◊ ventral: Kiefergelenk, Fossa infratemporalis
    - ◊ dorsal: Warzenfortsatz
    - ◊ kranial: mittlere Schädelgrube
    - ◊ kaudal: Glandula parotis, N. facialis
    - ◊ medial: Paukenhöhle
  - Paukenhöhle
    - ◊ ventral: Canalis caroticus, Tuba auditiva
    - ◊ dorsal: Antrum mastoideum
    - ◊ kranial: Tegmen tympani
    - ◊ kaudal: Bulbus venae jugularis
    - ◊ medial: Labyrinth
    - ◊ lateral: Trommelfell

Hörprüfungen

Hörprüfung	Schalleitungsschwerhörigkeit (Mittelohrschwerhörigkeit)	Schallempfindungsschwerhörigkeit (Innenohr- und Nervenschwerhörigkeit)
Hörweitenprüfung	Zahlen mit tiefen Frequenzen schlecht	Zahlen mit hohen Frequenzen schlecht
Sprachaudiometrie	Kein Diskriminationsverlust	Oft Diskriminationsverlust
Rinne	Negativ	Positiv
Weber	Im kranken Ohr gehört	Im gesunden Ohr gehört
Tonaudiogramm	Differenz zwischen Knochenleitung und Luftleitung	Hörverlust oft im hohen Tonbereich
Tympanogramm	Änderung des Kurvenverlaufs	Normaler Kurvenverlauf

Gleichgewichtsprüfungen

Befund	Peripher	Zentral
Schwindel	Drehschwindel	Unklares Schwindelgefühl
Blickrichtungsnystagmus	Nicht vorhanden	Vorhanden
Spontannystagmus	Mit Drehschwindel, horizontaler Spontannystagmus	Ohne Drehschwindel, vertikaler Spontannystagmus
Lagenystagmus	Richtungsbestimmt	Konvergierend, divergierend, richtungsweisend
Lagerungsnystagmus	Benigner paroxysmaler Lagerungsnystagmus	Inverser und Lagerungsnystagmus

Spezialprojektionen des Schläfenbeins

- **Aufnahme nach Schüller**
  - Darstellung von Warzenfortsatz, Gehörgang, Kiefergelenk
  - Beurteilung von Pneumatisationsgrad, Einschmelzungen, Knochendestruktionen, Felsenbeinlängsfrakturen sowie der Lage des Sinus sigmoideus und der Dura vor Ohroperationen

- **Aufnahme nach Stenvers**
  - Darstellung des gesamten Felsenbeins bis zur Pyramidenspitze mit Labyrinthblock und innerem Gehörgang
  - Beurteilung von oberer Pyramidenkante, Pyramidenspitze, Labyrinth, Felsenbeinquerfrakturen, innerem Gehörgang sowie der Lage der Dura vor Ohroperationen
- **durch CT bzw. MR weitgehend abgelöst (dreidimensionale Rekonstruktionsverfahren, intraoperative Navigation, virtuelle Endoskopie)**

Geschmacksbahn

- **afferente sensorische Signalübertragung**
  - von den vorderen zwei Dritteln der Zunge (Papillae fungiformes) über N. lingualis, Chorda tympani, N. intermedius n. facialis zum Ganglion geniculi
  - vom hinteren Drittel der Zunge (Papillae foliatae und circumvallatae) über N. glossopharyngeus zum Ganglion caudalis n. glossopharyngei
  - vom Zungengrund, Pharynx und Larynxeingang über N. vagus zum Ganglion caudalis n. vagi
- **Nucleus solitarius**
- **Lemniscus medialis**
- **Thalamus der Gegenseite**
- **Operculum frontale et parietale und Limen insulae**

Riechbahn

- **N. olfactorius**
- **Bulbus olfactorius**
- **Tractus olfactorius**
- **Trigonum olfactorium**
- **die Stria olfactoria medialis zieht in den Gyrus paraterminalis, das Trigonum olfactorium und die Substantia perforata rostralis**
- **die Stria olfactoria lateralis zieht in den Gyrus semilunaris, den Gyrus ambiens und das Corpus amygdaloideum**
  - die Riechbahn zieht ungekreuzt zur ipsilateralen Hirnrinde
  - die Riechzentren beider Seiten sind jedoch über die Commissura anterior miteinander verbunden
  - die sekundären Rindenfelder des Rhinenzephalons stehen über tertiäre Rindenfelder vor allem mit dem limbischen System in enger Verbindung

Hörbahn

- **Ganglion cochleare**
- **N. cochlearis**
- **Nucleus cochlearis ventralis et dorsalis**

- **Lemniscus lateralis**
- **Colliculi caudales**
- **Corpus geniculatum mediale**
- **Radiatio acustica**
- **Gyri temporales transversi**
  - der größte Teil der zentralen Hörbahn kreuzt im zweiten Neuron auf die kontralaterale Seite
  - da jedoch ein Teil auch ipsilateral verläuft, ist jedes Corti-Organ mit dem auditorischen Kortex beidseits verbunden
  - die kortikalen Hörsphären sind über Balkenfasern miteinander verbunden

Gleichgewichtsbahn

- **Ganglion vestibulare**
- **N. vestibularis**
- **Area vestibularis**
  - Nucleus vestibularis cranialis (Bechterew)
  - Nucleus vestibularis caudalis (Roller)
  - Nucleus vestibularis medialis (Schwalbe)
  - Nucleus vestibularis lateralis (Deiters)
- **Pedunculus cerebellaris caudalis**
- **Nuclei cerebellares und Lobus flocculonodularis**

Schilddrüse

- **Abschnitte**
  - Lobus dexter
  - Lobus sinister
  - Isthmus
    - Lobus pyramidalis
- **Arterien**
  - A. thyreoidea superior (aus A. carotis externa)
  - A. thyreoidea inferior (aus Truncus thyreocervicalis der A. subclavia)
- **Topographie**
  - Trachea
  - Ösophagus
  - N. recurrens

Augen

Sonographie in der Ophthalmologie

- A-Bild-Sonographie
  - Unterscheidung von Netzhautablösung und Glaskörperabhebung
  - Messung der Achsenlänge des Auges vor Kataraktoperation
- B-Bild-Sonographie
  - Nachweis von Netzhautablösung, Tumor und Fremdkörper
  - Nachweis einer Verbreiterung des N. opticus bei Stauungspapille
  - Nachweis einer Muskelverdickung bei endokriner Orbitopathie
- Ultraschallbiomikroskopie
  - Darstellung von Kammerwinkel, Iris und Ziliarkörper
  - Nachweis von Winkelblockglaukom und Tumor
- Farbduplexsonographie
  - Darstellung von A. centralis retinae, V. centralis retinae, Aa. ciliares posteriores und A. ophthalmica
  - Nachweis von Durchblutungsstörungen

Erkrankungen der Glandula lacrimalis

- Entzündungen
  - Dakryoadenitis
  - Dakryozystitis
- Tränenwegsstenose
  - ÄP
    - idiopathisch
    - nasoorbitales Trauma, Morbus Wegener, nasopharyngeale Tumoren
  - Dakryozystographie
    - Differenzierung von hochsitzenden kanalikulären Befunden und tiefsitzenden sakkalen Befunden
    - Hinweise auf Entzündungen, Dakryolithen, Dakryozelen, Fisteln bzw. Tumoren als Ursache
  - DS: Fluoreszeinprobe, Spülung, Sondierung, Dakryozystographie, 3D-Rotationsdakryozystographie
  - interventionelle radiologische Therapie: dakryozystographisch gesteuerte Ballondilatation, Stentimplantation
- Tumoren
  - benigne
    - pleomorphes Adenom
  - maligne
    - adenoidzystisches Karzinom, Mukoepidermoide, Lymphome

Radiologische Diagnostik bei intraokularem Fremdkörper

Fremdkörpermaterial	Röntgen	Sono	CT	MR
Metall	Sicher darstellbar	Hochechogene Struktur mit dorsalem Schallschatten, Ausschluss eines Fremdkörpers nicht möglich, Verwechslung mit Luftblasen möglich	Insbesondere bei bulbuswandnaher Lage des Fremdkörpers sinnvoll	Kontraindiziert, zusätzliche Läsionen durch Wanderung des Fremdkörpers möglich, Artefakte
Kunststoff	Meistens nicht darstellbar	Versuch sinnvoll	Methode der Wahl, verschiedene Fenstereinstellungen notwendig	Alternative zum CT
Holz	Nicht darstellbar	Versuch sinnvoll	Methode der Wahl, verschiedene Fenstereinstellungen notwendig	Alternative zum CT
Glas	In Abhängigkeit von Größe und Bleigehalt darstellbar	Nicht sinnvoll	Methode der Wahl	Alternative zum CT

Radiologische Diagnostik bei Amotio retinae

Amotioursache	Sono	MR
Rhegmatogen	Abgehobene Retina als Membranstruktur sichtbar, Nachbewegungen geben Information über Mobilität	Abgehobene Retina als Membranstruktur darstellbar, Darstellung der von der Retina markierten Grenzfläche zwischen Glaskörperraum und Subretinalraum

Amotio-ursache	Sono	MR
Traktionsbedingt	Ausgespannte Membranstrukturen sichtbar, Wechselwirkung von fibrösen Glaskörpersträngen und abgehobener Retina sichtbar	Ausgespannte Membranstrukturen darstellbar
Exsudativ	Abgehobene Retina als Membranstruktur sichtbar, Suche nach der Ursache (z.B. Tumor, Metastase, Pseudotumor, Angiom)	Abgehobene Retina als Membranstruktur darstellbar, Darstellung der von der Retina markierten Grenzfläche zwischen Glaskörperraum und Subretinalraum, Vortäuschung eines Tumors durch hohen Eiweißgehalt im subretinalen Raum möglich

Benigne Tumoren des Bulbus oculi

- **Hamartom**
- **Uveanävus**
  - geringe Prominenz, kleiner Basisdurchmesser, fehlendes Wachstum
- **Hämangiom**
  - idiopathisch oder bei Sturge-Weber-Syndrom bzw. von Hippel-Lindau-Syndrom
  - MR: starkes Enhancement

Maligne Tumoren des Bulbus oculi

- **Retinoblastom**
  - häufigster primärer Augentumor im Kindesalter
  - in 25 % beide Augen befallen
  - Leukokorie, Strabismus, Entzündung
  - weißlicher, knolliger Tumor
  - ggf. extrabulbäre Ausdehnung, meningeale Metastasierung
  - Sono: inhomogene Binnenstruktur, „Fremdkörperechos" durch Verkalkungen
  - CT: Dichteanhebung durch exsudative Amotio retinae, schollige Verkalkungen
  - MR: T1 hyperintens, T2 hypointens, deutliches Enhancement, sorgfältige Beurteilung des distalen Sehnerven zum Ausschluss einer Tumorinfiltration
- **Uveamelanom**
  - häufigster primärer Augentumor im Erwachsenenalter

- pigmentierte Vorwölbung am Augenhintergrund mit unregelmäßiger Oberfläche, orangefarbene Pigmentablagerungen, seröse Netzhautablösung
- ggf. subretinale Blutung, Sklereninfiltration, extrabulbäre Ausdehnung
- Sono
  - A-Bild-Sonographie: regelmäßige Binnenstruktur, niedrige bis mittelhohe Zacken aus dem Tumorinneren, keine Nachbewegungen
  - B-Bild-Sonographie: Pilzform, Sanduhrform, Aderhautexkavation im Randbezirk, Doppelsignale aus Tumorgewebe; bei extraokularem Wachstum Verbreiterung des Tenon-Raums und verminderte Sklerenechogenität
- CT: hyperdens
- MR: paramagnetische Eigenschaften des Melanins, spezifisches Signalverhalten einer Begleitblutung, deutliches Enhancement
- KO: Lebermetastasen, Lungenmetastasen

- **Uveametastasen**
  - ÄP: Bronchialkarzinom, Mammakarzinom

Topodiagnostik der Orbitaerkrankungen

- **Optikusnerv/Optikusscheide**
  - Optikusgliom
  - Optikusscheidenmeningeom
- **intrakonal**
  - kavernöses Hämangiom
  - Lymphom
  - Metastase
  - Lymphangiom
  - Pseudotumor orbitae
  - endokrine Orbitopathie
  - Varix
- **extrakonal**
  - kapilläres Hämangiom
  - Lymphom
  - Metastase
  - Lymphangiom
  - Pseudotumor orbitae
  - Meningeom
  - Phlegmone
- **subperiostal**
  - Dermoid
  - Epidermoid
  - Metastase

- **Tränendrüse**
  - Entzündungen
  - Adenom
  - Karzinom
  - Lymphom
  - Pseudotumor orbitae

Orbitaerkrankungen mit Auftreibung des Sehnervenkomplexes

- **häufiger**
  - Optikusgliom
  - Optikusscheidenmeningeom
  - Pseudotumor orbitae
  - Stauungspapille
- **seltener**
  - Sarkoidose
  - Erdheim-Chester-Tumor
  - Metastasen
  - Hämangioblastom

Orbitaerkrankungen mit Nachweis von Verkalkungen

- **neoplastisch**
  - Retinoblastom
  - Hamartom
  - Hämangiom
  - Osteom
- **nichtneoplastisch**
  - Fremdkörper
  - Hyperkalzämie
  - posttraumatisch
  - postentzündlich

Endokrine Orbitopathie

- **ÄP: autoimmunologisch**
- **bei 10 % der Schilddrüsenkranken, bei 90 % der Betroffenen Hyperthyreose, bei 90 % Bilateralität**
- **Frauen 6mal häufiger als Männer**
- **Lidretraktion, Exophthalmus, Motilitätsstörung, Chemosis, Lidödem**
- **Dalrymple-Zeichen (retrahiertes Oberlid, Keratitis e lagophthalmo), Graefe-Zeichen (retrahiertes Oberlid, Test bei Blicksenkung), Stellwag-Zeichen (seltener Lidschlag), Gifford-Zeichen (erschwertes Ektropionieren), Kocher-Zeichen (starrer Blick)**

- **MR**
  - Verdickung der Augenmuskeln, der Lider und der Tränendrüsen
    - ◊ Muskelbreite auf koronaren Sequenzen > 4 mm
  - Infiltrate im Retrobulbärraum
  - Mm. rectus medialis und inferior initial betroffen
  - im Gegensatz zum Pseudotumor orbitae nicht der sehnige Ansatz betroffen
- **KO:** Sehnervenschädigung

Pseudotumor orbitae

- **ÄP: diffuse oder fokale idiopathische und lymphozytäre Entzündung der Orbita**
- **idiopathische intrakranielle Hypertension als Alternativterminus**
- **Formen**
  - anterior
  - diffus
  - Orbitaspitze
  - myositisch
  - dakryoadenitisch
- **Schmerzen, Protrusio, Augenmotilitätsstörung, Chemosis, Lidschwellung**
- **manche Formen Myositis, Skleritis, Dakryoadenitis**
- **MR**
  - teils diffuse, teils fleckige Infiltrate im Retrobulbärraum
  - Verdickung der Bulbuswand und der Optikusscheide
  - Mm. rectus medialis und superior sowie M. obliquus superior initial betroffen
  - im Gegensatz zur endokrinen Orbitopathie auch der sehnige Ansatz betroffen
- **DD: endokrine Orbitopathie, Orbitaphlegmone**
- **KO: Sinusvenenthrombose, Meningoenzephalitis, Hirnabszesse**
- **Tolosa-Hunt-Syndrom als Sonderform**
  - idiopathische Entzündung der Fissura orbitalis superior, der Orbitaspitze und des Sinus cavernosus
  - Visusminderung, Schmerzen, Ophthalmoplegie, Hirnnervenlähmungen
  - MR: Infiltrate

Benigne Tumoren der Orbita

- **Dermoid**
  - MR: T1 stark signalreich durch Fettgehalt, ggf. Fett-Flüssigkeits-Spiegel
- **Epidermoid**
  - MR: T1 leicht signalreich durch Proteingehalt

- **Varize**
  - intermittierender Exophthalmus, unter Valsalva-Manöver und in Kopftieflage verstärkt
  - Sono: unter Valsalva-Manöver gekammerte Raumforderung
  - CT: blutisodense polyzyklische Struktur, Phlebolithen
- **Lymphangiom**
  - Tendenz zu Einblutungen
  - Sono: zystische Hohlräume
  - MR
    - Signalgebung abhängig von Einblutungen
    - typischerweise T1 hyperintens, T2 hyperintens
    - kein Durchfluss, kein Enhancement
- **kavernöses Hämangiom**
  - Frauen, mittleres Lebensalter
  - orbitale Symptome, pulsierender Exophthalmus
  - CT: scharf begrenzt, intrakonal, homogen hyperdens, Phlebolithen
  - MR: T1 hypointens, T2 hyperintens, verminderter Durchfluss, spätes Enhancement
- **Neurofibrom**
  - bei Neurofibromatose
- **Optikusgliom**
  - häufig
  - junges Alter, Mittelwert 5 Jahre
  - bevorzugt Frauen
  - bei Neurofibromatose höhere Inzidenz
  - Visusminderung, Gesichtsfeldausfälle, Exophthalmus, Optikusatrophie
  - später Zwischenhirnsymptome wie Polyurie, Adipositas, Infantilismus, Vigilanzstörungen
  - Sono: spindelförmige Auftreibung des distalen Sehnerven
  - CT/MR
    - schwaches Enhancement, selten Verkalkungen
    - Erweiterung Canalis opticus
    - intrakranielle Ausdehnung zum Chiasma opticum
- **Optikusscheidenmeningeom**
  - selten
  - mittleres Alter, Mittelwert 40 Jahre
  - bevorzugt Frauen
  - Visusminderung, Exophthalmus
  - Strangulation der Zentralvene mit Umgehungskreisläufen an der Papille
  - Sono: konzentrische Verbreiterung des distalen Sehnerven

- CT/MR
  - starkes Enhancement, strangförmige Verkalkungen
  - Hyperostose angrenzender Knochen
  - intrakranielle Ausdehnung an den Meningen
- DD: im Gegensatz zum Optikusgliom N. opticus beim Optikusscheidenmeningeom oft noch innerhalb des Tumors abgrenzbar

Maligne Tumoren der Orbita

- **Rhabdomyosarkom**
  - Kinder
  - Exophthalmus, Bulbusverlagerung aus der Sagittalachse, Augenmotilitätsstörung
- **Neuroblastom**
  - Kinder
  - Protrusio mit Blutungen an den Lidern
  - CT: charakteristische Ausbreitung entlang dem Periost der Orbita
- **Metastasen**
  - ÄP: Bronchialkarzinom, Mammakarzinom, Melanom, Neuroblastom
- **Lymphome**
  - isoliert oder im Rahmen systemischer Lymphome
  - meistens niedriger Malignitätsgrad

Orbitanahe Tumoren mit möglicher Orbitabeteiligung

- **Nasennebenhöhlenkarzinom**
- **Mukozele**
- **Osteom**
- **Keilbeinmeningeom**
- **Uveamelanom**
- **Retinoblastom**
- **Basaliom**

Neuritis nervi optici

- **ÄP: idiopathisch, Kinder bei Infekt, Erwachsene bei multipler Sklerose, sinugen**
- **Formen**
  - Papillitis: vorderer Anteil des Sehnerven betroffen (ophthalmoskopisch positiv)
  - Retrobulbärneuritis: hinterer Anteil des Sehnerven betroffen (ophthalmoskopisch negativ)
- **meistens unilateral**
- **zentrale Visusstörungen, seltener Gesichtsfeldstörungen, Druckgefühl, Bewegungsschmerz**

- akute Retrobulbärneuritis: “Der Patient sieht nichts, und der Arzt sieht auch nichts.”
- progrediente Sehschärfeherabsetzung, afferente Pupillenstörung, Zentralskotom, Impulsleitungsverzögerung
- MR
  - verdickter Sehnerv
  - ödematöse Veränderungen
  - deutliches Enhancement
- DD: Chiasmatumoren, Diabetes mellitus mit retrobulbärer Durchblutungsstörung (posteriore ischämische Optikusneuropathie), Leberoptikusatrophie
- DS: Wechselbelichtungstest (Objektivierung der afferenten Leitungsstörung)

Erkrankungen der Sehbahn

- Läsionen am N. opticus
  - Erblindung
  - amaurotische Pupillenstarre
  - Optikusatrophie
- Läsionen am Chiasma opticum
  - ÄP: Optikusgliom, Hypophysenadenom, Kraniopharyngeom, Meningeom, Aneurysma
  - Chiasmasyndrom
    - bitemporale Gesichtsfeldausfälle
    - Herabsetzung der Sehschärfe
    - Entsättigung der Farbwahrnehmung
    - mäßige Optikusatrophie
- Läsionen oberhalb des Chiasma opticum
  - homonyme Gesichtsfeldstörung
  - inkongruente Ausfälle
  - Optikusatrophie
- Läsionen oberhalb des Corpus geniculatum laterale
  - ÄP: Infarkt der Sehrinde
  - homonyme Gesichtsfeldstörung
  - kongruente Ausfälle
  - keine Optikusatrophie

Hals

Erkrankungen der Halskompartimente

Kompartiment	Inhalt	Erkrankungen
Oberflächliches Mukosakompartiment	Plattenepithel, submuköse Speicheldrüsen, Lymphgewebe	Plattenepithelkarzinom, Tornwaldt-Krankheit, Tumoren der kleinen Speicheldrüsen, Lymphom, Angiofibrom
Parapharyngeales Kompartiment	Fett, N. V, A.pharyngea ascendens	Hygrom, Lipom, Tumoren der kleinen Speicheldrüsen, Abszess, Schwannom
Karotiskompartiment	Nn. IX-XII, Truncus sympathicus, Lymphknoten, A. carotis, V. jugularis	Schwannom, Neurofibrom, Paragangliom, Lymphknotenmetastasen, Lymphom, Abszess, Meningeom
Parotiskompartiment	Ohrspeicheldrüse, Lymphknoten, N. VII, N. auriculotemporalis, A. carotis externa, V. retromandibularis	Ohrspeicheldrüsentumoren, Ohrspeicheldrüsenzysten, Lymphknotenmetastasen, Lymphom
Mastikatorkompartiment	Kaumuskulatur, Mandibula, N. alveolaris inferior, A. maxillaris, Plexus pterygoideus, N. lingualis	Odontogener Abszess, Lymphom, neurogene Tumoren, Sarkom, invasives Plattenepithelkarzinom
Retropharyngeales Kompartiment	Lymphknoten, Fett	Lymphknotenmetastasen, Lymphom, Abszess
Prävertebrales Kompartiment	Muskulatur, N. phrenicus	Knochenmetastasen, Osteomyelitis, Chordom, Abszess

Halszysten

- **mediane Halszysten**
  - Residuen des Ductus thyreoglossus
  - in der Mittellinie des Halses zwischen Zungenbein und Kehlkopf
  - Fistelgang durch den Zungenbeinkörper bis zum Foramen caecum
  - prallelastische Schwellung, fluktuierender Tastbefund
  - Zyste schluckverschieblich mit dem Os hyoideum
  - MR: T1 variabel (abhängig von Proteingehalt und Entzündungsreaktionen), T2 hyperintens, Enhancement der Zystenwand
  - DD: Zungengrundstruma am Foramen caecum

- **laterale Halszysten**
  - Residuen des zweiten, seltener des dritten Kiemengangs
  - Öffnung des Fistelgangs am Vorderrand des M. sternocleidomastoideus in Höhe des Kehlkopfs
  - Verlauf des Fistelgangs oberhalb der Karotisgabel und oberhalb der Gaumenmandel bis zur Fossa supratonsillaris
  - MR: wie mediane Halszysten

Halstumoren

- **Lipom**
- **Lipomatose**
- **Glomus caroticum-Tumor**
  - gefäßreicher Tumor an aufgespreizter Karotisgabel
  - schmerzlose Schwellung im lateralen Halsdreieck
  - später Vagus- und Hypoglossuslähmung
  - oft Gefäßwandadhäsion bzw. -infiltration
- **Hämangiom**
- **Lymphangiom**
  - ektatische, nonvaskularisierte Lymphgefäße

Zervikale Lymphadenitis

- **unspezifisch**
  - ÄP: Angina, Peritonsillarabszess, Mononukleose
- **spezifisch**
  - ÄP: Tuberkulose, Sarkoidose, Lues, Diphtherie, Katzenkratzkrankheit, Tularämie, Toxoplasmose, AIDS

Zervikale Lymphknotenmetastasen

- **Metastasierungshäufigkeit besonders hoch bei Karzinomen des Oropharynx, des Hypopharynx, des Nasopharynx, der Kopfspeicheldrüse sowie der Mundhöhle**
- **Neck dissection**
  - radikale Neck dissection
    - ◊ entfernt werden: alle zervikalen Lymphknoten, V. jugularis interna, M. sternocleidomastoideus, N. accessorius, Fettgewebe
    - ◊ erhalten bleiben: A. carotis, N. vagus, Mm. scaleni
    - ◊ Indikation: Kapseldurchbruch der Metastase und Verwachsung mit der Umgebung
  - funktionelle Neck dissection
    - ◊ entfernt werden: alle zervikalen Lymphknoten, Fettgewebe
    - ◊ erhalten bleiben: Gefäße, Muskulatur, Nerven
    - ◊ Indikation: nicht fixierte Metastasen, bilaterale Neck dissection, elektive Neck dissection

- Sono
  - inhomogen
  - runde Konfiguration
  - fehlende Hilusverfettung
  - zentrale Nekrose
  - infiltrativ
- Powerdopplersono
  - oft Perfusionsausfall
  - aberrante Gefäße
  - subkapsuläre Gefäße
- CT
  - runde Konfiguration
  - fehlende Hilusverfettung
  - zentrale Nekrose
- MR
  - nach USPIO T2* fehlender Signalverlust als Hinweis auf metastatische Infiltration
  - Lymphknotenmetastasen melanotischer Melanome T1 hyperintens
- DD: Lymphom
- DS: Probeexzision

Lymphome

Kriterium	Hodgkin-Lymphom	Non-Hodgkin-Lymphom
Begrenzte Erkrankung	Häufig	Selten
Nodaler Befall	Kontinuierlich	Diskontinuierlich
Extranodaler Befall	Selten	Häufig
Mediastinaler Lymphknotenbefall	Häufig	Selten
Abdominaler Lymphknotenbefall	Selten	Häufig
Knochenmarksbefall	Selten	Häufig
B-Symptomatik	Häufig	Selten

Zervikales Tumorrezidiv

- MR: T1 isointens, T2 hyperintens, infiltratives Wachstum, deutliches Enhancement
- postoperative Frühphase problematisch
  - bis 2 Monate CT, bis 4 Monate MR
  - DD: Entzündung, Granulationsgewebe, Fibrose
- DS: Biopsie

Kiefer

Zahnluxationen

- **Klassifikation**
  - Grad I: Erweiterung des Parodontalspalts bis 2 mm
  - Grad II: Erweiterung des Parodontalspalts > 2 mm
  - Grad III: leere Alveole mit Zahnverlust

Kieferresorption

- **Resorptionsgrade der zahnlosen Kiefer in der Röntgenaufnahme**
  - Klasse A: fast vollständiger Alveolarkamm
  - Klasse B: geringfügige Resorption des Alveolarkamms
  - Klasse C: fortgeschrittene Resorption des Alveolarkamms bis zum Basalbogen
  - Klasse D: beginnende Resorption des Basalbogens
  - Klasse E: extreme Resorption des Basalbogens

Kieferzysten

- **entwicklungsbedingte odontogene Zysten**
  - Primordialzyste
  - Keratozyste
  - follikuläre Zyste
  - Eruptionszyste
  - Parodontalzyste
- **entwicklungsbedingte nichtodontogene Zysten**
  - nasopalatinale Zyste
  - nasolabiale Zyste
- **entzündungsbedingte Zysten**
  - apikale radikuläre Zyste
  - laterale radikuläre Zyste
  - residuale radikuläre Zyste
  - paradentale Zyste

Kieferentzündungen

- **akuter periapikaler Abszess**
  - stark schmerzender und klopfempfindlicher Zahn
  - Röntgen: unscharf demarkierte Aufhellung um die Wurzelspitze, Verbreiterung des Parodontalspalts
- **chronischer periapikaler Abszess**
  - oft ableitende Fistel zur Mundhöhle, Kieferhöhle oder Hautoberfläche
  - Röntgen: schlecht demarkierter Defekt mit unregelmäßigem Randsaum

- **apikale Parodontitis**
  - reparativer Prozess nach dem Rückgang des Akutgeschehens oder nach einer Wurzelhautentzündung
  - Umwandlung zu einer parodontalen Zyste möglich
  - Röntgen: runde oder ovale, relativ gut demarkierte Aufhellung
- **Osteomyelitis**
  - ÄP: odontogen, posttraumatisch
  - entzündlich bedingte Osteolysen im Alveolarfortsatz
  - Röntgen: Osteolysen, Sequester
  - DS: MR, Szintigraphie

Kiefertumoren

- **zahlreiche benigne und maligne histologische Formen (odontogen, osteogen-medullär, chondrogen)**
- **Adamantinom (Ameloblastom)**
  - Röntgen: wabige Osteolyse mit deutlicher Knochenauftreibung im lateralen Teil der Mandibula
- **Riesenzelltumor**
  - Röntgen: ähnliche Morphologie, mediale Lage
- **DD: odontogene (radikuläre und follikuläre) Zysten, nichtodontogene Zysten**

Speicheldrüsen

Akute Sialadenitis

- **ÄP: per continuitatem durch verringerten Speichelfluss bei reduzierter Nahrungsaufnahme, marantischen Patienten, Immunsuppression oder Speichelsteinen**
- **Schwellung, Schmerzen, Eiteraustritt aus der Papille bei Druck auf die Drüse, Hautrötung, Fieber**
- **Sono**
  - vergrößerte Drüse
  - echoarme Binnenstruktur
  - fakultativ Lufteinschlüsse
  - intraglanduläre Lymphknoten
- **Farbdopplersono: vermehrte Perfusion**

Chronische Sialadenitis

- **Verminderung der Sekretbildung**
- **Schädigung des Drüsenparenchyms**
- **Sjögren-Syndrom**
  - myoepitheliale Sialadenitis
  - Arthritis, Xerostomie, Keratoconjunctivitis sicca, Rhinopharyngitis sicca

  - Sialographie
    - zunächst punktierte, später globuläre, schließlich kavitäre Kontrastmittelansammlung
    - Destruktion des Drüsenparenchyms als Endstadium
  - KO: malignes Lymphom der Glandula parotis
- Heerfordt-Syndrom
  - epitheloidzellige Sialadenitis
  - Uveitis, Speicheldrüsenschwellungen, Fieber
- Mikulicz-Syndrom
  - schmerzlose Schwellung der Tränendrüsen und Speicheldrüsen
- Sono
  - inhomogene Binnenstruktur
  - zystische Areale durch ektatische Gänge
- Sialographie: zunächst perlschnurartige Gangektasien ("belaubter Baum"), später rarefiziertes Gangsystem ("entlaubter Baum")

Sialolithiasis

- ÄP: Konkrementbildung im Ausführungsgang durch Dyschylie
- Kalziumphosphat- oder -karbonatsteine
- vor allem Glandula submandibularis
- beim Essen Schwellung der Drüse
- Sono
  - echoreiche Komplexe mit dorsalem Schallschatten
  - Obstruktion des Ausführungsgangs
- Sialographie: Kontrastmittelabbruch, Kontrastmittelaussparung, prästenotische Gangdilatation

Sialadenose

- ÄP: endokrin, metabolisch, neurogen, medikamentös
- vor allem Glandula parotis
- rezidivierende, nicht entzündliche, schmerzlose Schwellungen der Speicheldrüsen
- hamsterartiges Aussehen
- Sono: homogene, echoreiche, diffuse Drüsenvergrößerung
- DD: Speicheldrüsenlipomatose

Ranula

- ÄP: meistens erworbene, selten angeborene Retentionszyste der Glandula sublingualis oder der kleinen Speicheldrüsen
- bläulich durchscheinende, schmerzlose pralle Schwellung der Glandula sublingualis
- CT/MR
  - einfache Ranula: sublinguale Raumforderung mit kontrastmittelaffiner Wand

  - komplizierte Ranula: kometenschweifartige Raumforderung mit Kopfanteil im posterioren Submandibularraum und Schweifanteil im kollabierten Sublingualraum, schmaler Flüssigkeitssaum zwischen M. mylohyoideus und M. hyoglossus bzw. M. genioglossus
- **DD: Retentionszyste der Glandula submandibularis, Epidermoidzyste**

Benigne Tumoren der Speicheldrüsen

- pleomorphes Adenom
  - häufigster benigner Tumor der Speicheldrüsen
  - solitär, gut abgegrenzt, rundlich, selten bilateral
  - derbe Konsistenz, höckrige Oberfläche
  - hohe Rezidivneigung, mögliche Entartung
  - Sono
    - ◊ zirkumskripte Raumforderung
    - ◊ echoarme Binnenstruktur
    - ◊ dorsale Schallverstärkung
    - ◊ schlechte Vaskularisation
  - MR
    - ◊ T1 iso- bis hypointens, T2 iso- bis hyperintens, geringes Enhancement
    - ◊ Inhomogenitäten durch Nekrosen, Einblutungen, Verkalkungen
- Zystadenolymphom (Warthin-Tumor)
  - zweithäufigster benigner Tumor der Speicheldrüsen
  - epithelialer Tumor in Begleitung von lymphatischem Gewebe
  - schmerzlose Schwellung
  - geringe Rezidivneigung, keine Entartung
  - Sono: glatt und scharf begrenzter Tumor mit soliden und eher zystischen Anteilen
  - MR: wie pleomorphes Adenom, aber zystische Komponenten
- Hämangiom
  - Kinder, Jugendliche
  - livide schimmernder Tumor, der durch Fingerdruck komprimierbar ist und sich danach wieder auffüllt
- Lymphangiom
  - weiche zystische Schwellung, die sich in Abhängigkeit von der Neigung des Kopfes entleert oder füllt
  - Wachstum nicht nur in die Drüse, sondern auch in die Nachbarschaft

Maligne Tumoren der Speicheldrüsen

- Mukoepidermoidkarzinom
  - meistens Glandula parotis
- Azinuszellkarzinom
  - meistens Glandula parotis

- adenoidzystisches Karzinom
  - meistens kleinere und kleinste Speicheldrüsen
  - perivaskuläre und perineurale Infiltration
  - Fazialisparese als wichtiger klinischer Hinweis auf Malignität
  - lymphogene und hämatogene Metastasierung
- Adenokarzinom
  - meistens Glandula parotis
- Plattenepithelkarzinom
  - meistens Glandula parotis
- Metastasen
  - meistens Glandula parotis
  - bei Kopf-Hals-Tumoren, Melanom

TNM-Klassifikation Speicheldrüsen

- T1: ≤ 2 cm, keine extraparenchymatöse Ausbreitung
- T2: > 2 bis 4 cm, keine extraparenchymatöse Ausbreitung
- T3: > 4 cm und/oder extraparenchymatöse Ausbreitung
- T4a: Haut, Unterkiefer, äußerer Gehörgang, N. facialis
- T4b: Schädelbasis, Proc. pterygoideus, A. carotis interna
- N1: ipsilateral solitär ≤ 3 cm
- N2a: ipsilateral solitär > 3 bis 6 cm
- N2b: ipsilateral multipel ≤ 6 cm
- N2c: bilateral, kontralateral ≤ 6 cm
- N3: > 6 cm
- M1: Fernmetastasen

Pharynx

Tornwaldt-Krankheit

- ÄP: Anlagestörung, bei der die Einstülpung der Pharynxschleimhaut in die Mittellinie des Nasopharynx zur Sekretretention führt
- Entzündung einer Bursa pharyngea am Rachendach
- im Regelfall keine Symptome, übelriechendes Sekret mit Borken
- MR: T1 isointens bis hyperintens, T2 hyperintens, allenfalls distinktes Enhancement
- DD: Adenoide

Zungengrund- und Mundbodenabszess

- Angina lingualis
  - nach Entzündung der Zungentonsillen aufgetretener Zungengrundabszess
- Angina Ludovici
  - vom Zahnsystem oder von der Glandula sublingualis bzw. Glandula submandibularis ausgehende Mundbodenabszesse

- Schwellung der Zunge, Schmerzen beim Sprechen, Druckschmerzhaftigkeit, Kieferklemme
- Ausbreitungsdiagnostik mit Schnittbildverfahren
- DD: Aktinomykose
- KO: bei Phlegmone Ausbreitung bis in das Mediastinum

Peritonsillarabszess

- ÄP: Streptokokken, Kandida
- Ausbreitung der Entzündung im Bindegewebe zwischen Tonsille und M. constrictor pharyngis
- wenige Tage nach einer Angina lacunaris einseitige Schluckbeschwerden
- Fieber, Stiche in das Ohr, Kieferklemme
- Sono/CT/MR
  - Ausbreitungsdiagnostik
  - Diagnostik des Retrotonsillarabszesses
  - Ausschluss einer Jugularvenenthrombose
  - Lymphadenitis
- DD: nekrotisierende Fasziitis, lymphoide Hyperplasie, tonsilläre Retentionszyste, tonsilläres Lymphom
- KO: Mediastinitis, Sepsis

Parapharyngealabszess

- ÄP: Streptokokken, Staphylokokken
- Ausbreitung vom prästyloidalen in das poststyloidale Kompartiment
- Halsschmerzen, Nackenschmerzen
- Sono/CT/MR
  - Verdichtung des parapharyngealen Fettgewebes ohne Faszienüberschreitung
  - inhomogene Flüssigkeitsansammlungen mit Gaseinschlüssen und peripherem Enhancement
- DD: parapharyngeale Phlegmone, Karzinom, einschmelzender Lymphknoten

Nasopharynxtumoren

- Adenoide
  - Kindes- und Jugendalter
  - lymphatische Hyperplasien im Nasopharynx mit Verlegung der Choanen
  - Nasenatmungsbehinderung, Mundatmung, Schnarchen, Tubenbelüftungsstörung, Seromukotympanon
- Nasenrachenfibrom
  - klinisch bösartiger, histologisch gutartiger Tumor (Angiofibrom)
  - männliche Jugendliche

- Ausgang vom Dach des Nasopharynx in Nachbarschaft zu den Choanen
- Ausbreitung in Nasenhaupthöhle, Nasennebenhöhlen, Fossa pterygopalatina, Schädelbasis, Keilbeinflügel
- Versorgung aus Aa. pharyngea ascendens und maxillaris
- verlegte Nasenatmung mit eitriger Rhinitis
- Nasenbluten, Kopfschmerzen, Tubenmittelohrsymptome
- Biopsie wegen Blutungsgefahr kontraindiziert
- CT: lokale Destruktion
- MR
  - T1 signalgleich, T2 signalreich, starkes Enhancement
  - Flow voids durch Flussartefakte im stark vaskularisierten Tumorgewebe
- DD: Rachenmandelhyperplasie, Nasopharynxzyste, Choanalpolyp, Lymphom, Rhabdomyosarkom
- interventionelle radiologische Therapie: Embolisation

- **Plattenepithelkarzinom**
  - CT/MR
    - Raumforderung
    - Obliteration von Fetträumen
    - Infiltration der Muskulatur
    - Knochendestruktion
    - Enhancement der Raumforderung
    - Lymphknotenmetastasen
- **Lymphoepitheliom**
- **Lymphome**
- **Sarkome**

Oropharynxtumoren

- **Lipom**
- **Dermoid**
- **Epidermoid**
- **Lymphome**
- **Plattenepithelkarzinom**
  - Zungengrund
  - Tonsillenloge
  - Weichgaumen
  - Pharynxhinterwand

Hypopharynxtumoren

- **Adenom**
- **Plattenepithelkarzinom**
  - Hypopharynxhinterwand

  - Recessus piriformis
  - Postkrikoidregion

TNM-Klassifikation Lippe und Mundhöhle

- **T1: ≤ 2 cm**
- **T2: > 2 bis 4 cm**
- **T3: > 4 cm**
- **T4a: Lippe durch kortikalen Knochen, N. alveolaris inferior, Mundboden, Haut; Mundhöhle durch kortikalen Knochen, äußere Muskulatur der Zunge, Kieferhöhle, Haut**
- **T4b: Spatium masticatorium, Proc. pterygoideus, Schädelbasis, A. carotis interna**
- **N1: ipsilateral solitär ≤ 3 cm**
- **N2a: ipsilateral solitär > 3 bis 6 cm**
- **N2b: ipsilateral multipel ≤ 6 cm**
- **N2c: bilateral, kontralateral ≤ 6 cm**
- **N3: > 6 cm**
- **M1: Fernmetastasen**

TNM-Klassifikation Pharynx

- **Oropharynx**
  - T1: ≤ 2 cm
  - T2: > 2 bis 4 cm
  - T3: > 4 cm
  - T4a: Larynx, äußere Muskulatur der Zunge, Lamina medialis des Proc. pterygoideus, harter Gaumen, Unterkiefer
  - T4b: M. pterygoideus lateralis, Lamina lateralis des Proc. pterygoideus, Schädelbasis, A. carotis interna
- **Hypopharynx**
  - T1: ≤ 2 cm und auf einen Unterbezirk beschränkt
  - T2: > 2 bis 4 cm oder mehr als ein Unterbezirk
  - T3: > 4 cm oder mit Hemilarynxfixation
  - T4a: Schildknorpel, Ringknorpel, Zungenbein, Schilddrüse, Ösophagus, zentrale Halsweichteile
  - T4b: prävertebrale Faszie, A. carotis interna, mediastinale Strukturen
- **Oro- und Hypopharynx**
  - N1: ipsilateral solitär ≤ 3 cm
  - N2a: ipsilateral solitär > 3 bis 6 cm
  - N2b: ipsilateral multipel ≤ 6 cm
  - N2c: bilateral, kontralateral ≤ 6 cm
  - N3: > 6 cm
  - M1: Fernmetastasen
- **Nasopharynx**
  - T1: Nasopharynx, Oropharynx, Nasenhöhle

- T2: parapharyngeale Ausbreitung
- T3: Infiltration von Knochenstrukturen der Schädelbasis und/oder Nasennebenhöhlen
- T4: intrakranielle Ausbreitung und/oder Hirnnerven, Fossa infratemporalis, Hypopharynx, Augenhöhle, Spatium masticatorium
- N1: unilaterale zervikale oder uni- oder bilaterale retropharyngeale, ≤ 6 cm, über Supraklavikulargrube
- N2: bilaterale, ≤ 6 cm, über Supraklavikulargrube
- N3a: > 6 cm
- N3b: Lymphknoten in Supraklavikulargrube
- M1: Fernmetastasen

Larynx

Laryngozele

- ÄP: angeboren, erworben (Pressen, Husten, Glasbläser, Blasmusiker)
- Formen
  - innere Laryngozele: Heiserkeit, Luftnot
  - äußere Laryngozele: Halsvorwölbung, Halsschwellung
- Ausweitungen des Sinus Morgagni
- Sono/CT/MR
  - innere Laryngozele: luft- oder flüssigkeitsgefüllte Formation im paraglottischen Raum mit Vorwölbung des Taschenbands
  - äußere Laryngozele: luft- oder flüssigkeitsgefüllte Formation im unteren Submandibularraum mit Hernierung der Thyreohyoidmembran
- DD: mediane Halszyste, hypopharyngeales Divertikel, laterale Halszyste
- KO: Laryngopyozele

Glottisödem

- ÄP: Infekt, Zungengrundangina, Allergie, Insektenstich
- Ödem oder Abszess der Epiglottis
- inspiratorischer Stridor, raue Stimme, starke Schluckschmerzen, Speichelfluss, Fieber, Atemnot
- Sono: Epiglottisverdickung, Abszessnachweis

Kehlkopfperichondritis

- ÄP: Glottisödem, Tumoren, Tracheotomie, Trachealkanüle, Intubation, Magensonde
- Entzündung der Knorpelhaut von Schild- und Ringknorpel mit Einschmelzung des Knorpels
- Heiserkeit, starke Schmerzen, Atemnot

- Sono: Kehlkopfödem, Einschränkung der Stimmlippenbeweglichkeit, Abszedierung
- KO: Knorpelsequestrierung, Narbenstenosen

Benigne Larynxtumoren

- Stimmlippenpolyp
- Stimmlippenknötchen
- Kehlkopfpapillomatose
- Chondrom

Maligne Larynxtumoren

- Plattenepithelkarzinom
  - ÄP: Nikotin; Alkohol, Asbest, Leukoplakien, Papillome
  - Formen
    - supraglottisch
    - glottisch
    - subglottisch
  - vor allem ältere Männer
  - klinisch anhaltende Heiserkeit als wichtigstes Leitsymptom
  - laryngoskopisch Aufhebung der typischen Stimmlippenkonfiguration, Verschmelzen mit umgebenden Strukturen sowie Überschreiten der vorderen Kommissur
  - bei Einbruch in den Knorpel Tumorperichondritis durch Infektion entlang des Tumorzapfens
  - vor allem lymphogene Metastasierung in die zervikalen Lymphknoten
  - CT/MR
    - asymmetrisches Wachstum
    - unscharfe Begrenzung
    - inhomogene Binnenstruktur
    - signifikantes Enhancement
  - DS: Laryngoskopie, Probeexzision
- Chondrosarkom
  - CT: pathognomonisches Bild mit typischen Verkalkungen

TNM-Klassifikation Larynx

- Supraglottis
  - T1: ein Unterbezirk, normal bewegliche Stimmlippen
  - T2: Schleimhaut von mehr als einem Unterbezirk von Supraglottis/Glottis oder Schleimhaut eines Areals außerhalb Supraglottis, keine Larynxfixation
  - T3: begrenzt auf Larynx, mit Stimmlippenfixation und/oder Infiltration von Postkrikoidregion, präepiglottischem Gewebe, paraglottischem Raum und/oder geringgradiger Schildknorpelerosion

  - T4a: Ausbreitung durch Schildknorpel, Trachea, Halsweichteile, äußere Muskulatur der Zunge, gerade Halsmuskulatur, Schilddrüse, Ösophagus
  - T4b: Prävertebralraum, mediastinale Strukturen, A. carotis interna
- **Glottis**
  - T1: begrenzt auf Stimmlippen, normal bewegliche Stimmlippen
  - T1a: 1 Stimmlippe
  - T1b: beide Stimmlippen
  - T2: Ausbreitung auf Supra- und Subglottis, eingeschränkte Stimmlippenbeweglichkeit
  - T3: Stimmlippenfixation, Ausbreitung auf präepiglottischen Raum, geringgradige Schildknorpelerosion
  - T4a: Ausbreitung durch Schildknorpel, Trachea, Halsweichteile, äußere Muskulatur der Zunge, gerade Halsmuskulatur, Schilddrüse, Ösophagus
  - T4b: Prävertebralraum, mediastinale Strukturen, A. carotis interna
- **Subglottis**
  - T1: begrenzt auf Subglottis
  - T2: Ausbreitung auf Stimmlippen
  - T3: Stimmlippenfixation
  - T4a: Ausbreitung durch Schildknorpel, Trachea, Halsweichteile, äußere Muskulatur der Zunge, gerade Halsmuskulatur, Schilddrüse, Ösophagus
  - T4b: Prävertebralraum, mediastinale Strukturen, A. carotis interna
- **alle Bereiche**
  - N1: ipsilateral solitär ≤ 3 cm
  - N2a: ipsilateral solitär > 3 bis 6 cm
  - N2b: ipsilateral multipel ≤ 6 cm
  - N2c: bilateral, kontralateral ≤ 6 cm
  - N3: > 6 cm
  - M1: Fernmetastasen

Nase

Epistaxis

- **ÄP: Nasenmanipulation, Frakturen, Fremdkörper, Septumpolyp, Nasenrachenfibrom, Tumoren, Hypertonie, Hämorrhagie, Infektionen**
- **CT bzw. MR bei Tumorverdacht**
- **selten Angio zur Lokalisation und Embolisation der Blutungsquelle**

Septumdeviation

- **Abweichung des Septum aus der Mittelstellung**
- **behinderte Nasenatmung, beeinträchtigtes Riechvermögen, Schnarchen, Kopfschmerzen**

- vasomotorische Muschelschwellung, Verdickung der hinteren Enden der unteren Muscheln, pathologische Rhinomanometrie
- häufiger Begleitbefund in CT bzw. MR

Choanalatresie

- ÄP: angeborener Verschluss der bukkonasalen Membran des hinteren Nasenausgangs
- membranös, knorpelig oder knöchern
- meistens unilateral, selten bilateral
- Sekretion, Rhinitis, Fütterungsprobleme
- Röntgen: Darstellung mit wasserlöslichem Kontrastmittel
- KO: Asphyxie

Sonographie der Nasennebenhöhlen

- A-Bild-Sonographie
  - außer dem Vorderwandecho bei lufthaltiger Kieferhöhle kein weiteres Echo
  - außer dem Vorderwandecho bei sekretgefüllter Kieferhöhle ein Hinterwandecho
  - außer dem Vorderwandecho bei mit Schleimhaut oder Tumorgewebe gefüllter Kieferhöhle Zwischenechos in variabler Höhe mit nachfolgendem Hinterwandecho
- B-Bild-Sonographie

Nasennebenhöhlenvarianten

- Aplasie
  - Keilbeinhöhlen- oder Stirnhöhlenaplasie bei etwa 5 %
  - Kieferhöhlen- oder Siebbeinzellenaplasie sehr selten
- Nasenseptum
  - Pneumatisation: Einengung der Nasenhaupthöhle, des Hiatus semilunaris bzw. des Infundibulums
  - Deviation: Einengung des Hiatus semilunaris bzw. des Infundibulums
- Concha nasalis media
  - paradoxe laterale Konvexität: Einengung des Hiatus semilunaris bzw. des Infundibulums
  - Pneumatisation: Einengung des Hiatus semilunaris bzw. des Infundibulums
- Proc. uncinatus
  - Pneumatisation: Einengung des Infundibulums
- Cellulae ethmoidales
  - Haller-Zellen: Ethmoidalzelle unter dem Orbitaboden, Einengung des Infundibulums
  - Onodi-Zellen: posterolaterale Ausdehnung der hinteren Ethmoidalzellen, Ausdehnung um den N. opticus

  - gefährliches Siebbein: Tiefstand der Lamina cribrosa zur Frontobasis (Keros Grad I: 1-3 mm, Keros Grad II: 4-7 mm, Keros Grad III: > 8 mm), intrakranielle Komplikationen bei endoskopischer Chirurgie
- **Sinus frontalis**
  - Agger nasi-Zellen: anterolateral und inferior des Recessus frontalis, Einengung des Ausführungsgangs der Stirnhöhle
- **Sinus sphenoidalis**
  - stark unterschiedliche Pneumatisation: intrakranielle Komplikationen bei endoskopischer Chirurgie

Sinusitis

- **akute Sinusitis**
  - ÄP: rhinogen (Rhinitis), odontogen (Wurzelgranulome, Wurzelreste, Kieferhöhlenalveolarkammfistel)
  - vor allem unilaterale Sinusitis maxillaris und fötide Sekretion typisch für odontogene Sinusitis
  - meistens Kieferhöhle und Siebbeinzellen
  - Schmerzen, Kopfschmerzen, Druckschmerzen, Hyposmie, Anosmie
  - Schleimhautschwellung und Schleimeiter im mittleren Nasengang
  - CT: Schleimhautschwellungen, Sekretnachweis, Spiegelbildung
  - CT in Ultraniedrigdosistechnik
  - KO: Eiterdurchbruch, Osteomyelitis, Orbitabeteiligung (Stadium I: Orbitaödem, Stadium II: orbitale Periostitis, Stadium III: subperiostaler Abszess, Stadium IV: intraorbitaler Abszess, Stadium V: Orbitaphlegmone), Kavernosusthrombose, Meningoenzephalitis, Hirnabszess
- **chronische Sinusitis**
  - ÄP: akute Sinusitis bei chronischer Belüftungsstörung
  - Verlegung der osteomeatalen Einheit durch polypöse Schleimhautschwellungen
  - Begünstigung durch Septumdeviation, Septumsporn, Concha bullosa, Hallersche Zellen, Muschelhyperplasie und Choanalpolypen
  - meistens Kieferhöhle und Siebbeinzellen
  - oft Polyposis nasi
  - dumpfe Kopfschmerzen, verstopfte Nase, Rhinophonia clausa, Hyposmie, Rachenkatarrh
  - CT: Schleimhautschwellungen, Polypen
  - DD: bei Polyp am Nasendach Meningoenzephalozele, bei Choanalpolyp juveniles Nasenrachenfibrom
  - KO: sinubronchiales Syndrom
- **Kartagener-Syndrom**
  - Polyposis
  - Bronchiektasen
  - Situs inversus

Nasennebenhöhlenoperationen

- knöcherne Varianten als potentielle Gefährdung bei endoskopischen Nasennebenhöhlenoperationen
  - Nasennebenhöhlenvarianten
- wichtige postoperative Befunde
  - erweiterte osteomeateale Einheit
  - Verlust der einzelnen knöchernen Lamellen des Ethmoidalzellsystems
  - verkürzte abgerundete Nasenmuscheln
- wichtige postoperative Komplikationen
  - Blutung
  - Infektion
  - Liquorfistel

Choanalpolyp

- Schleimhautpolyp der Kieferhöhle mit Wachstum in Richtung Nasenhaupthöhle und Choane
- Ausdehnung bis in den Nasopharynx möglich
- jugendliche Patienten, einseitige Nasenatmungsbehinderung, selten Schmerzen
- CT: weichteildichte Formation
- MR: T2 hyperintense Raumforderung, kein Enhancement
- DD: juveniles Nasenrachenfibrom, Enzephalozele, Nasopharynxkarzinom

Mukozele und Pyozele

- ÄP: Obstruktion des Ostiums einer Nasennebenhöhle
- mit Schleim (Mukozele) bzw. Eiter (Pyozele) gefüllte und durch die Sekretretention erweiterte Nasennebenhöhle
- meistens Stirnhöhle
- CT: expansive Formation, ausgedünnter Knochen, knöcherne Umformung
- MR: T1 zunächst hypointens, dann hyperintens; T2 zunächst hyperintens, dann hypointens (Signalumkehr durch Sekreteindickung); kein Enhancement
- DD: Nasennebenhöhlenpapillom, odontogene Zyste, Choanalpolyp

Aspergillose

- ÄP: Ausbildung einer Pilzwurzel in Form des Aspergilloms
- Formen
  - Typ I: akut invasiv
  - Typ II: chronisch invasiv
  - Typ III: Fungusball
  - Typ IV: allergische Pilzsinusitis

- invasive Verlaufsformen bei immunsupprimierten, nichtinvasive Verlaufsformen bei immunkompetenten Patienten
- invasive Verlaufsformen mit schwerem Krankheitsbild, nichtinvasive Verlaufsformen wie chronische Sinusitis
- CT
  - vollständige Verlegung der Nasennebenhöhle ohne Flüssigkeitsspiegel
  - Hyperdensitäten durch Stoffwechselprodukte, Myzetom und Verkalkungen
  - bei invasiven Formen osteodestruktive Veränderungen
  - bei allergischer Pilzsinusitis Bild wie bei chronischer Sinusitis
- DD: Nasennebenhöhlenkarzinom, chronische Sinusitis
- KO: Pilzsepsis

Morbus Wegener

- granulomatöse Vaskulitis
- zunächst blutiger Schnupfen, Borkenbildung, Septumperforation, Septumnekrose, Sattelnase, pulmonale Infiltrate
- dann Nieren-, Leber- und Gelenkbeteiligung
- CT
  - Destruktion der medialen Kieferhöhlenwand und des Nasenseptums
  - Sklerosierung der übrigen Kieferhöhlenwände
- MR
  - geringe Weichgewebsvermehrung
  - T2 ausgeprägte Signalminderung
  - kräftiges Enhancement
- DD: Tuberkulose, Lues, Aktinomykose
- DS: Histologie

Benigne Tumoren der Nasennebenhöhlen und der Nasenhaupthöhle

- Polypen
- Papillome
  - fungiforme Papillome
    - vom Nasenseptum ausgehend
  - Zylinderzellpapillome
  - invertierte Papillome
    - von der Nasenseitenwand ausgehend, Ausdehnung in Kieferhöhle und Siebbein
    - bei Obstruktion der osteomeatalen Einheit Sinusitis
    - CT/MR: weichteildichte Raumforderung, lobulierte Oberfläche, schlangenartiges Enhancement
  - DD: Retentionszyste, Choanalpolyp, Nasenrachenfibrom, Karzinom

  - KO: Knochendestruktion, Orbitaeinbruch, intrakranielle Beteiligung, Rezidivierung, Malignisierung
- **Osteom**
  - Stirnhöhle

Maligne Tumoren der Nasennebenhöhlen und der Nasenhaupthöhle

- **Formen**
  - Ästhesioneuroblastom
  - Plattenepithelkarzinom
  - Adenokarzinom
  - lymphoepitheliales Karzinom
    - ◊ Schmincke-Tumor
    - ◊ Rachendach
    - ◊ infiltrierendes und destruierendes Wachstum
  - Sarkome
  - Lymphome
  - Plasmozytom
- **Plattenepithelkarzinome und Adenokarzinome bevorzugt im Kieferhöhlenantrum, in den vorderen Siebbeinzellen und in der Nasenhaupthöhle**
- **einseitige Nasenatmungsbehinderung, blutige Sekretion, Doppelbilder, Kieferklemme**
- **Sono: Nachweis der Lymphknotenmetastasen**
- **CT/MR: weichteildichte Raumforderung, infiltratives Wachstum, inhomogenes Enhancement**
- **DD: Aspergillose, Morbus Wegener, chronische Sinusitis**

TNM-Klassifikation Nasennebenhöhlen und Nasenhaupthöhle

- **Kieferhöhle**
  - T1: begrenzt auf antrale Schleimhaut
  - T2: Knochenarrosion, Knochendestruktion, harter Gaumen, mittlerer Nasengang
  - T3: dorsale knöcherne Kieferhöhlenwand, Subkutangewebe, Boden und mediale Wand der Orbita, Fossa pterygoidea, Siebbeinhöhle
  - T4a: vorderer Orbitainhalt, Wangenhaut, Proc. pterygoideus, Fossa infratemporalis, Lamina cribrosa, Keilbeinhöhle, Stirnhöhle
  - T4b: Orbitaspitze, Dura, Gehirn, mittlere Schädelgrube, Hirnnerven (ausgenommen N. maxillaris n. trigemini), Nasopharynx, Klivus
- **Nasenhaupthöhle und Siebbeinzellen**
  - T1: ein Unterbezirk
  - T2: zwei Unterbezirke oder angrenzender nasoethmoidaler Bezirk

- T3: Boden und mediale Wand der Orbita, Kieferhöhle, Gaumen, Lamina cribrosa
- T4a: vorderer Orbitainhalt, Nasenhaut, Wangenhaut, vordere Schädelgrube, Proc. pterygoideus, Fossa infratemporalis, Keilbeinhöhle, Stirnhöhle
- T4b: Orbitaspitze, Dura, Gehirn, mittlere Schädelgrube, Hirnnerven (ausgenommen N. maxillaris n. trigemini), Nasopharynx, Klivus

- alle Bereiche
  - N1: ipsilateral solitär ≤ 3 cm
  - N2a: ipsilateral solitär > 3 bis 6 cm
  - N2b: ipsilateral multipel ≤ 6 cm
  - N2c: bilateral, kontralateral ≤ 6 cm
  - N3: > 6 cm
  - M1: Fernmetastasen

Ohren

Felsenbeinfehlbildungen

- ÄP: angeborene Fehlbildungen des äußeren Gehörgangs oder des Innenohrs
- Formen
  - Gehörgangsatresie: weichteildichte oder knöcherne Verlegung des äußeren Gehörgangs bei regelrechtem Innenohr
  - Innenohrfehlbildungen
    - ◊ Kochleaaplasie
    - ◊ Mondini-Malformation: fehlende Windungen, große Öffnung der Kochlea, assoziierte Bogengangsanomalien
    - ◊ Goldenhar-Syndrom: nur ein Bogengang
    - ◊ Michel-Dysplasie: komplett fehlende Entwicklung des Innenohrs

Maligne Otitis externa

- ÄP: Infektion mit Pseudomonas aeruginosa
- nekrotisierende Gehörgangsentzündung mit Übergreifen auf den Knochen, Ausbreitung entlang der Laterobasis und Affektion von Hirnnerven
- vor allem bei Diabetes, im hohen Alter und nach Radiotherapie
- Schmerzen, fötide Eiterung, Granulationen, oft Fazialisparese
- Ausbreitungsdiagnostik mit CT bzw. MR
- KO: Meningitis, Sinusvenenthrombose, Sepsis

Otitis media

- bei guter Tubenfunktion im Kindesalter später gute Mastoidpneumatisation und bei Erkrankung akute Otitis media, Tubenmittelohrkatarrh, Mastoiditis

- bei schlechter Tubenfunktion im Kindesalter später schlechte Mastoidpneumatisation und bei Erkrankung chronische Otitis media, Seromukotympanon, Retraktionscholesteatom
- akute Otitis media geht bei guter Tubenfunktion und pneumatisiertem Mastoid nicht in chronische Otitis media über

Mastoiditis

- ÄP: nicht ausgeheilte akute Otitis media
- eitrige Einschmelzung der knöchernen Zellen des Warzenfortsatzes (Mastoiditis), manchmal auch des Jochbogenansatzes (Zygomatizitis) bzw. der Pyramidenspitze (Petroapizitis)
- Schmerzen, Ohrklopfen, Schalleitungsschwerhörigkeit, Ohrgeräusch, Mastoiddruckschmerz
- Senkung der hinteren oberen Gehörgangswand
- CT
  - weichteildichte Formationen
  - eingeschmolzene Knochensepten
  - arrosive Knochenveränderungen
- DD: Gehörgangsfurunkel, Lymphadenitis, Parotitis
- KO: Subperiostalabszess bei Eiterdurchbruch durch das Planum mastoideum, Bezold-Mastoiditis bei Eiterdurchbruch am Ansatz des M. sternocleidomastoideus; Labyrinthitis, Sinusvenenthrombose, Sepsis, Meningitis, Hirnabszess, Fazialisparese

Cholesteatom

- Formen
  - Retraktionscholesteatom
    - ÄP: Trommelfellretraktionstaschen durch Einengung der Belüftungswege zwischen Mesotympanon und Epitympanon bzw. durch Tubenventilationsstörungen
  - Immigrationscholesteatom
    - ÄP: Einwachsen von Epithelzapfen in das Epitympanon
- Raumforderung aus mehrschichtigem Plattenepithel, Hornschuppen, cholesterinhaltigem Zelldetritus und Entzündungszellen
- Verlauf
  - zunächst Arrosion von Hammerkopf und Ambosskörper
  - dann Entzündung, Eiterung, Trommelfellzerstörung, Knochendestruktion
- Trommelfellbefund unzureichend hinsichtlich Cholesteatomausdehnung
- CT
  - scharf begrenzte weichteildichte Raumforderung
  - Ausdehnung periantral, im Bereich der lateralen Kuppelraumwand, im Bereich der oberen Gehörgangswand und labyrinthär
  - oft sehr ausgedehnte Knochendestruktion

- **MR**
  - Primärdiagnostik: Diffusionsrestriktion
  - Rezidivdiagnostik: im Gegensatz zum Granulationsgewebe beim Cholesteatomrezidiv kein zentrales Enhancement
- **DD: chronische Otitis media mit Ossikeldestruktion, Cholesteringranulom**
- **Komplikationen durch Cholesteatomdruck und Entzündung**
- **KO**
  - präoperativ
    - ◊ Arrosion Attiksporn: HRCT
    - ◊ Arrosion Gehörknöchelchen: HRCT
    - ◊ Arrosion Fallopischer Kanal: HRCT
    - ◊ Neuritis n. facialis: MR
    - ◊ knöcherner Tegmendurchbruch: HRCT
    - ◊ zerebrale Komplikationen: MR
    - ◊ knöcherne Sinusschale: HRCT
    - ◊ Sinusvenenthrombose: MR
    - ◊ knöcherner Labyrintheinbruch: HRCT
    - ◊ membranöser Labyrintheinbruch: MR
    - ◊ akute Labyrinthitis: MR
    - ◊ chronisch fibröse Labyrinthitis: MR
    - ◊ chronisch ossifizierende Labyrinthitis: HRCT/MR
  - postoperativ
    - ◊ Rezidivcholesteatom: HRCT/MR
    - ◊ Arrosion Fallopischer Kanal: HRCT
    - ◊ Neuritis n. facialis: MR
    - ◊ knöcherne Labyrinthfistel: HRCT
    - ◊ membranöse Labyrinthfistel: MR
    - ◊ akute Labyrinthitis: MR
    - ◊ chronisch fibröse Labyrinthitis: MR
    - ◊ chronisch ossifizierende Labyrinthitis: HRCT/MR
    - ◊ Meningoenzephalozele: MR

Otogene Komplikationen

- **Labyrinthitis**
- **Sinusvenenthrombose**
- **Sepsis**
- **Epiduralabszess**
- **Meningitis**
- **Hirnabszess**

Benigne Mittelohrtumoren

- Glomustumoren
  - ÄP: nicht chromaffine Paragangliome des Parasympathikus
  - Klassifikation nach Fisch
    - Stadium A: tympanisch
    - Stadium B: tympanomastoidal
    - Stadium C: infralabyrinthär
    - Stadium D: intrakranial
  - stark vaskularisierte, lokal destruierende Tumoren
  - Glomus jugulare-Tumor
    - aus Glomera des N. glossopharyngeus und N. vagus im Foramen jugulare
    - Fossa jugularis, Hypotympanum, Canalis caroticus, Mittelohr
  - Glomus tympanicum-Tumor
    - aus Glomera der Jacobson-Anastomose in der Paukenhöhle
    - Paukenhöhle, Promontorium, Trommelfell, Gehörgang
  - pulssynchrones Ohrgeräusch, Schalleitungsschwerhörigkeit, Hirnnervenparesen, rötliches Trommelfell
  - Durchbruch in den Gehörgang
  - Blutungen aus den Tumoren
  - CT: Knochendestruktion
  - MR
    - weichteiläquiintense Tumoren, exzessives Enhancement
    - T2 Salz und Pfeffer-Muster durch Flow void zahlreicher Tumorgefäße
  - Angio: Hypervaskularisation
  - interventionelle radiologische Therapie: Embolisation
- Fazialisneurinom
- Hämangiom
- Bulbushochstand
  - Hochstand des Bulbus venae jugularis
  - bläuliches Trommelfell

Maligne Mittelohrtumoren

- Formen
  - Plattenepithelkarzinom
  - Adenokarzinom
  - Metastasen
  - Sarkome
- Schalleitungsschwerhörigkeit, blutende Granulationen, blutiges Sekret, abgestoßene Knochensequester, Fazialisparese
- Schmerzen durch Durainfiltration
- Ausbreitung in Ohrspeicheldrüse

- DS: CT (Knochenarrosion, Knochendestruktion), MR (Weichteilinfiltration, Durainfiltration)

Otosklerose

- ÄP: Erkrankung der knöchernen Labyrinthkapsel unbekannter Ursache durch Knochenumbau
- Formen
  - fenestrale Otosklerose
  - kochleäre Otosklerose
- vor allem Frauen
- meistens bilaterale Manifestation
- zunehmende Schalleitungsschwerhörigkeit beim fenestralen Typ bzw. Schallempfindungsschwerhörigkeit beim kochleären Typ, oft Ohrensausen, keine Ohrenschmerzen
- Carhart-Senke im Tonaudiogramm
- CT
  - umschriebene Aufhellung am ovalen Fenster
  - umschriebene Aufhellung der Kochlea
  - später progrediente Ossifikation des ovalen Fensters
- DD
  - Adhäsivprozess, Mittelohrmissbildungen, Tympanosklerose
  - fibröse Dysplasie, Morbus Paget, postinflammatorische Knochenneubildung

Morbus Menière

- ÄP: Hydrops des häutigen Labyrinths
- Drehschwindelanfälle, Ohrgeräusch, Schwerhörigkeit
- anfangs Reiznystagmus, Hydropskurve im Tonaudiogramm, positives Recruitment
- MR: Ausschluss einer retrokochleären Ursache (z.B. Kleinhirnbrückenwinkeltumor)

Hörsturz

- plötzliche Schwerhörigkeit, Druck im Ohr, oft Ohrgeräusch
- kein Drehschwindel
- MR: Ausschluss einer retrokochleären Ursache (z.B. Kleinhirnbrückenwinkeltumor)

Neuronitis vestibularis

- akute Funktionsstörung des peripheren Vestibularorgans
- erheblicher Drehschwindel, heftiger Spontannystagmus, keine Hörstörung
- MR: Ausschluss einer retrokochleären Ursache (z.B. Kleinhirnbrückenwinkeltumor)

Tumoren des inneren Gehörgangs

- **Akustikusneurinom**
  - ÄP: meistens vom N. vestibularis inferior, selten vom N. vestibularis superior ausgehend, deshalb korrekt Vestibularisschwannom
  - Klassifikation nach Koos
    - Grad I: intrakanalikulär
    - Grad II: intraextrameatal mit maximal 20 mm Längsdurchmesser
    - Grad III: intraextrameatal mit maximal 30 mm Längsdurchmesser, erreicht den Hirnstamm
    - Grad IV: intraextrameatal mit über 30 mm Längsdurchmesser, verlagert den Hirnstamm
  - viele Akustikusneurinome ohne Wachstumstendenz (Wait and scan)
  - Hochtonschwerhörigkeit, Hörsturz, Ohrensausen, Schwindel
  - Verlängerung der Leitzeit bei BERA
  - MR
    - stiftförmige Konfiguration oder eistütenartige Morphologie
    - sehr kräftiges Enhancement
    - größere Tumoren mit variablen Inhomogenitäten
    - erweiterter innerer Gehörgang
- **Fazialisschwannom**
- **Meningeom**
- **Epidermoid**
- **Paragangliom**
- **Fazialisneurinom**
- **Arachnoidalzyste**
- **Metastase**

Schilddrüse

Sonographie Schilddrüse

- **diffuse Echoarmut**
  - Morbus Basedow
    - Autoimmunhyperthyreose
    - verstärkte Vaskularisation des gesamten Organs
    - Begleitbefunde: Überfunktion, TRAK erhöht
  - subakute Thyreoiditis de Quervain
    - teilweise auch umschriebene, unscharf begrenzte, echokomplexe Areale
    - Begleitbefunde: Schilddrüsenschmerz, BSG erhöht
  - chronisch lymphozytäre Thyreoiditis Hashimoto
    - Autoimmunthyreoiditis
    - Begleitbefunde: Unterfunktion, TPO erhöht, TRAK normal

- **diffuser Echoreichtum**
  - Struma
- **fokale Echoarmut**
  - Adenom
  - Karzinom
  - fokale Entzündung
  - eingeblutete Zyste
- **fokaler Echoreichtum**
  - Narbe
- **fokale Echofreiheit**
  - Zyste
- **inhomogene Echostruktur**
  - Struma
- **farbdopplersonographisch Hyperperfusion**
  - Morbus Basedow
  - akute Thyreoiditis
- **adenomatöser Knoten**
  - meistens multiple Knoten in einer Struma
  - echogleiche Knoten
  - echoarmer Randsaum
  - regressive Veränderungen
    - Zysten
    - Verkalkungen
- **autonomes Adenom**
  - meistens solitärer Knoten in normal texturierter Schilddrüse
  - echoarmer (mikrofollikuläres Adenom) bis echoreicher (makrofollikuläres Adenom) Knoten
  - echoarmer oder echofreier Randsaum
- **malignomsuspekter Herdbefund**
  - solider Knoten
  - echoarme Binnenstruktur
  - unregelmäßige Konfiguration
  - schlechte Abgrenzbarkeit
  - kein Halo
  - nachweisbare Mikrokalzifikationen
  - intranodale Vaskularisation
  - schnelles Wachstum
  - regionale Lymphknotenvergrößerungen

Szintigraphie Schilddrüse

- **Befundung in Kenntnis der Laborparameter (T3, T4, TSH, Schilddrüsenantikörper, Kalzitonin) und des Sonographiebefundes**

- **99mTc-Pertechnetat**
  - Indikationen: fokale Autonomie, kalter Knoten
  - Rückschluss auf Jodidclearance
  - bei funktioneller Autonomie unter TSH-Suppression erhöhter Technetiumuptake
    - falls initial keine TSH-Suppression vorliegt, Suppressionsszintigraphie nach Gabe von Schilddrüsenhormonen
  - bei kaltem Knoten erniedrigter Technetiumuptake
- **123I-Natriumjodid**
  - Indikationen: Schilddrüsenagenesie, dystopes Schilddrüsengewebe, Jodfehlverwertung
- **131I-Natriumjodid**
  - Indikationen: Rest- oder Rezidivtumor bzw. Lymphknoten- oder Fernmetastasen bei differenzierten Schilddrüsenkarzinomen mit der Fähigkeit zur Jodspeicherung
  - alternativ PET-CT (124I)
- **99mTc-[V]-DMSA**
  - Indikationen: Staging des C-Zell-Karzinoms, Restaging des C-Zell-Karzinoms bei hohen Kalzitoninwerten bzw. positivem Pentagastrintest
  - alternativ 99mTc-MIBI
- **18F-Fluordesoxyglukose-PET**
  - Indikationen: Nachsorge des differenzierten von den Thyreozyten ausgehenden Schilddrüsenkarzinoms nach Thyreoidektomie, Nachsorge des C-Zell-Karzinoms mit Kalzitoninerhöhungen

Szintigraphie und Schilddrüsenmalignität

- **Problem: szintigraphisch hypofunktioneller (kalter) Knoten**
- **Ziel: Differenzierung der Dignität**
- **Vorgehen**
  - Kombination von 99mTc-MIBI-Szintigraphie (MIBI, Proliferationsmarker) und Feinnadelaspirationszytologie (FNA, Zytomorphologie)
  - nahezu sicherer Malignitätsausschluss bei Kombination aus negativer MIBI und negativer FNA

Multiple endokrine Neoplasie

- **I (Wermer-Syndrom)**
  - Inselzellneoplasie, Hypophysenadenom, Hyperparathyreoidismus
- **II a (Sipple-Syndrom)**
  - medulläres Schilddrüsenkarzinom, Phäochromozytom, primärer Hyperparathyreoidismus
- **II b (Gorlin-Syndrom)**
  - medulläres Schilddrüsenkarzinom, Phäochromozytom, Schleimhautneurinom, Megakolon, marfanoider Habitus

TNM-Klassifikation Schilddrüse

- **papillär, follikulär, medullär**
  - T1: ≤ 2 cm, begrenzt auf Schilddrüse
  - T1a: ≤ 1 cm
  - T1b: > 1 bis 2 cm
  - T2: > 2 bis 4 cm, begrenzt auf Schilddrüse
  - T3: > 4 cm oder minimale Ausbreitung jenseits der Schilddrüse
  - T4a: Subkutangewebe, Larynx, Trachea, Ösophagus, N. recurrens
  - T4b: prävertebrale Faszie, mediastinale Gefäße, A. carotis interna
- **undifferenziert, anaplastisch**
  - T4a: begrenzt auf Schilddrüse
  - T4b: jenseits der Schilddrüse
- **alle Typen**
  - N1a: Level VI
  - N1b: andere regionäre
  - M1: Fernmetastasen

Nebenschilddrüse

Nebenschilddrüse

- **Bildgebung beim Ersteingriff mittels Sono (orthotope Adenome) bzw. CT und MR (ektope Adenome), typische Topographie an der Dorsalfläche der Schilddrüse und charakteristische Dattelform**
- **Lokalisationsdiagnostik beim Zweiteingriff auch mit 99mTc-MIBI**
  - Nebenschilddrüsenadenom
    - ◊ persistierende Speicherung des Tracers im Vergleich zum normalen Schilddrüsengewebe
    - ◊ Darstellung auf Spätaufnahmen
- **selektive Venenblutentnahme zum Nachweis eines lokalen Parathormongradienten**

11. Untersuchungsprotokolle

Magnetresonanztomographie

Prinzipien

- die Empfehlungen in der Literatur sind uneinheitlich und geräteabhängig
- die vorgeschlagenen Protokolle sind Universalprotokolle für die anatomischen Regionen
- sie müssen je nach Patient und Fragestellung individuell korrigiert, modifiziert, präzisiert und adaptiert werden
- Schichtdicke und Schichtführung müssen individuell geplant und angepasst werden

Protokoll Gehirn

- Standard
  - Basissequenzen
    - ◊ FLAIR koronar
    - ◊ T2-FSE axial
    - ◊ T1-SE axial
  - Zusatzsequenzen
    - ◊ DWI axial
    - ◊ T2* axial
    - ◊ T1-GE axial/koronar/sagittal + KM
- Ischämie
  - FLAIR koronar
  - T2-FSE axial
  - T1-SE axial
  - DWI axial
  - T2* axial
  - MRA (TOF)
  - PWI axial
  - T1-GE axial + KM
- Hirnstammischämie
  - FLAIR koronar
  - T2-FSE axial/sagittal
  - T1-SE axial
  - DWI axial

  - T2* axial
  - MRA (TOF)
  - PWI axial
  - T1-GE sagittal + KM
- **Tumor**
  - FLAIR koronar
  - T2-FSE axial
  - T1-SE axial
  - DWI axial
  - T1-GE axial/koronar/sagittal + KM
- **Epilepsie**
  - FLAIR koronar
  - T2-FSE axial
  - T1-SE axial
  - T1-IR axial
  - T2* axial
  - T1-GE axial/koronar + KM
- **multiple Sklerose**
  - FLAIR koronar/sagittal
  - T2-FSE axial
  - T1-SE axial
  - DWI axial
  - T1-GE axial/koronar/sagittal + KM (mindestens 5 min nach Kontrastmittelinjektion)
- **Blutung**
  - FLAIR koronar
  - T2-FSE axial
  - T1-SE axial
  - T2* axial
- **Sinusvenenthrombose**
  - FLAIR sagittal
  - T2-FSE koronar
  - T1-SE koronar
  - DWI axial
  - MRA (PC)
  - T1-GE axial/koronar/sagittal + KM
- **Sella**
  - FLAIR koronar
  - T2-FSE sagittal
  - T1-FSE koronar/sagittal
  - T1-GE koronar + KM-Dynamik
  - T1-FSE sagittal + KM

- **Kleinhirnbrückenwinkel**
  - FLAIR koronar
  - T2-FSE axial
  - 3D-FIESTA axial
  - T1-SE axial + KM
  - T1-SE koronar + KM + FS

Hinweise Gehirn

- **axiale Scans anhand folgender Linien planen**
  - Commissura anterior - Commissura posterior oder
  - Sellaboden - Dach vierter Ventrikel oder
  - Genu corporis callosi - Splenium corporis callosi
- **T2-FSE optional mit PROPELLER**
- **T1-SE alternativ als T1-FLAIR**
- **T1-GE + KM alternativ als 3D-FSPGR oder 3D-CUBE**
- **T2*-GE beispielsweise als 3D-SWAN**
- **T1-IR alternativ als BRAVO**
- **MRA (PC) alternativ kontrastmittelverstärkt als TRICKS oder kontrastmittelfrei als INHANCE**
- **bei speziellen Fragestellungen DTI, Fiber tracking, fMRT, MRS**
- **Primärdiagnostik und Verlaufskontrolle von Gehirntumoren**
  - Dynamic contrast enhanced (DCE): Gefäßpermeabilität
  - Dynamic susceptibility contrast (DSC): Tumorperfusion
  - DWI: Gewebezellularität
  - MRS: Gewebemetabolismus

Protokoll Gesichtsschädel

- **Nasennebenhöhlen**
  - FLAIR koronar
  - T2-FSE axial/koronar
  - T1-FSE axial
  - T1-FSE axial + KM
  - T1-FSE koronar + KM + FS
- **Felsenbein**
  - 3D-FIESTA axial
- **Orbita**
  - FLAIR koronar
  - T2-FSE axial
  - T2-FSE koronar + FS
  - T1-FSE axial
  - T1-FSE axial + KM
  - T1-FSE koronar/sagittal + KM + FS

Hinweise Gesichtsschädel

- **T2-FSE + FS beispielsweise als IDEAL**

Protokoll Hals

- **Hals**
  - T1-FSE koronar
  - T2-FSE axial
  - STIR koronar
  - DWI axial
  - T1-SE axial/koronar/sagittal + KM + FS
- **Karotis**
  - MRA (CE-MRA)

Hinweise Hals

- **T1-SE + KM + FS beispielsweise als LAVA-FLEX + KM**
- **MRA (CE-MRA) beispielsweise als TRICKS**

Protokoll Thorax

- **Lunge, Mediastinum, Pleura, Thoraxwand**
  - STIR koronar
  - T2-FSE axial
  - T1-GE axial/koronar
  - T1-GE koronar/sagittal + KM
  - T1-GE axial + KM + FS

Hinweise Thorax

- **Körper- oder Phased array-Spule, für Thoraxwand Oberflächenspule**
- **T2-FSE alternativ als T2-SSFSE**
- **T1-GE beispielsweise als LAVA-FLEX**
- **T1-GE + KM beispielsweise als LAVA-FLEX + KM**
- **Kontrastmitteldynamik**
  - DD Bronchialkarzinom/Tuberkulom
  - DD hilusnahes Bronchialkarzinom/poststenotische Veränderungen
  - DD Resttumor/Strahlenpneumonitis
- **Lungenventilation: aerosolierte Kontrastmittel, Sauerstoff, hochpolarisierte Edelgase**
- **Lungenperfusion: Kontrastmittel, MRA**

Protokoll Herz

- **Herz**
  - Herzanatomie
    - Schichtdicke 6 mm (bei Kindern 3 mm)
    - FIESTA-CINE, Black blood, T1, T2, STIR

- Koronararterien
  - 3D-HEART
- Herzfunktion
  - FIESTA-CINE
- Flussquantifizierung
  - PC
- Myokardperfusion
  - FGRE TIME COURSE
- Narbendarstellung
  - 2D/3D-DELAYED ENHANCEMENT (1,5fache bis doppelte Dosis, etwa 15 min nach Kontrastmittelinjektion)

Hinweise Herz

- **Mehrelementoberflächenspule**
- **Bewegungsunterdrückung bzw. -korrektur**
  - Patientenimmobilisation
  - EKG-Triggerung auf die R-Zacke (prospektive Triggerung oder retrospektives Gating); R-Zacke möglichst hoch, T-Zacke möglichst niedrig; bei Arrhythmie oder Extrasystolie am Gerät Arrhythmia rejection window anwählen; bei Triggerproblemen Messzeitverlängerung, Informationsverlust und Bildartefakte
  - bei einer durchschnittlichen Herzfrequenz von 70 Schlägen pro Minute wird bei einem Trigger delay von 0 ms ein enddiastolisches Bild, bei einem Trigger delay von 250-350 ms ein systolisches Bild erzielt
  - Atemstillstand, Atemgating oder Navigatortechnik
- **Überwachung von EKG, Atmung, Puls, Sauerstoffsättigung, Blutdruck etc.**
- **Standardschnitte**
  - Schritt 1: axial
  - Schritt 2: einfach anguliert, RAO
  - Schritt 3: doppelt anguliert, Pseudo-Vierkammerblick
  - Schritt 4: doppelt anguliert, Kurzachse
  - Schritt 5: doppelt anguliert, Vierkammerblick
  - Schritt 6: doppelt anguliert, Zweikammerblick
- **Standardebenen**
  - Vierkammerblick
    - Mitte Klappenebene - Apex cordis
    - RA, RV, LA, LV
  - Zweikammerblick
    - parallel zu Interventrikularseptum, senkrecht zu Vierkammerblick
    - Mitte Mitralklappe - Apex cordis: LA, LV
    - Mitte Trikuspidalklappe - Apex cordis: RA, RV

- Kurzachse
  - doppelt angulierte Ebene auf das Vorhofseptum bzw. Ventrikelseptum im Vierkammerblick
  - parallel zur Mitralklappenebene: RV, LV
  - parallel zur Vorhofseptumebene: RA, LA, Aorta, Pulmonalarterie
- linksventrikulärer Ausflusstrakt
  - axial bzw. koronar entlang der Aortenwurzel
  - Aorta, RV, LV, LA
- rechtsventrikulärer Ausflusstrakt
  - axial bzw. koronar von Trikuspidalklappe bis Apex cordis
  - RV, Pulmonalarterie, linksventrikulärer Ausflusstrakt

- **Stress-MR**
  - z.B. Dobutamin (Wandbewegung), Adenosin (Perfusion)
  - bei Dobutamin keine Betablocker oder Nitrate 24 h vor der Untersuchung, bei Adenosin keine Xanthine (Kaffee, Tee, Schokolade, Cola, Theophyllin) 24 h vor der Untersuchung
  - Darstellung aller Segmente erforderlich
  - Dobutamin positiv inotrop (stimuliert myokardiale Funktion, rekrutiert hibernating Myokard) und positiv chronotrop (erhöht Herzfrequenz, erhöht Sauerstoffverbrauch)
  - KO: Low dose selten, High dose 0,25 % (Infarkte 0,07 %, Kammerflimmern 0,07 %, ventrikuläre Tachykardien 0,1 %)

Protokoll Mamma

- **Mamma**
  - Schichtdicke < 2 mm
  - T2-FSE axial
  - DWI axial
  - T1-GE axial
  - T1-GE axial + KM (mindestens 4mal; Aufnahmezeit pro Sequenz 1-1,5 min; Messdauer über einen Zeitraum > 6 min nach Kontrastmittelapplikation)
  - Bildsubtraktion (Kontrastmittelserien - Nativserie)
  - Zeitintensitätskurven
  - MIP

Hinweise Mamma

- Mammadoppelspule
- Mammaimmobilisation wichtig
- Beachtung der Indikationsstellung
- zyklusgerechte Untersuchung (Tag 7-17) minimiert hormonabhängiges unspezifisches Enhancement (diffus, fokal)
- postmenopausale Hormontherapie möglichst 6 Wochen vor der Untersuchung absetzen

- keine Einschränkungen nach Feinnadelpunktion bzw. Stanzbiopsie ohne signifikantes Hämatom
- keine Untersuchung für 6 Monate nach Probeexzision
- keine Untersuchung für 12 Monate nach brusterhaltender Therapie bzw. Radiotherapie
- keine Untersuchung nach Galaktographie
- unterschiedliche Untersuchungsprotokolle mit geographischen Präferenzen
  - Europa: bilaterale axiale dynamische Subtraktionstechnik
  - USA: primär unilaterale sagittale semidynamische Fettsuppressionstechnik
- T2-FSE alternativ als IDEAL oder STIR
- T1-GE beispielsweise als 3D-VIBRANT
- Kontrastmittelapplikation
  - 0,1 mmol/kg KG für 2D-Technik, 0,1-0,2 mmol/kg KG für 3D-Technik
  - Nachinjektion von > 20 ml NaCl maschinell oder manuell mit einem Flow von 2-3 ml/s
- Befundung in Kenntnis der Klinik, der Mammographie und der Mammasonographie
- Analyse der Morphologie und Zeitintensitätskurven (größtmögliche ROI innerhalb der maximalen Läsionsanreicherung)
- Nachweis oder Ausschluss von Rupturen in Silikonprothesen
  - Kombination von mindestens drei Sequenzen (Fettsuppression, Wassersuppression, Silikonsuppression)
  - Schichtdicke unter 5 mm, bei einer Sequenz unter 2 mm
  - verschiedene Schichtorientierungen (axial, sagittal, ggf. koronar)

Protokoll Wirbelsäule

- degenerative Wirbelsäulenveränderungen
  - T1-FSE sagittal
  - T2-FSE sagittal
  - STIR sagittal
  - Befundhöhe: T1-SE axial, ggf. auch T2-GE axial (HWS), T2-FSE axial (BWS, LWS)
  - Rezidivprolaps: T1-SE axial/sagittal + KM (kein Delay)
- entzündliche und tumoröse Wirbelsäulenveränderungen
  - T1-FSE sagittal
  - T2-FSE sagittal
  - STIR sagittal
  - Befundhöhe: T1-SE axial/sagittal + KM
- Wirbelsäulenmetastasen
  - T1-FSE sagittal
  - T2-FSE sagittal
  - STIR sagittal

- extravertebrale Tumorkomponente: T1-SE axial/sagittal + KM
- **traumatische Wirbelsäulenveränderungen**
  - T1-FSE sagittal
  - T2-FSE sagittal
  - STIR sagittal
  - Hämosiderinnachweis: T2* axial/sagittal

Hinweise Wirbelsäule

- **kraniozervikalen bzw. lumbosakralen Übergang zur exakten Höhenlokalisation miterfassen**
- **koronare Schichten vor allem bei Skoliose, paraspinalen Prozessen und Wirbelanomalien**
- **Sequenzen optional mit PROPELLER**
- **T1-FSE alternativ als T1-FLAIR**
- **T2-GE beispielsweise als MERGE**
- **T1-SE + KM alternativ als IDEAL**
- **MR-Myelographie mit stark T2-gewichteten 3D-FRFSE + FS**
- **funktionelle Bildgebung (Untersuchung in Flexion und Extension)**
  - HWS: Untersuchung mit aufblasbarem Ballon, aus dem stufenweise die Luft herausgelassen wird
  - LWS: Untersuchung in Rücken- und in Bauchlage
- **Differenzierung von kontrastmittelanreicherndem Narbengewebe von epiduralem Fettgewebe bei der postoperativen LWS durch Fettsuppression oder Bildsubtraktion (Kontrastmittelserie - Nativserie)**
- **bei der postoperativen Wirbelsäule ggf. Kontrastmitteldynamik**

Protokoll Leber

- **Leber**
  - T2-SSFSE axial
  - T2-SSFSE koronar + FS
  - DWI axial
  - T1-GE axial
  - extrazelluläres Kontrastmittel
    - ◊ T1-GE axial + KM-Dynamik
    - ◊ T1-GE axial + KM + FS
  - Hepatozyten-spezifisches Kontrastmittel
    - ◊ dynamische Phase (sofort nach Kontrastmittelapplikation): T1-GE axial + KM-Dynamik + FS
    - ◊ „Nativ"-T2 (3 min nach Kontrastmittelapplikation): T2-SSFSE, T2-FSE axial + KM + FS
    - ◊ hepatobiliäre Phase (20 min nach Kontrastmittelapplikation): T1-GE axial + KM + FS

Hinweise Leber

- Sequenzen optional mit PROPELLER
- T1-GE beispielsweise als LAVA-FLEX
- Leberperfusionsphasen
  - arterielle Phase: ca. 15-30 s nach Kontrastmittelgabe
  - portalvenöse Phase: ca. 40-80 s nach Kontrastmittelgabe
  - Äquilibriumphase: ab ca. 120 s nach Kontrastmittelgabe
- Gallenwege
  - MRCP
    - radial: SSFSE
    - 3D: T2-FRFSE

Protokoll Pankreas

- Pankreas
  - T2-SSFSE axial
  - T2-SSFSE koronar + FS
  - MRCP
  - DWI axial
  - T1-GE axial + FS
  - T1-GE axial + KM-Dynamik
  - T1-GE axial + KM + FS
  - MRA

Hinweise Pankreas

- fakultativ orales Kontrastmittel zur Füllung von Magen und Duodenum
- bei axialer Schichtung Kippung entlang der Achse des Pankreas um etwa 10-15°
- Sequenzen optional mit PROPELLER
- T1-GE beispielsweise als LAVA-FLEX
- MRCP
  - extrem T2-gewichtete FSE, Single shot-Sequenzen (SSFSE)
  - fakultativ Sekretindynamik
  - Auswertung der MIP- und der Quellenbilder

Protokoll Nieren

- Nieren
  - T2-SSFSE axial
  - T2-SSFSE axial/koronar + FS
  - DWI axial
  - T1-GE axial
  - T1-GE axial + KM-Dynamik
  - T1-GE axial/koronar + KM + FS

- MR-Urographie
  - Stauung: Harnblasenleerung, 10 mg Furosemid, 20 mg Butylscopolamin, Single shot-Sequenzen (SSFSE)
  - keine Stauung: Hydratation, Harnblasenleerung, 10 mg Furosemid, 20 mg Butylscopolamin, 30-60 s später T1-GE koronar + KM + FS (LAVA), MIP, MPR

Hinweise Nieren

- **Sequenzen optional mit PROPELLER**
- **T1-GE beispielsweise als LAVA-FLEX**
- **fakultativ Bestimmung der Nierenperfusion, der glomerulären Filtrationsrate bzw. des intrarenalen Sauerstoffgehalts**
  - seitengetrennte Aussage möglich
  - bei Nierenspende, vor Nephrektomie, bei Nierenarterienstenose

Protokoll Nebennieren

- Nebennieren
  - T2-SSFSE axial
  - T2-SSFSE axial/koronar + FS
  - DWI axial
  - T1-GE axial
  - T1-In phase-GE axial
  - T1-Opposed phase-GE axial
  - T1-GE axial + KM-Dynamik

Hinweise Nebennieren

- **T2-FSE optional mit PROPELLER**
- **T1-GE beispielsweise als LAVA-FLEX**

Protokoll Becken

- Becken
  - T1-FSE axial
  - T2-FSE axial/koronar
  - T2-FSE sagittal + FS
  - DWI axial
  - T1-GE axial/koronar/sagittal + KM + FS
    - Harnblase axial/koronar/sagittal
    - Prostata axial/koronar
    - Uterus axial/sagittal
    - Zervix axial/sagittal
    - Ovarien axial/koronar

Hinweise Becken

- **Parasympathikolytikum**

- vorzugsweise Untersuchung bei mittlerer Harnblasenfüllung
- bei Untersuchung des Beckenbodens vorher Kontrastierung von Vagina, Rektum und Sigma mit Ultraschallgel
- bei Untersuchung der Prostata Phased array- und Endorektalspule kombinieren
  - T1-FSE zur Lymphknotendetektion
  - T2-FSE zur Läsionsdetektion
  - DWI zur Läsionscharakterisierung
  - LAVA-FLEX zur Läsionscharakterisierung
    - Tumoren mit raschem Enhancement und schnellem Washout in der KM-Dynamik
  - MRS Cho als Tumormarker
- T2-FSE optional mit PROPELLER
- T1-GE beispielsweise als LAVA-FLEX
- zum Fistelnachweis im Becken STIR

Protokoll Gelenke und Knochen

- Handgelenk
  - T1-FSE koronar
  - STIR koronar
  - PD-FSE axial/sagittal + FS
  - T1-FSE axial/koronar/sagittal + KM + FS
- Ellenbogengelenk
  - T1-FSE axial
  - STIR koronar
  - PD-FSE axial/sagittal + FS
  - T1-FSE axial/koronar/sagittal + KM + FS
- Schultergelenk
  - T1-FSE parakoronar
  - STIR parakoronar
  - PD-FSE axial + FS
  - T2-FSE parasagittal
  - T1-FSE axial/parakoronar + KM + FS
- Hüftgelenk
  - T1-FSE koronar
  - STIR koronar
  - PD-FSE axial/sagittal + FS
  - T1-FSE axial/koronar + KM + FS
- Kniegelenk
  - T1-FSE koronar/sagittal
  - STIR koronar
  - PD-FSE axial/koronar + FS
  - PD-FSE sagittal

  - T1-FSE axial/koronar/sagittal + KM + FS
- **Sprunggelenk**
  - T1-FSE koronar
  - STIR koronar
  - PD-FSE sagittal + FS
  - T2-FSE axial
  - T1-FSE axial/koronar + KM + FS
- **Knochenmetastasen**
  - Ganzkörper
    - T1-FSE koronar
    - STIR koronar
    - DWI axial
  - Wirbelsäule
    - T1-FSE sagittal
    - STIR sagittal

Hinweise Gelenke und Knochen

- **FOV so klein wie möglich und so groß wie nötig**
- **ein benachbartes Gelenk zur exakten Höhenlokalisation miterfassen**
- **Sequenzen optional mit PROPELLER**
- **STIR alternativ als PD-FSE + FS**
- **T1-FSE + KM + FS alternativ als T1-GE + KM + FS**
- **Längsausdehnung und Gelenkbezug eines Prozesses am besten auf koronaren bzw. sagittalen Aufnahmen, Kompartmentzuordnung und Gefäßnervenscheide auf axialen Aufnahmen zu beurteilen**
- **Kontrastmittelapplikation zur Beurteilung von peritendinösen Veränderungen, fibrovaskulärem Gewebe, synovialen Erkrankungen und muskuloskelettalen Tumoren**
- **anatomische Strukturen in speziellen Schichtebenen**
  - Schultergelenk
    - axial: M. subscapularis, Labrum glenoidale, Gelenkkapsel, Bizepssehne
    - parakoronar: M. supraspinatus, Subakromialraum, Bursa subacromialis, Akromioklavikulargelenk
    - parasagittal: Rotatorenmanschette, Lig. coracoacromiale, Akromion
  - Kniegelenk
    - axial: patellares Gleitlager
    - koronar: Kollateralbänder, Menisken, Gelenkknorpel
    - sagittal: vorderes Kreuzband (in leichter Außenrotation), hinteres Kreuzband (in Neutralstellung), Menisken, Gelenkknorpel
- **MR-Arthrographie**
  - Aufweitung des Gelenkspalts, bessere Abgrenzbarkeit der intraartikulären Strukturen

- ABER-Position (Abduktion und Außenrotation des Arms)
- Indikationen
  - osteochondrale Defekte
  - freie Gelenkkörper
  - voroperierte Menisken
  - azetabuläre Labrumläsionen
  - glenoidale Labrumläsionen
  - diskrete Rotatorenmanschettenrupturen
- Methoden
  - direkt: 12-20 ml Gadoliniumlösung 1:200 intraartikulär, auf luftblasenfreie Applikation achten, dann T1-FSE + FS und PD-FSE + FS
  - indirekt: Übertritt von intravenösem Gadolinium in das Gelenk; in Ruhe Maximum nach 1 h, nach Bewegung Maximum nach 10-20 min

Protokoll Gefäße

- **kontrastmittelverstärkte MRA: 3D-VASC-TOF-SPGR**
- **kontrastmittelfreie MRA: INHANCE**

Hinweise Gefäße

- **Mehretagenuntersuchung mit Tischverschiebung**
- **zum Beispiel für den Unterschenkel ggf. Kombination mit TRICKS**

Angiographie

Hygiene

- **Patient: großflächige Hautdesinfektion, sterile Abdeckung mit wasserdichter Folie, steriler Tisch**
- **Personal: hygienische (bei Stentimplantation, längeren Eingriffen und Thrombolyse chirurgische) Händedesinfektion, Mundschutz, Haube, steriler Kittel**

Patientenüberwachung

- Venenzugang
- Blutdruckmessung
- EKG
- Pulsoxymeter
- Notfallkoffer

Angiographieinstrumentarium

- Einführungsschleuse
  - Dilatator
  - Schleuse
  - Spülkanal
  - Obturator

- **Angiographiekatheter**
  - aus Polyethylen, Teflon, Polyurethan oder Nylon mit röntgendichten Zuschlägen
  - Größenangaben in French beziehen sich auf Außendurchmesser des Katheters
  - größere Katheter sind drehstabiler als kleinere
  - bei längerer Verweildauer im Blut sinkt die Drehstabilität des verwendeten Katheters
  - Polyethylenkatheter sind vergleichsweise weiche und weniger drehstabile Katheter
  - maximale Infusionsgeschwindigkeit bei 4 F etwa 18 ml/s, bei 5 F etwa 36 ml/s
  - gerader Katheter
    - ◊ Übersichtsangiographie
    - ◊ endständig offen
  - Pigtail-Katheter
    - ◊ Übersichtsangiographie
    - ◊ schweineschwanzähnlich gebogen
  - Sidewinder-Katheter
    - ◊ Karotisangiographie, Subklaviaangiographie, Zöliakographie, Mesenterikographie
    - ◊ stärkere Angulation als Shepherd-Hook-Katheter
  - Shepherd-Hook-Katheter
    - ◊ Zöliakographie, Mesenterikographie, Renovasographie
    - ◊ geringere Angulation als Sidewinder-Katheter
  - Kobra-Katheter
    - ◊ Mesenterikographie
    - ◊ weitgeschwungene Katheter mit starker Abwinklung im letzten Abschnitt
  - Headhunter-Katheter
    - ◊ Karotisangiographie, Mammariaangiographie
    - ◊ stärkere Abwinklung im letzten Abschnitt als Kobra-Katheter
  - Renal-double-curve-Katheter
    - ◊ Spermatikographie
    - ◊ doppelte Angulation mit langem geraden Abstand zwischen Angulationen
  - superselektive Katheter
    - ◊ koaxiale Katheter mit hoher Drehstabilität mit geringem Außenlumen, die das Vorschieben durch einen schon selektiv liegenden Führungskatheter ermöglichen
    - ◊ dreh- und führungsstabiler Hauptteil, semiflexibler Mittelteil, hochflexibler Endteil

- **Führungsdrähte**
  - Funktionen
    - ◊ Steuerung von Kathetern (Einführen, Auswechseln, Aufrichten, Dirigieren)
    - ◊ Erhöhung der Katheterfestigkeit
    - ◊ Sondieren verschlossener Gefäßanteile
    - ◊ Sondierung selektiver Gefäßanteile
  - Größenangaben in Inch beziehen sich auf Außendurchmesser des Drahtes
  - üblicher Durchmesser 0,035 oder 0,038 Inch, bei Koaxialsystemen 0,016 oder 0,018 Inch
  - meistens steiferer Schaft und weiche Spitze
  - J-förmige Führungsdrähte
    - ◊ geringere Perforationsgefahr
    - ◊ Sondierung geschlängelter oder stenotischer Arterien
  - gerade Führungsdrähte
    - ◊ höhere Perforationsgefahr
    - ◊ Sondierung geradliniger Gefäße und Stenosen

Femoralispunktion

- **Gefäßlokalisation**
  - Palpation
  - Fluoroskopie
  - Miniaturdopplersonde
  - Sonographie
- **Lage**
  - Arterie lateral der Vene und über der medialen Hälfte des Femurkopfs bei leichter Außenrotation des Beins
  - zur besseren Palpation Unterpolstern oder Überstrecken
  - niemals suprainguinale Punktion wegen der Gefahr einer retroperitonealen Blutung
- **retrograde Punktion: Hauteinstich auf Höhe des unteren Femurkopfrandes (Inguinalfalte oder etwas unterhalb der Inguinalfalte), Arterieneinstich auf Höhe der Femurkopfmitte**
  - Routinezugang
  - Zugang für Interventionen an Becken und Körperstamm
  - zur Diagnostik der peripheren arteriellen Verschlusskrankheit Punktion der weniger betroffenen Seite
  - bei Punktion der V. profunda femoris Zurückziehen der Punktionsnadel und erneutes Vorschieben weiter lateral
- **antegrade Punktion: Hauteinstich auf Höhe der Hüftgelenkspfanne (5 cm oder mehr oberhalb der Inguinalfalte), Arterieneinstich auf Höhe der unteren Femurkopfhälfte**
  - Zugang für Interventionen an unterer Extremität

- Tricks
  - flacher Punktionswinkel mit medialer Richtung
  - Katheter mit kurzer abgewinkelter Spitze (Konfiguration Aachen I) und Gleitführungsdraht mit leicht gebogener Spitze (Terumo)
  - Führungsdraht (J) in die A. profunda femoris, Katheter (Kobra) über Führungsdraht ebenfalls in die A. profunda femoris, bei Retraktion des Systems Umschlagen in die A. femoralis superficialis
  - Konversion vom retrograden zum antegraden Vorgehen
- Varianten
  - hohe Teilung der A. femoralis communis
- KO: bei zu hoher Punktion Retroperitonealblutung, bei zu tiefer Punktion in A. femoralis profunda später Katheterfehllage, in V. profunda femoris arteriovenöse Fistel

- **Crossover: Punktion der kontralateralen A. femoralis communis**
  - bevorzugt mit Shepherd-Hook-Katheter
  - niemals bei infrarenalem Aortenaneurysma wegen mechanischer Ablösung von thrombotischem Material

Brachialispunktion

- Gefäßlokalisation
  - Palpation
  - Miniaturdopplersonde
  - Sonographie
- Lage
  - Arterie im unteren Drittel des Oberarms an der Medialseite des M. biceps
  - Beachtung des N. medianus
- Punktion
  - Zugang von links
  - Punktion 1-2 cm oberhalb der Ellenbeuge
  - regelmäßige Heparininjektionen zur Verhinderung einer lokalen Thrombose

Gefäßprothesenpunktion

- Gefäßlokalisation
  - Palpation
  - Fluoroskopie
  - Miniaturdopplersonde
  - Sonographie
- Voraussetzung ist Reepithelialisierung der Prothese (4-6 Wochen nach Operation)
- keine Punktion in Anastomosennähe
- KO: Nachblutung, Perforation, Dissektion

Kontrastmittelgabe

- **Hirnarterien selektiv**
  - extra- und intrakraniell: KM verdünnt, 5-10 ml KM, manuell
  - nur extrakraniell: KM verdünnt, 5 ml KM, manuell
- **Aortenbogen, thorakale Aorta: 20-25 ml KM, Flow 15-20 ml/s**
- **Pulmonalisangiographie: 25-40 ml KM, Flow 15-20 ml/s**
- **Bronchialarteriographie: 4-6 ml KM, 2-4 ml/s**
- **abdominale Aorta: 20-25 ml KM, Flow 15-20 ml/s**
- **Zöliakoportographie: 30-40 ml KM, Flow 6-8 ml/s**
- **obere Mesenterikographie: 25-35 ml KM, Flow 6-8 ml/s**
- **untere Mesenterikographie: 15-20 ml KM, Flow 4-6 ml/s**
- **Renovasographie: 10-15 ml KM, Flow 7-9 ml/s**
- **periphere Arterien**
  - aortale Injektion: 15-25 ml KM, Flow 15 ml/s
  - iliakale Injektion: 15-20 ml KM, Flow 10 ml/s
  - selektive Injektion: 10-15 ml KM, manuell

Perkutane transluminale Angioplastie

- **Prinzip**
  - Barotrauma der Gefäßwand
  - Überdehnung der gesamten Gefäßwand
  - Fragmentierung der arteriosklerotischen Plaques
  - Auftreten von Intimaeinrissen
- **Voraussetzungen**
  - Blutbild
  - Nierenfunktionswerte
  - Schilddrüsenwerte
  - Blutgerinnung
- **Ballonkatheter**
  - Formen
    - A. carotis 5-6 mm Durchmesser, 2-4 cm Länge
    - A. renalis 5-6, 1-2
    - A. iliaca communis 8-10, 2-4
    - A. iliaca externa 6-7, 2-3
    - A. femoralis superficialis 5-6, 2-4
    - A. poplitea 4-5, 1-2
    - A. tibialis anterior 3-4, 1-4
  - Technik
    - Wahl des Ballonkatheters nicht zu groß
    - Stabilisierung des Ballons bei der Inflation
    - Rotation des Ballons entgegen dem Uhrzeigersinn bei Retraktion durch die Schleuse

    - ◊ Spezialtechnik bei kombinierten aortobiiliakalen Läsionen: Kissing balloon

- **Stents**
  - Formen
    - ◊ aus einer Röhre geschnittene Stents: z.B. Palmaz
    - ◊ Maschenstents: z.B. Wall
    - ◊ aus einem Einzeldraht gebogene Stents: z.B. Gianturco
    - ◊ ballonexpandierend: z.B. Palmaz; bei kurzstreckigen Läsionen; Vorteile: exakte Platzierbarkeit, fehlende Verkürzung, radiale Festigkeit; Nachteil: geringe Flexibilität
    - ◊ selbstexpandierend: z.B. Wall; bei längerstreckigen Läsionen
    - ◊ Covered stents: Stentgrafts
  - Technik
    - ◊ Wahl des Stents nicht zu klein
    - ◊ Einbettung des Stents in die Gefäßintima zur Beschleunigung der Epithelialisierung
    - ◊ 10-15 %ige Überdilatation der Arterie mit dem Ziel der Vorwölbung der Gefäßintima durch die Stentstreben, sonst Gefahr der kompletten Thrombosierung der gestenteten Fläche
- **Restenose**
  - myointimale Proliferation
  - gestörte Apoptose
  - konstruktives Remodelling

Thrombolyse

- **Katheterthrombolyse**
  - Infusionstechniken
    - ◊ längere Interventionsdauer, höhere Thrombolytikumdosis und mehr Blutungskomplikationen als bei Infiltrationstechniken
  - Infiltrationstechniken
    - ◊ Endlochkathetertechnik
    - ◊ perforierte Ballontechnik
    - ◊ Pulse spray-Technik
  - Thrombolytika
    - ◊ Urokinase (HWZ 14 min)
    - ◊ rt-PA (HWZ 5 min)
  - Kontraindikationen
    - ◊ aktive Blutung
    - ◊ hämorrhagische Diathese
    - ◊ kürzliche gastrointestinale Blutung

        - ◊ kürzliche neurochirurgische Operation
        - ◊ kürzliches intrakranielles Trauma
        - ◊ rezenter Schlaganfall
        - ◊ unkontrollierte Hypertonie
- **Katheterthrombusaspiration**
    - Argonschleuse mit abnehmbarem hämostatischen Ventil
    - Aspirationskatheter mit weitem Lumen und nichtkonischer Spitze
    - Spritze mit mindestens 50 ml Größe
- **kombinierte Kathetertherapie**
    - Prüfung durch Draht, ob der Thrombus nach Konsistenz und Härte zur Aspiration bzw. zur Thrombolyse geeignet ist
    - Aspiration mit anschließender Thrombolyse bzw. Thrombolyse mit anschließender Aspiration
    - Ballondilatation zugrundeliegender Stenosen bzw. harter Thrombusanteile

Embolisation

- **Indikationen**
    - Blutungen
    - Gefäßmalformationen
    - Tumoren
- **grundsätzliche Verfahren des interventionellen Gefäßverschlusses**
    - Embolisation
    - Sklerosierung
    - Gerinnungsaktivierung
    - Ballonokklusion
- **Embolisate**
    - mechanische Embolisate: z.B. Ballons, Embolisationsspiralen, Embolisationsschirme, Stentgrafts
    - partikuläre Embolisate: z.B. Gelatineschwamm, Stärkemikrosphären, Polyvinylalkoholpartikel, Hydrogelpartikel
    - flüssige Embolisate: Ethibloc, Zyanoakrylat, Lipiodol, Alkohol
- **Verschlussebene**
    - Wahl von Sondierungsmaterial, Embolisaten und Interventionstaktik abhängig von Verschlussebene
- **Sondierungsmaterial**
    - Prinzip: hohe Selektivität und atraumatischer Sondierungsverlauf
    - Ziel: Vermeidung der Embolisation nichtbetroffener gesunder Regionen, Vermeidung der Induktion unerwünschter thrombotischer Verschlüsse, Vermeidung von Dissektionen, Vermeidung von Spasmen
    - Spektrum: Diagnostikkatheter für Standardangiographien bis hin zu Mikrokatheter in Koaxialtechnik

- **Embolisate**
  - zentraler Verschluss
    - ◊ Ebene: Hauptarterien, Segmentarterien
    - ◊ Embolisate: Ballon, Spiralen, Partikel, Ivalon
  - peripherer Verschluss
    - ◊ Ebene: Arterien zweiter und dritter Ordnung
    - ◊ Embolisate: Ethibloc ohne Glukose, Alkohol geringes Volumen
  - kapillärer Verschluss
    - ◊ Ebene: Arteriolen, Kapillaren, Venolen
    - ◊ Embolisate: Ethibloc mit Glukose, Zyanoakrylat/Lipiodol 1:1 (Kapillarebene), Zyanoakrylat/Lipiodol 1:3 (Venolenebene), Alkohol großes Volumen
- **Interventionstaktik**
  - exakte Vorplanung
  - Darstellung aller relevanten Gefäßterritorien
  - selektive oder superselektive Sondierung
  - Embolisation
  - eine oder mehrere Kontrollangiographien
  - Darstellung aller relevanten Zustromgebiete
  - adäquate Begleittherapie
    - ◊ Analgosedierung
    - ◊ Antibiotika

Gefäßrupturtherapie

- **Symptome**
  - schwere Schmerzen bei Balloninflation und persistierend nach Ballondeflation
  - Hypotonie, Tachykardie
- **Management**
  - Belassen des Führungsdrahts
  - Darstellung der Extravasation
  - Infusion
  - Balloninflation proximal oder direkt über der Läsion
  - Covered stent (Stentgraft) oder Operation

Kontrastmittelgabe

Kontrastmittelgabe

- **Anlage eines sicheren peripheren Zugangs vor Kontrastmittelapplikation**
- **Verdacht auf Hyperthyreose/Struma nodosa/Schilddrüsenautonomie**
  - vor und nach KM-Gabe 25 Tropfen Natriumperchlorat (Irenat), danach für 1 Woche 3 x 15 Tropfen täglich
  - 10 mg Thiamazol (Favistan) täglich unter klinischer und laborchemischer Kontrolle
  - Kontrolle der Stoffwechsellage
- **gesicherte Hyperthyreose und vitale Indikation**
  - Minuten vor KM-Gabe 50 Tropfen Natriumperchlorat (Irenat), danach für 2 Wochen 3 x 15 Tropfen täglich
  - 20-40 mg Thiamazol (Favistan) täglich unter klinischer und laborchemischer Kontrolle
  - Kontrolle der Stoffwechsellage
- **Niereninsuffizienz**
  - Hydratation mit 0,9 %iger NaCl-Lösung 12 h vor der Untersuchung bis 12 h nach der Untersuchung mit einer Infusionsrate von 1-1,5 ml/kg/h
- **Diabetes mellitus**
  - Metformin (Glucophage) 48 h vor und nach KM-Gabe aussetzen, Wiederaufnahme erst nach Überprüfen der Nierenfunktion
  - Absetzen bei guter Hydratation und normaler Nierenfunktion wahrscheinlich nicht notwendig
- **Kontrastmittelallergie**
  - nichtionisches KM in niedrigstmöglicher Dosierung
  - 8 mg (2 Amp.) Dimetindenmaleat (Fenistil) und 400 mg (2 Amp. 2 ml oder 1 Amp. 4 ml) Cimetidin (Tagamet) langsam i.v., KM-Gabe 15-20 min später, Sedierungseffekt des H1-Rezeptorblockers beachten
  - je 32 mg Methylprednisolon (Urbason) 12 h und 2 h vor KM-Gabe oder - wenn Zeitvorlauf nicht möglich - 250 mg Methylprednisolon (Urbason solubile forte) 15 min vor KM-Gabe

Kontrastmittelreaktion

Grad	Beschreibung	Symptome	Therapie
0	Lokal (am Ort des Kontakts mit dem Auslöser)	Lokal begrenzte kutane Reaktion	Normalerweise keine
1	Leichte Allgemeinreaktion	Disseminierte kutane Reaktion (z.B. Flush, generalisierte Urtikaria, Pruritus), Schleimhautreaktion (z.B. Nase, Konjunktiven), Allgemeinreaktionen (z.B. Unruhe, Kopfschmerz)	H1-Rezeptorblocker, H2-Rezeptorblocker
2	Ausgeprägte Allgemeinreaktion	Kreislaufregulationsstörungen (Blutdruck, Puls), Luftnot (leichte Dyspnoe, beginnender Bronchospasmus)	Sauerstoffgabe, Volumengabe, H1-Rezeptorblocker, H2-Rezeptorblocker, Beta2-Mimetika, Kortikosteroide
3	Lebensbedrohliche Allgemeinreaktion	Schock (schwere Hypotension, ausgeprägte Blässe), schwerer Bronchospasmus mit bedrohlicher Dyspnoe, Bewusstseinstrübung oder -verlust, ggf. mit Stuhl- und/oder Urinabgang	Sauerstoffgabe, Volumengabe, Katecholamingabe, Beta2-Mimetika, Kortikosteroide, H1-Rezeptorblocker, H2-Rezeptorblocker
4	Vitales Organversagen	Atem- und/oder Kreislaufstillstand	Vorgehen nach den Richtlinien für die kardiopulmonale Reanimation

Kontrastmittelinduzierte Nephropathie (KIN)

- Ätiopathogenese
  - Schädigung vor allem des proximalen Tubulus und der aufsteigenden Henleschleife durch vermehrte Vasokonstriktion und direkte Tubulustoxizität
  - Abnahme der glomerulären Filtrationsrate
- Risikofaktoren
  - Niereninsuffizienz
  - diabetische Nephropathie
  - Dehydratation
  - Herzinsuffizienz
  - nephrotoxische Medikamente
- Risikoerhöhung
  - hochosmolare Kontrastmittel
  - ionische Kontrastmittel

  - hohe Kontrastmittelmenge
  - repetitive Kontrastmittelgabe
  - intraarterielle Kontrastmittelapplikation
- Prävention
  - strenge Indikationsstellung
  - bei Risikopatienten neben Serumkreatinin auch Bestimmung der eGFR (Kreatinin basierte estimated GFR)
    - ◊ Früherkennung der chronischen Nierenerkrankung als Ziel
    - ◊ Werte nicht älter als sieben Tage
    - ◊ für Erwachsene Cockcroft-Gault-Formel oder MDRD-Formel
    - ◊ für Kinder Counahan-Barratt-Formel
  - Absetzen nephrotoxischer Medikamente
  - Hydratation mit 0,9 %iger NaCl-Lösung 6 h vor der Untersuchung bis 6 h nach der Untersuchung mit einer Infusionsrate von 1 ml/kg/h
  - bei mehreren Risikofaktoren additive Gabe von 2 x 1200 mg Azetylzystein am Vortag, am Untersuchungstag sowie am Folgetag
  - isoosmolare Kontrastmittel, nichtionische Kontrastmittel, geringe Kontrastmittelmenge

Nephrogene systemische Fibrose (NSF)

- ÄP: Operationen, Thrombosen, Gefäßschäden, proinflammatorische Zustände, hohe Erythropoetindosen, gadoliniumhaltige Kontrastmittel
- Patienten mit schwerer Niereninsuffizienz, Patienten mit akuter Niereninsuffizienz jedes Schweregrades auf Grund eines hepatorenalen Syndroms oder im perioperativen Zeitraum
- verdickte, indurierte und verhärtete Haut mit und ohne Pigmentveränderungen
- Schwellungen im Bereich der Extremitäten, Kontrakturen im Bereich der Gelenke
- Rötungen, Pruritus, Hitzegefühl
- selten systemische Beteiligung mit fulminantem Verlauf
- Risikopatienten
  - schwere Niereninsuffizienz
  - dialysepflichtige Patienten
  - hepatorenales Syndrom
  - perioperativer Zeitraum
- Prävention
  - strenge Indikationsstellung
  - kein gadoliniumhaltiges Kontrastmittel bei einer glomerulären Filtrationsrate < 30 ml/min
  - zyklische Kontrastmittel, geringe Kontrastmittelmenge
  - Hämodialyse unmittelbar nach Kontrastmittelgabe bei Dialysepatienten

12. Medizinrecht für Radiologen

Arzt-Patienten-Vertrag

- beim Arzt-Patienten-Vertrag handelt es sich regelmäßig um einen Dienstvertrag nach § 611 BGB
- nach Dienstvertragsrecht hat der Arzt nicht für den Erfolg der Behandlung einzustehen
- mit Ausnahme von Notfällen besteht keine Behandlungspflicht

Aufklärung

- oberstes Prinzip und wichtigste Regel: salus aegroti suprema lex
- jeder ärztliche Eingriff ohne gültige Aufklärung und Einwilligung erfüllt den Tatbestand der Körperverletzung
- die Aufklärung muss durch den Arzt erfolgen
    - eine Delegation der Aufklärung auf einen Nichtarzt ist berufsrechtlich unzulässig und ausnahmslos haftungsbegründend
- die Aufklärung muss durch den Behandler erfolgen
    - die Aufklärung ist Teil der Heilbehandlung
    - jeder Arzt ist für die von ihm durchgeführte Behandlungsaufgabe aufklärungspflichtig
- die Verantwortung für eine korrekte Aufklärung liegt nicht beim zuweisenden, sondern beim behandelnden Arzt
    - der aufklärende Arzt muss nach seinen individuellen Kenntnissen, Fähigkeiten und Erfahrungen hinreichend qualifiziert sein
- die ärztliche Aufklärung muss folgende Kriterien erfüllen
    - rechtzeitig
    - verständlich
    - individuell
    - umfassend
- die Aufklärung muss unter Berücksichtigung der Schwierigkeit und des Umfangs des Eingriffs so rechtzeitig erfolgen, dass der Patient durch hinreichende Abwägung der Gründe, die für und gegen den Eingriff sprechen, seine Entscheidungsfreiheit in angemessener Weise wahren kann
- grundsätzlich sollte die Aufklärung spätestens am Vortag des Eingriffs erfolgen

- bei ambulanten oder diagnostischen Eingriffen kann eine Aufklärung am Tag des Eingriffs ausreichen; in solchen Fällen muss jedoch dem Patienten im Zusammenhang mit der Aufklärung auch vom Ablauf her verdeutlicht werden, dass ihm eine eigenständige Entscheidung darüber überlassen bleibt, ob er den Eingriff durchführen lassen will oder nicht; dies ist nicht der Fall, wenn die Aufklärung erst so unmittelbar vor dem Eingriff erfolgt, dass der Patient schon während der Aufklärung mit einer sich unmittelbar anschließenden Durchführung des Eingriffs rechnen muss und deshalb unter dem Eindruck steht, sich nicht mehr aus einem bereits in Gang gesetzten Geschehensablauf lösen zu können
- beim bewusstlosen Notfallpatienten kann nach dem Grundsatz der mutmaßlichen Zustimmung verfahren werden
- bei ärztlichen Eingriffen geringerer Dringlichkeit am nicht einsichtsfähigen Patienten sollten z.B. Pflegschaft oder Dolmetscher abgewartet werden
- der Umfang der Aufklärung ist umgekehrt proportional zur Dringlichkeit des Eingriffs
- ein Formular kann das Aufklärungsgespräch nicht ersetzen
- auf dem Formular sollten individuelle und konkrete Vermerke und Zeichnungen zum Aufklärungsgespräch gemacht werden, z.B.
    - zur Notwendigkeit des Eingriffs
    - zum Ziel des Eingriffs
    - zur Dringlichkeit des Eingriffs
    - zu Alternativen des Eingriffs
    - zum Verlauf des Eingriffs
    - zu den Erfolgsaussichten des Eingriffs
    - zu den Komplikationen des Eingriffs
        - z.B. auch zu gravierenden Folgen
        - z.B. auch zu typischen Risiken
        - z.B. auch zu risikoerhöhenden Besonderheiten
    - zur Tragweite des Eingriffs
        - z.B. auch zu eventuellen Nebeneingriffen
        - z.B. auch zu eventuellen Folgeeingriffen

Einwilligungserklärung

- die Einwilligung in den Eingriff darf erst nach dem Aufklärungsgespräch ausgefüllt und unterschrieben werden
- im Falle einer Einwilligung in den Eingriff erklärt der Patient (Informed consent),
    - dass er die Informationen im Merkblatt gelesen und verstanden hat
    - dass er die Fragen zur Anamnese nach bestem Wissen beantwortet hat
    - dass er die Verhaltenshinweise beachten wird

    - dass er in einem ausführlichen Aufklärungsgespräch über den geplanten Eingriff und eine eventuell erforderlich werdende Erweiterung des Eingriffs informiert worden ist
    - dass er alle ihm wichtig erscheinenden Fragen z.B. über die in seinem Fall speziellen Risiken und möglichen Komplikationen sowie über Neben- und Folgeeingriffe und ihre Risiken stellen konnte
    - dass seine Fragen vollständig und verständlich beantwortet worden sind
    - dass er keine weiteren Fragen mehr hat
    - dass er sich genügend informiert fühlt
    - dass er nach ausreichender Bedenkzeit in den geplanten Eingriff einwilligt
    - dass er mit eventuell erforderlich werdenden Neben- oder Folgeeingriffen einverstanden ist
- im Falle einer Ablehnung des Eingriffs erklärt der Patient (Informed refusal),
    - dass er nach ausführlicher Aufklärung den vorgeschlagenen Eingriff ablehnt
    - dass er über die möglichen gesundheitlichen Nachteile seiner Ablehnung informiert worden ist, z.B. dass sich dadurch Diagnose und Therapie einer etwaigen Erkrankung erheblich verzögern und erschweren können
- bei Minderjährigen müssen, soweit sie nicht selber einwilligungsfähig sind, grundsätzlich beide Elternteile zustimmen; ein Elternteil kann jedoch den anderen ermächtigen, so dass der aufklärende Arzt den anwesenden Elternteil fragen und dokumentieren sollte, ob er auch im Einverständnis mit dem anderen Elternteil handelt
- verweigern Eltern die Einwilligung in einen medizinisch indizierten Eingriff, sollte das Vormundschaftsgericht angerufen werden, da eine Gefährdung des körperlichen, geistigen oder seelischen Wohls des Kindes im Sinne des § 1666 BGB droht (Sorgerechtsmissbrauch); unter Umständen wird den Eltern dann das medizinische Sorgerecht entzogen
- der Minderjährige wird als einwilligungsfähig angesehen und kann damit allein zustimmen, wenn er nach seiner geistigen und sittlichen Reife die Bedeutung und Tragweite des Eingriffs und seiner Gestaltung zu ermessen vermag

Dokumentationspflicht

- eine ordnungsgemäße Dokumentation dient der Wahrung der Persönlichkeitsrechte des Patienten und ermöglicht eine optimale Weiterbehandlung
- eine ordnungsgemäße Dokumentation schützt den Arzt vor haftungsrechtlichen Konsequenzen, insbesondere im Falle einer Beweislastumkehr
- die Dokumentation muss schriftlich, vollständig, klar, übersichtlich, nachprüfbar und richtig sein
- ist aus irgendeinem Grunde ein Abweichen von der üblichen Behandlung erforderlich, so ist gerade diese Abweichung besonders, einschließlich der Gründe, zu dokumentieren
- der Patient hat grundsätzlich das Recht, Einsicht in seine Krankenunterlagen zu nehmen
- Verdachtsdiagnosen, subjektive Wertungen und Drittdaten werden vom Einsichtsrecht des Patienten nicht erfasst
- im Einzelfall kann die Herausgabe von Originalunterlagen nicht verweigert werden
- hat der Patient eine schriftliche Erklärung zur Entbindung von der ärztlichen Schweigepflicht unterzeichnet, dann können die Krankenunterlagen auch an eine vom Patienten namentlich benannte Person herausgegeben werden

Aufbewahrungspflicht

- Strahlenschutzverordnung: 10 Jahre nach letzter Untersuchung, 30 Jahre nach letzter Behandlung mit radioaktiven Stoffen oder ionisierenden Strahlen
- Röntgenverordnung: 10 Jahre nach letzter Untersuchung, 30 Jahre nach letzter Behandlung
- Berufsordnung: generelle Aufbewahrungspflicht von 10 Jahren für ärztliche Aufzeichnungen
- Vertragsarztrecht: 1 Jahr für Arbeitsunfähigkeitsbescheinigungen
- Vertragsarztrecht: 5 Jahre für Krebsfrüherkennungsuntersuchungen

13. Befundungschecklisten

Befundbericht

- Patient
- Überweiser
- Untersuchung
- Klinik
- Fragestellung
- Beschreibung
- Beurteilung
- Empfehlung

Befundungsschritte

- Akronym: DDDDD
  - Detektion
  - Deskription
  - Diskussion
  - Differentialdiagnose
  - Diagnose

Differentialdiagnostik

- Akronym: MEDISTADT
  - Missbildung
  - Entzündung
  - Degeneration
  - Idiopathisch
  - Stoffwechsel
  - Tumor
  - Angiopathie
  - Dysfunktion
  - Trauma

Schädel in 2 Ebenen

Schädelkalotte nach Größe, Form und Dicke normal. Knochenstruktur regelrecht. Unauffällige Kalottenzeichnung. Schädelkalotte glatt und scharf konturiert ohne pathologische Konturunterbrechung. Altersentsprechende Darstellung der Schädelnähte. Kein Nachweis pathologischer Verkalkungen. Keine Verlagerungszeichen. Normal konfigurierte Schädelbasis mit unauffälliger Darstellung der Sella. Gesichtsschädel und obere HWS regelrecht. Nasennebenhöhlen, soweit beurteilbar, unauffällig. Kein pathologischer Befund in den abgebildeten Weichteilen.

Hinterhaupt

Schädelkalotte, soweit abgebildet, nach Symmetrie, Form und Dicke normal. Knochenstruktur regelrecht. Unauffällige Kalottenzeichnung. Schädelkalotte, soweit erfasst, glatt und scharf konturiert ohne pathologische Konturunterbrechung. Altersentsprechende Darstellung der Lambdanaht und der übrigen dargestellten Schädelnähte. Foramen magnum nach Weite, Form und Begrenzung normal. Intrakranium regelrecht. Kein pathologischer Befund in den abgebildeten Weichteilen.

Nasennebenhöhlen

Nasennebenhöhlen regelrecht geformt, normal pneumatisiert und nicht verschattet. Knöcherne Begrenzung allseits glatt und scharf abgrenzbar. Unauffällige Nasenhaupthöhle mit mittelständigem Septum. Keine röntgendichten Fremdkörper.

Orbita in 2 Ebenen

Orbita glatt und scharf abgrenzbar. Regelrechte Konfiguration der Fissura orbitalis superior. Nach Form und Kontur unauffällige Pyramidenoberkanten. Kein Nachweis eines röntgendichten Fremdkörpers oder einer Weichteilschwellung. Soweit angeschnitten, regelrecht strahlentransparente Nasennebenhöhlen.

Nasenbein seitlich

Os nasale regelrecht konfiguriert. Ordnungsgemäßer Winkel zwischen Os nasale und Os frontale bei unauffälliger Abbildung der Sutura frontonasalis. Knochenstruktur regelrecht. Os nasale glatt und scharf konturiert ohne pathologische Konturunterbrechung. Kein Nachweis eines röntgendichten Fremdkörpers oder einer Weichteilschwellung.

Jochbogen

Arcus zygomaticus nach Größe und Form normal. Knochenstruktur regelrecht. Arcus zygomaticus glatt und scharf konturiert ohne pathologische Konturunterbrechung. Übriges dargestelltes Schädelskelett ordnungsgemäß. Kein pathologischer Befund in den abgebildeten Weichteilen.

Sella

Im Rahmen der Varianz normale Größe, Form und Lage der Sella. Knochenstruktur regelrecht. Sella glatt und scharf konturiert mit normaler Breite der Kortikalis. Regelrechte Pneumatisation der Keilbeinhöhle ohne Anhalt für Verschattung. Kein Nachweis intrakranieller Verkalkungen.

HWS in 2 Ebenen

Achsengerechter Stand der Wirbelkörper mit normaler Lordose der HWS. Keine Wirbelkörperhöhenminderung. Normal weite Zwischenwirbelräume. Knochenstruktur regelrecht. Allseits intakte Wirbelkörperrahmenstrukturen. Unkovertebral- und kleine Wirbelgelenke regelrecht abgrenzbar. Normale Weite des Spinalkanals. Unauffällige Darstellung der prävertebralen Weichteile einschließlich Retropharyngeal- und Retrotrachealraum.

HWS in 4 Ebenen

Achsengerechter Stand der Wirbelkörper mit normaler Lordose der HWS. Keine Wirbelkörperhöhenminderung. Normal weite Zwischenwirbelräume. Knochenstruktur regelrecht. Allseits intakte Wirbelkörperrahmenstrukturen. Normal geformte und glatt konturierte Procc. articulares mit normal weitem Gelenkspalt. Regelrechte Form und Weite der Foramina intervertebralia. Normale Weite des Spinalkanals. Unauffällige Darstellung der prävertebralen Weichteile einschließlich Retropharyngeal- und Retrotrachealraum.

BWS in 2 Ebenen

Achsengerechter Stand der Wirbelkörper mit normaler Kyphose der BWS. Keine Wirbelkörperhöhenminderung. Normal weite Zwischenwirbelräume. Knochenstruktur regelrecht. Allseits intakte Wirbelkörperrahmenstrukturen. Bogenwurzeln und Dornfortsätze regelrecht abgrenzbar. Unauffällige Konfiguration der Kostovertebralgelenke sowie der Gelenk- und Querfortsätze. Rippen, soweit angeschnitten, unauffällig. Kein Nachweis von Verkalkungen oder Auftreibungen in den prä- oder paravertebralen Weichteilen.

LWS in 2 Ebenen

Achsengerechter Stand der Wirbelkörper mit normaler Lordose der LWS. Keine Wirbelkörperhöhenminderung. Normal weite Zwischenwirbelräume. Knochenstruktur regelrecht. Allseits intakte Wirbelkörperrahmenstrukturen. Bogenwurzeln und Dornfortsätze regelrecht abgrenzbar. Unauffällige Konfiguration der Gelenk- und Querfortsätze. Kein Nachweis von Verkalkungen oder Auftreibungen in den prä- oder paravertebralen Weichteilen.

Kreuzbein in 2 Ebenen

Normale Form und Stellung des Os sacrum und Os coccygis mit symmetrischer Verjüngung der Steißbeinwirbel nach kaudal. Knochenstruktur regelrecht. Foraminabegrenzungen und Konturen der Steißbeinwirbel ordnungsgemäß. Iliosakralgelenk normal weit, glatt und scharf begrenzt. Normale Weichteilverhältnisse.

Steißbein in 2 Ebenen

Normale Form und Stellung des Os coccygis mit symmetrischer Verjüngung der Steißbeinwirbel nach kaudal. Knochenstruktur regelrecht. Konturen der Steißbeinwirbel ordnungsgemäß. Os sacrum, soweit abgebildet, unauffällig. Normale Weichteilverhältnisse.

Becken ap

Normale Form des Beckenskeletts. Knochenstruktur regelrecht. Beckenskelett glatt und scharf konturiert ohne pathologische Konturunterbrechung. Ordnungsgemäße Darstellung beider Pfannendächer. Regelrechte Stellung der normal geformten Hüftköpfe. Glatt und scharf abgrenzbare, kongruente Gelenkflächen bei normal weitem Gelenkspalt. Keine intra- oder periartikulären Verkalkungen. Iliosakralgelenk und Symphysenspalt normal weit, glatt und scharf begrenzt. Os sacrum und LWS, soweit abgebildet, regelrecht. Normale Weichteilverhältnisse.

Knöcherner Hemithorax

Thoraxskelett nach Anzahl, Form und Stellung der Rippen normal. Knochenstruktur regelrecht. Glatte und scharfe Begrenzung der Kortikalis ohne Hinweis auf pathologische Konturunterbrechung. Normale Weite der Interkostalräume. Kostovertebral- und Kostotransversalgelenke regelrecht geformt. Normale Abbildung der Weichteile und, soweit dargestellt, von Mediastinum, Herz und Lunge.

Extremitäten - Gelenke in 2 Ebenen allgemein

Normale Form der am ...gelenk beteiligten Skelettabschnitte. Regelrechte Artikulation von .... Knochenstruktur regelrecht. Gelenkflächen normal geformt und kongruent bei glatter und scharfer Begrenzung. Gelenkspalt normal weit. Keine intra- oder periartikulären Verkalkungen. Unauffällige Darstellung der übrigen angrenzenden Skelettanteile bei regelrechten Weichteilverhältnissen.

Extremitäten - Knochen in 2 Ebenen allgemein

Normale Form und Stellung der abgebildeten Skelettabschnitte. Knochenstruktur regelrecht. Glatte und scharfe Begrenzung der Kortikalis ohne Hinweis auf pathologische Konturunterbrechung. Gelenkflächen normal geformt und kongruent bei glatter und scharfer Begrenzung. Gelenkspalt normal weit. Keine intra- oder periartikulären Verkalkungen. Regelrechte Weichteilverhältnisse.

Gehaltene Aufnahme des oberen Sprunggelenks

Öffnungswinkel zwischen Tibia und Talus nach medial bzw. lateral normal. Regelrechter Talusvorschub. Im Vergleich mit den Übersichtsaufnahmen entsprechende Darstellung der Gelenkflächen und des Gelenkspalts.

Thorax in 2 Ebenen

Glatt konturiertes, normal gewölbtes Zwerchfell mit regelrechter Lage, Zwerchfellrippenwinkel frei. Lunge allseits der Thoraxwand anliegend. Seitengleiche Lungentransparenz. Lungenstruktur und -gefäßzeichnung regelrecht. Trachea nach Lage, Weite und Begrenzung normal. Keine Verbreiterung der Paratracheallinien. Mediastinum mittelständig und normal breit. Herz- und Gefäßschatten regelrecht konfiguriert. Symmetrisches Thoraxskelett, BWS unauffällig. Normale Weichteilverhältnisse.

Abdomen im Stehen

Glatt konturiertes, normal gewölbtes Zwerchfell mit regelrechter Lage. Kein Nachweis freier Luft unterhalb der Zwerchfellkuppen. Regelrechte Darstellung der luftgefüllten Anteile des Gastrointestinaltrakts bei normaler Darmgasverteilung. Keine Spiegelbildung. Normale Abgrenzbarkeit der Weichteilschatten von Leber, Milz, Nieren und Harnblase. Kein Nachweis pathologischer Verkalkungen oder röntgendichter Fremdkörper in Projektion auf das Abdomen. Unauffällige Muskel- und Weichteilschatten. Regelrechte Darstellung der abgebildeten Skelettabschnitte.

Mammographie

- **Anamnese**
- **Indikation**
- **Klinik**
- **Aufnahmetechnik**
- **Voraufnahmen**
- **Beschreibung der Aufnahmequalität**
  - PGMI-Qualitätsstufen
    - P: perfekt
    - G: gut
    - M: moderat
    - I: inadäquat, Aufnahme sollte wiederholt werden
- **Beschreibung des Parenchymmusters**
  - Typen
    - ACR 1: Parenchymanteil < 25 %, detektierbare Tumorgröße ab etwa 5 mm, Sensitivität der Mammographie > 98 %
    - ACR 2: Parenchymanteil 25-50 %, detektierbare Tumorgröße ab etwa 10 mm, Sensitivität der Mammographie etwa 90 %

    - ◊ ACR 3: Parenchymanteil 50-75 %, detektierbare Tumorgröße ab etwa 15 mm, Sensitivität der Mammographie etwa 70 %
    - ◊ ACR 4: Parenchymanteil > 75 %, detektierbare Tumorgröße ab etwa 20 mm, Sensitivität der Mammographie < 50 %

- **Beschreibung der Befunde**
  - Herdbefund
    - ◊ Größe
    - ◊ Form (rund, oval, lobuliert, irregulär)
    - ◊ Begrenzung (glatt, mikrolobuliert, überlagert, unscharf, spikuliert)
    - ◊ Dichte (hyperdens, isodens, hypodens, fettäquivalent)
    - ◊ assoziierte Verkalkungen
    - ◊ Zusatzbefunde
    - ◊ Lage (Seite, Sektor, Uhrzeit, Mamillenabstand)
    - ◊ Beschreibung von Befundänderungen im Verlauf
  - Verkalkungen
    - ◊ Morphologie (typisch gutartig: Hautverkalkungen, Gefäßverkalkungen, punktförmige Verkalkungen, dystrophische Verkalkungen, grobe korkenzieherartige Verkalkungen, grobe popkornartige Verkalkungen, grobe astförmige Verkalkungen, rundliche Verkalkungen, zentrotransparente Verkalkungen, Eierschalenverkalkungen, Teetassenverkalkungen; mittelgradig suspekt: amorphe Verkalkungen, unscharfe Verkalkungen, pleomorphe Verkalkungen, heterogene Verkalkungen; höhergradig suspekt: feine lineare Verkalkungen, feine linearverästelte Verkalkungen)
    - ◊ Verteilungsmuster (gruppiert, gehäuft, linear, segmental, regional, diffus, verstreut)
    - ◊ Zusatzbefunde
    - ◊ Lage (Seite, Sektor, Uhrzeit, Mamillenabstand)
    - ◊ Beschreibung von Befundänderungen im Verlauf
  - Architekturstörung
    - ◊ assoziierte Verkalkungen
    - ◊ Zusatzbefunde
    - ◊ Lage
    - ◊ Beschreibung von Befundänderungen im Verlauf
  - Spezialfälle
    - ◊ assoziierte Verkalkungen
    - ◊ Zusatzbefunde
    - ◊ Lage
    - ◊ Beschreibung von Befundänderungen im Verlauf

- **Beurteilung der Befunde**
  - **Befundung unvollständig**
    - BIRADS 0: weitere diagnostische Verfahren erforderlich
  - **Befundung vollständig**
    - BIRADS 1: unauffällig, regelmäßige Vorsorge; Malignitätsrisiko 0 %
    - BIRADS 2: benigne, regelmäßige Vorsorge; Malignitätsrisiko 0 %
    - BIRADS 3: wahrscheinlich benigne, kurzfristige Verlaufskontrolle (üblicherweise sechs Monate); Malignitätsrisiko < 2 %
    - BIRADS 4: möglicherweise maligne, Biopsie empfohlen; Malignitätsrisiko 2-90 % (BIRADS 4A: Malignitätsrisiko 2-30 %; BIRADS 4B: Malignitätsrisiko 31-60 %; BIRADS 4C: Malignitätsrisiko 61-90 %)
    - BIRADS 5: wahrscheinlich maligne, Behandlung erforderlich; Malignitätsrisiko > 90 %
    - BIRADS 6: histologisch gesichertes Karzinom, Behandlung erforderlich; Malignitätsrisiko 100 %

Galaktographie

- **Lage des Milchgangssegments**
- **Vollständigkeit der Kontrastmittelfüllung**
- **Kaliber der kontrastierten Milchgänge**
- **Abnormitäten der Milchgangskontrastierung**
- **Abnormitäten der Lobuluskontrastierung**

Ösophagusbreischluck

Regelrechter Schluckakt. Unauffällige Darstellung der Valleculae und Sinus piriformes. Unbehinderte Kontrastmittelpassage durch den mittelständigen Ösophagus. Normale Motilität. Glatte Wandkonturen bei regelrechtem Faltenrelief. Kein Nachweis von Kontrastmittelaussparungen. Regelrechter Kontrastmittelübertritt in den Magen ohne Anhalt für eine Hiatushernie oder vermehrten Reflux.

Magen-Darm-Passage

Regelrechter Schluckakt. Unauffällige Darstellung des Ösophagus. Regelrechter Kontrastmittelübertritt in den Magen ohne Anhalt für eine Hiatushernie oder vermehrten Reflux. Magen normal geformt mit glatten Konturen und regelrechtem Schleimhautrelief. Gute Entfaltbarkeit aller Magenabschnitte. Unbehinderte Kontrastmittelpassage. Zentrisch mündender Pylorus. Normale Aufweitbarkeit des Bulbus duodeni. Kein Nachweis narbiger Einziehungen oder ulkusverdächtiger Nischen. Regelrechte Darstellung des duodenalen C. Zeitgerechte Kontrastmittelpassage durch das Jejunum und Ileum mit unauffälliger Abbildung der einzelnen Darmschlingen. Unauffällige Darstellung des terminalen Ileums und der ileozökalen Einmündung.

Dünndarmuntersuchung nach Sellink

Regelrechte Kontrastmittelpassage durch die ordnungsgemäß verlaufenden Dünndarmschlingen. Normale Motilität. Palpable Dünndarmschlingen regelrecht verformbar. Glatte Wandkonturen bei regelrechtem Faltenrelief. Unauffällige Darstellung des terminalen Ileums und der ileozökalen Einmündung.

Doppelkontrastuntersuchung des Kolons

Unbehinderte Kontrastmittelpassage bis zum Zökum. Im Doppelkontrast gute Entfaltbarkeit aller Kolonabschnitte mit regulärer Lumenweite und Haustrierung. Bei homogenem Schleimhautbeschlag normales Feinrelief mit glatten Wandkonturen und regelrechter Wanddicke. Ileozökalregion und Appendix normal.

Urographie

Auf der Leeraufnahme regelrechte Darstellung der Weichteilschatten ohne Nachweis von Verkalkungen in Projektion auf die Nieren und ableitenden Harnwege. Nach Kontrastmittelgabe homogene Parenchymdarstellung mit zeitgerechter seitengleicher Ausscheidung. Nieren normal groß, glatt konturiert und mit regelrechter Lage und Achsstellung. Normales Nierenbeckenkelchsystem. Ureteren nach Verlauf und Weite unauffällig. Kein Nachweis einer Kontrastmittelaussparung. Normal große, glatt konturierte Harnblase. Nach Miktion kein wesentlicher Restharn.

Angiographie des Aortenbogens

Regelrecht konfigurierter Aortenbogen mit glatter Wandkontur. Normales Lumen mit homogener Kontrastmittelfüllung. Regulärer Abgang der supraaortalen Gefäße und ihrer Äste. Kein Nachweis einer Kontrastmittelaussparung. Normale venöse Phase.

Angiographie der A. carotis interna

Regelrechte Füllung der A. carotis interna mit normal weitem Lumen und glatten Wandkonturen im extra- und intrakraniellen Abschnitt. Unauffällige Aufteilung in die regelrecht verlaufenden Aa. cerebri anterior und media sowie deren Endäste. Normales Gefäßbild in der kapillären und venösen Phase mit guter Füllung der im sagittalen Strahlengang mittelständigen inneren Hirnvenen. Unbehinderter Kontrastmittelabstrom auch über die großen venösen Sinus.

Angiographie der A. vertebralis

Regulärer Verlauf der A. vertebralis im oberen Halsabschnitt. Retrograde Füllung der kontralateralen A. vertebralis mit Füllung beider Aa. cerebellares inferiores posteriores. A. basilaris mittelständig. Regelrechter Verlauf beider Aa. cerebellares superiores und Aa. cerebri posteriores um den Hirnstamm.

Äste der A. cerebelli superior nicht aufgespreizt. Regelrechte Darstellung der Aa. thalamoperforantes und der Aa. chorioideae posteriores. Paramediane Hemisphärenäste in der venösen Phase ohne Verlagerungszeichen.

Beinangiographie

Regelrechter Verlauf und normale Weite der Aorta abdominalis und der Bifurkation. Normale Darstellung der Aa. iliacae communes, internae und externae. Normkalibrige und glattwandige Aa. femorales communes mit regulärer Aufteilung in die 3 Oberschenkelarterien. Aa. profundae und circumflexae femoris normkalibrig. Regelrechte Darstellung der Aa. femorales superficiales mit Übergang in die Aa. popliteae. Reguläre Aufteilung in die Aa. tibiales anteriores, tibiales posteriores und fibulares mit normaler Verfolgbarkeit bis in den Malleolen- und Fußrückenbereich.

Beinphlebographie

Unbehinderter Kontrastmittelabfluss über das glatt begrenzte tiefe Unter- und Oberschenkelvenensystem mit suffizientem Klappenapparat. Kein Nachweis insuffizienter Rr. communicantes. Beim Pressversuch regelrechte Darstellung der Mündungsregion der Stammvenen. Kein Nachweis einer Kontrastmittelaussparung an den Beckenvenen.

Lumbale Myelographie

Homogene Kontrastierung des normal geformten und regelrecht weiten Duralsacks bei unbehinderter Kontrastmittelpassage. Darstellung des Conus medullaris als normkalibrige Aussparungsfigur in Rücken- und Kopftieflage. Konisch zulaufender Duralsack mit Ende in normaler Höhe im Sakralkanal. Lumbale und sakrale Wurzeltaschen seitengleich ohne Verkürzungen oder Auftreibungen. Scharf abgrenzbare Konturen des Duralsacks und der Wurzelbegrenzungen.

Sono Abdomen

Normal große, glatt begrenzte Leber mit homogener und echonormaler Binnenstruktur. Keine fokalen echoabgeschwächten oder echoverstärkten Bezirke. Regelrechte Leberpforte. Normaler Verlauf der intrahepatischen Gefäßstrukturen. Gallenblase ohne Konkremente oder Polypen. Ductus hepaticocholedochus regelrecht. Normal großes, glatt begrenztes Pankreas mit regelrechtem Reflexmuster. Milz unauffällig. Beide Nieren bei normaler Form und Größe ohne Raumforderung, Abflussbehinderung oder sonographisch fassbare Konkremente. Kein Nachweis einer pathologischen Darmkokarde. Aorta und V. cava inferior unauffällig. Keine vergrößerten Lymphknoten, kein Aszites.

Sono Schilddrüse

Nachweis einer zervikal gelegenen Schilddrüse ohne retrosternale Anteile. Rechter Schilddrüsenlappen ... cm längs, ... cm breit, ... cm tief; linker Schilddrüsenlappen ... cm längs, ... cm breit, ... cm tief; Isthmus ... cm. Schilddrüsenvolumen ... ml. Homogen-echoreiche Binnenstruktur ohne Anhalt für fokale zystische oder solide Läsionen. Trachea mittelständig. Halsgefäße regelrecht. Kein Nachweis vergrößerter zervikaler Lymphknoten.

Sono Speicheldrüsen

Speicheldrüsen (Glandula parotis, Glandula submandibularis) seitengleich homogen echoreich darstellbar. Glandula parotis vom echoarmen M. masseter deutlich abgrenzbar. Kein Nachweis vergrößerter zervikaler Lymphknoten.

Sono Schultergelenk

Supraspinatussehne homogen strukturiert. Durchmesser regelrecht, Form normal, Funktion unauffällig. Regelrechte Darstellung der Infraspinatus- und der Subskapularissehne. Lange Bizepssehne mit normaler Lokalisation im Sulcus bicipitalis. Bei Funktionsprüfung keine Sehnendislokation aus dem Sulkus. Homogene Struktur. Kein Erguss. Funktionell unauffälliger M. deltoideus mit normaler Gewebetextur und normalem Durchmesser. Kein Humerushochstand. Normale Form des dorsalen Labrums. Bursalinie symmetrisch abgrenzbar mit glattem Verlauf und normaler Dicke. Kein Erguss. Am Akromioklavikulargelenk glatte Konturen, regelrechter Gelenkspalt und unauffällige Gelenkkapsel.

Sono Ellenbogengelenk

Fossa olecrani ohne Ergussnachweis. Keine synovialen Proliferationen. Bursa olecrani unauffällig. Keine ossären Läsionen humeroulnar an der Trochlea bzw. am Proc. coronoideus, humeroradial an der Trochlea bzw. am Proc. coronoideus sowie radioulnar am Capitulum humeri bzw. am Radiusköpfchen. Lig. anulare knapp darstellbar, dem Radiusköpfchen eng anliegend. Periartikuläre Muskulatur unauffällig. Keine Ödeme.

Sono Hüftgelenk

Eng anliegende Gelenkkapsel. Kein Ergussnachweis. Keine synovialen Verdickungen. Unauffällige Femurkontur. Regelrechte Abbildung der A. und V. femoralis. Kein Nachweis von vergrößerten Lymphknoten im Untersuchungsgebiet.

Sono Kniegelenk

Regelrechte Quadrizepssehne. Im Recessus suprapatellaris kein Erguss. Keine synovialen Proliferationen. Femoropatellares Gleitlager glatt begrenzt und symmetrisch konfiguriert. Unauffällige Knorpelstrukturen. Keine Knochendefekte. Lig. patellae homogen und schlank. Bursen normal. Unauffällig seitengleiche Darstellung des Hoffa-Fettkörpers. Gelenkspalt medial und lateral normal weit und glatt berandet. Kein Erguss. Keine synovialen Verdickungen. In der Kniekehle keine Zysten oder anderen Raumforderungen. Epikondylen glatt berandet. Menisken, soweit beurteilbar, medial und lateral mit homogener Struktur und glatter Berandung. Poplitealgefäße unauffällig.

Sono Mamma

- **Aussagekraft**
  - Stufe 1: Echotextur homogen, parenchymäquivalent; sehr gute Aussagekraft
  - Stufe 2: Echotextur homogen, gemischt parenchymäquivalent/lipomatös; gute Aussagekraft
  - Stufe 3: Echotextur homogen, lipomatös; eingeschränkte Aussagekraft
  - Stufe 4: Echotextur inhomogen; sehr eingeschränkte Aussagekraft
- **Herdbefund**
  - Größe (kraniokaudal, mediolateral, anteroposterior)
  - Form (rund, oval, regulär, irregulär)
  - Rand (scharf, unscharf, lobuliert, spikuliert)
  - Echogenität (echofrei, echoarm, echogleich, echoreich)
  - Binnenstruktur (homogen, inhomogen)
  - Verkalkungen (Makrokalk, Mikrokalk)
  - Schallfortleitung (abgeschwächt, indifferent, verstärkt, gemischt)
  - Herdachse (horizontal, vertikal, indifferent)
  - Umgebungsstrukturen (erhalten, verdrängt, unterbrochen)
  - Kompressibilität (gut, gering, fehlend)
  - Verschieblichkeit (gut verschieblich, wenig verschieblich, nicht verschieblich)
  - Durchblutung (nicht verstärkt, leicht verstärkt, verstärkt)
- **Milchgänge**
  - regelrecht, erweitert
  - zystische Binnenstruktur, solide Binnenstruktur
  - Kalibersprung, Gangabbruch
- **Lymphknoten**
  - axillär
  - supraklavikulär
  - infraklavikulär
  - zervikal
  - parasternal

CT Schädel

Altersentsprechende Weite der inneren und äußeren Liquorräume. Ventrikelsystem nicht verlagert oder deformiert. Keine Verlagerung der Mittellinienstrukturen. Regelrechte Dichte von Hirnstamm, Kleinhirn und Großhirnhemisphären. Ausreichende Differenzierbarkeit von grauer und weißer Substanz. Regelrechte Dichte der basalen Hirnarterien. Soweit angeschnitten, normaler Luftgehalt der Nasennebenhöhlen und Felsenbeine sowie unauffällige Darstellung der Orbitae. Regelrechte Schädelknochen.

CT Felsenbein

Regelrecht pneumatisierte Felsenbeine beidseits. Innenohrorgane symmetrisch angelegt und regelrecht geformt. Normal pneumatisiertes Cavum tympani mit allseits glatten Konturen und unauffällig abgrenzbaren Gehörknöchelchen. Frei durchgängige, glatt begrenzte äußere Gehörgänge beidseits.

CT Hals

Regelrechte Darstellung der Halsweichteile. Mundbodenmuskulatur symmetrisch. Glandula parotis und Glandula submandibularis unauffällig. Pharynx und Larynx mit regelrechter Wandbegrenzung und ohne Nachweis von Raumforderungen. Weitgehend symmetrische Anlage der normal großen Schilddrüse. Unauffällige Darstellung der Halsgefäße. Kein Nachweis vergrößerter Lymphknoten.

CT Thorax

Thorax symmetrisch, Mediastinum mittelständig und nicht verbreitert. Kein Anhalt für vergrößerte axilläre, mediastinale oder hiläre Lymphknoten. Tracheobronchialsystem frei durchgängig. Unauffällige Lungenstruktur ohne Nachweis von Raumforderungen oder Infiltraten. Kein Pleuraerguss. Herz nach Form und Größe regelrecht. Normale Darstellung der großen intrathorakalen Gefäße. Knochen- und Weichteilmantel normal. Oberbauchorgane, soweit angeschnitten, unauffällig.

CT Abdomen

Leber normal groß, regelrecht geformt und mit homogenem, normodensen Parenchym. Kein Nachweis fokaler Läsionen. Gallenblase regelrecht. Keine Erweiterung der intra- oder extrahepatischen Gallenwege. Pankreas normal groß, glatt begrenzt und ohne Hinweis auf eine Raumforderung. Milz nach Lage, Form, Größe und Struktur unauffällig. Regelrechte Darstellung der Nebennieren. Nieren orthotop, normal groß und regelrecht konturiert. Nierenbecken nicht erweitert. Regelrechte Darstellung der großen abdominalen Gefäße. Kein Nachweis vergrößerter abdominaler oder retroperitonealer

Lymphknoten. Kein Pleuraerguss, kein Aszites. Knochen- und Weichteilmantel normal.

CT Becken

Regelrechte Darstellung der Prostata und Samenbläschen (des Uterus und der Ovarien). Harnblase unauffällig. Große pelvine Gefäße normal. Kein Anhalt für vergrößerte iliakale oder inguinale Lymphknoten. Kein Aszites. Knochen- und Weichteilmantel normal.

CT Wirbelsäule

Regelrechte Konfiguration der dargestellten Wirbelkörper, keine Anbauten. Sagittaldurchmesser und Interpedikularabstand normal. Reguläre Dichte der Bandscheiben, Wirbelkörperhinterkanten nicht überragt. Myelon zentrisch gelegen. Regelrechter Verlauf der Nervenwurzeln durch die normal weiten Foramina intervertebralia. Prä- und paravertebrale Weichteile unauffällig.

Quantitative Computertomographie

Die Messung der Knochenmineralsalzdichte erfolgte durch Absorptiometrie ausgewählter, repräsentativer axialer Schichten der Wirbelkörper .... Die über drei Wirbelkörper gemittelte Knochendichte beträgt absolut ... mg/ml. Gegenüber der Peak bone mass junger Erwachsener ergibt sich eine Reduktion von ... Standardabweichungen. Damit besteht keine Osteoporose/eine Osteopenie/eine Osteoporose/eine schwere Osteoporose.

MR Schädel

Normale Weite der Seitenventrikel und des dritten Ventrikels. Keine Verlagerung der Mittellinienstrukturen. Regelrechtes, seitengleiches Signalverhalten des Großhirnparenchyms einschließlich Marklager. Altersentsprechendes Hirnwindungsrelief. Mittelständiger vierter Ventrikel und unauffällige basale Zisternen. Regelrechte Darstellung des Zerebellum einschließlich Pons und Medulla oblongata. Keine Diffusionsrestriktion. Normale Signalgebung der pneumatisierten Räume. Orbita beidseits regelrecht. Chiasma opticum und Tractus optici nicht verlagert.

MR Orbita

Normale Bulbi und regelrechte äußere Augenmuskeln. Regelrechte Konfiguration und normaler Verlauf des N. opticus beidseits. Unauffällige Darstellung des Sinus cavernosus. Normale Konfiguration und Weite der suprasellären Zisterne. Regelrechte Form und Lage des Chiasma opticum sowie der Tractus optici. Normales Signalverhalten des Hirnparenchyms.

MR Sella

Sellaboden nicht exkaviert. Mittelständiger Hypophysenstiel. Normal große, symmetrische Hypophyse mit flachkonkaver oberer Kontur. Kein Nachweis von strukturellen Läsionen. Nach Kontrastmittelgabe homogenes Enhancement. Normales Signalverhalten des benachbarten Hirnparenchyms.

MR Kleinhirnbrückenwinkel

Regelrechte Lage und Konfiguration des N. vestibulocochlearis im Kleinhirnbrückenwinkel sowie im inneren Gehörgang beidseits. Meatus acusticus internus beidseits nicht erweitert. Normale Signalgebung des Hirnstamms und der Kleinhirnhemisphären. Vierter Ventrikel mittelständig. Supratentorielle Liquorräume altersentsprechend weit.

MRA extrakranielle Gefäße

Normkalibriger Aortenbogen ohne Wandveränderungen. Orthotope Abgänge der supraaortalen Gefäße. Unauffällige Darstellung der A. carotis communis und des Karotisbulbus beidseits. Im Abgangsbereich der A. carotis interna beidseits keine Signalreduktion, im weiteren Verlauf keine Lumenreduktion. Gute Darstellbarkeit der A. vertebralis beidseits, normaler Verlauf ohne relevante Stenosen.

MRA intrakranielle Gefäße

Seitensymmetrische Darstellung der hirnversorgenden Arterien. Kein Nachweis von regionalen Kaliberschwankungen oder lokalen Aneurysmen. Normale Abbildung der A. basilaris.

MR kraniozervikaler Übergang

Regelrechte Form und Signalgebung der Kleinhirnhemisphären, des Hirnstamms und des Myelons. Normale Konfiguration und Weite des vierten Ventrikels sowie der äußeren Liquorräume in der hinteren Schädelgrube. Normale Weite des Spinalkanals und regelrechte Abgrenzbarkeit des Subarachnoidalraums. Normale Konfiguration und Signalgebung der Wirbelkörper und Bandscheiben. Regelrechte Weite der Foramina intervertebralia beidseits und normale Abgrenzbarkeit der Nervenwurzeln vom epiduralen Fettgewebe. Regelrechtes paravertebrales Weichteilgewebe. Nach Kontrastmittelgabe kein pathologisches Enhancement.

MR thorakolumbaler Übergang

Regelrechte Konfiguration und normale Signalgebung des Myelons und des Conus medullaris in allen Sequenzen. Normale Weite des Spinalkanals und regelrechte Abgrenzbarkeit des Subarachnoidalraums. Regelrechte Konfiguration und Signalgebung der dargestellten Wirbelkörper und Bandscheiben. Normale Weite der Foramina intervertebralia und normale Abgrenzbarkeit der Nervenwurzeln vom Fettgewebe. Regelrechtes paravertebrales Weichteilgewebe. Nach Kontrastmittelgabe kein pathologisches Enhancement.

MR Kiefergelenk

Regelrechte Konfiguration des Kieferköpfchens. Normal weiter Gelenkspalt. Auf den parakoronaren Aufnahmen haubenförmige, auf den parasagittalen Aufnahmen hantelförmige Konfiguration des Diskus. In Ruheposition Lage des hinteren Bandes des Diskus bei 11-12 Uhr im Vergleich zur Kieferköpfchenzirkumferenz, bei Mundöffnung Verschiebung des Diskus mit dem Kieferköpfchen auf dem Tuberculum articulare.

MR Schultergelenk

Ordnungsgemäße Artikulation des Humeruskopfes in der Gelenkpfanne. Normales Knochenmarksignal. Glatte Gelenkflächen, kein Gelenkerguss. Labrum glenoidale intakt. Altersentsprechende Darstellung des Akromioklavikulargelenks, subakromiales Fettgewebe erhalten. Regelrechtes Signal des M. supraspinatus und seiner Sehne sowie der Mm. deltoideus und subscapularis. Kein Nachweis von Läsionen am Ansatz der Supraspinatussehne. Regelhafte Abbildung der intakten Bizepssehne mit normalem Verlauf im Canalis bicipitalis.

MR Ellenbogengelenk

Normale Konfiguration und regelrechte Artikulation der am Ellenbogengelenk beteiligten Skelettabschnitte. Normales Knochenmarksignal. Glatte und kongruente Gelenkflächen. Fossa olecrani unauffällig. Keine freien Gelenkkörper. Ordnungsgemäße Abbildung der Bandstrukturen, vor allem des Lig. anulare.

MR Handgelenk

Normale Konfiguration und regelrechte Artikulation der am Handgelenk beteiligten Skelettabschnitte. Normales Knochenmarksignal. Glatte und kongruente Gelenkflächen. Discus triangularis normal konfiguriert und mit regelrechtem Signalverhalten. Unauffällige Darstellung der interossären Bandstrukturen. Normale Weite des Karpaltunnels mit regelrechter Lage der Sehnen. N. medianus und N. ulnaris ohne pathologischen Befund.

MR Hüftgelenk

Ordnungsgemäße Artikulation des Femurkopfes in der Gelenkpfanne. Normales Knochenmarksignal. Glatte Gelenkflächen, kein Gelenkerguss. Labrum acetabulare intakt.

MR Kniegelenk

Normale Konfiguration und regelrechte Artikulation der am Kniegelenk beteiligten Skelettabschnitte. Normales Knochenmarksignal. Glatte und kongruente Gelenkflächen. Kein Gelenkerguss. Knorpel der Patella, der Femurkondylen und des Tibiaplateaus normal breit und mit regelhaftem Signal. Glatte Knorpeloberfläche. Normale Konfiguration von Innen- und Außenmeniskus mit homogener signalarmer Binnenstruktur. Vorderhorn, Intermediäranteil und Hinterhorn mit intakter Oberfläche. Kreuzbänder und Seitenbänder intakt. Unauffällige Darstellung der Quadrizeps- und Patellarsehne. Keine Bakerzyste.

MR Sprunggelenk

Normale Konfiguration und regelrechte Artikulation der am oberen und unteren Sprunggelenk beteiligten Skelettabschnitte. Normales Knochenmarksignal. Glatte und kongruente Gelenkflächen. Nach Verlauf, Breite und Signal regelrechte Darstellung des Innen- und Außenbandapparates. Lig. interosseum zwischen Talus und Kalkaneus intakt. Achillessehne unauffällig. Regelrechte Darstellung der Muskelsehnen und der Plantaraponeurose.

MR Herz

Regelrechtes Signalverhalten des gesamten Myokards. Linker Ventrikel normal groß, nicht hypertrophiert und mit guter systolischer Funktion. Linksventrikuläres Volumen mit … ml normal; linksventrikuläre Masse mit … g normal; systolische Funktion mit … % normal. Beide Vorhöfe normal groß. Kein Nachweis intrakardialer Thromben. Keine Aneurysmen. Keine fokalen oder globalen Wandbewegungsstörungen. Klappen, soweit beurteilbar, morphologisch und funktionell unauffällig. Normales Signalverhalten des Perikards, kein Nachweis eines Perikardergusses. Nach Kontrastmittelapplikation fokal und global kein pathologisches Enhancement. Auf den Spätaufnahmen (Late enhancement-Studie) keine relevante myokardiale Anreicherung.

MR Mamma

Symmetrische Mammae mit beidseits glatt und scharf begrenzter Kutis und ohne Nachweis einer Verdickung oder Einziehung. Beidseits altersentsprechend ausgebildetes Parenchym. Kein Nachweis von zystischen Veränderungen. Keine Diffusionsrestriktion. Nach Kontrastmittelgabe leichtes diffuses Enhancement des Parenchyms ohne Nachweis einer suspekten fokalen Läsion. Homogenes Parenchym auf den Subtraktionsaufnahmen. Thoraxwand regelrecht.

MR Mamma Bewegungsartefakte

Artefaktstufe	Ausmaß der Artefakte	Aussagekraft der MR
I	Fehlend	Sehr hoch
II	1-2 mm	Limitierte Aussage für DCIS
III	2-4 mm	Limitierte Aussage für pT1a, pT1b
IV	> 4 mm	Limitierte Aussage für pT1c und größer

MR Mamma Dichtetypen

MRM-Dichtetyp	Parenchymenhance-ment	MRM-Limitation
I	Fehlend	Keine
II	Fleckförmig-nichtkonfluierend	Geringe
III	Fleckförmig-konfluierend	Deutliche
IV	Ausgeprägt diffus-flächig	Starke

MR Mamma Göttinger Auswerteprotokoll

Kriterium	Befund	Punktzahl
Form	Rund, oval Dendritisch, irregulär	0 1
Begrenzung	Scharf Unscharf	0 1
Kontrastmittelverteilung	Homogen Inhomogen Randständig	0 1 2
Initialer Signalanstieg	Gering (< 50 %) Mäßig (50-100 %) Stark (> 100 %)	0 1 2
Postinitialer Signalverlauf	Anstieg (Anstieg > 10 %) Plateau (± 10 %) Washout (Abfall > 10 %)	0 1 2
Gesamtpunktzahl		0-8

MR Mamma Göttinger Score

Gesamtpunktzahl	MRM-BIRADS
0, 1	MRM-BIRADS 1
2	MRM-BIRADS 2
3	MRM-BIRADS 3
4, 5	MRM-BIRADS 4
6, 7, 8	MRM-BIRADS 5

MRA Aorta

Normkalibriger Aortenbogen mit orthotopen Abgängen der supraaortalen Äste. Maximaler Diameter der Aorta ascendens … mm, der Aorta descendens … mm. Gute Beurteilbarkeit beider singulär angelegter Nierenarterien bis in die Nierenbecken. Kein Nachweis hämodynamisch relevanter Stenosen im einsehbaren Bereich. Seitengleiche Anreicherung und Ausscheidung des Kontrastmittels.

MRA Beinarterien

Normkalibrige Aorta abdominalis ohne Wandunregelmäßigkeiten. Keine regionalen Kaliberschwankungen. Unauffällige Darstellung beider Nierenarterien und der Aortenbifurkation. Regelrechte Abbildung der A. iliaca communis, A. iliaca externa und A. iliaca interna beidseits. Normale Darstellung der A. femoralis superficialis beidseits einschließlich der Profundagabel. Kein Nachweis signifikanter Profundakollateralen. Gute Kontrastierung der Unterschenkelarterien beidseits inklusive der Trifurkation.

MR Ganzkörpertomographie

Supra- und infratentoriell kein Nachweis pathologischer Signalalterationen. Keine größere intra- oder retroorbitale Raumforderung. Regelrechte Pneumatisation der Nasennebenhöhlen und des Warzenfortsatzes. Soweit beurteilbar, kein Anhalt für eine Raumforderung im Naso-, Oro- oder Hypopharynx. Kein Nachweis suspekter Lymphknoten beidseits zervikal, beidseits axillär, mediastinal, beidseits hilär, paraaortal sowie beidseits parailiakal und beidseits inguinal. Keine größeren pulmonalen Raumforderungen, Rundherde oder Infiltrate. Kein Pleuraerguss. Normale Herzgröße. Kein Perikarderguss. Normal große, regelrecht konfigurierte Leber ohne Nachweis größerer fokaler Läsionen. Orthotope Lage beider normal großer Nieren ohne Nachweis einer Raumforderung oder eines Harnstaus. Milz nach Lage, Form, Größe und Struktur unauffällig. Pankreas, soweit im Rahmen dieses Sequenzprotokolls beurteilbar, ohne Auffälligkeiten. Kein Nachweis einer Ektasie oder eines Aneurysmas der Aorta thoracalis bzw. der Aorta abdominalis. Am Skelettsystem kein Anhalt für suspekte Signalalterationen. Unauffällige Abbildung der Muskulatur und des Weichteilmantels. Keine Diffusionsrestriktion.

MRA Ganzkörperangiographie

Seitensymmetrische Darstellung der hirnversorgenden Arterien. Kein Nachweis von regionalen Kaliberschwankungen oder lokalen Aneurysmen. Normale Abbildung der A. basilaris. Normkalibriger Aortenbogen ohne Wandveränderungen. Orthotope Abgänge der supraaortalen Gefäße. Unauffällige Darstellung der A. carotis communis und des Karotisbulbus beidseits. Im Abgangsbereich der A. carotis interna beidseits keine Signalreduktion, im weiteren Verlauf keine Lumenreduktion. Gute Darstellbarkeit der A. vertebralis beidseits, normaler Verlauf ohne relevante Stenosen. Normkalibrige Aorta thoracalis und Aorta abdominalis ohne Wandunregelmäßigkeiten. Keine regionalen Kaliberschwankungen. Unauffällige Darstellung beider Nierenarterien und der Aortenbifurkation. Regelrechte Abbildung der A. iliaca communis, A. iliaca externa und A. iliaca interna beidseits. Normale Darstellung der A. femoralis superficialis beidseits einschließlich der Profundagabel. Kein Nachweis signifikanter Profundakollateralen. Gute Kontrastierung der Unterschenkelarterien beidseits inklusive der Trifurkation.

Therapiemonitoring mittels Schnittbilddiagnostik

- **Response-Kriterien nach RECIST-Klassifikation**
  - Grundlage
    - Summe der maximalen Läsionsdurchmesser
    - Ausnahme: Lymphknoten mit kurzer Achse
  - Läsionen
    - maximal 2 Zielläsionen pro Organ
    - maximal 5 Zielläsionen insgesamt
  - Bewertung
    - Complete response (CR): Verschwinden aller Zielläsionen; Kurzachsendurchmesser aller pathologischen Lymphknoten < 10 mm
    - Partial response (PR): mindestens 30 % Abnahme der Summe der Durchmesser der Zielläsionen
    - Stable disease (SD): weder über 30 % Abnahme der Summe der Durchmesser der Zielläsionen noch über 20 % Zunahme der Summe der Durchmesser der Zielläsionen
    - Progressive disease (PD): mindestens 20 % Zunahme der Summe der Durchmesser der Zielläsionen; neue Läsionen

- **Tumor-Response in MR-Spezialverfahren**
  - dynamisches MR: Tumorperfusion, Gefäßpermeabilität
  - Diffusions-MR: Tumorzellularität
    - DWI-Signal hoch/ADC-Wert niedrig: tumoröses Gewebe, zelluläres Gewebe
    - DWI-Signal niedrig/ADC-Wert hoch: zystisches Gewebe, nekrotisches Gewebe
    - DWI-Signal hoch/ADC-Wert hoch: T2 Shine through-Effekt
    - DWI-Signal niedrig/ADC-Wert niedrig: Artefakt
  - MR-Spektroskopie: Tumormetabolismus
  - molekulare KM: Apoptosemarker

Index

A

B

E

F

G

I

J

K

L

M

N

P

Q

R

S

U

V